临床病理学技术

Technology of clinical pathology

编　著　梁英杰　凌启波　张　威

审　阅　熊　敏

人民卫生出版社

图书在版编目（CIP）数据

临床病理学技术 / 梁英杰等编著．—北京：人民卫生
出版社，2011.12
ISBN 978-7-117-14862-7

Ⅰ．①临…　Ⅱ．①梁…　Ⅲ．①病理学 Ⅳ．①R36

中国版本图书馆 CIP 数据核字（2011）第 200724 号

门户网：www.pmph.com	出版物查询、网上书店
卫人网：www.ipmph.com	护士、医师、药师、中医 师、卫生资格考试培训

临床病理学技术

编　　著：梁英杰　凌启波　张　威
出版发行：人民卫生出版社（中继线 010-59780011）
地　　址：北京市朝阳区潘家园南里 19 号
邮　　编：100021
E - mail：pmph @ pmph.com
购书热线：010-59787592　010-59787584　010-65264830
印　　刷：北京铭成印刷有限公司
经　　销：新华书店
开　　本：787×1092　1/16　　印张：23
字　　数：574 千字
版　　次：2011 年 12 月第 1 版　2024 年 9 月第 1 版第 7 次印刷
标准书号：ISBN 978-7-117-14862-7/R·14863
定　　价：92.00 元

打击盗版举报电话：010-59787491　E-mail：WQ @ pmph.com
（凡属印装质量问题请与本社市场营销中心联系退换）

前　言

　　临床病理技术是病理诊断的基础,病理学的发展又推动病理技术的进步。规范的技术操作和高质量的制片,对保证准确的病理诊断意义重大。本书的编写旨在为病理技术工作者和有关专业人员对各种病理提供技术操作规范;同时为病理技术室标准化建设和管理提供参考意见。

　　本书共五篇,主要涵盖医院病理科的标准化设置(包括病理实验室所需的各种仪器设备)和管理、常用病理技术(包括常规 HE 制片技术、特殊染色和组织化学技术、免疫组织化学技术、分子病理学技术及细胞病理技术)及其操作规范和质量控制。在各种常用的病理技术中介绍技术的基本概念、试剂的准备、对组织切片的要求、具体的染色操作步骤、染色结果的正确判断、染色机制、染色质量控制和应用范围,同时还附有染色结果的彩色图片和说明以及常用试剂的配方。对每种技术力求实用、准确和标准化。理论与实践相结合,又侧重于实际操作;传统方法和个人经验相结合。语言简短,图文并茂,使读者易读、易懂和容易操作。内容丰富,实用性强。

　　本书适用于医院病理科以及医学院校从事病理学、法医学、组织学、生物学和兽医学教学、科研和临床诊断的技术员、教师、医师和研究生作为病理技术工作指南。

　　本书编写过程中得到各级领导的支持和病理界同道的热情鼓励和帮助,在此仅致衷心感谢。

　　书后附有主要参考资料,文中不再一一列出。

　　近年病理学发展迅猛,病理技术和仪器设备日新月异,由于作者知识的局限和经验的不足,内容取舍难以面面俱到,如有错漏,恳请读者批评指正。

目 录

第一篇 病理科的设置

第二篇　病理活体组织常规制片技术

第三篇　特殊染色和组织化学染色技术

第四篇　免疫组织化学和原位杂交技术

第五篇　临床细胞学技术

第一篇

病理科的设置

第一章

医院病理科的实验室设置

病理科是医院重要的临床科室,承担疾病的诊断任务;而病理诊断又是疾病诊断的重要依据,对疾病的治疗和预后判断极其重要。因此,病理科的工作质量是判断医院医疗水平的重要指标之一。

一个科室的组成不外乎包括人员和实验设备。本篇"病理科的设置"的内容仅涉及病理科实验室的设置。

第一节 病理实验室空间设置及功能

病理学诊断包括活体组织检查(简称活检)、细胞学检查和尸体解剖检查(简称尸检),以及近期发展起来的细胞遗传学和分子病理学检查。这些工作都是在实验室中完成的。因此,一个比较完善的病理实验室应具有一定的空间。

根据实验工序和功能的不同,病理实验室又划分为多个技术工作间,不同的工作应在相应区域进行,做到既相互联系又互不干扰。

根据有无污染和污染程度不同,病理实验室划分为污染区、半污染区和非污染区,三个区应明确分开。

污染区:污染区的污染源包括送检标本中的病原体和实验中使用的有腐蚀性和能挥发出有害(毒)气体的各种化学试剂、放射性元素及污水。污染区应分隔成独立的工作室;安装紫外线灯等消毒装置,每天进行清洁消毒;安装具有空气净化功能的通风设备,将室内的有害气体和废气排出,同时应安装污水处理系统,以保障工作人员的健康和避免病原体的扩散。

污染区包括:标本接收室、取材室、标本储存室、冷冻切片室、细胞学制片室、尸体解剖室、大体标本制作室和组织细胞培养室等。

半污染区:半污染区的污染源主要是实验中使用的有腐蚀性和能挥发出有害(毒)气体的各种化学试剂。应安装具有空气净化功能的通风设备和污水处理系统,将室内的有害气体和废气排出,避免空气和水源被污染。

半污染区包括:HE 制片室、特染和组化室、免疫组化室和试剂配制室等。

非污染区:非污染区内不存在病原体和有害化学试剂。

非污染区包括:病理诊断室、档案室、显微摄影室、大体标本陈列室、图书资料室、会议室和仓库等。

大型病理科尚有细胞遗传学和分子病理学实验室、电镜室、图像分析和流式细胞实验室。这些实验室亦不同程度接触患者标本、有害的化学试剂和电离辐射等，故也应相应分为污染区、半污染区和非污染区。

污染区、半污染区和非污染区各工作室，具有各自的功能和基本设备。

一、标本接收室

1. 接收送检的标本，并对送检标本进行定价和收费，对已收费的标本进行核对。
2. 接受患者及医护人员有关病理检查的咨询和查询病理报告，发送病理诊断报告。
3. 标本接收室属污染区。

二、取　材　室

1. 存放已接收并登记好待取材的送检标本。
2. 配备排风良好的取材台（通风柜），对已登记编号的送检标本进行肉眼检查并取材。
3. 配备取材工具如刀、剪、镊子、骨锯和尺子等。
4. 配备防护用品如一次性使用的橡胶手套、袖套、口罩和防护眼镜（罩）以及取材工作衣等。
5. 有条件的可配置录音机和大体标本摄影装置，记录标本病变的描述，对典型的病变和好的标本进行拍照。
6. 排水管要连接到污水处理系统，使取材的污水经系统处理后才能排放。
7. 取材室属污染区。

三、标本储存室

1. 配备标本储存柜用于保存取材后剩余的标本。
2. 送检标本取材后应保存一段时间，以备复查及需要时补充取材。
3. 标本储存室属污染区。

四、冷冻切片室

1. 配备低温恒冷切片机和手工染色用的各种染色缸等，有条件的可以配备自动 HE 染色机，用于手术中快速冷冻切片和 HE 染色。配备显微镜便于镜下检查冷冻切片的制片质量，及核对制成的切片与送检申请单上填写的送检组织是否相符合。
2. 手工染色用的各种染色缸或自动 HE 染色机应放置在通风柜内，使染色和封片所用的各种试剂所产生的有害气体经通风柜排出。
3. 低温恒冷切片机应定期用紫外线灯或甲醛蒸气等消毒剂灭菌消毒，若切完属于传染性疾病的组织如结核、麻风、肝炎等病变组织，应马上进行消毒。
4. 冷冻切片室属污染区。

五、细胞学制片室

1. 细胞学制片室应分为两个相对独立的区域，一是细胞涂片制作室，为细胞离心沉淀涂片区域，属于污染区；另一是染色室，为涂片染色区域，属于半污染区。
2. 配备离心机、显微镜、电冰箱及染色所需的染色缸和各种试剂，有条件的可配备自动染色机对临床送检的胸／腹水、尿液、痰、脑脊液、穿刺液和宫颈／阴道脱落细胞刮片等进行细胞学制片和染色。

3．开展液基细胞学制片技术需要配备相应的专用仪器设备进行制片和染色。

4．实验室的排水管要直接连接到污水处理系统，使制片后的各种送检体液和污水能直接排到污水处理系统。

六、尸体解剖室

1．准备室　配备储存柜存放尸体解剖器械、尸解申请单和相关资料以及消毒器具等解剖用物品。准备室属半污染区。

2．解剖室　配备尸体解剖台，安装完善的通风、空调和照明设施，排水管要连接到污水处理系统，使解剖时排出的污水能直接排到污水处理系统。解剖室属污染区，每次解剖工作完成后必须进行清洁和消毒。

3．标本储存室　用于保存尸体解剖后取出的组织器官标本。取材后剩余的标本应保存一段时间，以备复查及补充取材。标本储存室属污染区。

4．取材室　配备安装有完善通风设施的取材台，有害气体和废气从取材台排出。对尸体解剖后取出的组织器官进行肉眼检查并取材和记录，同时配备大体标本摄影设备，能及时将典型和需要保存的病变拍照。需要脱脂和脱钙等特殊处理的标本按操作规程进行。剩余的标本标上尸解号和日期后置于标本储存室保存。取材台排水管要连接到污水处理系统，使取材的污水能直接排到污水处理系统。取材室属污染区，每次取材后应进行消毒。

5．更衣室　配备衣柜存放解剖衣服、口罩、乳胶手套等防护用品，方便解剖工作前后更换衣服。更衣室属非污染区。

6．淋浴室　安装热水器和排风扇。淋浴室属非污染区。

7．冷库　用于冷藏尸体。冷库属污染区。

七、大体标本制作室

配备必要的大体标本制作工具，将在尸检和活检中所遇到的有研究和教学价值、少见或特殊病例的组织或器官制作成大体标本以供研究和教学之用。

大体标本制作室属污染区，应有良好的消毒和通风设施。

八、HE 制片室

常规 HE 制片室是病理技术综合工作区，属于半污染区。常规 HE 制片工作由多个连续的工序完成。根据不同工序，将制片室分隔成若干个相连的独立或相对独立的工作室。不同的技术工作在相应的工作室进行，做到既相互联系又互不干扰。其中可分为：

1．组织脱水室　组织脱水室配备组织脱水机或人工组织脱水所需要的各种试剂缸，将取材后的组织进行补充固定、脱水、透明和浸蜡，这个过程经常简称为组织脱水。

组织脱水机或人工组织脱水所需要的各种试剂缸应放置在通风柜内，使所用试剂如甲醛、二甲苯等产生的有害气体经通风柜排出。

2．组织包埋室　组织包埋室配备组织石蜡包埋机和烤箱。组织经脱水后用组织石蜡包埋机进行石蜡包埋，制成组织蜡块。烤箱用于烤干包埋后有水的包埋模，另一方面可熔化包埋石蜡，使石蜡更加纯净。

3．石蜡切片室　石蜡切片室配备石蜡切片机、摊片器、烤箱和冰箱或冷冻台以及利器回收盒。将包埋好的组织蜡块先放在冰块或冷冻台上冷冻蜡块的组织面,然后用切片机切成蜡片后放在摊片器的温水中展开并贴在载玻片上,最后置入烤箱烤干水分和烤熔蜡片上的石蜡以备染色。烤箱应放置在通风柜内,蜡蒸气等气体经通风柜排出。

废弃的一次性切片刀和玻片应放到利器回收盒内回收。用过的一次性刀片可配上专用的刀架用于组织取材。

4. HE 染色室　HE 染色室配备自动 HE 染色机和封片机或手工染色和手工封片用的各种染色缸和镊子等,进行 HE 染色和封片;配备显微镜便于镜下检查组织切片的制片质量和镜下核对制成的切片与送检申请单上填写的送检组织是否相符合。

自动 HE 染色机和封片机或手工染色和封片用的各种染色缸和树胶瓶等应放置在通风柜内,以利于染色和封片所用的各种试剂所产生的有害气体经通风柜排出。

九、特染和组化室

配备各种特殊染色和组化染色必需的生物学染料和试剂进行特染和组化染色。脱蜡、染色和封片等操作应在通风柜内进行,使所用的各种试剂所产生的有害气体经通风柜排出。配备用于保存染色试剂的电冰箱及用于镜下控制染色效果并检查染色质量的显微镜。

市场上有可用于特殊染色的自动染色机出售,但目前较少使用。

特染和组化室属半污染区。

十、免疫组化室

配备自动免疫组化染色机或手工染色所需的染色缸、孵育盒、恒温水浴箱、微波炉、高压锅和电磁炉等仪器设备和购买各种相应的抗体和检测试剂盒,进行免疫组化染色。配备显微镜用于控制显色时间和检查制片质量;配备电冰箱用于储存抗体和其他的试剂。

脱蜡和封片工作应在通风柜内进行,以利于脱蜡和封片等所用的各种试剂所产生的有害气体经通风柜排出。

免疫组化室属半污染区。

十一、试剂配制室

配备普通天平、精密分析天平、酸度计、温度计和电热恒温搅拌器等,用于配制各种实验所需要的染色液、缓冲液等。试剂配制工作应在通风柜内进行,使一些试剂挥发出的有害气体经通风柜排出。

试剂配制室属半污染区。

十二、病理诊断室

配备显微镜、电脑、打印机等设备,用于病理医师进行病理诊断,打印病理诊断报告。配备多人共览显微镜方便进行会诊和教学。配备书柜放置专业书籍供诊断时参考。

病理诊断室属非污染区。

十三、档　案　室

配备资料柜、玻片柜和蜡块柜,用于保存装订成册的病理学检查申请单及将送检标本制成的组织蜡块和各种染色的玻片等病理档案资料。

档案室应配备空调和抽湿机等设备,使档案资料在恒温干燥的环境下能长时间保存。档案室属非污染区。

十四、显微摄影室

配备照相机、照相显微镜及相应显微照相系统等,用于拍摄组织切片、细胞学涂片和荧光染色片的显微拍照。

使用高像素(500万像素以上)的数码照相机拍照,方便在计算机储存照片、制作多媒体课件和印制照片。

显微摄影室属非污染区。

十五、大体标本陈列室

配备标本柜按相应的分类放置已经制作好的大体标本,应有良好的照明和通风设施。大体标本陈列室属非污染区。

十六、图书资料室

配备书架和书柜放置各种专业书籍和期刊,以供查阅和参考学习。图书资料室属非污染区。

十七、会 议 室

配备多媒体和音响设备,用于科室各类会议和学术交流活动。会议室属非污染区。

十八、仓 库

病理制片过程中的消耗品和许多试剂如乙醇、二甲苯、石蜡及各种强酸如硫酸等属于易燃和危险品,需要设置专门仓库和防火防爆试剂储存柜来存放。仓库内应配备完善的灭火装置,以确保实验室防火安全。

科学完善管理的仓库应属非污染区,但属危险区,应有独立房间,与一般的物品分开存放,便于管理。

十九、其 他

大型的病理科或独立的临床病理中心实验室,除了上述一般的实验室设置外,还包括其他一些技术实验室,如细胞遗传和分子病理学实验室、电镜室、组织细胞培养室、图像分析和流式细胞室等。这些实验室按照实际开展工作的需要配备相应的实验设备。

第二节 病理科工作流程

病理组织检查是病理科的重要工作,应严格按规程进行操作,确保制作出高质量的组织切片和及时发出准确的病理诊断报告。本节所叙述的流程主要涉及活检和细胞学工作流程。

一、标　本　接　收

1. 接收送检的标本，应对送检标本进行检查，即核对送检申请单上患者的姓名、性别、年龄、送检科室和临床资料等信息是否填写完整，送检组织是否与送检申请单所填写相符，如发现送检标本固定液不足或缺如，应及时补加固定液。核对无误后在送检申请单上盖上病理号并输入电脑存档。

下列情况的申请单和标本一律当即退回，不予接收。

（1）只有送检申请单或只有送检标本。

（2）送检申请单中填写的内容与送检标本不符合。

（3）标本瓶上无标记患者姓名。

（4）送检申请单上填写的内容字迹潦草无法看清。

（5）送检申请单中漏填重要的临床资料如病史等或没有医师签名。

（6）送检申请单附有血液、体液等污染物。

（7）标本严重自溶、腐败或干涸等。

（8）标本过小，未能达到制作切片的要求。

（9）送检标本没有用规范容器盛放，如痰液没有使用密封容器盛放送检。

（10）其他可能影响病理大体检查、制作切片或诊断准确情况。

2. 将收到并登记好的标本放置在取材室。

3. 严格按照医院财务部门规定对送检标本进行定价和收费。一般门诊病例在医院收费处收费，住院病例直接在科室与医院联网的收费系统记账收费。

4. 接受患者及医护人员有关病理检验的咨询和查询病理报告，发送病理诊断报告。

5. 计算机录入的病理资料是重要的病理档案资料，只供相关人员查阅，不能随意更改。应定期将病理档案资料刻录成不能改写的光盘放入档案室保存。

二、活检标本大体检查和取材

1. 标本预处理　手术室送检的大体标本一般不马上取材，由于组织固定液中甲醛对组织的渗透需要一定的时间，因此，对于较大的标本以及胃肠等管状标本，取材医师应先将大标本作多个切面切开，然后将管状标本剖开，并补足固定液，以利于组织中央部位能及时固定，也利于组织硬化，方便后续的取材能薄切组织块。切开标本时，不能将标本完全切断，保持大体标本完整性，有利于病灶观察。

2. 取材　取材由医师和记录员配合一起工作。取材前医师和记录员再次核对已编号登记的送检申请单和送检标本是否相符。医师对已编号的标本进行大体检查并取材，需要脱脂和脱钙等特殊处理的标本按操作规程进行。记录员将大体标本肉眼检查内容和取材组织数量记录在送检申请单上。

取材时，在脱水包埋塑料盒上打印（写）上与送检申请单相应的病理号码，确保每个制成的组织蜡块上的号码与送检申请单上的病理号码相一致。假若一张送检申请单有多份标本，应在脱水包埋塑料盒上的病理号码后加 -1、-2、-3 等号码，以表示第 1、2、3 份标本（一般第一份标本可以不用标上 -1），如果同一份标本取材组织块数量多，需要制作多个组织蜡块，应在 -1、-2、-3 等号码后加上 A、B、C 等号码如 -1A、-1B、-2A、-2B，表示每份标本取材的数量（即将要制成的组织蜡块数量）。如将送检的组织全部取材制片，需要注明"全取制片"。

取材组织大小一般不超过 22mm×24mm，厚度为 2～3mm。直径小于 0.3cm 的小组织应用较薄、有一定韧性和透水好的纸如擦镜纸等包裹好，以防止小组织从脱水盒的小孔中漏掉。包裹小组织时，纸不能对折整齐，以方便包埋时容易打开。颜色较浅的小组织还应该用 0.5% 的伊红水溶液染色，以便在包埋和切片时容易看到小组织。

有条件的可以在取材前拍摄大体标本，并录入电脑加入到相应病例资料中，需要时可签发图（大体及镜下）文病理报告。

取材后的标本交由技术员作出进一步的处理。剩余的标本由取材医师标上日期后置于标本储存室保存，以备复查及需要时补充取材。

按照中华医学会编著的《临床技术操作规范病理学分册》规定，活检组织标本和普通尸解标本保存时间分别为发出病理诊断报告后 2～4 周和 3 个月。

补取材的组织和科研标本需要进行脱水处理，必须填写申请单，并由医师或导师签名后交到技术室。

取材室中的 10% 中性甲醛固定液、取材器械消毒液须专人配制和定期更换。

三、组 织 制 片

取材后的组织需要经过补充固定、脱水、透明、浸蜡和石蜡包埋等工序将组织制作成组织蜡块，再按需要切成合适厚度的组织石蜡切片，最后根据病理诊断需要将组织切片作 HE 染色、特殊染色或免疫组化染色等制作成玻片标本，完成整个组织制片过程。

组织制片质量的好坏直接影响病理医师诊断的准确性，因此技术员应作好组织制片的质量控制。病理医师也应该根据制片质控要求对送检组织制片进行质量控制，如发现制片质量不符合诊断要求，不能用于诊断，应说明原因并及时退回技术室重新制片，以免影响诊断工作。

对需要重新制作的切片，技术室最迟在第 2 个工作日内完成。如无法重新制片应说明原因，并作好登记工作。

1. 组织脱水　组织脱水经常泛指组织补充固定、脱水、透明和浸蜡等整个工序。送检标本取材后，由技术人员将标本放入脱水机内进行脱水处理，完成脱水的时间应设定为下 1 个工作日上午。如果是下午取材，脱水机的第一缸应放固定液，对组织进行补充固定，使组织固定充分。应按规定检查和更换脱水、透明和浸蜡等所需的各种试剂和石蜡，定期对脱水机进行维护保养。

2. 组织包埋　组织经脱水透明后进行石蜡包埋，制成组织蜡块。包埋工作完成后，应按规定对包埋机进行维护保养，补充石蜡，将包埋模放入烤箱烤干水分备用。

包埋后必须核对每例包埋后的组织蜡块数量与送检申请单记录的组织取材数量是否相符，发现错漏应及时查找和纠正；如无法查找到原因和纠正，应及时向技术组长或主任报告，并作好登记工作，由病理医师重新取材；如无法重新取材（如全取标本）则应及时与临床医师沟通采取补救措施。

3. 组织切片

（1）冷冻切片：接收到送检冷冻组织和送检申请单后，应在送检申请单上标上接收标本的时间并编上病理号。医师首先将送检冷冻组织行肉眼检查和取材，并在送检申请单上记录。取材后的组织连同送检申请单交给技术员进行冷冻切片和染色工作。技术员完成冷冻切片制片工作,核对送检申请单和玻片上的病理号无误后,交给值班医师诊断。诊断报告发出后,技术员将冷冻组织放入标上该例病理号的脱水盒,并用甲醛固定液进行固定,再制作石蜡切片;取材医师及时将取材后剩余的组织用甲醛固定液进行固定,以行进一步取材制作石蜡切片。

(2)石蜡切片:将包埋好的蜡块进行切片并将组织蜡片贴在载玻片上,在玻片上写上与蜡块相同的病理号,置入烤箱烘烤以备染色。

4. HE染色

(1)将烘烤好的切片用自动HE染色机和封片机按相应操作规程进行HE染色和封片,染色机和封片机的操作规程设定后不得随意更改。如没有自动HE染色机和封片机,也可以按相应操作规程进行手工HE染色和封片,并贴上写有与该组织蜡块相同病理号的标签。

染色和封片工作完成后,应在镜下检查组织切片的制片质量和组织切片是否与送检组织相符合,并在送检申请单上登记制片数量,确保无误后交于医师诊断;医师接收切片时应核对送检申请单和制片数量,并在登记本上签收确认。对需要重新制作的切片,最迟在第2个工作日完成。

(2)切片染色工作应在当天完成。

(3)如发现标本缺失应马上查找,如查找不到应及时向技术组长或主任汇报,并作好登记工作,采取相应的补救措施。

5. 特殊染色和组织化学染色 配备好各种特殊染色和组化染色所必需的染液和试剂,按操作规程进行染色和封片。封片后的染片应贴上有相应病理号和所做染色的标签,并在镜下检查染色质量后交于医师诊断。医师接收切片时应核对制片数量,并在登记本上签收确认。

特殊染色和组织化学染色工作一般在1个工作日内完成。

6. 免疫组织化学染色 用自动免疫组化染色机或手工操作按操作规程进行免疫组化染色和封片。封片后的染片应贴上有相应病理号和所标记抗体的标签,并在镜下检查染色质量后交于医师诊断,医师接收切片时应核对制片数量,在登记本上签收确认。

免疫组化染色工作一般在1个工作日内完成。

四、细胞学制片

接收到送检涂片(玻片)后应立即进行固定;接收到送检体液后按操作规程离心、沉淀、涂片并马上固定以备染色;不马上制片的体液应放到4℃冰箱中保存(一般不超过16小时)。涂片上应清楚标上与送检申请单相应的病理号。制作好的细胞学涂片按相应操作规程进行HE染色和封片,并贴上有相应病理号的标签,在镜下检查染色质量后交于医师诊断。医师接收切片时应核对制片数量,在登记本上签收确认。如采用液基薄层细胞学制片技术进行细胞学制片需按相关操作规程进行。

细胞学制片工作一般在接受标本后下1个工作日内完成。制作涂片后剩余的细胞沉淀可放回4℃冰箱中保存至诊断报告发出,以备诊断需要再重新制片做进一步染色。对需要重新制作的染片,最迟在第2个工作日完成。

五、病 理 诊 断

1. 病理医师通过对临床送检组织进行大体标本检查和对组织切片观察,如需要再结合组化或免疫组化结果进行病理诊断,签发病理诊断报告。病理诊断报告除了发出给送检方外,还要打印(写)在送检申请单上,医师签名后存档。

病理诊断报告应在收到送检标本后 5 个工作日内发出(普通细胞病理学诊断报告为收到送检标本后 2 个工作日内发出,术中快速活检病理诊断报告为收到送检标本后 45 分钟内发出),如果因须再次取材制片,加做特殊染色或免疫组化染色等其他检测而不能按时发出,应签发临时报告或缓发报告通知。

2. 病理医师也可对外单位送来已作好的组织片进行病理会诊,签发病理会诊报告。如会诊需要,会诊医师可要求将外单位的组织蜡块重新切片,重新或补充作相应的染色。

六、档 案 管 理

计算机录入的送检申请单及其病理诊断、病理会诊图文报告是重要的病理档案资料,只供相关人员查阅,不能随意更改。应定期将病理档案资料刻录成不能改写的光盘放入档案室保存。

附有病理诊断报告的病理学检查申请单及由送检标本制成的组织蜡块和各种染色的玻片等都是重要的病理档案资料,应存放在档案室由专人负责保管和管理,并作好资料归档、借出和归还的登记手续。

附有病理诊断报告的病理送检申请单要定期整理装订成册并编上相应的流水号,以便保存和查阅。

每天检查档案室空调和抽湿机等设备,确保档案资料在恒温干燥的环境下能长时间保存。

按照《临床技术操作规范病理学分册》规定,门诊送检标本的档案资料保存期为自送检日起 15 年,住院送检标本的档案资料保存期为自送检日起 30 年。但事实上门诊标本和住院标本一般不会分开存放,所以所有标本都保存 30 年。

第三节 实验室主要仪器设备配置

临床对病理诊断的要求是准确和快速。随着医学科学的发展,越来越多的先进病理仪器设备应用于病理制片染色中,每个病理实验室应按各自的实际情况如标本量、所开展检查项目的种类等配备所需的仪器设备,以满足病理制片工作和病理诊断的需要。

先进的仪器设备是提高制片质量和速度的保证。病理科主要的仪器设备有:

一、取 材 台

用于对送检组织标本肉眼检查和取材,取材台(图 1-1)需要符合以下要求:

1. 足够的照明,利于观察标本。
2. 完善的通风系统能将甲醛、酸等化学试剂的气味尽可能排出。
3. 供水、排水系统能够方便快捷地将标本取材后的组织碎屑和污水等冲洗干净并排出。
4. 取材台的排水应与排污管相连,避免取材污水直接排入生活污水管道。
5. 配备紫外线灯等消毒装置,每次取材后对取材台进行消毒。
6. 高级的取材台在排污水管口装置碎骨机,将冲入排水管中的组织搅碎后排出,避免碎组织堵塞管道。

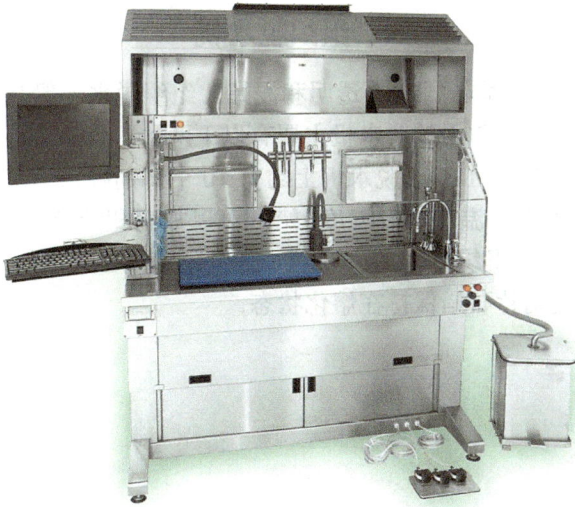

图 1-1　取材台

7. 配备大体标本摄影系统,摄影系统与送检申请单资料录入的电脑相连接,取材台面带有标尺,取材前选取合适的大体标本面或切面进行拍照。

8. 必要时可配备录音设备,记录检查大体标本的描述和取材情况。

二、取 材 刀 具

取材室应配备取材刀具一套,包括脏器刀、剪、骨锯、镊子和不锈钢尺等。送检的活体组织取材时,配备专用的刀柄,可利用组织切片用过的一次性刀片取材,以节约成本。

三、塑料脱水包埋盒打号机

取材前,先将塑料脱水包埋盒在打号机上打印相应的病理号,每取材一块组织都放进有相应病理号的塑料脱水包埋盒内,确保每个送检组织制成的组织蜡块上的号码与送检申请单上的病理号码相一致。打号机一般可以在塑料包埋盒上打印英文字母和阿拉伯数字,数字可以自动按顺序跳号打印号码,也可以通过手动调节数字和英文字母。组织蜡块上的号码要整齐、清晰,不会被意外抹掉,也不会被甲醛、乙醇、二甲苯和丙酮等试剂脱色。如果不使用打号机,可用铅笔在塑料包埋盒上写上病理号,铅笔所写的号码也不会被甲醛、乙醇、二甲苯和丙酮等试剂脱色,但在浸蜡前容易被擦花或抹掉,应多加注意(图 1-2)。

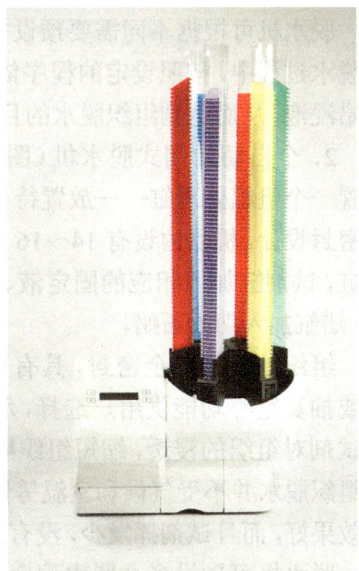

图 1-2　包埋盒打号机

四、组织脱水机

取材后的送检组织进行固定、脱水、透明和浸蜡。组织脱水一般是泛指组织补充固定、脱水、透明和浸蜡整个过程。常用的脱水机主要有以下两种：

1. 开放式组织脱水机（图1-3） 脱水机上约有10个试剂缸、2~3个蜡缸，不同厂牌的仪器略有不同，试剂缸不能加温和调节温度，蜡缸可以加温和调节温度。按照脱水程序在试剂缸内加入相应的、用于组织处理的固定液、脱水试剂和透明试剂；在蜡缸加入切片石蜡，并调节相应的温度使切片石蜡保持在熔化状态。

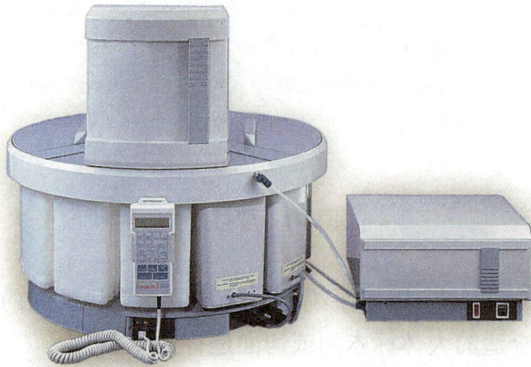

图1-3　开放式组织脱水机

开放式组织脱水机的试剂缸一般没有加热功能，固定液、脱水和透明试剂因为不能加温，组织脱水会因室温的变化而受到一定的影响。开放式组织脱水机一般具有搅拌功能，启动该功能可使组织脱水效果更好。多数开放式组织脱水机的蜡缸一般不具备抽真空功能（个别型号的可有此功能）。

脱水机可根据不同需要预设多组脱水程序，组织在脱水过程中，按照设定的程序依次进入每缸试剂和石蜡浸泡，从而达到组织脱水的目的。

2. 全自动封闭式脱水机（图1-4） 脱水机主要设置一个组织处理缸——放置待处理的组织，缸盖完全密封设计，机器内设有14~16个试剂缸和3~4个蜡缸，试剂缸加入相应的固定液、脱水试剂和透明试剂，蜡缸加入切片石蜡。

组织处理缸完全密封，具有自动搅拌、加温、加压或抽真空等功能供用户选择，利用这些功能，可加快试剂对组织的浸透，缩短组织脱水处理的时间；同时组织脱水并不受气候和室温等因素的影响，组织脱水效果好，而且试剂挥发少，没有试剂的气味逸出。

脱水机可预设多个脱水程序，组织脱水时，试剂缸的试剂或蜡缸的石蜡按照设定的程序分别注入组

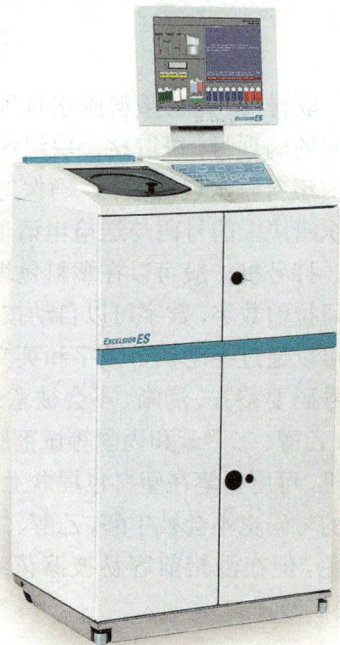

图1-4　全自动封闭式脱水机

织处理缸浸泡组织，一定时间后自动排出，从而达到组织脱水的目的。

脱水机还配备两个冲洗试剂缸，组织处理完毕从脱水机取出后，冲洗试剂缸的试剂可按预设的冲洗程序将组织处理缸的蜡冲洗干净。

整个组织脱水处理程序一般需要约 15 个小时，脱水机处理组织可利用晚上的时间进行，从而节约时间。将组织放入脱水机后，设定完成脱水工作的时间，使在下 1 个工作日上午上班时即可进行组织石蜡包埋工作。

不使用脱水机的实验室应配备多个带密封盖的试剂缸、蜡缸和烤箱等进行人工组织脱水处理。

五、组织石蜡包埋机

组织经脱水透明和浸蜡处理后即可进行石蜡包埋，包埋机主要由以下部分组成（图 1-5）：

1. 熔蜡缸　用于熔化切片石蜡，蜡缸的温度应比切片石蜡的熔点高 6~8℃，使石蜡在蜡缸流出时完全处于熔化状态。加入蜡缸的石蜡要纯净，可预先将石蜡放在烤箱中熔化和沉淀，除去石蜡的杂质，避免堵塞出蜡通道。

2. 包埋模加热槽　加热槽内将大小不同规格的包埋模预热至石蜡熔点的温度，使加入石蜡时石蜡在包埋模上也处于熔化状态。

3. 组织储存槽　从组织脱水机取出的组织标本需要马上置于组织储存槽内，使组织上的石蜡保持熔化状态待包埋。储存槽内放置和包埋石蜡相一致的切片石蜡，并将储存槽的温度调节至比切片石蜡熔点高 4~6℃的温度，使石蜡完全熔化，也保持组织上的石蜡不凝固。

4. 加热工作台　加热工作台的温度调至比切片石蜡的熔点高 2~3℃的温度，方便摆放包埋模和放有组织的包埋盒，也使进行包埋操作时石蜡不会凝固。

5. 冷冻工作台　在出蜡口前一般设有一个约 6cm×6cm 大的冷冻工作台，温度约为 −5~0℃。在包埋操作过程中，放入组织至包埋模后，在冷冻工作台上将包埋模底部石蜡凝固，使组织固定在包埋模的中央位置，在接着进行的加蜡包埋时组织不会移位。

6. 冷冻台　一般设置在加热工作台旁边，温度大约为 −5~0℃，在组织包埋完成后将连在一起的组织、包埋盒和包埋框放在冷冻台上冷冻，使蜡块和包埋框容易快速分离。有些型号的包埋机其冷冻台为独立的部分，与主机分开，方便随意摆放。

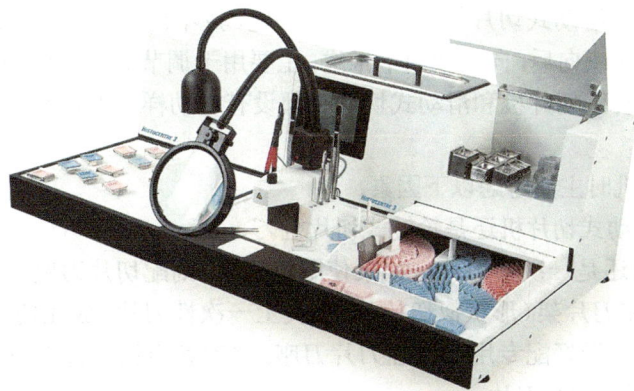

图 1-5　组织石蜡包埋机

包埋机应具有可定时自动开机和关机功能,在包埋工作开始前包埋机定时开启,使石蜡缸和组织储存槽的石蜡完全熔化,包埋模加热槽、加热工作台、镊子加热槽、冷冻工作台和冷冻台在包埋工作前达到工作所需的温度,工作完毕后可定时自动关机。有些型号的包埋机还配备恒温镊子,方便夹取组织包埋,避免用酒精灯过度加热镊子而烫伤组织。

六、石蜡切片机

石蜡切片机又分为轮转式切片机和滑动式切片机,主要用于经脱水处理石蜡包埋的组织切片。

1. 轮转式切片机(图1-6) 切片时将刀或刀片按一定的角度固定在刀座上,蜡块固定在样品夹头上,转动切片手轮使蜡块上下移动并向前推进,切片手轮每转一圈,蜡块则按预设的切片厚度向前推进一次,从而切出所需厚度的切片。用轮转式切片机可以连续切出多张连续切片,特别适用于科研和教学的连续切片。

2. 滑动式切片机 分为拉式滑动切片机和推式滑动切片机两类。

(1)拉式滑动切片机(图1-7):切片时将蜡块固定在样品夹头上,蜡块和样品夹头不能滑动,只能升高和降低;刀或刀片固定在刀座上,刀座可以在轨道上滑动。切片时向蜡块拉动切片刀切片,切片完成后,将切

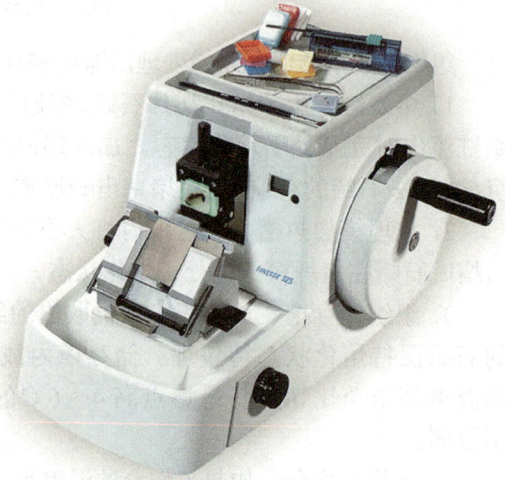

图1-6 轮转式切片机

片刀推后,蜡块立即向上升高,即每推拉一次切片刀,蜡块则按预调好的切片厚度向上推进,从而切出所需厚度的切片。

(2)推式滑动切片机(图1-8):切片时将刀或刀片固定在刀座上,刀座不动;蜡块固定在样品夹头上,样品夹头可以在轨道上滑动和升高或降低。切片时蜡块向切片刀推去,切片完成后,将蜡块拉回,蜡块立即向上升高,即每推拉一次蜡块,蜡块则按预调好的切片厚度向上升高,从而切出所需厚度的切片。

轮转式切片机和滑动式切片机都设有快进手轮,按不同方向转动快进手轮,样品夹头上的蜡块则快速向前或向后,向上或向下推进,主要用于调节蜡块靠近切片刀,配合修切蜡块的平面。电动轮转式切片机和滑动式切片机都设有电动样品推进和回缩功能,可自动进行修切蜡块和切片。

购买石蜡切片机时主要考虑以下因素:

1. 习惯使用滑动式切片机还是轮转式切片机。

2. 使用切片刀还是一次性刀片。如果使用切片刀,则配切片刀座,切片刀座也可以使用一次性刀片,即在刀片架(形状似切片刀)上夹上一次性刀片,放在切片刀座上即可。如果是使用一次性刀片最好配专用一次性刀片刀座,移动和更换刀片较方便,出现震刀的机会很少,但只能使用一次性刀片。

滑动式切片机没有专用的一次性刀片刀座。

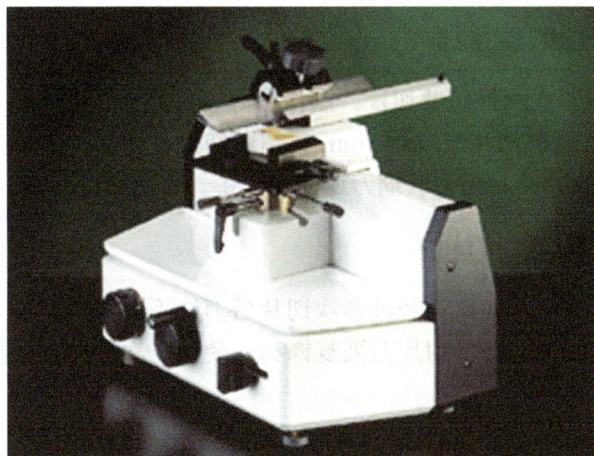

图 1-7　拉式滑动切片机

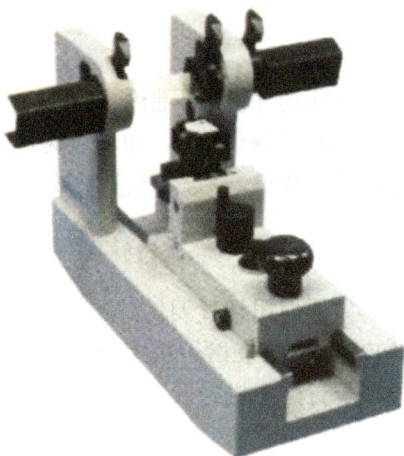

图 1-8　推式滑动切片机

3．使用通用塑料包埋盒夹头还是选用普通蜡块（蜡块贴上方形木块或直接包埋后的方形蜡块）夹头，如果配置不对，无法夹紧蜡块进行切片，最好能购买两种夹头，这样两种蜡块都能切。

七、低温恒冷切片机

低温恒冷切片机（图 1-9）主要用于未经任何固定脱水处理、送检的新鲜组织进行冷冻切片。低温恒冷切片机是由低温恒冷箱及轮转式切片机组成。有些型号的低温恒冷切片机是整个轮转式切片机置于箱体内；也有些低温恒冷切片机是轮转式切片机置于机箱外，仅是样品夹头在机箱内，这样箱体工作空间较大，易于清洁和消毒，每次停机清洁消毒时不需对切片机进行清洁工作。

低温恒冷切片机内温度可调范围是室温至 35℃，机内速冻台的温度可快速降温至 −50℃，用于快速冷冻包埋组织，避免组织出现冰晶。一些型号的低温恒冷切片机样品夹头配有独立的冷冻系统，样品夹头的温度可以调节至低于机箱内温度，可根据不同组织选择不同的温度，从而保证切片质量。

样品夹头的推进和后缩、切片厚度均由位于切片机外面的按钮电动控制，应选择带有慢进功能的切片机，方便缓慢修切组织平面，尤其是修切穿刺的小组织时，可避免进刀过深将组织切掉。

切片机配备的自动定时除霜和自动定时消毒功能可以利用晚上的时间进行除霜和消毒，确保切片的制冷效果及防止污染。

低温恒冷切片机的刀座也有使用一次性刀片或切片刀两种规格。

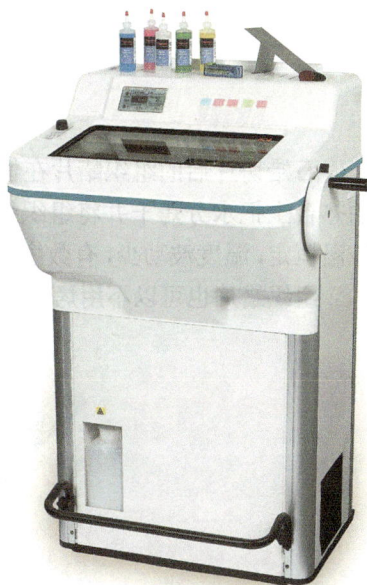

图 1-9　低温恒冷切片机

八、超薄切片机

超薄切片机用于制作供透射电子显微镜观察的超薄切片。制作超薄切片的组织需要特殊固定和特殊的材料（如环氧树脂）包埋，超薄切片厚度约 50nm。超薄切片机属于特殊的轮转式切片机，使用特制的玻璃刀或钻石刀切片。使用玻璃刀还需要配备一台制刀机。

九、自动磨刀机

如果使用切片刀切片，应配备自动磨刀机。切片刀经过多次切片后刀锋不再锋利或有缺口时，需要在磨刀机上用研磨砂（膏）进行磨刀，使切片刀恢复锋利。使用一次性刀片则不需配置磨刀机。

十、摊　片　机

组织蜡块切片后需要将组织蜡片放在摊片机上合适的恒温水中展开，使切片平滑没有皱折，组织蜡片完全展开后贴在玻片上。摊片机（图 1-10）要求控温恒定，温度波动少，有数字温度显示；水槽底部应为黑色，便于观察组织蜡片展开的情况。

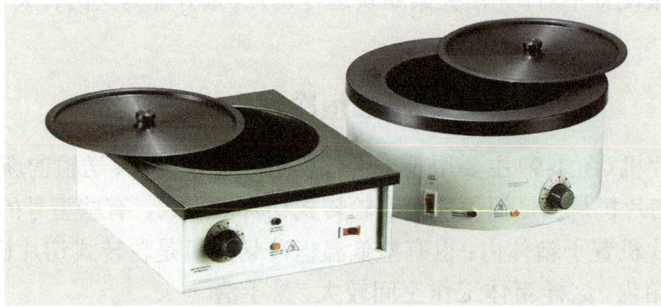

图 1-10　摊片机

十一、烤　片　机

石蜡切片后的组织蜡片在恒温水中展开后贴在载玻片上，需要平放在烤片机（图 1-11）的热台上把水分烤干并将组织蜡片中的石蜡熔化，使组织牢固贴在载玻片上。烤片机要求控温恒定，温度波动少，有数字温度显示，热台的颜色为黑色，便于观察组织蜡片的情况。

组织蜡片也可以不用烤片机直接将组织石蜡切片放入电热烤箱烤片。

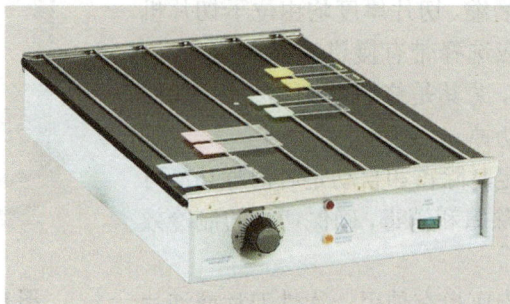

图 1-11　烤片机

十二、电 热 烤 箱

电热烤箱温度范围为室温至 100℃，要求控温恒定，温度波动少，有数字温度显示。主要用于：

1. 烤片　石蜡切片后的组织蜡片在恒温水中展开后贴在载玻片或盖玻片上，需要放在电热烤箱内把水分烘干和将组织蜡片中的蜡熔化，使组织牢固贴在玻片上。

2. 熔化石蜡　不太纯的包埋石蜡可先放烤箱熔化，使蜡中的杂质沉淀在蜡缸底部，这样石蜡更加纯净。

3. 组织浸蜡　如用手工进行脱水包埋操作，可在电热烤箱内进行浸蜡。

4. 烤包埋模　在组织石蜡包埋后包埋模带有水分和石蜡，可放入烤箱内将水分烤干，将包埋余蜡熔化，便于再次使用包埋模进行石蜡组织包埋。

十三、自动 HE 染色机

自动 HE 染色机（图 1-12）用于组织切片常规 HE 染色。染色机配备有多个试剂缸用于盛放各种染色所需的试剂和染色液；配备有烤片槽和流水冲洗切片的进水排水系统。切片完成后直接在染色机上挂上切片篮，在计算机控制下染色机即自动完成烤片、切片脱蜡、染色、流水冲洗、脱水和透明整个 HE 染色过程，取出切片即可进行下一步的封片。

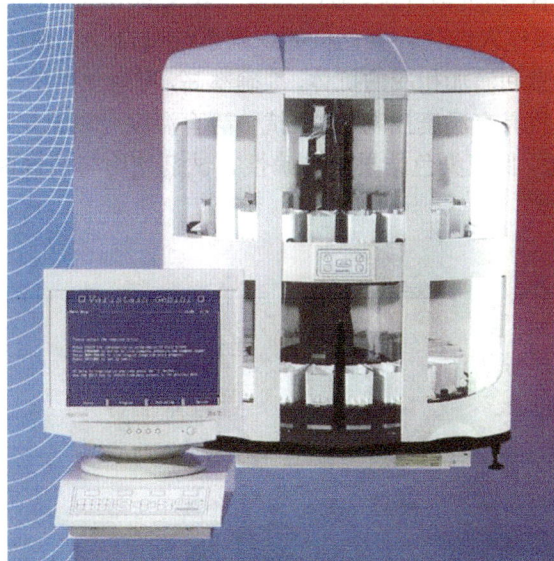

图 1-12　自动 HE 染色机

染色机可以同时进行连续多组切片的染色，染色时间和速度全部由计算机控制，正在染色切片的数量和染色完成的时间都可以在显示屏上显示。染色机可设置多组不同的染色程序，可根据不同的需要进行石蜡切片、细胞涂片或冷冻切片的 HE 染色。

十四、全自动染色 - 封片工作站

全自动染色 - 封片工作站（图 1-13）是自动 HE 染色机和自动封片机联合起来的一体机，可自动完成从烤片到 HE 染色以及最后树胶封片的全部过程，省去了人工将染色后的玻片转至封片机封片的过程。

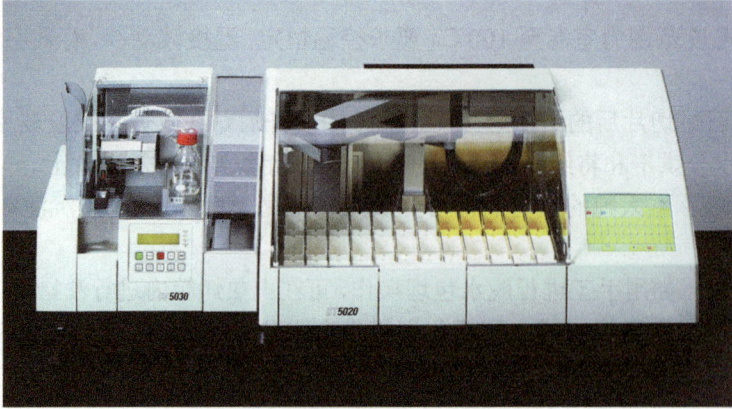

图 1-13 全自动染色 - 封片工作站

十五、自动免疫组化染色机

自动免疫组化染色机（图 1-14）用于免疫组化染色。进行免疫组化染色的组织切片放入自动免疫组化染色机，就可以由计算机控制自动完成从烤片开始，到脱蜡、抗原修复、内源酶封闭、滴加抗体孵育、缓冲液冲洗、显色剂显色以及苏木精复染的整个免疫组化染色全过程，自动化程度高，操作人性化。染色机的识别系统可自动识别切片标签上需做哪种抗体染色的信息，自动搜索和滴加相应的抗体，准确率高，可避免手工操作存在的误差和滴加抗体的时间差异；染色机具有温度控制功能，抗体孵育温度可以设定，避免室温的变化而引起染色结果差异的现象，保证染色结果的准确性。试剂使用与消耗能够时时追踪管理，利于进行染色质控。

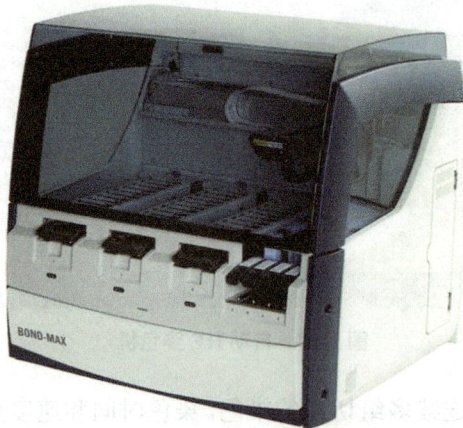

图 1-14 自动免疫组化染色机

十六、离 心 机

细胞学涂片制作时，需将送检胸腹水等体液加入离心管内，用离心机离心沉淀后，将沉淀的细胞均匀涂在载玻片上。要求离心机转速不低于 3000 转 / 分，有定时功能。

十七、自动细胞离心涂片机

自动细胞离心涂片机(图 1-15)配有离心漏斗,漏斗上夹上载玻片,在漏斗与载玻片之间垫入带孔的吸水纸片,送检胸腹水等体液放入漏斗,离心时离心力将细胞均匀甩在载玻片上,水分被吸水纸片吸走,离心涂片一并完成,细胞涂在载玻片上的范围取决于吸水纸片上孔的大小。使用时,设定好所需转速和时间,按启动开关即可。

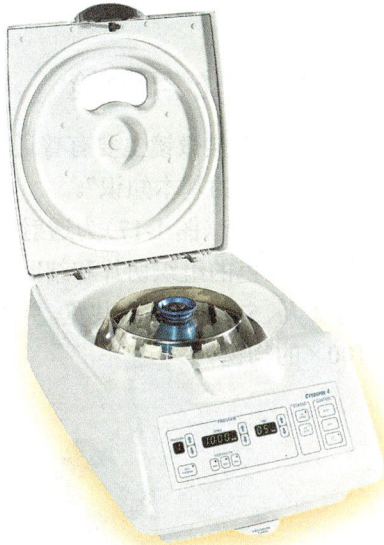

图 1-15　自动细胞离心涂片机

十八、自动封片机

将染色后的组织切片、细胞涂片等放在自动封片机(图 1-16)内装有二甲苯等透明剂的玻片槽里;自动封片机即自动夹起组织玻片,滴加中性树胶再加上盖玻片,自动完成封片操作,最后将封好的切片(涂片)放在玻片储存架上。在封片过程中,封片机的吹风机不断风干封好的切片。封片所用盖玻片规格的大小、滴加中性树胶的量都可以根据需要进行选择和调节。自动封片机可用于能使用中性树胶封片的 HE 染色、免疫组化染色等各种染色片的封片。

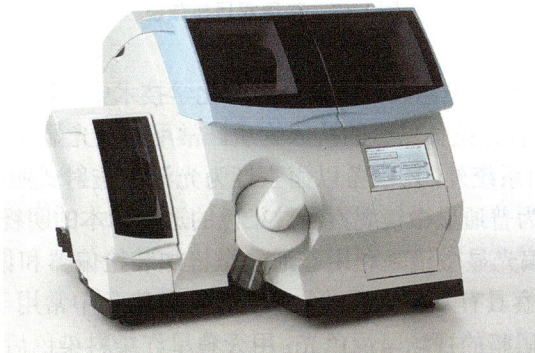

图 1-16　自动封片机

十九、电子天平

在配制各种染液和溶液时用于称量染料和试剂。一般要配备称量范围为 1～200g，精密度为 0.1g，称量范围为 1mg～100g，精密度为 0.1mg 的两种规格的电子数字天平。

二十、pH 计

在配制各种染液和溶液时用于测定其 pH。应配置 pH 范围为 1～14，精密度为 0.1 的数字式 pH 计。

二十一、光学显微镜

在临床病理技术和诊断中，常用的光学显微镜主要有普通显微镜、荧光显微镜、偏光显微镜和照相显微镜等。详见第二章"显微镜的基本知识"。

1. 普通显微镜 常用的普通双目显微镜（图 1-17）为透射式明视场显微镜，可分为单人和多人共览显微镜，用于观察经过各种染色的组织切片和细胞学涂片。

多人共览显微镜的标准配套有 2 人、5 人和 10 人共览，并配有多种颜色的箭头指示器。配有 2×、4×、10×、20×、40× 和 100× 的物镜。

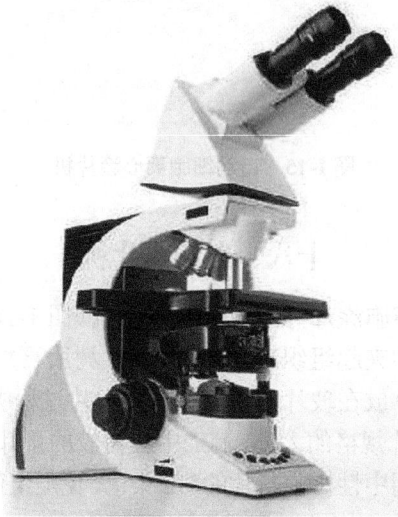

图1-17 普通双目显微镜

2. 荧光显微镜 在特殊染色和免疫荧光组织化学技术中，用于观察被荧光染料染色的组织细胞或被与荧光素标记抗体结合的抗原物质。常用的荧光显微镜除了配备以超高压汞灯为光源的落射式照明系统外，还配备以卤素灯为光源的透射式照明系统，既可以用于观察荧光图像，又可以作为普通显微镜观察经过染色的透明标本的明视场图像。

3. 偏光显微镜 偏光显微镜是利用普通显微镜加装检偏器和偏振器等装置使普通光改变为偏振光，用于观察具有双折光性的物质。在特殊染色中常用于观察用刚果红染料染色后的淀粉样蛋白，在黑暗的视场呈绿色光；用天狼星红染料染色后的胶原纤维，在偏光镜下观察，Ⅰ型胶原纤维为黄红色，Ⅲ型胶原纤维为绿色。

4.照相显微镜　照相显微镜（图 1-18）包括显微镜、照相机或显微成像系统。照相机用于拍摄一些特殊病例或有教学意义的送检大体标本以及尸体解剖组织器官的全貌和肉眼观察到的病变；照相显微镜是在显微镜上装置照相机和照相目镜，用于拍摄在显微镜下观察到的组织细胞图像。与显微镜配套的显微成像系统可将在显微镜下观察到的组织细胞图像传送到计算机上进行编辑、打印、储存和制作病理学检查图文报告。

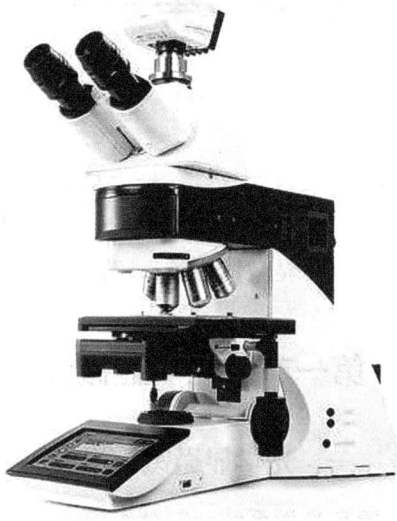

图 1-18　照相显微镜

二十二、计算机和打印机

计算机用于录入病理学检查申请单上填写的主要内容，输入送检标本病理诊断报告内容等病理资料并作为病理档案资料进行保存；利用计算机查阅相关的病理档案资料。计算机应配置刻录机，定期将计算机上的病理档案资料刻录成不可改写的光盘，做长期保存。

打印机用于打印病理学诊断报告，如果打印病理学诊断图文报告，需配置彩色打印机。

第二章

显微镜的基本知识

　　显微镜是病理科必备的重要仪器设备之一。技术员用显微镜观察和检查经各种病理技术制片的效果和质量；病理医师利用显微镜对组织切片或细胞涂片作出病理学诊断。

　　显微镜主要有光学显微镜和电子显微镜两类，一般来说显微镜通常是指光学显微镜。

第一节　光学显微镜

一、光学显微镜的组成

光学显微镜主要由机械装置和光学系统两部分组成。

（一）机械装置

　　光学显微镜的机械装置主要由机架、目镜筒、物镜转换器、载物台、调焦旋钮和聚光器调节旋钮组成。

　　1. 机架　是显微镜的主体部分，包括底座和弯臂。

　　2. 目镜筒　位于机架上方，靠圆形燕尾槽与机架固定，目镜插在其上。

　　目镜筒有单目、双目和三目之分。早期的显微镜镜筒为单目镜筒，放置一个目镜，只能用一个眼睛观察显微镜。目前的显微镜大多数是双目镜筒，放置两个目镜，用双眼观察显微镜更加舒适。双目镜筒还可以根据眼睛两个瞳孔的距离调节两个目镜的距离。三目镜筒主要配置在照相显微镜，双目镜筒的两个目镜用于观察物镜的成像，另一目镜筒用于放置照相目镜和连接照相机进行显微摄影或连接摄像头将镜下图像传送到计算机。

　　双目镜筒的两个目镜筒可以调节移动，使两个目镜与观察者瞳孔距离相一致。根据调节方式不同，分为铰链式（弧线移动）和平移式（左右移动）。

　　3. 物镜转换器　为一个旋转圆盘，上有 3～5 个孔，分别安装不同放大倍数的物镜镜头。转动物镜转换器就可让不同放大倍率的物镜进入工作光路，即用不同放大倍率的物镜观察。

　　4. 载物台　是放置载玻片的平台，其中央具有通光孔，装有玻片推进器。玻片推进器包括在载物台上用于夹住标本（载玻片）的弹性标本夹，以及在载物台下面的移动手柄，旋动手柄的旋钮可调节载物台上标本夹的标本（载玻片）在 X 轴或 Y 轴方向的移动，可以观察标本每个区域的组织细胞。载物台上方和右边有标尺，可用于分别测量被观察物体在 X 轴或 Y 轴方向移动的距离。

　　5. 调焦旋钮　有粗调和微调两个旋钮，旋动调焦旋钮可以驱动调焦装置，使载物台作粗调和微调的升降移动，从而使被观察物体对焦清晰成像。

6. 聚光器调节旋钮　聚光镜安装在其上，旋动旋钮可以使聚光镜升降，用以调节光线的强弱。

（二）光学系统

显微镜的光学系统主要由目镜、物镜、聚光器、视场光阑以及照明装置组成。选择性能好的镜头并且与聚光镜等部件恰当的配合，才能观察到高分辨率和高质量的成像。

1. 目镜　目镜是插在目镜筒顶部的镜头，由一组透镜组成。通过目镜观察组织细胞等被检物在显微镜的成像。

（1）目镜的种类：目镜分为观察目镜和照相目镜两种。习惯上将观察目镜称为目镜。照相目镜专门用于显微摄影，不能用于观察。

（2）目镜的作用：目镜可将物镜的成像再次放大，即显微镜虽已具备分辨的能力，但因图像太小而仍然不能被人眼清晰看见，需要用目镜将小图像进一步放大。但并不是目镜的放大倍数越大越好，因为物镜无法分辨出微细结构，也无法通过目镜的放大来分辨。

（3）目镜的放大倍数：标准目镜的放大倍数主要有 10×、15× 等，常用的是 10×，其数值刻在目镜的外壳上。

（4）视场数：是指通过目镜能看到最大直径的视场（图像）范围，用 FN 表示，目镜的视场数一般会标刻在目镜的外壳上。视场数越大，能观察到图像的范围越大。

按照所能看到的视场大小，目镜可分为视场较小的普通目镜（FN 18 或 FN 20）和高级的大视场目镜（或称广角目镜）两类。FN 26.5 的目镜，在直径为 26.5mm 的视场下能够观察到清晰的图像。

视场直径是指在显微镜下看到的被观察物的实际大小。视场直径 ϕ = 视场数 FN/ 物镜的放大倍数，放大倍数越大的物镜，看到的被观察物的实际范围越小。当目镜 FN 20，物镜为 10× 时，视场直径为 2mm，即可观察到组织的范围为 ϕ2mm；当换成 40× 物镜时，视场直径为 0.5mm，即只能观察到 ϕ0.5mm 范围的组织。

常用的目镜有宽视场目镜（WH 10×）和超宽视场目镜（SWH 10×）。目前最大的超宽视场目镜的视场数为 26.5mm。

（5）目镜的附属装置：较高档的显微镜目镜上还装有屈光度调节装置，操作者可以方便快捷地对左右眼分别进行屈光度的调整，以观察到清晰的图像。此外，还可以在这些目镜上加装目镜测微尺，测微尺的像总能清晰地聚焦在标本的焦面上，用以测量图像中组织或细胞结构的实际大小。

2. 物镜　由一组透镜组成，安装在物镜转换器的镜孔上，能够把物体清晰地放大。物镜的分辨率与多种参数密切相关。物镜种类较多，可根据不同的需要选择不同的物镜。

（1）物镜的参数

1）数值孔径：物镜成像质量与物镜数值孔径（NA）的大小密切相关，数值孔径越大，分辨率和有效放大倍数越高。一般来说，只能通过在物镜的前透镜与盖玻片之间采用较大折射率的介质来增大物镜的数值孔径。由于香柏油和无荧光油的折射率比空气大，因此相同类型的物镜（如同样是消色差物镜）油浸系物镜的数值孔径比干燥系物镜大，常用的高倍物镜如 100× 都是油浸系物镜。

2）工作距离：指物镜到被观察物之间的距离即物距。WD 0.21 表示物镜的工作距离为 0.21mm。镜检时旋转调焦旋钮调焦实际上是调节工作距离。数值孔径越大的高倍物镜，其工作距离越小。因此,高倍物镜观察调焦时容易压烂玻片,可选择弹簧物镜避免压烂玻片。

3)覆盖差:用显微镜观察时,光线从被观察物出来先通过盖玻片再通过空气最后进入物镜,由于盖玻片与空气的折射率不同,光线透过盖玻片进入空气时产生折射使光路发生改变而产生覆盖差,覆盖差会降低成像质量。

油和盖玻片的折射率都在 1.52 左右,所以使用油浸系物镜不存在覆盖差,但由于油镜的工作距离小,如果盖玻片太厚,厚度超过油镜的工作距离,则无法调焦,甚至看不清图像。因此,物镜对盖玻片的厚度有严格要求,倍数越高的物镜对盖玻片的厚度越严格。标准的盖玻片厚度为 0.17mm,一般 0.16~0.18mm 厚也可以使用。盖玻片太厚,不该进入物镜的光线会进入物镜;相反,盖玻片太薄,应该进入物镜的光线却不能进入物镜。

4× 以下的低倍物镜,其数值孔径很小,工作距离大,不受有无盖玻片的影响。

(2)物镜的放大倍数:标准配套物镜的放大倍数一般有 4×、10×、40×、100×;档次高的显微镜还配有 2× 和 20× 物镜,低倍物镜更加方便观察被观察物的全貌。在显微镜观察到图像的大小,即组织细胞通过显微镜放大的倍数为物镜和目镜放大倍数的乘积。需要高倍观察组织细胞,应更换高倍的物镜,一般不更换高倍目镜。在相同的放大倍率的情况下,用高倍的物镜放大效果比用高倍目镜好。如 20× 目镜和 20× 物镜,10× 目镜和 40× 物镜两组镜头的总放大率同为 400×,但 10× 目镜配 40× 物镜的成像质量比 20× 目镜配 20× 物镜高。

(3)物镜的种类

1)组织细胞等被观察物利用光线通过物镜成像。显微镜成像分辨率和质量的高低主要取决于物镜。按照物镜像差校正的程度分为:

A.消色差物镜(achromatic objective):在物镜外壳标有"Ach"字样。其色差、球差和场曲较大,分辨率、成像和有效放大率等性能较低,配置在普通显微镜。

B.半复消色差物镜(semi apochromatic objective):在物镜外壳上标有"FL"字样。其分辨率、成像和有效放大率等性能较消色差物镜高而不及复消色差物镜。

C.复消色差物镜(apochromatic objective):在物镜外壳上标有"Apo"字样。其分辨率、成像和有效放大率等性能最高,配置在高级显微镜。

2)平场物镜是指通过在镜头的透镜系统中增加一块透镜以校正场曲的缺陷,使视场更加平坦,视场范围更大。分为:

A.平场物镜(plan objective):在外壳上标有"Plan"字样。

B.超平场物镜(super plan objective):在外壳上标有"S Plan"字样。

常用的平场物镜有平场复消色差物镜、平场半复消色差物镜和平场消色差物镜。更高级的超平场复消色差物镜,在临床病理诊断用显微镜很少配备。

3)在显微镜观察时,光线从被观察物出来先通过盖玻片再通过某些介质如空气最后进入物镜,介质的折射率越高,分辨率和有效放大倍数越高。根据物镜与盖玻片之间的介质不同分为:

A.干燥系物镜:用显微镜观察时,物镜与盖玻片之间以空气(折射率 $\eta=1$)为介质。这类物镜最为常用,如 40× 以下的物镜都是干燥系物镜,物镜的数值孔径值均小于1。

B.油浸系物镜(油镜):用显微镜观察时,物镜前透镜与盖玻片之间以香柏油、无荧光油($\eta=1.515$)为介质,此外,还有使用甘油(丙三醇)($\eta=1.450$)、液状石蜡($\eta=1.471$)为介质。油浸系物镜通常在外壳上标有"Oil"、"Gly"等字样。常用的镜油为香柏油、无荧光油或显微镜原配的专用油,这类油的折射率和盖玻片相近,产生的覆盖差少。40× 以上倍数的物镜多是油浸系物镜，如常用的 100× 的油镜。油镜使用后应立即用乙醚 - 乙醇混合液（乙醚：无水乙醇 = 7:3）擦干净。

C. 水浸系物镜：用显微镜观察时，物镜与盖玻片之间以水（$\eta = 1.333$）为介质，常用蒸馏水或生理盐水，这类物镜目前较少使用。水浸系物镜通常在外壳上标有"W"字样。

4）在显微镜观察时，如果想观察到更大的图像，需要更换更高放大倍数的物镜，根据物镜放大率的高低分为：

A. 极低倍物镜：这类物镜是专门为观察较大标本的全貌而设计制作的，它的倍率比较小，主要有 0.75× 和 0.5×，该类物镜需要与极低倍聚光镜配合使用才能达到最佳的观察效果。

B. 低倍物镜：1×～6×，NA 0.04～0.15。

C. 中倍物镜：6×～25×，NA 0.15～0.40。

D. 高倍物镜：25×～63×，NA 0.35～0.95。

E. 油浸物镜：90×～100×，NA 1.25～1.40。

5）在上述物镜的基础上，有时需要为达到某些特定的观察效果或使用功能而专门设计制造了一些特种物镜。特种物镜种类较多，有带校正环物镜、带虹彩光阑的物镜、相衬物镜、长工作距离物镜、无罩物镜、无应力物镜、无荧光物镜、弹簧物镜等。常用的特种物镜有：

A. 带校正环物镜（correction collar objective）：是一种装有调节环的物镜，通过旋转调节环可校正由盖玻片厚度不标准而引起的覆盖差。因此，使用带校正环物镜，可允许盖玻片的厚度为 0.11～0.23mm（通常标准物镜要求盖玻片的厚度为 0.17mm）。这种物镜多为 40× 高倍干燥系物镜，性能很高，使用时需要正确掌握校正环的使用方法，否则不能发挥其高性能的特点。

B. 无罩物镜（no cover objective）：是一种用于观察不加盖玻片封片的玻片标本的物镜。组织细胞染色后一般都加盖玻片封片然后在镜下观察。但一些染色片如细胞涂片有时候不加盖玻片封片即在显微镜下观察；有时在染色过程中，还没有进行封片就要观察检查染色效果，因此，需要使用无罩物镜观察，其图像质量要比使用普通物镜高，尤其是使用 40× 等高倍镜时更为明显。无罩物镜不能用于观察已经用盖玻片封固的玻片标本。无罩物镜的外壳上标有"NC"或"N"字样。

C. 长工作距离物镜：是一种工作距离较长的物镜。在组织细胞培养实验中，培养的组织细胞放置在较厚的培养瓶或培养皿内，普通物镜的工作距离太小，无法观察。使用专门的长工作距离物镜，能满足培养的组织细胞和悬浮液等观察的需要。因此，倒置显微镜都使用长工作距离物镜。

D. 无荧光物镜（non-fluorescing objective）：是一种具有较高紫外透过率，在受到很强的激发光源时也不会发出荧光的物镜，主要用于落射式荧光显微镜，也可以用在透射式普通显微镜上。在观察荧光图像时，使用无荧光物镜可避免由物镜产生的非特异性荧光的干扰，从而得到清晰明亮的图像。无荧光物镜的外壳上标有"UVFL"字样。

E. 无应力物镜（strain-free objective）：是一种不会发生偏振光的物镜。复消色差物镜和半复消色差物镜本身经常发生偏振光，如果用于偏光显微镜观察双折光的物质，则容易产生非特异性偏振光的干扰。因此，无应力物镜是偏光显微镜的专用物镜，能获得更好的偏光观察效果。无应力物镜的外壳上标有"P"、"PO"或"PLO"字样以示识别。

F. 弹簧物镜：是一种在近被观察物一端装上弹簧的物镜。在显微镜观察时有些物镜尤其是高倍物镜工作距离小且较接近盖玻片，调节焦距时容易使物镜头压烂玻片，但弹簧物镜在碰到盖玻片时即能回缩，避免镜头压烂玻片。

（4）物镜外壳上的信息：在物镜外壳上标有许多信息（图1-19），了解这些信息，有利于正确使用物镜并充分利用物镜的各种功能。

Apo：表示复消色差物镜。

FL：表示半复消色差物镜。

Ach：表示消色差物镜。

Plan：表示平场物镜。

Plan Apo：表示平场复消色差物镜。

Oil 或 O：表示油浸系物镜标（油镜）。

Fluor：表示无荧光物镜。

PO 或 POL：表示无应力物镜。

N 或 NC：表示无罩物镜。

40×/0.95：表示物镜放大倍数为40倍，数值孔径为0.95。

∞/0.17/FN26.5：表示物镜为无限远光学系统设计，要求盖玻片的厚度为0.17mm，视场数为26.5。

∞/0："0"表示为无罩物镜，即不能加盖玻片。

∞/−："−"表示为物镜不受有无盖玻片的影响。

WD 0.21：表示物镜的工作距离（物镜到被观察物之间的距离）为0.21mm。

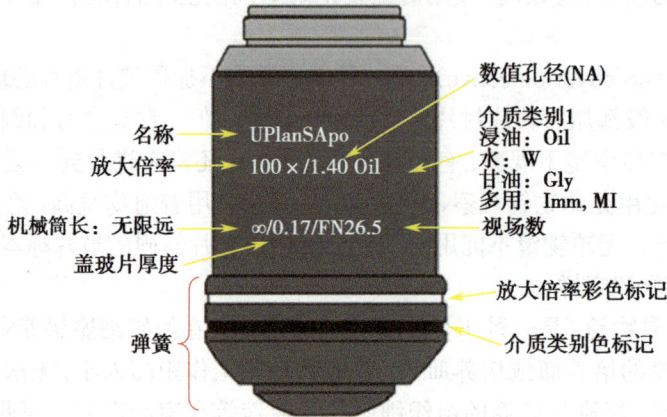

图1-19 物镜标示图

3. 聚光镜　聚光镜由透镜和孔径光阑组成，位于载物台下面，作用是集中透射过来的光线，使更多的光线集中在被观察的部位。孔径光阑可控制聚光器的通光范围，用以调节光的强度。

使用20×以上倍数的物镜时都需要与聚光镜恰当的配合。聚光镜可使光源发散的光线有效地聚焦在被观察物上，以产生与物镜相适应的光束，获得高分辨率和高质量的成像，也使视场更加明亮。

聚光镜可移动，手动旋动聚光镜旋钮可将聚光镜移开光路，使聚光镜不起作用；也可以通过旋动调节而上下升降。在用低倍如4×以下倍数的物镜时，由于视场较大，透过聚光镜的光线只聚集在视场中部，不能充满整个视场，因此，需要移开或降低聚光镜以获得整个明亮的视场。移开聚光镜的效果比下降聚光镜要好。

聚光镜的孔径光阑可以通过开大和关小来调节聚光镜数值孔径，控制透过聚光镜光束直径的大小。降低聚光镜也有类似调大孔径光阑的作用，但降低聚光镜会影响聚光镜的功能，造成视场光亮不均匀，因此，一般用调节孔径光阑的办法而不改变聚光镜的位置。聚光镜和物镜的数值孔径相匹配时成像效果最好，不同放大倍数的物镜其数值孔径是不同的，通常转换物镜时，要将孔径光阑的值调节至该物镜数值孔径大小的 60%～80%，如用数值孔径为 0.75 的 40× 物镜，聚光镜的孔径光阑应调节至 0.45～0.60 之间。

聚光镜外侧有两个调整螺丝，用于将视场调节至中央位置。

4. 视场光阑　位于聚光镜与光源之间，用于调节光源光束的面积，不同放大倍率的物镜所需光源光束的面积不同。在显微摄影中，调节视场光阑可以提高照片的反差效果。视场光阑调节太大，成像反差效果降低，过小则成像分辨率受影响。一般将视场光阑开至比视场稍大一些为宜。

5. 照明装置　普通显微镜和倒置显微镜的照明为透射式照明，电光源有卤素灯、钨丝灯和金属卤化物灯等，常用的是卤素灯泡和钨丝灯泡。由于卤素灯泡具有光亮度高、体积小和使用寿命长等优点，被广泛使用。常用的是 6V30W 和 12V100W 的卤素灯泡。由于卤素灯泡和钨丝灯泡等发出的白炽灯光富于橙黄光而缺少蓝紫光，需要在光路中加入蓝色滤光镜片，蓝色滤光镜片可通过蓝、青和紫三色光，而且蓝光的通过量多，青、紫光通过量少，因此使光源接近白光，使镜下观察到的图像背景为白色。

荧光显微镜的照明为落射式照明，光源是超高压汞灯发出肉眼看不见的一定波长的紫外光，紫外光照射在被观察物使之受激发后产生肉眼可见的荧光。

二、常用光学显微镜

在病理学技术和诊断中所用的显微镜主要有用可见光和紫外光作为光源的光学显微镜和用电子束作为光源的电子显微镜（非光学显微镜）两类。一般习惯上显微镜是指光学显微镜（图 1-20）。

（一）普通显微镜

常用的普通显微镜为透射式明视场显微镜，用于观察经过各种染色的临床送检组织切片和细胞学涂片。显微镜配有两个 10× 的目镜和五个（4×，10×，20×，40×，100×）物镜，需要观察不同放大倍率的图像时，应通过旋动物镜转盘更换不同放大倍率的物镜而一般不更换目镜。在更换物镜观察时，各个物镜的焦距应该相一致或相差细微。

显微镜成像质量与物镜密切相关，选择平场复消色差物镜观察到的图像质量和有效放大倍率较高，平场半复消色差物镜次之，平场消色差物镜较差。相同型号的物镜放大倍数不同其数值孔径不同，如平场复消色差物镜，20× 的数值孔径为 0.70，40× 则为 0.95；相同放大倍数而不同型号的物镜其

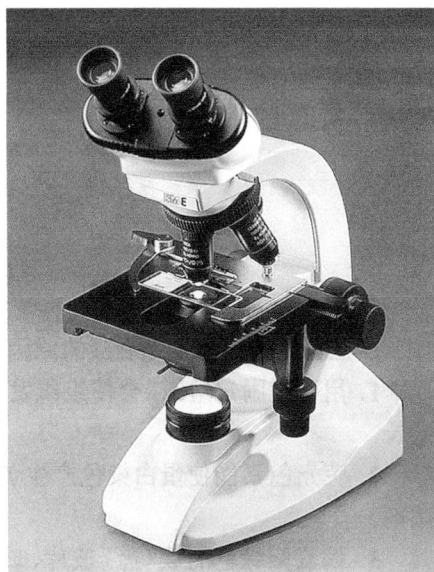

图 1-20　光学显微镜

数值孔径也不同,如 40× 平场复消色差物镜,数值孔径为 0.95,40× 平场消色差物镜,数值孔径为 0.65。在观察过程中更换物镜后,需要根据物镜的数值孔径,通过旋动聚光镜上的孔径光阑来调节聚光镜的数值孔径,当物镜和聚光镜的数值孔径相匹配时成像效果最好。聚光镜的数值孔径应为物镜数值孔径的 60%~80%,即用 40× 平场复消色差物镜,数值孔径为 0.95,聚光镜的孔径光阑应调至 0.57~0.76。孔径光阑过大,成像反差效果降低,过小成像分辨率受影响。在使用 4× 以下倍数的物镜时,光线仅集中在视场中部,不用聚光镜可使光线充满整个视场,最好能配置和使用超低倍聚光镜。

常规 HE 染色、各种特殊染色和组化染色、免疫组化染色、显色原位杂交等都是通过普通显微镜进行观察。

(二) 荧光显微镜

荧光显微镜(图 1-21)是利用一定波长的紫外光照射被荧光染料染色的组织细胞或与荧光素标记抗体结合的抗原物质,使这些荧光染料或荧光素被激发后产生肉眼可见的荧光,在显微镜下就可以观察到被放大的、与荧光染料或荧光素结合的组织细胞。不同的荧光染料或荧光素经激发滤色镜激发后产生的荧光颜色不同,分别为:UV 激发——紫外光;V 激发——紫色;BV 激发——蓝紫色;B 激发——蓝色;G 激发——绿色;Y 激发——黄色。根据被观察物标记荧光素或荧光染料的不同,选用不同的激发滤色镜以获得最佳的激发光源,从而达到最佳的荧光观察效果。在制作用于荧光显微镜观察标本时所用的试剂以及荧光显微镜所用的物镜都有可能发生自发荧光,干扰正常的荧光观察,应加以避免。

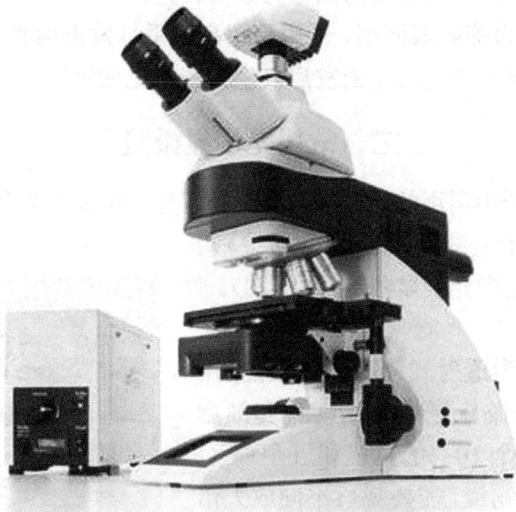

图 1-21 荧光显微镜

产生自发荧光和荧光衰减的原因及其解决方法如下:

1. 用甲醛固定组织,会使组织发出青绿 - 青白色荧光,因此,甲醛固定组织的时间不能太长。

2. 荧光色素能使蛋白染色产生荧光,防脱片时给载玻片涂胶应避免使用蛋白甘油等粘贴剂。

3. 偏蓝偏绿色的载(盖)玻片、玻片上的灰尘和有机物会产生荧光,应选用色泽洁白和干净的普通玻片或用萤石玻璃制作的玻片。

4. 用于封片的中性树胶本身具有青黄色荧光，又容易加快荧光衰减，在使用荧光染料的特殊染色和免疫荧光组织化学技术中，封片应采用甘油、甘油明胶或阿拉伯糖胶。

5. 一般的物镜在受到很强的激发光源时会发出荧光，荧光显微镜应配备无荧光物镜观察荧光图像。专门用于落射式荧光显微镜的无荧光物镜在受到很强的激发光源时也不会发出荧光，而且还可以配合荧光显微镜的透射式照明光源，作为普通显微镜观察经过各种染色透明标本的明视场图像。

6. 香柏油具有青色荧光，使用油镜时应滴加专用的无荧光油。

7. 镜下长时间观察荧光标本，会使荧光加快衰减和消失，应尽可能缩短观察时间。

8. 长时间保存荧光标本，荧光会慢慢衰减和消失，待观察的荧光标本应放在4℃冰箱保存。

常用的荧光显微镜都配备以超高压汞灯为光源的落射式照明系统和以卤素灯为光源的透射式照明系统，既可以用于观察被荧光染料或被荧光素标记标本的荧光图像，又可以观察经过各种染色透明标本的明视场图像。

荧光显微镜常用于肾穿刺组织和皮肤组织免疫荧光染色，以及荧光原位杂交（FISH）结果的观察。

（三）偏光显微镜

偏光显微镜是在普通显微镜基础上加装一些装置，使普通光改变为偏振光，用于观察双折光性的物质。光波根据振动的特点分为自然光和偏振光。偏振光是指自然光经过反射、折射、双折射和吸收等作用，成为只在一个方向振动的光波。当光线通过物质时，因为光的照射方向不同，使光的速度、折射率、吸收性和光波的振动面、振幅等而有所不同，这种物质就有双折光性。组织中的淀粉样蛋白经刚果红染料染色后具有双折光性。

偏光显微镜由普通显微镜加装起偏镜和检偏镜而成。起偏镜装在光源和被观察物之间；检偏镜装在目镜和物镜之间。旋动起偏镜使起偏镜和检偏镜处于正交检偏位，视场完全黑暗。被观察物含有折光性的物质时，折光性的物质会发出亮光而被观察到。复消色差物镜和半复消色差物镜本身经常发生偏振光，因此，偏光显微镜的物镜如果采用不会发生偏振光的无应变消色差物镜，能获得更好的偏光观察效果。

偏光显微镜常用于特殊染色结果的观察，例如用刚果红染料染色后的淀粉样蛋白，在黑暗的视场可见绿色双折光；经天狼星红染料染色后的胶原纤维，在黑暗的视场不同类型的胶原纤维呈绿色或亮红色和橙黄色双折光。

（四）智能电动显微镜

智能电动显微镜（图1-22）是指附件齐全、用途广、光学部件高级联机使用自动化，集光、电、机为一体的多功能显微镜。除了常用的明视场观察外，还能进行暗场、相衬、偏光、微分干涉和荧光等观察。智能电动显微镜自动化程度高，使用时按动相应的按钮，物镜的转换、焦距调节、聚光镜孔径光阑、视场光阑的调节和自动匹配、滤光镜的转换及显微摄影系统的自动调节等都可以通过微机控制自动进行工作。

（五）倒置显微镜

在组织细胞培养实验中，观察细胞时培养皿或培养瓶放在载物台上，由于培养皿和培养瓶有一定的厚度，物镜与被观察物之间需要的工作距离较长，这样用普通显微镜无法观察，只能将物镜、聚光镜和光源的位置倒过来放置并使用长工作距离物镜的办法来解决。

倒置显微镜（图1-23）可以装置以超高压汞灯为光源的落射式照明系统，成为荧光倒置

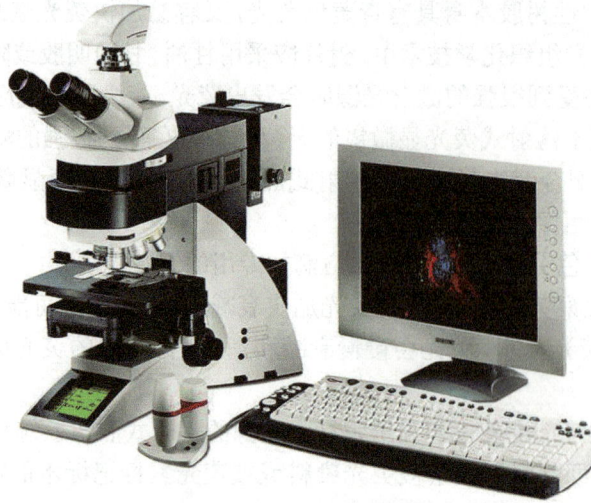

图1-22　智能电动显微镜

显微镜,观察与荧光染料或荧光素结合的培养细胞;也可以加装起偏镜和检偏镜使普通光改变为偏振光,用于观察培养的组织细胞中具有双折光性的物质。

倒置显微镜用于观察在培养皿或培养瓶里的组织细胞。

(六)体视显微镜

体视显微镜(图1-24)又称解剖显微镜、立体显微镜和实体显微镜,用于观察组织的立体三维成像。

目前常用的体视显微镜只有一个物镜,对被观察物的放大缩小已经不再需要用转换高低倍物镜来实现,而是通过旋转旋钮改变中间变焦镜组之间的距离来进行,由于中间变焦镜组之间距离的变化是连续的,所以成像的放大倍数是连续的,这类体视显微镜也称为连

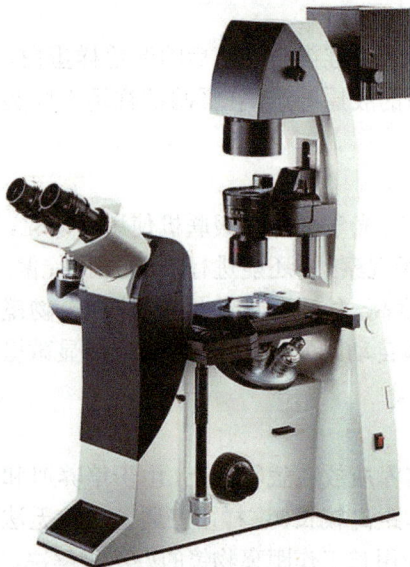

图1-23　倒置显微镜

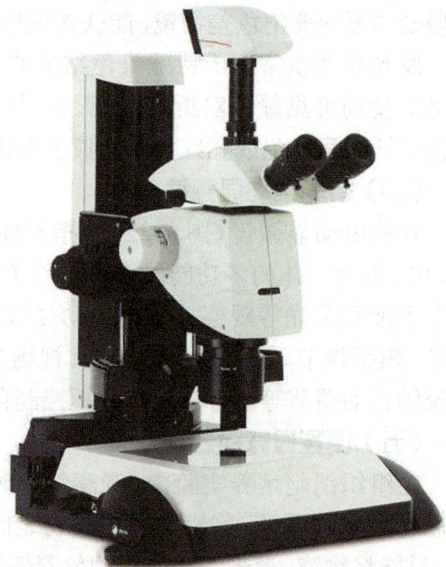

图1-24　体视显微镜

续变倍体视显微镜。常用的目镜为 10×，物镜为 1×，如果变倍范围是 1.8～11，则放大倍率范围是 18×～110×。不同型号的体视显微镜变倍范围不同，获得图像的放大倍率也不同。体视显微镜还配有 15×、20× 等不同规格的目镜和 1.5×、2× 的物镜，配有荧光、照相以及透射光和反射光光源等附件供不同的需要选用。

体视显微镜常用于显微切割技术。在显微切割手工操作中，用眼科手术刀可以在体视显微镜下切割和分离固定后小块组织的结构，如肾组织的肾小球和肾小管，胰腺组织的胰岛等；也可以在较厚的、经染色的组织切片中将肿瘤细胞团切割分离出来。

（七）共览显微镜

用于多人同时观察同一标本。一般共览显微镜分为 2 人共览显微镜、5 人共览显微镜（图 1-25）和 10 人共览显微镜，是带教学生和进行病理讨论常用的显微镜。

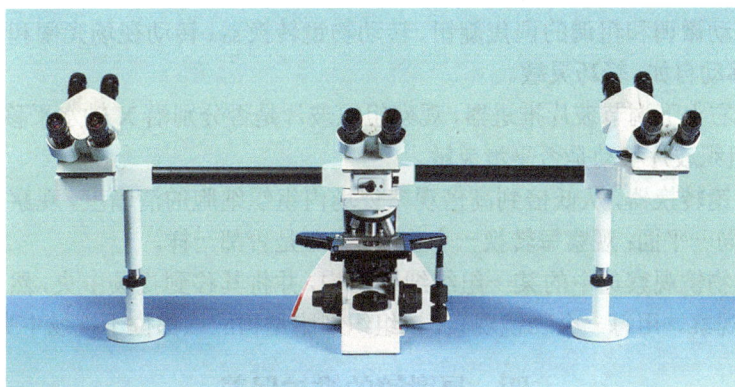

图 1-25　5 人共览显微镜

（八）激光扫描共聚焦显微镜

激光扫描共聚焦显微镜（laser scanning confocal microscope）是近年发展起来的能在亚细胞水平上观察组织细胞的新一代显微镜装置（图 1-26）。它是在显微镜高分辨率成像的基础上采用共轭聚焦原理，并加装激光器和扫描装置，对细胞内或组织内部微细结构进行光学分层扫描，然后通过计算机软件进行图像处理，迅速完成对图像立体、多层面、动态的全

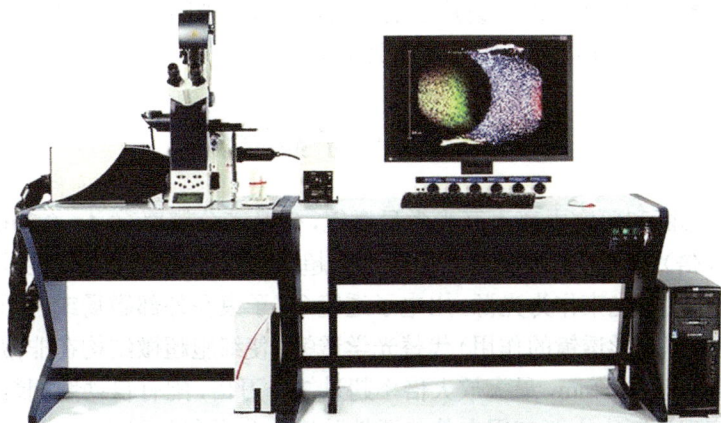

图 1-26　激光扫描共聚焦显微镜

面观察,再转换成具有三维效果的图像从屏幕上显示供观察和拍摄。激光扫描共聚焦显微镜系统主要包括自动显微镜、激光光源、扫描模块、计算机(包括数字信号处理器)以及图像输出设备(显示器、打印机)等。能够用于观察各种染色、非染色和荧光标记的组织和细胞等,是当今生物组织形态学研究的先进手段之一。但目前不用于临床病理诊断,随着技术的发展,相信激光扫描共聚焦显微技术将在分子病理诊断中起重要作用。

三、显微镜调试

1. 插上电源,打开开关,调节灯的亮度,应从较低亮度调至合适的亮度,转到高倍镜观察时可适当调高亮度。

2. 调节双目镜筒的距离与自己的瞳孔距离相一致;分别调节两个目镜的焦距与自己的视力相一致,当两个眼睛的视力不一致时,可以通过调节目镜的高低来平衡。

3. 分别转动微调和粗调的调焦旋钮、转动物镜转换器、转动视场光阑和上下移动聚光器,检查是否移动自如,轻巧灵敏。

4. 分别左右上下调节玻片推进器,观察组织玻片是否分别沿 X 轴水平移动,沿 Y 轴垂直移动,检查组织玻片移动是否平滑灵敏。

5. 转动物镜转换器,从低倍到高倍观察视场内组织细胞的清晰度,观察整个视场的组织细胞是否在同一平面;观察每转换一个物镜,焦距是否都一样。

6. 用低倍物镜观察选中的某一组织细胞结构,并将其移到视场中央,然后依次转换其他的高倍物镜观察。用每一个物镜观察,该组织细胞结构应该都位于视场中央。

四、显微镜的维护保养

1. 显微镜应放置在防潮、防尘的房间,显微镜工作台应稳固避免震动。

2. 放置显微镜的房间不能太亮,否则容易使散射光进入目镜,影响调焦准确性。

3. 避免频繁开关显微镜,开显微镜前灯光亮度应调到最小,否则容易烧坏灯泡。荧光显微镜超高压汞灯光源关闭后应相隔30分钟后才能重开,否则容易烧坏超高压汞灯。

4. 不稳定的电压会缩短超高压汞灯的寿命,应为荧光显微镜配置稳压电源。

5. 油镜使用后应立即用乙醚 - 乙醇混合液(乙醚:无水乙醇 =7:3)擦干净油镜上的油。

6. 定期用吹气球的方式将镜头表面上的灰尘吹走,用乙醚 - 乙醇混合液擦干净目镜、物镜、聚光镜和滤光镜等暴露部分镜片上的油污和灰尘。镜头和镜座内的透镜、棱镜应由专门的维修工程师拆开清洁,否则容易使光路偏移。

第二节 电子显微镜

在临床病理诊断和研究中离不开光学显微镜,但是其分辨率(0.4~0.2μm)和有效放大倍数(最高 2000 倍)的限制已经满足不了对细胞超微结构的观察。电子显微镜根据电子光学原理,用电子束代替光束作为光源,用电子透镜(电子束在外部磁场或电场的作用下可以发生弯曲,起着类似光学透镜的作用)代替光学透镜,使细胞超微结构在非常高的放大倍数下成像,其分辨率可达 0.2nm,最大放大倍率超过 300 万倍,配有自动照相装置。电子显微镜技术在临床病理诊断中主要应用在某些恶性肿瘤的分类和鉴别诊断、肾小球微小病变和各亚型肾小球肾炎以及某些肌病的诊断。电镜免疫细胞化学技术能检测细胞超微结构中的抗原或抗体，肾脏轻链沉积病和早期轻链型淀粉样变的病理诊断常需要依赖于电镜免疫细胞化学技术。

电子显微镜按结构和用途可分为透射式电子显微镜和扫描式电子显微镜。

一、透射式电子显微镜

透射式电子显微镜（透射电镜）常用于观察用普通显微镜所不能分辨的细胞超微结构，其特点是利用透过样品的电子束来成像。由于电子易散射或被物体吸收，故穿透力低，样品的密度、厚度等都会影响到最后的成像质量，因此，需要制备约为 50～100nm 的超薄切片。常用的超薄切片技术方法有：超薄切片法、冷冻超薄切片法、冷冻蚀刻法、冷冻断裂法等。

超薄切片技术是透射电镜标本制备的基本技术，组织取材后需要进行固定、脱水、浸透聚合（包埋）、切片和染色等过程。常用固定剂为四氧化锇（锇酸），脱水剂为乙醇和丙酮，浸透聚合（包埋）剂为环氧树脂；切片需要用超薄切片；常用的染色剂为醋酸铀和硝酸铅。组织细胞经超薄切片和染色后用透射电镜观察。

目前在临床病理诊断中，透射电镜主要用于辅助肾小球和肌肉疾病的病理学诊断。

二、扫描式电子显微镜

扫描式电子显微镜（扫描电镜）主要用于观察组织细胞表面的形态结构。扫描电镜的电子束不穿过标本，仅在标本表面扫描激发出次级电子，因此，标本不需进行切片。扫描电镜标本制作过程包括取材、清洗、固定、脱水、干燥和导电。扫描电镜的图像为标本表面的立体结构。目前扫描电镜的分辨率为 6～10nm，最大有效放大倍率约为 20 000 倍。

在临床病理诊断中较少应用扫描电镜技术。

第三章

显微摄影技术

显微摄影能够将在显微镜下观察到的组织细胞形态结构，以及通过各种染色在组织细胞中显示出的各种特殊物质拍摄下来，供打（冲）印及在计算机上编辑和储存或制作病理学检查图文报告书。

第一节　感光胶片显微摄影

采用传统照相机用彩色或黑白感光胶片拍摄在显微镜下观察到的图像，然后冲印出照片；也可以用正片拍摄后冲洗出幻灯片。感光胶片显微摄影拍摄的照片，必须要经过冲印出照片才能看到效果，不能即拍即现。将照片转换成数字化电子文档时，需要多步骤的操作，而且图像质量有所下降。因此，感光胶片显微摄影已逐步被数码显微摄影所代替。

用于感光胶片显微摄影的装置除了显微镜外，还包括照相目镜、全自动显微摄影装置和照相机。

一、显　微　镜

用于显微摄影的照相显微镜需要具备以下条件：

1. 镜筒为三目镜筒（观察双目镜筒和照相目镜筒），照相目镜筒放置照相目镜和连接摄影装置。通过双目镜筒观察选择需要拍摄的视野并对图像进行对焦。观察双目镜筒设有光路分配开关，通过移动拉杆调节光路分配，可以将光路全部分配给观察目镜或照相目镜，也可以各半分别分配给观察目镜和照相目镜。

2. 显微镜的物镜要选用高分辨率、视场平坦的平场物镜，如平场复消色差物镜。

3. 载物台能够旋动　一般的载物台只能够前后左右平移组织玻片，在显微摄影时，由于一些组织形状和大小不规则，摄影构图的比例和位置不是很理想，需要旋动载物台将组织调到适当的成像构图中。如果载物台不能够旋动，可以旋动照相机，但操作不如旋动载物台方便。

4. 聚光镜应带有孔径光阑　孔径光阑通过开大和关小来调节聚光镜数值孔径与物镜的数值孔径相匹配，聚光镜的数值孔径为物镜数值孔径的 60%～80% 时，图像的分辨率、反差和焦深最佳。

5. 配备视场光阑装置　视场光阑用于根据不同倍率的物镜来调节光源光束的面积，适当调节视场光阑可以提高照片的反差效果。视场光阑调节太大，照射在被观察物上的光会产生反射和不规则的散射，使成像反差效果降低；调节过小则成像分辨率受影响。视场光阑调节至视场比摄影取景框稍微大一些为好。

6. 配备滤光片装置　滤光片装置装有多种彩色补偿滤光片，并可以根据需要自由插入和取出滤光片。由于卤素灯泡发出的白炽灯使图像背景偏橙黄色，需要采用蓝色滤光镜片，使图像背景为白色。

7. 照明亮度足够　照相显微镜使用透射光内置式照明器，12V 100W 的卤素灯泡，有调节光亮度的按钮。100W 的照明在观察目镜和照相目镜的光路分配以及物镜从低倍向高倍的转换中都能够提供足够亮度的照明。

二、照 相 目 镜

照相目镜的作用和显微镜的观察目镜相似，将物镜放大的图像进一步放大并影射到照相机上。照相目镜视场平坦，能使图像的整个平面都在同一焦点平面上。由于照相目镜是一种负焦距目镜，因此，不能代替观察目镜用于观察。照相目镜放置在三目镜筒中的照相目镜筒内，其放大倍数不高，一般为 2×～5×，常用的是 2× 和 3.3× 两种。

三、自动摄影装置

自动摄影装置除了用于连接照相目镜筒和照相机外，还有以下装置和功能：

1. 光路调节杆　根据摄影时需要不同的光亮度来进行光路调节。

2. 测光面积调节杆　根据不同类型的组织来调节不同的测光面积或点测光。

3. 聚焦望远镜　聚焦望远镜内有屈光度校正用双十字线和摄影取景框。在目镜观察图像的焦距不能作为摄影焦距（每个人眼睛的屈光度不尽相同），也不能把通过目镜观察到的图像全部拍摄下来，而是要通过聚焦望远镜来调焦和取景，当旋转目镜调节双十字线至平行，同时观察到的图像清晰，而被拍摄组织细胞范围也在取景框内时，即可以拍照。有些型号照相显微镜的自动显微摄影装置没有聚焦望远镜，屈光度校正用双十字线和摄影取景框都在双目镜筒内，通过双目镜筒进行屈光度校正、对焦和取景。

4. 色温测量计　在彩色显微摄影中，所用彩色感光片要求的色温与光源的色温相符合时，彩色的还原性高。色温测量计可以准确测量出显微镜光源的色温，通过更换彩色补偿滤光片来调节光源色温与彩色感光片的色温相符合，以获得彩色还原性高的照片。

四、自动摄影控制器

自动摄影控制器上设有数字显示器和多个选择器，用于设定或选定显微摄影的各种参数如胶片类型、规格、感光速度和倒易律失效补偿指数以及曝光补偿指数、曝光速度、自动曝光、多重曝光以及测光方式等，这些参数选定或设定后，按动曝光按钮即可控制自动显微摄影装置和照相机自动进行拍摄和卷片。

五、照 相 机

感光胶片照相机为没有镜头的专用显微照相机，直接连接在自动显微摄影装置上。常用的是使用 135 胶片的照相机，带有自动卷片和回片功能，在自动摄影控制器控制下每拍完一张，胶片自动走到下一张，胶片也可以被锁定，进行多次曝光，拍摄完成后胶片自动卷回胶片盒内。

第二节 数码显微摄影

利用数码摄影装置拍摄在显微镜下观察到的图像。拍摄到的图像为数字化文档,可以通过数码冲印出传统的感光照片,主要是可以传入或即时传入到计算机上进行编辑、储存、软件分析和打印,方便制作病理诊断图文报告和 power point 讲稿以及进行论文中图片的编辑。

目前在显微摄影中,数码摄影已几乎取代感光胶片摄影。

一、显 微 镜

数码显微摄影所用的显微镜和照相目镜与感光胶片显微摄影相同。

二、数码照相机

将家用数码照相机连接在照相目镜筒上,按照照相机的各种功能指示即可进行拍摄,对焦取景均直接通过观察照相机上的显示屏进行。

拍摄到的图像首先记录在照相机上的储存卡内,再通过储存卡转存到计算机上,也可以将照相机与计算机连接,直接将拍摄到的图像传送到计算机上。具有 500 万像素分辨率的数码照相机所拍摄的图像完全能满足制作病理诊断图文报告和 power point 讲稿,以及进行论文中图片的编辑和冲印论文发表所需显微照片的需要。

三、显微数码成像系统

显微数码成像系统由照相显微镜、数码照相机、计算机和成像软件组成,能将在显微镜下观察到的图像拍摄并直接传送记录到计算机上。

1. 显微镜 与感光胶片显微摄影用的显微镜相同。

2. 数码照相机 专业的显微镜数码照相机具有极高分辨率、高敏感度和高采集速度的性能,如 OLYMPUS DO7 专业显微数码 CCD 图像传感器具有 1250 万物理像素的超高分辨率,在明视场至荧光视场的图像最高物理分辨率可达 4080×3072,清晰度甚至高于 35mm 感光胶片照相。拍摄敏感度等效于 ISO 1600 感光胶片感光度的水平,能清晰地拍摄到微弱荧光成像。在 12bit 的动态范围(灰度),可以在 RGB 图像的每一个色彩通道中采集到 4096 个灰度级,由此获取的图像色彩还原自然真实。

3. 计算机和成像软件 应用成像软件计算机能对拍摄到的图像自动进行分类储存、编辑、分析和打印;也可以制作病理诊断图文报告和 power point 讲稿以及编辑论文中的显微图片。

第三节 显微摄影操作注意事项

在显微摄影中,很多因素都会影响摄影图像的质量,只有充分了解各种仪器配件的功能并正确使用,才能获得高质量的显微使用图像。

一、照相显微镜的正确放置

1. 应放置在稳固避震的工作台上,显微镜轻微的振动都会引起观察图像或摄影图像模糊不清。

2．应放置在防尘防潮的工作间，镜头及光路中的潮湿长霉和灰尘都会产生大小不一的黑点遮盖图像。

3．避免放置在太阳直射到的地方，反射光会通过目镜反射到底片上感光。

二、显微镜主要部件正确选择和恰当配合使用

1．选用高性能的物镜，如平场半复消色差物镜或平场复消色差物镜以获得更高分辨率的图像。如果不用平场物镜，图像四周会模糊。

2．选用数值孔径大（高倍）的物镜和低放大倍数的照相目镜组合，所拍摄的图像分辨率高。如同样放大 50×，用 20× 物镜和 2.5× 照相目镜组合比 10× 物镜和 5× 照相目镜组合好。

3．缩小聚光镜的孔径光阑，大小是所用物镜数值孔径数值的 60%～80%，如用数值孔径为 0.75 的 40× 物镜，聚光镜的孔径光阑应调节至 0.45～0.60 之间，所拍摄的图像分辨率高。

4．将视场光阑调至比取景框（获取图像的大小）稍微大一点，可避免散射光进入物镜而影响图像的分辨率。

三、人眼屈光度校正和图像调焦

1．每个人眼睛的屈光度不尽相同，因此，在感光胶片显微摄影时需要利用摄影取景目镜取景框中的双十字线进行屈光度校正，然后再进行图像调焦，方法是将对焦的双十字线和镜下图像同时调至清晰，然后拍照。当使用 4× 以下放大倍数的物镜时，不容易对焦，可借助放置在取景目镜上的聚焦放大镜来进行调焦。

2．用数码照相机摄影时，通过观察目镜看到的图像和在数码照相机显示屏幕看到的图像焦距不一定相同，当调焦在屏幕看到清晰图像而且图像构图合适时即可拍照。因对焦和取景都是通过显示屏幕进行，所以应选择高分辨率屏幕的数码照相机，以便能拍到清晰的图像。

3．用显微数码成像系统的专业显微数码 CCD 图像传感器获取镜下图像时，图像直接传送到计算机并在计算机显示屏幕上显示，对焦和取景都是在计算机显示屏幕进行。因此，应选择高分辨率屏幕的电脑显示屏幕，以便能清晰地观察镜下图像。

四、正确使用滤光片

摄影显微镜都配有多种滤色镜，滤色镜在显微镜观察和摄影中的作用有转换光源色温，以符合彩色胶片型号的要求，提高图像的反差和清晰度等。

1．在彩色显微摄影中，常常使用不同的彩色补偿滤光片来校正图像的偏色，如图像偏蓝用黄色滤光片，偏绿用品红色滤光片，偏黄用蓝色滤光片，偏红用绿色滤光片。

2．在黑白摄影中，通常使用绿色滤光片。由于物镜存在色差的缺陷，对邻近绿色波长的范围不能很好的补偿，因此，使用绿色滤光片，增加绿色波长，以校正物镜的色差，提高成像的反差和清晰度。此外，经 HE 染色组织的颜色对绿色光吸收能力比较好，使用绿色滤光片来吸收蓝、紫及红色光，能提高成像的反差和清晰度。

3．使用不同的反差滤色镜可调节着染不同颜色组织细胞图像的反差，如组织细胞着染红黄色为主用绿色滤光镜，黄橙色为主用蓝色滤光镜，蓝色为主用橙色滤光镜。

五、如何利用目镜获取图像

照相机应选择专用配套产品，使用家用照相机应连接在照相显微镜的三目镜筒上，通过照相目镜获取图像，大多数的家用照相机没有能与镜筒连接的接口，也可以利用观察目镜获取图像，即直接对着观察目镜进行拍照，但容易因为手颤动使图像模糊，观察到的视野较小，通过照相机的放大功能可增大视野，以放大至刚好整个视野明亮为宜，过度放大会影响图像分辨率。

第二篇
病理活体组织常规制片技术

　　病理活体组织常规制片技术是指从患者身上取出的各种组织经过一系列的处理，制作成组织蜡块，蜡块经切片，通过各种不同的染色，最后制成一张组织玻片标本即组织切片，供病理医师在显微镜下观察。病理医师通过对组织切片镜下观察，根据组织结构特点和细胞形态改变，及其生物化学成分的变化，再结合临床有关资料作出病理诊断。

　　病理活体组织常规制片（尸体解剖组织和实验动物组织制片相同）包括组织蜡块制备、切片和染色等过程，而每一过程包含多个步骤，每个过程或步骤环环相扣，并互相影响。若前一个步骤没处理好，会影响下一步骤；前一过程处理不当，也就影响下一过程。因此，既要熟练掌握每一步骤和每一过程的操作，又要了解其基本的技术和机制，避免其他客观因素的影响，才能制出理想的病理组织玻片标本。

第一章

组织蜡块的制备

临床送检的病理活体组织首先要制作成组织蜡块（或冷冻组织块），再根据需要进行切片和各种不同的染色。经冷冻切片后余下的组织还要制成组织蜡块，并将组织蜡块作为病理档案的一部分归档保存。组织蜡块的制作，一般要经过组织固定、脱水、透明、浸蜡、包埋等多个步骤，每一个步骤都相当重要，若其中的一个步骤处理不当，都会影响制作组织蜡块的质量。

第一节 组 织 固 定

将病理活体组织（包括尸体解剖组织和实验动物组织）浸泡在适宜的化学试剂，而这种化学试剂能使组织或细胞内的蛋白质凝固、沉淀成不溶性，并使组织和细胞尽可能保持原有的形态结构和所含的各种物质成分，称为组织固定。用这些化学试剂配成的溶液称为固定液。

组织固定是制片技术的重要环节，固定是否彻底，影响以后的各个制片过程。如固定不好，就无法制出一张理想的组织玻片标本。因此，在制片过程中，将组织及时固定好是一个关键步骤。

一、组织固定的目的

1. 破坏细胞内的溶酶体酶　组织离体后，失去氧的供应，细胞就会死亡并释放出溶酶体酶将细胞溶解，导致组织自溶。因此，组织固定的目的首先是立即杀死细胞并将溶酶体酶及膜结构固定，防止细胞自溶。

2. 杀死外来细菌　组织离体后失去活力，如不及时固定，将成为一个良好的细菌培养基，在室温下极易使细菌生长繁殖，导致组织腐败。

3. 尽可能保持细胞活体时的原状　活细胞时的微细结构，核在有丝分裂时的形态，细胞内含物的装置等，都要通过固定来完成。

4. 凝固、沉淀细胞内原有产物　细胞是由蛋白质、糖、脂类、各种无机盐和色素等组成，在固定过程中尽可能保持各种物质的不溶性或不被丢失，以利于在染色后显示出来。

5. 使组织保持一定的硬度和弹性　在以后的脱水、透明、浸蜡等过程中不发生较大的扭曲和变形。

6. 有利于区别各种细胞的折光率　固定使不同细胞或细胞内各种物质产生不同的折光率，在染色后有利于识别各型细胞的结构。

7. 对组织的分析性染色起媒染作用　如用含铬盐或苦味酸的固定液固定组织可使结缔组织染色特别鲜艳等。

8. 保存组织细胞内的抗原性　细胞内的抗原性能完好保存,有利于作免疫组化染色时的抗原抗体结合反应。

二、组织固定机制

组织固定是利用某些化学试剂(如甲醛)的化学特性,使组织细胞内的蛋白质发生分子间的交联(cross-link),从而使蛋白质转变成不溶性凝胶。这种凝胶使细胞器等良好保存。

蛋白质是由肽链组成,肽链中含有很多肽键(—CONH—),甲醛(H—CHO)作用于蛋白质,与蛋白质分子间进行交联,形成的亚甲基桥(—CH$_2$—)把许多蛋白质分子串连起来,使蛋白质变性,破坏蛋白质的立体结构,改变蛋白质的生物活性,从而达到固定的目的(图2-1)。

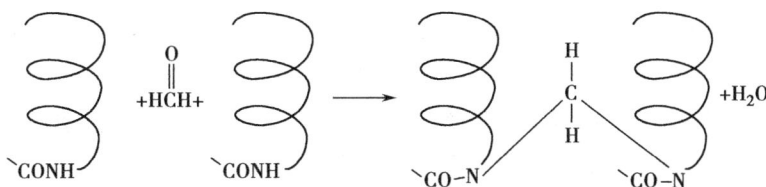

图 2-1　肽键(—CONH—)与甲醛(H—CHO)分子间进行交联,形成亚甲基桥(—CH$_2$—)

三、固定注意事项

1. 组织一定要新鲜,离体后立即投入固定液。

2. 固定的容器要足够大,并应采用广口、平底及有盖的容器,以利于取出和保持组织原形。

3. 固定液的量要足,其体积约为标本体积的 10～20 倍。

4. 大标本,如肝、脾、肾、胰腺、心脏、脑、淋巴结、子宫和肿瘤等,应在不妨碍病理检查情况下切开固定,必要时选取小块组织另瓶固定。

5. 固定时应先把固定液倾入容器,然后放入标本,并把容器轻摇两下,否则标本与容器底部容易粘贴,影响固定液从底部浸透。

6. 有空腔的组织如胃、膀胱、胆囊等要切开固定,易漂浮的组织标本如肺其上端应用含固定液的纱布或药棉覆盖。

7. 小块黏膜和穿刺组织,如胃肠道和呼吸道腔镜取材黏膜,肝、肾、乳腺、淋巴结和前列腺穿刺组织,取材后先放在滤纸上,然后再放入固定液,以防组织收缩而丢失或弯曲断裂。

8. 固定标本瓶或胶袋必须贴有该例患者姓名、性别和年龄等资料的标签。

9. 固定时间应视组织标本的大小、厚度、当时室温和选用固定液种类而定。如用 10% 的甲醛液固定小标本时间是数小时至一晚,大标本时间是 1～2 天。

四、固定液分类

固定液分为单纯固定液和混合固定液两类。单纯固定液是采用单一种化学试剂固定(如甲醛液);混合固定液是采用两种或两种以上化学试剂混合配成,混合的各种试剂要考虑对组织的互补作用。如固定糖原的 Gendre 液,其内有乙醇和冰醋酸,其中的乙醇可沉淀糖原,但会使组织收缩,而配以冰醋酸后,因醋酸可使组织膨胀,从而抵消乙醇对组织的收缩,有些混合液则起多种作用。

1. 单纯固定液

(1)甲醛液(formaldehyde):又称为福尔马林(formalin),为甲醛(H—CHO)蒸气溶于水的饱和液,最大饱和度为 36%～40%,习惯上称为甲醛液,在配制各种浓度的甲醛液时传统作为 100% 甲醛液来计算。一般组织常用 10% 的甲醛水溶液固定,配制时取甲醛液 1 份加蒸馏水 9 份混合即成 10% 的甲醛液(实际上只含 4% 的甲醛)。甲醛有刺激性气味,腐蚀性强,其蒸气对呼吸道黏膜和眼睛有刺激性。厚度为 0.5cm 的组织,固定时间约需 12 小时,较厚组织标本固定时间可适当延长。甲醛液固定组织若时间过长易氧化为甲酸,组织呈酸性,使细胞核的染色不良,故特殊组织标本应采用中性甲醛液固定。若固定含血较多的组织,易产生甲醛色素,使组织出现深棕色无定形颗粒。这种甲醛色素,在切片脱蜡至水后置入苦味酸饱和于 95% 的乙醇内 5～30 分钟即可除去。甲醛液容易发生聚合,如放置过久,甲醛液会产生白色的多聚甲醛沉淀,甲醛浓度就会降低。市售甲醛液常加入约 12% 的甲醇作为稳定剂,有助于防止多聚甲醛的形成。甲醛液对组织的渗透力较强,固定均匀,能够保存脂肪和类脂质。甲醛液配制简单,价钱便宜也是其优点,为病理活检制片所广泛采用。

中性甲醛液的配制,可取 10% 的甲醛液,加入碳酸镁至饱和后,pH 约为 7.6,如加入碳酸钙至饱和后,pH 则为 6.5。如需配制缓冲中性甲醛液,可取甲醛液 100ml,蒸馏水 900ml,磷酸二氢钠($NaH_2PO_4 \cdot H_2O$)4.02g,无水磷酸氢二钠(Na_2HPO_4)6.5g 混合溶解后,pH 即为 7.0。

(2)乙醇(ethyl alcohol):常简写为 alcohol,俗称酒精,为无色透明液体,市售有无水乙醇和 95% 的乙醇两种,后者又分为试剂级和工业用乙醇两类。乙醇可沉淀白蛋白、球蛋白和核蛋白,前两者所产生沉淀不溶于水,后者所产生沉淀仍能溶于水,所以单纯用乙醇固定的组织其核染色不良。乙醇对组织具有固定、硬化兼脱水作用,能保存糖原,但又能溶解脂肪。因其对组织有硬化作用,甚少单独使用而多与其他试剂配成混合固定液。作为细胞学涂片固定,可以 95% 的乙醇和乙醚等份配成 100ml,再加冰醋酸 5 滴混合或在 95% 的乙醇 100ml 中加入冰醋酸 5 滴混合后作为固定液,固定时间约 15 分钟。前者为低温恒冷切片做 HE 染色的较佳快速固定液,仅固定数秒钟即可。

(3)甲醇(methyl alcohol):又称木醇,为无色透明液体。甲醇有毒,误服少量可使眼睛失明。多用于血涂片的固定和用于配制 Giemsa 染液等。

2. 混合固定液

(1)8:1:1 固定液:由 80% 的乙醇 8 份、甲醛液 1 份和冰醋酸 1 份组成。醋酸可使组织软化和膨胀,从而抵消乙醇使组织收缩和硬化的缺点。醋酸的渗透力强,短时即可渗入组织,因此,固定速度快而均匀,但可溶解红细胞,使胶原膨胀,对组织抗原也有掩盖作用,故不用做组化和免疫酶技术的组织固定,仅用于常规快速活检组织标本的组织固定。

(2)Bouin 固定液:由苦味酸饱和水溶液 75ml,甲醛液 25ml,冰醋酸 5ml 混合而成。苦味酸可沉淀蛋白,引起组织收缩,但不会使组织硬化;与甲醛和冰醋酸混合后,穿透速度快,固定均匀,组织收缩轻微,对细胞的微细结构显示的很清晰,为一种良好的固定液。特别对 Masson 三色法的结缔组织和肌纤维染色有媒染作用,经其固定后的组织着色鲜艳。用此固定液也能软化皮肤和肌腱,以利于切片。小块组织固定数小时至一晚,不宜超过 24 小时。用 Bouin 液固定后组织可稍微流水冲洗或不冲洗直接转入 70% 的乙醇脱水,经乙醇脱水时可除去大部分苦味酸,组织留有一点黄色,对染色也无影响。苦味酸饱和液按其在水中饱和度为 1.2% 来配制。由于苦味酸纯品在储存时容易爆炸,故厂商加入 35% 的水分,这样在配制苦味酸饱和液时,加苦味酸的量就要多些。

(3) Zenker 固定液:先用氯化汞 5g,重铬酸钾 2.5g,硫酸钠 1g,蒸馏水 100ml 配成 Zenker 储备液。临用前取储备液 95ml 加冰醋酸 5ml 而配成的 Zenker 固定液。Zenker 储备液可在室温保存 6 个月以上,Zenker 固定液则需临用前配制。Zenker 固定液对细胞核有良好的固定作用,对酸性染料染色有媒染作用。因此,组织经 Zenker 固定液固定后,细胞质和胶原纤维染色效果较好,常用于作三色染色的组织固定液。固定时间为 3~18 小时,穿刺等小块组织为 1 小时。组织固定后需经流水冲洗以除去重铬酸钾。切片中常有汞盐沉淀,可用碘乙醇液除去。

除去汞盐色素的方法是:①切片脱蜡至 70% 乙醇;②用 0.5% 的碘乙醇(碘片 0.5g 加入 70% 的乙醇 100ml 使完全溶解)浸洗除汞,时间约 5~15 分钟;③稍水洗;④ 3% 的硫代硫酸钠液漂白至切片无色,约 1 分钟;⑤流水冲水 5 分钟;⑥按常规染色。

(4) Helly 固定液:由 Zenker 储备液(见上)95ml,加甲醛液 5ml 配制而成,需即配即用,配好的 Helly 固定液 24 小时后失效。尽管 Helly 固定液是由氧化剂(重铬酸钾)和还原剂(甲醛液)混合组成,但仍然是一种优良的固定液,特别适用于固定骨髓、淋巴结、脾脏和胰腺等组织或器官,对细胞质和细胞核的固定效果都十分理想。固定时间为 5~24 小时,穿刺等小块组织为 1~2 小时。组织固定后需经流水冲洗以除去重铬酸钾。切片中常有汞盐沉淀,可用碘乙醇液除去。在固定过程中,如固定液变为棕褐色或混浊,应即更换新液。

(5) Orth 固定液:先用重铬酸钾 2.5g,硫酸钠 1g,蒸馏水 100ml 配成储备液,临用前加入甲醛液 10ml,则配成 Orth 固定液。经 Orth 固定液固定的组织,线粒体、高尔基器和核分裂的染色效果很好。但 Orth 固定液不能保存,应临用前新鲜配制。

(6) Gendre 固定液:它是由苦味酸饱和于 95% 的乙醇 80ml,甲醛液 15ml,冰醋酸 5ml 混合配成。此固定液多用做保存糖原,保存的糖原呈粗大颗粒状。缺点是把糖原推向细胞的一端,造成人为的"极化现象"。小块组织固定数小时至一晚,即可直接转入 95% 乙醇脱水。

(7) Carnoy 固定液:它是由无水乙醇 6 份,三氯甲烷 3 份和冰醋酸 1 份混合组成。此液常推荐用于 RNA 和 DNA 染色的组织固定,也是糖原的良好固定液,保存的糖原呈微细颗粒状。此液穿透力强,又宜于固定外膜致密不易透入的组织。小块组织固定半小时,稍大的固定 2~4 小时即可。此液可溶解脂类,不能用于固定作脂类染色的组织。

(8) B-5 固定液:先配好储备液,它是由氯化汞 24g,无水醋酸钠 5g,蒸馏水 400ml 混合溶解而配成储备液。临用时取 B-5 储备液 9 份,加甲醛液 1 份混合即可。此液是淋巴细胞的优良固定剂,可保存淋巴细胞内的抗原,利于用做免疫组化技术,也可用做特殊染色。小块组织固定 3~5 小时,时间过长组织易变硬,固定后要流水冲洗。切片染色前常需用碘乙醇除去汞盐色素。

五、组织固定良好的判断

用甲醛液固定组织,根据组织的大小厚薄、致密或疏松,固定时间可由数小时至 3 天。如肾穿或肝穿组织,固定 1~2 小时已足够;若是阑尾等稍大的标本,约需固定数小时;全子宫摘除等大标本需固定 1~2 天;更大的组织,应切取小块固定。任何组织固定时间必须充分,这是制片的关键。判断组织固定是否良好,可取已固定完毕的组织标本用刀从正中切开,如固定良好,其切面呈灰白色,质感较硬而具有弹性;若固定不好,切面可见血色,含液体较多,组织仍保留柔软状态。这样的组织,在以后的脱水透明等效果也不好,不可能制出理想的玻片标本。

六、固定后水洗

组织经彻底固定后,在转入脱水之前,要求作一定时间的流水冲洗,其目的是洗去过多的固定液和尽可能清除组织与固定液作用所生成的分解产物,避免污染组织,延长脱水液的使用期。如需作银染的组织,通过流水冲洗可以除掉游离的离子及分解产物,使其在银染时底色比较清晰。

流水冲洗的时间根据所用的固定液、固定时间和组织大小而定。用甲醛液固定的组织,原则上都应流水冲洗。如为尸解或教学制片材料,固定后都应流水冲洗数小时至一晚,但外检组织标本,由于时间关系或赶在自动脱水机脱水,这样,则不经流水冲洗而勤换低浓度乙醇脱水液;若用含重铬酸钾的 Zenker 固定液,必须经流水冲洗 12～24 小时,而不能直接投入乙醇内脱水,因为铬盐与乙醇会在组织内形成一种不溶性的低氧化铬沉淀;用 Bouin 固定液固定的组织,可用流水作短时冲洗,但也可直接转入低浓度乙醇,经乙醇脱水时可洗去大部分苦味酸,组织留有少量苦味酸的黄色,对一般染色并无影响;如用 Gendre 液固定肝糖原,不可用流水冲洗而直接转入 95% 的乙醇 2 次,然后转入无水乙醇脱水。

第二节 骨 质 脱 钙

组织内含有骨质或钙化灶,需先行脱钙处理。因骨质由钙盐组成,切片时既切不成完整的切片,又损伤切片刀的刀锋,因此,在取材时如遇到骨质或钙化灶,应进行脱钙处理后,才转入脱水透明。

一、骨质脱钙方法

1. 酸类脱钙 骨组织或钙化组织内的钙盐多为不溶性,钙盐遇酸后生成一种可溶性的钙盐而游离出钙离子,经脱钙后的骨组织易于进行切片。酸类脱钙操作简单、价廉、脱钙时间较快。但脱钙时间如掌握不准确,容易破坏组织,胞核染色不良。

2. 电解脱钙 骨组织用白金丝环绕置于电解液(10% 的甲酸和 8% 的盐酸)中,白金丝作为阳电极,另一端用碳棒作为阴电极,用 6V 直流电通电进行电解,使骨中的钙盐离解出钙离子,以达到脱钙的目的。此法脱钙快,不伤害组织,染色结果尚佳,但需要安装一套特殊的设备。

3. 螯合剂脱钙 利用螯合剂乙二胺四乙酸(EDTA)与钙离子发生络合反应而脱钙。此法的优点是组织不被破坏,某些酶类可以保存,但脱钙作用非常缓慢,需时约数周。

4. 离子交换树脂脱钙法 此法是用一种铵型磺化聚苯乙烯树脂铺在脱钙液容器底部约 1.5cm 厚,将骨组织放在树脂上,加入 20% 的甲酸(不能用硝酸和盐酸等无机酸),钙盐和甲酸生成的可溶性钙盐游离出钙离子,离子交换树脂可吸附液体中的钙离子而脱钙。此法所用的脱钙液不宜使用无机酸而应使用甲酸。用过的树脂可用 0.1mol/L 的盐酸洗 2 次,再用蒸馏水洗 3 次后可反复使用多次。

二、脱　钙　液

酸类脱钙因脱钙时间快，操作简易，是临床外检常用的一种脱钙法。常用的酸类脱钙剂有以下几种：

1. 硝酸（nitric acid）　是一种强酸，脱钙作用迅速，为常用的酸性脱钙液。用做脱钙的浓度为 5%～10%，脱钙时间约数小时至一天，在脱钙过程中应多次更换新液，以保证酸的有效浓度，否则脱钙速度会慢慢降低。加温脱钙可缩短脱钙时间，但应在 37℃恒温箱内进行，并应在骨质转入酸液一段时间后每隔 15～30 分钟检查一次，否则如脱钙过度，组织受损，染色不良，有时甚至整块骨组织溶化，这就无法制片，因此这点要特别注意。用硝酸作脱钙液的缺点是如时间过长会形成亚硝酸，使溶液呈黄色，并迅即减慢脱钙速度。组织黄染后也影响以后的染色反应，故需常换新液。

2. 盐酸（hydrochloric acid）　也是一种强酸，脱钙作用快，用做脱钙液的浓度为 3%～10%，骨组织在盐酸久置后，组织受损伤，胞核染色不良，一般不单独使用盐酸作为脱钙剂。

3. 甲酸（formic acid）　属于有机酸，是一种良好的脱钙剂，但脱钙速度不如硝酸和盐酸，用做脱钙的浓度为 10%～50%，甲酸脱钙即使脱钙时间过长对组织的破坏也较轻微。

4. 混合甲酸盐酸脱钙液　由甲酸 10ml、盐酸 10ml 和蒸馏水 80ml 组成。此液对组织的破坏较小，但脱钙的时间较长些。

酸类脱钙液应少量而多次更换新液，根据骨组织的大小，每次用广口砂塞瓶盛装 50～100ml 酸液即可。如置入 37℃的恒温箱加温脱钙，应在恒温箱门挂一脱钙的醒目标记，或亮一红灯，或调以定时钟以免遗忘。

三、脱钙终点测定

骨组织在脱钙过程中，如脱钙过度，轻者可使胞核染色不良；重者组织可严重受损，胞核不着色，红染一片；如脱钙不足，切片时仍可损伤刀锋，使切片有刀痕或切片裂开。一般的经验是用针刺，用大头针轻刺经用酸脱钙的骨组织，在刺入时如手感无阻力者则脱钙完成，如手感有阻力者则仍需继续脱钙。这种方法会给组织带来损伤。理想的方法是用草酸铵测定，方法是取在脱钙过程中更换的最后一瓶脱钙酸液 5ml，加少许浓氨水中和，然后加入草酸铵饱和液 0.5～1ml 混合，稍摇动后静置片刻，如液体变白色混浊，说明脱钙尚不完全，这是由于草酸盐与脱钙液中的钙离子生成草酸钙沉淀；若液体仍透明则说明脱钙已达终点。

四、脱钙后组织处理

脱钙后，组织应置于流水中冲洗半小时至数小时，以除去组织内的酸液，必要时可置入 5%的硫酸钠中，30 分钟后，流水稍冲洗即可进行常规脱水、透明等处理。一般来说，凡经过酸类脱钙的组织，胞核往往不易着色，因此，在染色时苏木精的染色时间需稍延长，伊红的染色时间需稍缩短。

第三节　组　织　脱　水

利用某些能与水相混合的化学试剂浸泡组织，通过置换作用，使组织内的水分逐步被置换出来，最后使组织内的水分被完全脱除，称为组织脱水。

一、组织脱水目的

组织本身含有一定量的体液,在经过固定和冲洗后,组织间隙含有多量的水分。组织制作成蜡块时要求组织首先要被熔化的石蜡液所浸透,而不能直接把含水的组织置入石蜡溶剂中,因为水与石蜡是不可能混溶的,组织内只要存留少量的水分,就会阻碍石蜡的浸透。因此,必须先将组织内的水分彻底脱除干净,才有利于下一步组织的浸蜡。

二、脱水剂的选择和要求

1. 脱水剂必须是能与水以任何比例混合,最后又能与透明剂相混溶的化学试剂。
2. 对组织的穿透性能良好,脱水快速。
3. 适当使组织硬化。
4. 价钱便宜、容易购买、操作方便。

三、组织脱水机制

组织脱水的过程是一种物理化学变化过程。乙醇作为脱水剂,是因为乙醇易溶于水,能与水以任何比例混合。组织浸泡在乙醇后,组织内的水分就慢慢被乙醇所取代。乙醇的结构式为 CH_3CH_2OH,水的结构式为 H_2O,从结构式来看乙醇和水都含有羟基(—OH),羟基的氢氧键高度极化,氧原子带负电荷,氢原子带正电荷,这样,乙醇分子和水分子就形成氢键缔合成乙醇 - 水缔合分子,如图2-2所示。

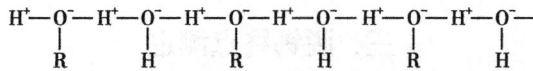

$$H^+\!-\!O^-\!-\!H^+\!-\!O^-\!-\!H^+\!-\!O^-\!-\!H^+\!-\!O^-\!-\!H^+\!-\!O^-\!-\!H^+\!-\!O^-$$
$$\ \ R\qquad H\qquad R\qquad H\qquad R\qquad H$$

图2-2　乙醇(ROH)分子和水(HOH)分子就可借氢键缔合成乙醇 - 水缔合分子

为防止组织用高浓度乙醇脱水而引起骤然收缩,组织脱水常规用从低浓度到高浓度的乙醇进行处理组织,如开始用70%的乙醇浸泡,继而转入80%的乙醇,再经过2次95%的乙醇,最后经过2次无水乙醇脱水,组织内的水分随脱水剂浓度递增而递减,最后被无水乙醇所取代,组织内的水分就基本上被完全脱去了。

四、常用脱水剂的种类和特性

1. 乙醇(alcohol)　也称酒精,沸点为78℃,能与水以任何比例混合。乙醇脱水力强,在脱水过程中继续硬化组织,是一种优良的脱水剂。但高浓度乙醇对组织有强烈收缩、硬化作用,因此,在脱水过程中一般从低浓度乙醇开始,然后逐步递增其浓度。每级乙醇的脱水时间根据组织块的大小和厚薄由半小时至十多小时,原则上在低浓度乙醇脱水的时间可长些,至高浓度乙醇脱水的时间则短些,若组织在高浓度乙醇脱水的时间过长,则可使组织有较大收缩和明显变硬,给以后的切片带来困难。

根据我们的经验,一般组织经过70%的乙醇、80%的乙醇、95%的乙醇及无水乙醇四级即可达到脱水的要求;但至高浓度脱水剂95%的乙醇和无水乙醇均采用两缸试剂脱水(必要时无水乙醇可采用三缸试剂脱水),才能保证组织内部水分尽量脱除。

2. 丙酮(acetone)　沸点为56℃,丙酮的脱水力最强,速度快,但对组织收缩和变硬的作用比高浓度乙醇还大。脱水时可单独使用或与无水乙醇混合使用。组织在丙酮中的脱水时间不宜太长，在自动脱水机内常采用丙酮或丙酮无水乙醇（1∶4～1∶2）混合作为补充脱水剂，居于无水乙醇（Ⅱ）之后，只要时间掌握恰当，组织脱水的效果更为理想。

3. 正丁醇（N-butyl alcohol） 沸点为117℃，有轻微毒性，对皮肤有刺激作用，吸入后可发生头痛、视力减弱等症状。正丁醇的脱水能力弱（对水的溶解度小，每100ml水中能溶解9.1ml），故脱水时间需延长，但对组织收缩较少，不会引起组织硬化。因正丁醇可与石蜡互溶，故组织在正丁醇脱水后可不经透明剂直接浸蜡，是一种脱水兼透明的试剂，但组织的透明度不理想。

乙醇和丙酮脱水后不能直接把组织投入石蜡浸泡，因两者不能与熔化的石蜡混合，而需再经透明剂处理后再浸蜡，所以又称非石蜡溶剂的脱水剂。而正丁醇能与熔化的石蜡混合，组织在正丁醇脱水后，可不经透明剂处理而直接投入浸蜡，所以又称脱水兼透明的脱水剂。

五、组织脱水注意事项

1. 组织脱水时一般是由低浓度乙醇至高浓度乙醇，由低至高，循序渐进。开始浓度最好是70%，因为乙醇浓度过低虽可减缓组织的过度收缩，却要增加脱水时间。但也不能在开始时骤然把组织投入高浓度乙醇脱水，因这样可引起组织快速收缩变硬，既影响切片，又使组织周边形成一个硬膜，染色后周边的细胞模糊不清。

2. 组织在由低一级浓度乙醇转入高一级浓度乙醇时，可先把装组织的金属脱水盒或塑料脱水盒放在纱布上稍吸干，再转入高一级浓度乙醇，这样可避免把过多水分带入下一缸试剂，从而延长乙醇的使用时间。如使用自动脱水机进行脱水，此步骤可省略，但换液的时间要缩短。

3. 脱水时的温度对脱水时间有一定影响。如用乙醇脱水，当温度高于40℃时，组织内的水分子与乙醇之间的分子运动加快，可缩短组织脱水时间；如室温低于15℃时，其分子运动减缓，组织脱水时间就要延长。如加温过高，虽可缩短脱水时间，但又导致组织的强度收缩变硬，造成切片困难，对诊断也有影响。因此，若需加温脱水温度，则不宜高于45℃。

4. 更换脱水剂时，凡是相同浓度的试剂，可采用试剂前移的方法。如更换无水乙醇（Ⅰ）（Ⅱ）试剂，可把无水乙醇（Ⅰ）倒去，用吸水纸将试剂缸擦干净，然后把无水乙醇（Ⅱ）倒入无水乙醇（Ⅰ）的试剂缸，无水乙醇（Ⅱ）试剂缸擦干净后加入新液，这虽然麻烦一些，但可在不影响制片质量的前提下节约试剂。

5. 脱水液要注意经常过滤，以防组织碎屑由甲例漏进乙例标本，造成组织污染，导致诊断错误。

6. 如果组织脱水不彻底，在投入透明剂后就难以彻底透明，也就导致浸蜡不好，组织浸蜡不好就难以切出理想的切片。

7. 脱水剂乙醇经回收仪处理后，可以回收再用。

第四节 组织透明

组织在无水乙醇内完全脱水后，置入石蜡前，用能与脱水剂及熔化的石蜡都能混溶的透明剂（如二甲苯）处理，透明剂能把组织内的脱水剂置换出来，组织全部为透明剂所填充，这时组织在光线下完全呈半透明状，称为组织透明。

一、组织透明目的

组织脱水后,因为脱水剂无水乙醇不能与熔化的石蜡互相混溶,石蜡不能把组织内的脱水剂置换出来,而熔化的石蜡也不可能渗入组织,因此,必须要用一种过渡的溶剂,即既能与脱水剂无水乙醇相混溶而置换组织内的脱水剂,又能与熔化的石蜡相混溶,最后又被熔化的石蜡取代。另一方面,组织经脱水后,从理论上讲是不含水分,但是否真的完全不含水分,肉眼上是看不到的。若组织经过透明后,组织全部为透明剂所填充,这时肉眼看整块组织呈透明状,没有带任何白色混浊的状态,就表示组织内的水分基本上已脱除,已完全为透明剂所取代,这对组织脱水就起到保证作用。

二、透明剂的选择和要求

1. 透明剂必须既能与脱水剂相混溶,又能与熔化的石蜡相混溶,即在脱水剂无水乙醇和熔化的石蜡之间能起到一种"桥梁作用"。

2. 对组织的透明力强,作用快,肉眼上组织的透明度明显。

3. 不易使组织收缩硬化和变脆,无毒或毒性低。

4. 价钱便宜、容易购买、操作方便。

三、组织透明机制

透明剂都是一类挥发性的脂溶剂,其折光率多在 1.4～1.5 之间。组织在无水乙醇完全脱水后,在转入透明剂时,组织内的无水乙醇即被抽提出来,完全为透明剂所置换和填充。因透明剂的折光率与玻璃相近,都在 1.5 左右,被其填充的组织在光线透射下就呈透明状。

四、常用透明剂的种类和特性

1. 二甲苯(xylene)　是无色透明液体,有特殊刺激性气味,沸点为 144℃,折光率为 1.497,易燃烧,长期接触时对黏膜有刺激作用。二甲苯不溶于水,但能与无水乙醇、丙酮混合,又能溶解石蜡和树脂,是目前制作石蜡切片最普遍使用的透明剂。二甲苯对组织的透明力强,作用快;缺点如透明时间过长,可使组织变脆,影响切片。因此,组织块在二甲苯内透明时间不宜过长,以常规制片为例,在室温透明时间(用两级透明剂),组织透明时间一般以 30～60 分钟为宜,肾穿等小块组织为 15～25 分钟。

2. 甲苯(toluene)　是无色透明液体,有特殊刺激性气味,沸点为 110.6℃,折光率为 1.4967。甲苯的性质似二甲苯,对组织透明较慢,但组织收缩较小,在甲苯内放置稍长时间也不易使组织变硬变脆,但其毒性比二甲苯稍强。

3. 苯(benzene)　是无色透明液体,具有芳香性气味,沸点为 80.1℃,折光率为 1.50。苯的性质也如二甲苯,对组织的透明力较强,在蜡缸中蒸发快,对组织的收缩小,不易使组织变硬变脆,但其毒性较大,故不推荐使用。

4. 三氯甲烷(chloroform)　俗称氯仿,沸点为 61～62℃,折光率为 1.45。有特殊气味,不易燃烧,有麻醉性,长期暴露于日光中易被氧化分解为极毒的光气。三氯甲烷对组织的透明作用较弱,所需透明时间为二甲苯的数倍。它对组织的收缩作用很小,透明时间一晚以上,也不易使组织变硬变脆。缺点是不易观察组织的透明状态,因而难以判定组织的透明程度。由于三氯甲烷易蒸发,在浸蜡时残存于石蜡内的三氯甲烷极易除去。对小动物的脆嫩组织，如用二甲苯透明石蜡包埋后切片出现碎裂难切，可改用三氯甲烷作透明剂，这对切片有一定帮助。

5. TO 生物透明剂　是由松节油提纯出来的一种二甲苯代替品。由于二甲苯有毒性，因此，可改用一些二甲苯代替品代替二甲苯作为透明剂和脱蜡剂。TO 的主要原料松节油是萜烯混合液体。无色透明，无毒性，酸价≤0.08，折光率较二甲苯小而比三氯甲烷稍大。能与无水乙醇互溶，能溶解石蜡和中性树胶。由于它无毒性和有透明作用，透明后的组织不易变硬变脆，故切片完整易切，故可用来代替有毒性的二甲苯。其不足之处是透明和脱蜡作用都比二甲苯弱，因此，与二甲苯相比要适当延长透明和脱蜡时间，使用一段时间后是否会变得黏稠，影响染色操作。此外，使用时要注意这些二甲苯代替品对各种染色是否有影响。

五、组织透明注意事项

1. 在定时更换透明剂时，先把二甲苯（Ⅰ）倾去，用吸水纸把盛瓶内擦净，把二甲苯（Ⅱ）倒入二甲苯（Ⅰ），二甲苯（Ⅱ）盛瓶倾入新液。

2. 组织经无水乙醇完全脱水后转入二甲苯透明，其透明时间因组织的大小、厚薄而不同，一般为 30～60 分钟，组织小而薄的需时短，组织大而厚的需时长，肉眼观察组织达完全透明后再放置数分钟即可转入熔化的石蜡内进行浸蜡。

3. 如组织投入透明剂内达一定时间，仍见组织内有白色混浊状态，表示组织仍存有一定水分，这说明所用的无水乙醇已含水，这时，必须把组织从二甲苯取出，置回原来的无水乙醇彻底把二甲苯洗脱（约 10～15 分钟，并轻轻搅动），然后转入新换的无水乙醇（Ⅰ）和无水乙醇（Ⅱ）重新脱水后，再转入新换的二甲苯（Ⅰ）和二甲苯（Ⅱ）再行透明。如用自动脱水机进行脱水和透明浸蜡，这一透明步骤就无法观察，需要靠经验去掌握。

4. 透明剂要注意过滤，以防止组织污染。

第五节　组织浸蜡和石蜡包埋

组织浸蜡和石蜡包埋，是同一目的的两个步骤，即组织在脱水、透明后，继续把组织浸透在一种介质内，这种介质必须是在常温下具有一定硬度的固体物质，最后借一种工具把组织包埋起来。组织浸透和包埋介质有石蜡、碳蜡（聚乙二醇）、明胶、火棉胶和环氧树脂等。常规病理制片，一般采用石蜡，故组织浸透，又常称为组织浸蜡；组织包埋，又常称为石蜡包埋。火棉胶浸透和包埋多用于制作眼球和肺脏等有空洞的组织。制作电镜标本组织切片，则采用环氧树脂浸透和包埋。

一、组织浸蜡和石蜡包埋目的及机制

组织制片的目的，首要是把组织包埋于具有一定硬度的介质内才能切成薄片。组织浸透是组织经上述透明剂二甲苯透明后，移入熔化的石蜡内浸透。石蜡在约 60～62℃ 电热恒温箱内保持熔化状态，组织在其内浸透达一定时间（一般组织约 2～4 小时），组织内的透明剂二甲苯就可被置换出来，整块组织为石蜡分子浸透和填充。最后，用一种特制的包埋模具把组织包埋起来，经凝固后组织被埋藏于石蜡内成为一个组织蜡块，因蜡块保持一定硬度，故可借切片机切成菲薄的切片。

　　为了加速和完善熔化石蜡的浸透,可以采用电热恒温真空干燥箱浸蜡法。该法是采用一台电热恒温真空干燥箱,用时把在透明剂内已完全透明的组织移入熔化状态的石蜡溶剂中,置入电热恒温真空干燥箱内,关闭箱门,打开负压开关开始抽气减压,当箱内的气压表指针摆至约 600 大气压时,维持 15～20 分钟,即可完成浸蜡过程。此时慢慢充气,恢复常压,开启箱门,取出浸蜡缸,即可进行包埋。

　　目前进口的自动脱水机,在其浸蜡缸内也附有真空装置,组织在移入浸蜡缸内时,启动真空功能则能自动进行负压抽气,使组织内的透明剂在短时间内彻底清除,熔化的石蜡能均匀的填充组织,组织浸蜡极为理想。

二、常用组织包埋剂的种类和特性

　　1. 石蜡(paraffin)　是从石油中分离出来的一种碳氢化合物,呈半透明的结晶状物质,无味无臭,不溶于水及乙醇,易溶于苯、二甲苯和三氯甲烷。石蜡有不同的硬度,其硬度是根据熔点的高低来决定。熔点高则硬度大,熔点低则硬度小,硬度的大小是取决于其分子结构的含碳量。含碳越多,硬度越大;含碳越少,硬度越小。

　　关于石蜡的选择:①要白色质纯,无气泡和杂质,有适度的黏韧性,凝固后的石蜡有一种透亮的光泽。②在制片上,根据需要不同分为软蜡(熔点约在 50～54℃)和硬蜡(熔点约在 56～60℃),软蜡多用于组织浸透,硬蜡多用于组织包埋。③包埋用硬蜡要依据室温的高低来选用。在夏季室温高时可选用熔点较高的硬蜡,在冬季室温低时可选用熔点较低的硬蜡。在一般情况下,如采用的石蜡太硬,切片时容易破碎,不易切成蜡带;反之,如采用的石蜡太软时,切片常皱缩,难成蜡带,贴片时也难把切片摊平。

　　组织浸蜡时,最好采用熔点为 54℃ 的软蜡,分 2 缸或 3 缸置于恒温箱,组织块从透明剂二甲苯移入熔化的石蜡后,二甲苯即逐步被石蜡所置换,最后整块组织为熔化的石蜡所填充。为保证熔化石蜡对组织的彻底浸透,一般组织浸蜡时间约为 2～4 小时。第一缸浸蜡使用一定时间后,会含有较多透明剂使石蜡变质松软,故也要如前法更换透明剂时的顺序更换石蜡。

　　目前使用的切片石蜡有国产和进口的专用切片石蜡,国产切片石蜡价格便宜,进口的价格较贵。由于进口的切片石蜡在石蜡内加入一定量的特种塑料聚合物和二甲基亚砜等添加剂,使石蜡的韧性大,用这种石蜡包埋,能切成薄至 1～2μm 厚的组织切片,不容易皱缩或破碎和裂开,还能增加石蜡渗透组织的能力,是目前较为优质的切片石蜡。

　　2. 火棉胶(collodion)　是无色或淡黄色的透明胶状液体,有醚的气味,市售多为 4%～8% 的溶液。有一种固体的火棉胶呈透明的片块状,用时可剪碎称量后用等量无水乙醇和乙醚配成自己需要的浓度即可。火棉胶浸透常采用三种浓度倍增法,即采用 4%、8% 和 16% 三种,也有采用 5%、10% 和 20% 三种,主要根据胶黏度的高低来决定,组织浸胶时间每种浓度约 2～3 天,包埋时用 16% 或 20% 火棉胶。

　　火棉胶液一定要密封保存,不要让其挥发或受潮吸入水分。火棉胶液如含有水分,即形成白色混浊的冻胶状,这时就不能应用。火棉胶遇甲醛极易硬固,因而避免火棉胶与甲醛液接触。火棉胶更是一种易燃品,因而在使用过程中不能接近火焰,不能把火棉胶液置入电热恒温箱内,这是要特别注意的。

　　火棉胶浸透慢,需数天时间,故少用于临床病理组织的浸透和包埋,只多用于眼球和肺组织的制片以及特殊的科研标本制片。火棉胶包埋和切片与石蜡包埋和切片的原理基本一样,但在操作上稍有不同,因临床病理制片较少应用,故不作详细介绍。

三、石蜡包埋方法

石蜡包埋需要一定的工具,包埋工具有多种,目前较为常用的包埋工具是塑料包埋盒(脱水盒)与金属包埋模具两者配套使用。塑料包埋盒有带盖(塑料盖)和不带盖两种,带盖塑料包埋盒的盖掰开后即丢掉,属一次性使用;不带盖的塑料包埋盒配不锈钢盖使用,不锈钢盖掰开后,可洗去上面的石蜡重复使用。通常塑料包埋盒和包埋模具又与自动包埋机配合使用。塑料包埋盒为国际统一规格,包埋模具一般是用不锈钢压铸而成,根据所包埋组织块的大小其规格分为 6mm×6mm、20mm×20mm、24mm×24mm 和 24mm×37mm 四种,包埋时把不锈钢包埋模具放在自动包埋机的出蜡嘴下方,注入熔化石蜡,掰开塑料包埋盒盖片,立即用小镊子(眼科镊)把组织块放入不锈钢包埋模具,并用小镊子把组织轻轻按平,随即用小镊子将该例塑料包埋盒安放在不锈钢包埋模具上,再注入熔化石蜡少许,最后放在自动包埋机的冷台上凝固,使石蜡和塑料包埋盒粘合牢固,脱出包埋模具。塑料包埋盒在取材时已打印或写有相应的病理号码,故不需另放号码标签。用塑料包埋盒包埋的蜡块在切片机样品夹头装上和取下操作容易,同时方便组织蜡块的归档保管和查找。

过去常用的包埋工具为长条形(内分五框格)、田字形(内分四框格)包埋框,也有用 L 形活动包埋框,这三种包埋框及底板都需用铝合金或铜材铸造。包埋前先把包埋框稍预热以防止熔化石蜡倾入后迅即凝固。包埋时先向包埋框注满熔化的包埋石蜡,立即用小镊子从浸蜡缸中取出脱水盒,掰开盖,取出号码标签,反向贴于包埋框内壁,随即用小镊子把脱水盒内的组织放入包埋框内,并用小镊子把组织轻轻按平,稍待表面开始形成一层蜡膜即拿起包埋框(连底板)慢慢倾斜放入冷水内使其加快和均匀凝固,这利于组织蜡块自包埋框内脱出。

包埋时要注意把组织最大最平整的切面或有病灶的切面向下,如为皮肤、肠壁或囊壁等层次清楚的组织应该竖埋,使切片染色后能在镜下观察到各层次的组织结构。

四、包埋注意事项

1. 包埋工具有酒精灯、眼科镊、包埋框或包埋模具,如能使用自动包埋机则较为理想。

2. 包埋时,蜡缸的温度应比石蜡的熔点高 4~6℃,如包埋石蜡的熔点为 60℃,则蜡缸温度应调至 64~66℃,并根据室温高低而减增。包埋时,包埋石蜡与组织浸蜡剂的温差不能过大,两者都具熔化状态,这样经包埋冷凝后的蜡块,其组织和包埋石蜡才能融合一致。否则,若包埋石蜡的温度过低,包埋时石蜡开始凝结,来不及操作,易带入气泡,这样包埋的蜡块冷凝后,常出现蜡块密度不均,组织与石蜡分离,难以切出完整切片,出现这种情况则要重新浸蜡包埋。

3. 组织包埋方法按最大最平的切面或有病灶的一面向下包埋。管腔、囊壁、皮肤等层次清楚的应竖埋,使切片染色后在镜下能看到各层次组织结构。如皮肤要有表皮和真皮或皮下组织,肠壁和胃壁要有黏膜、黏膜下层、肌层和浆膜层,肾脏要有皮质和髓质等。内镜小活检组织(如胃、直肠和膀胱黏膜)用滤纸定位,与滤纸附着点是黏膜的基部,因此,需顺转90°角包埋。

4. 组织包埋后待包埋框蜡液表面凝结成一层蜡膜时才移入冷水中使之迅速均匀凝结。如采用自动包埋机,组织包埋后即移至左侧的冷冻台上,石蜡冷凝后即可把组织蜡块脱出。

5. 一个蜡块内如包埋几块同一例组织时,其组织性质宜相同,方向应一致,各组织之间的距离应紧贴。

6. 包埋时必须先把熔化的包埋石蜡注入包埋框内,然后用眼科小镊钳取浸蜡缸内包埋盒的组织置入包埋框内,并用镊子轻轻按平,不可在包埋框内先放入组织后注入熔蜡,也不可在钳取组织后慢慢观察停留过久才置入包埋框内,这可使组织表面蜡液凝结后与包埋石蜡难以熔合,这样包埋后的组织边缘就与石蜡存在裂隙,切片时就容易分离。

五、蜡 块 修 整

用常规包埋框包埋组织后,一般都需要进行蜡块修整,以利于切片。同时为了要把组织蜡块镶嵌在方木块上,利于切片时固定在切片机的样品夹头上。因此,需作好以下工作:

1. 把组织块四周边多余的石蜡切去,修成正方形或长方形,四周边蜡面距组织留有2~3mm 的蜡边。同时,蜡块的前后、左右两边需保持平行,以利于切片时能切成平整的一条直蜡带。若蜡边不平行,切片时则成弯曲的蜡带,不利于摊片。

2. 组织蜡块的上下面也要平整。先把蜡块近组织表面的余蜡稍修切至组织表面,目的是使切片时蜡层不太厚,很快暴露最大的组织面,减少损耗刀锋。但又必须注意不要切得太深,以免切去组织表面的病灶而影响诊断。

3. 组织蜡块的底面也要平整,这样蜡块易于粘牢在方木块上。

4. 如发现贴在蜡块的号码标签松脱或不牢固,应用蜡铲在酒精灯上稍加热把号码标签贴牢在该蜡块的侧面。

5. 包埋后的组织蜡块也可不镶在方木块上进行切片,而是直接把组织蜡块安装在切片机的样品夹头上进行切片,这样可省去蜡块修整工作,但包埋的组织蜡块需要一定厚度,同时要使用较高硬度的包埋石蜡。

6. 把修整好和固定于方木块上的组织蜡块按号码次序排好,核对包埋后的组织蜡块数量与送检单记录的取材组织数量是否相符,确认无误后即可准备切片。

7. 如用一次性的塑料包埋盒则可省去上述1~5蜡块修整的步骤。

第六节 组织脱水的常用程序

一、常规送检标本通用脱水程序(自动脱水机操作)

1. 10%的甲醛液   2 小时
2. 80%的乙醇   3 小时
3. 95%的乙醇(Ⅰ)   2 小时
4. 95%的乙醇(Ⅱ)   1 小时
5. 无水乙醇(Ⅰ)   1 小时
6. 无水乙醇(Ⅱ)   1 小时
7. 无水乙醇+丙酮(4:1)   0.5 小时
8. 二甲苯(Ⅰ)   0.5 小时
9. 二甲苯(Ⅱ)   0.5 小时
10. 石蜡(Ⅰ)   1 小时

11. 石蜡（Ⅱ）	1 小时
12. 石蜡（Ⅲ）	1 小时
13. 包埋	

注意：

1. 于下午 5 点半取材完毕即把组织盒置入自动脱水机第一缸 10% 的甲醛液再固定，因考虑在取材时有些组织未固定好。开机后即可下班，至翌日上午上班时进行包埋。

2. 第 2 缸的 80% 乙醇，由于第 1 缸带来的甲醛液容易使其混浊，故需每天或隔天更换新液。其他各液可根据本单位每天的标本量隔若干天更换一次新液即可。

3. 关于组织的脱水、透明、浸蜡的过程和时间，这里仅提供参考，可根据本单位的具体情况更改或调整，只要能保证组织充分脱水、透明和浸蜡即可。

4. 该程序适合直径（0.5cm×2.4cm）～（2.2cm×2.4cm），厚度为 0.3cm 大小的组织。

5. 组织固定后用水稍洗 1～2 分钟，放入脱水机，进入脱水程序。

6. 组织在进入 80% 的乙醇前应在 10% 的甲醛液固定不少于 2 小时。下同。

二、小标本脱水程序（自动脱水机或手工操作）

1. 10% 的甲醛液	60 分钟
2. 80% 的乙醇	30 分钟
3. 95% 的乙醇（Ⅰ）	20 分钟
4. 95% 的乙醇（Ⅱ）	20 分钟
5. 无水乙醇（Ⅰ）	15 分钟
6. 无水乙醇（Ⅱ）	15 分钟
7. 无水乙醇＋丙酮（4∶1）	10 分钟
8. 二甲苯（Ⅰ）	10 分钟
9. 二甲苯（Ⅱ）	10 分钟
10. 石蜡（Ⅰ）	10 分钟
11. 石蜡（Ⅱ）	20 分钟
12. 石蜡（Ⅲ）	20 分钟
13. 包埋	

注意：

1. 小标本是指肾穿、肝穿或胃镜、支纤镜等组织或直径小于 0.3cm 的组织。

2. 如果不将大小标本分开脱水，将所有标本放在一起则按常规送检标本通用脱水程序操作。

3. 其他参考常规送检标本通用脱水程序的注意事项。

三、教学或尸解标本（手工或自动脱水机操作）

1. 70% 的乙醇	9 小时	（第 1 天上午 8∶00 开始）
2. 80% 的乙醇	15 小时	（下午 5∶00 开始）
3. 95% 的乙醇（Ⅰ）	9 小时	（第 2 天上午 8∶00 开始）
4. 95% 的乙醇（Ⅱ）	15 小时	（下午 5∶00 开始）
5. 无水乙醇（Ⅰ）	1 小时	（第 3 天上午 8∶00～9∶00）

6. 无水乙醇（Ⅱ）	1 小时	（第 3 天上午 9：00～10：00）
7. 无水乙醇＋丙酮（4：1）	0.5 小时	（第 3 天上午 10：00～10：30）
8. 二甲苯（Ⅰ）	0.5 小时	（第 3 天上午 10：30～11：00）
9. 二甲苯（Ⅱ）	0.5 小时	（第 3 天上午 11：00～11：30）
10. 石蜡（Ⅰ）	0.5 小时	（第 3 天上午 11：30～12：00）
11. 石蜡（Ⅱ）	2.5 小时	（第 3 天下午 12：00～2：30）
12. 石蜡（Ⅲ）	0.5 小时	（第 3 天下午 2：30～3：00）
13. 包埋		

注意：

1. 组织经彻底固定，取材后流水冲洗一晚，至翌日早上上班时即转入 70% 的乙醇开始脱水至第 3 天下午 3：00 开始包埋。

2. 组织经过在低浓度乙醇较长时间处理，脱水充分，因此，组织脱水较彻底，效果较好。

第二章

组织切片及苏木精-伊红(HE)染色

组织进行常规固定、脱水、透明、浸蜡、石蜡包埋、切片、摊片、贴片、烤片、苏木精-伊红染色(HE 染色)和封片等一系列操作技术,称为常规 HE 制片技术,这是各种病理技术的基础。石蜡包埋的组织蜡块或经过冷冻的组织,利用切片机将组织切成一定厚度的片子,称为组织切片。组织经固定、脱水等处理后,因包埋组织所用材料的不同,组织切片分为石蜡切片、火棉胶切片、塑料切片、碳蜡切片和超薄切片等。根据组织是否经过固定、脱水、透明、浸蜡、石蜡包埋等处理,组织切片分为石蜡切片和冷冻切片。临床病理学诊断中,主要采用石蜡切片和冷冻切片。一般来说常规 HE 制片是指石蜡切片和 HE 染色。石蜡切片的厚度通常为 3～4μm,对不同的组织或不同的染色,切片的厚度有所不同。组织经过切片后即可以根据不同的需要进行 HE 染色或特殊染色、组织化学染色和免疫组织化学染色等各种染色。在临床病理学诊断中,最常用且最基本的染色是 HE 染色。HE 制片质量的好坏很大程度上影响病理医师作出正确的病理诊断。

第一节　切片机与切片刀

组织切片需要切片机和切片刀。切片机根据结构和用途,分为轮转式切片机(rotary microtome)和滑动式切片机(sliding microtome)两类。滑动式切片机又分为拉式滑动切片机和推式滑动切片机两种;轮转式切片机和拉式滑动切片机是病理科常用的切片机。推式滑动切片机主要用于大标本的石蜡切片,很少用于临床病理的组织切片,所以滑动式切片机一般是指拉式滑动切片机。其他的一些特殊切片机如锯式切片机(saw microtome)和振动式切片机(vibratome)等常用于科研进行特殊标本(如极硬或极脆的标本)的切片而很少用于诊断病理学的组织切片。切片机根据功能的不同,又分为石蜡切片机和低温恒冷切片机。

一、石蜡切片机

石蜡切片机用于石蜡包埋组织的切片,一些型号的石蜡切片机也可以切塑料包埋和火棉胶包埋的组织。石蜡切片机有轮转式切片机和滑动式切片机两类,主要的部件有样品夹头、切片手轮(轮转式切片机特有)、快进手轮、切片厚度调节器和刀座等。

1. 样品夹头　样品夹头用于夹持组织蜡块,分为塑料包埋盒专用样品夹头和普通样品夹头,前者用于夹持塑料包埋盒包埋的组织蜡块,塑料包埋盒的规格为国际统一标准;普通样品夹头类似老虎钳,用于夹持石蜡包埋的方形组织蜡块,或粘贴在方形小木块上的组织蜡块。组织蜡块的大小可以不一,但大小一般不能超出样品夹头夹持的范围。

样品夹头因切片机不同可以上下左右(轮转式切片机)或前后左右(滑动式切片机)进行调节组织蜡块的平面,确保将蜡块平面调至合适的位置。目前大多数的切片机都有样品回缩功能,当完成一次切片后,样品夹头(蜡块)在经过刀锋时回缩,避免蜡块碰到刀锋而刮损蜡块。

2. 切片手轮　为轮转式切片机所特有。切片时转动切片手轮,使样品夹头上的组织蜡块上下移动,并按照已经调节好的切片厚度推进,如切片厚度设定为 4μm,蜡块每上下移动一次,同时向前推进 4μm,从而切出 4μm 的组织切片。

3. 快进手轮　按不同方向转动快进手轮,使样品夹头上的蜡块前后伸缩(轮转式切片机)或上下伸缩(滑动式切片机),使蜡块的组织切面靠近刀锋。同时配合转动轮转式切片机的切片手轮和快进手轮,或配合转动滑动式切片机的快进手轮和推拉切片刀,以修切出蜡块的组织平面和组织的最大切面。

4. 切片厚度调节器　用于调节和设定切片的厚度,大多数石蜡切片机的切片厚度可调范围为 1～60μm,最小调节为 0.5～1μm。

5. 刀座　用于固定切片刀、刀架或一次性刀片。刀座上有标示切片刀切片角度的刻度,用于调节切片刀的切片角度(详见第二节)。轮转式切片机的刀座有两种,一种是用于固定切片刀或镶嵌一次性刀片刀架;另一种是用于固定一次性刀片。轮转式切片机的刀座可以前后移动,使切片刀或刀片靠近蜡块,某些型号的轮转式切片机的刀座也可以左右移动,不需要移动切片刀或刀片直接更换刀锋。滑动式切片机的刀座一般只能固定切片刀或刀架。拉式滑动切片机的刀座可以在切片机的轨道上滑行;推式滑动切片机的刀座则固定在切片机上不动。

自动石蜡切片机带有电动装置。电动轮转式切片机可通过按住功能键使蜡块前进或回缩,让蜡块的组织切面靠近刀锋,并自动转动切片手轮,使蜡块上下移动进行修切蜡块和自动切片;电动推式滑动切片机可自动推拉蜡块进行修切蜡块和切片。修切蜡块时,为了节省时间,切片厚度可调至 15～20μm,切片时则调回至合适的厚度。

推式滑动切片机蜡块滑动的距离或拉式滑动切片机切片刀滑动的距离比轮转式切片机蜡块上下移动的距离大得多,因此可用于大标本的切片。一些重型切片机属于推式滑动切片机,用于进行整个器官如肺、肝和肾等的大切片。

二、低温恒冷切片机

低温恒冷切片机实际上是在恒冷箱内安装一台轮转式切片机,冷冻切片的操作与轮转式切片机的石蜡切片相似,切片时恒冷箱内温度通常调至 −20℃左右。低温恒冷切片机的刀座上附有防卷板装置,使用时需手动向前或向后调节防卷板与刀锋平行,切出的切片沿防卷板平整进入并平铺在切片刀面而不会卷曲,方便用玻片贴片。用于贴片的玻片须放在低温恒冷切片机外面,其温度比低温恒冷切片机内温度高时,切片容易被玻片吸附而贴紧。切片机的切片手轮连接在恒冷箱外右侧以利于操作。恒冷箱内左侧装有快速冷冻台,用于冷冻包埋组织,包埋组织需用专用的冷冻包埋剂如 OCT 等,快速冷冻台可在 30 秒钟内把组织冷冻至 −20℃,最低温度可达 −50～−40℃甚至更低。

低温恒冷切片机是病理科开展手术中快速活体组织病理学检查必需的仪器。利用低温恒冷切片机进行冷冻切片,通常在 15～20 分钟即可完成切片和 HE 染色的制片过程;使从收到送检标本到发出快速冷冻活体组织病理学诊断报告约需 30～40 分钟,为临床医师对患者制订手术治疗方案提供依据。而常规石蜡切片的活体组织病理学诊断报告一般于收到送检标本后需 3～5 个工作日才能发出。由于冷冻切片的组织细胞形态结构不及石蜡切片好,而且需要在很短时间内进行诊断,因此,手术中快速活体组织病理学诊断有一定的局限性,一些疑难病例的诊断或对肿瘤的进一步分类,需要待后续的石蜡切片制片后才能进行。

低温恒冷切片机还常用于制作脂肪、酶组化染色和免疫荧光染色的组织切片。

低温恒冷切片机是目前广泛使用的冷冻切片机,过去使用的二氧化碳、半导体或甲醇制冷的冷冻切片机已经很少使用。

三、切　片　刀

切片刀分两类,一类为可重复使用的切片刀,通常称切片刀;另一类为一次性刀片。可重复使用的切片刀有常规切片用的钢刀、一些特殊用途如切不脱钙骨组织等的钨钢刀和切环氧树脂包埋电镜标本的玻璃刀及钻石刀等。切片刀使用后不够锋利可通过人工或用自动磨刀机研磨后再重复使用,一把切片刀可重复使用多年。一次性刀片用后即弃掉,节省了磨刀时间,为切片工作提供方便,目前已被广泛应用,但切硬组织的效果不及切片刀。超薄切片专用的玻璃刀属于一次性。一定长度的切片刀或刀片有多段刀锋,一段刀锋经过多次切片后不再锋利时,可移动切片刀或刀片至新的一段刀锋切片。用旧刀锋先把蜡块修切好再用新刀锋切片,可以减少磨刀的次数或节省一次性刀片。

(一)切片刀的类型

切片刀分为以下四型(图 2-3):

1. A 型刀　A 型刀一面平,一面较凹,仅适用于火棉胶切片。

2. B 型刀　B 型刀一面平,一面微凹,适用于石蜡切片,也可用于火棉胶切片。

3. C 型刀　C 型刀两面平,如斧形,适用于石蜡切片和冷冻切片,因其呈斧形,可切较硬的组织如子宫肌瘤和皮肤等,也易于研磨。

4. D 型刀　D 型刀一面平,另一面至刀锋处呈斜面,凿形,适用于塑料包埋的骨组织或比较硬的组织蜡块,此型刀用钝后的研磨也较困难,需用特制的刀套。

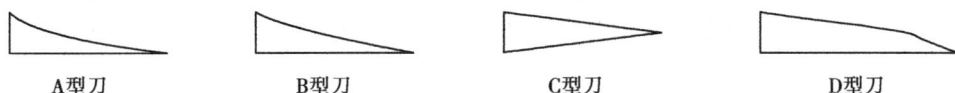

图 2-3　切片刀的类型

(二)一次性刀片

切片最常用的是一次性刀片。根据规格一次性刀片分为窄型和宽型两种,其长度均为80mm,宽度分别为 8mm 和 10mm。刀片安装主要有两种方式:一是镶嵌在刀架上,先拧松刀架上的螺丝,将一次性刀片放入刀架的刀片槽内,拧紧刀架上的螺丝,将刀片夹紧,然后将刀架安装在切片机的刀座上,把刀座调校好至合适切片的角度(详见第二节)。刀架一般只有使用窄型刀片的规格,而不能使用宽型刀片。刀片的另一种安装方式是直接固定在切片机专门的刀片座上,这种固定方式在切硬组织时出现震刀的情况比使用刀架少。宽型刀片一般只在配备专门刀片座的轮转切片机上使用。一次性刀片根据用途分为通用型和专用型两类,专用型刀片分别专门用于切硬组织、软组织和冷冻组织等。有些一次性刀片的刀锋上涂有特殊的物质如特氟隆（teflon）涂层，以增加刀锋的切削效果。一段刀锋能切多少个组织蜡块因组织蜡块的性质不同而异，如果组织较硬或者含有钙化灶等，则切一个蜡块就需要更换刀锋，避免组织切片刀痕太多影响诊断。如果先用旧刀片修切好蜡块，再用新刀片切片，可以节省刀片。刀片规格一般为10片或50片一盒，使用时逐片从塑料包装盒推出，其余的保存于盒内，塑料包装盒下面有回收口，用过的刀片放入回收口收集。也可将用过的刀片安装在专门的刀夹上用于组织取材，废物利用。

第二节　石蜡包埋组织切片

送检组织经过固定、脱水、透明、浸蜡和石蜡包埋制成组织蜡块后即可马上进行切片，石蜡包埋的组织切片简称石蜡切片。

一、石蜡切片操作

1. 把已包埋好的组织蜡块按病理号码顺序排列，需要先切的蜡块排在前面，再将蜡块组织面朝下放在一盘平整的冰块或冷冻台上冷冻，冷冻温度大约为 $-4\sim0℃$，几分种后即可开始切片。

2. 将组织蜡块放在切片机的样品夹头内夹紧。

3. 调节蜡块的平面　切片机样品夹头的平面可以上下、左右或前后、左右调节，切片前需要调节样品夹头的平面，使蜡块的组织切面水平放置（滑动式切片机切片），或使蜡块的组织切面垂直并与切片刀平行（轮转式切片机切片）。当需要再次切片时，塑料包埋盒包埋的蜡块平面与之前切片的平面是一致的，因此，样品夹头的平面调节好后一般不再调节，切片操作十分方便。而非塑料包埋盒包埋的蜡块在再次切片时，经常需要重新调节蜡块的平面。

4. 调节切片厚度指示器至切片所需的厚度，一般切 $4\mu m$，另外需要根据不同类型的组织调节切片的厚度如淋巴结、鼻咽等组织可切 $2\sim3\mu m$ 厚，脂肪等组织可切 $5\sim6\mu m$ 厚。

5. 调节刀座的位置，使切片刀锋尽可能靠近蜡块切面，这样可以避免样品夹头过度伸缩。样品夹头伸缩的距离有一定的范围，许多型号的切片机都有样品夹头过度伸缩的警报。一般来说，样品夹头伸出距离越长，越容易引起震刀现象，尤其是在切较硬组织的时候。刀座的位置调节好后，一般不需每次切片前调节。滑动式切片机刀座的位置是固定的，不需要调节。

6. 调节切片刀的切片角度　切片机的刀座上都有标示切片刀切片角度的刻度，切片前需要调节切片刀至合适的切片角度，才能切好片。通常切片机上刀座的刻度范围为 $0°\sim10°$，一般设定切片刀的角度在 $8°$ 左右为合适。但该刻度并不等于真正的切片角度，真正的切片角度是余隙角（clearance angle）。切片刀和一次性刀片刀锋的上下两面并不是主刀面的延续，而是独立地产生狭窄的倾斜面。所谓余隙角，是指切片刀下刀锋倾斜面与组织蜡块面的夹角。有了这个余隙角，在切片时切片刀往返过程中可避免刀与组织蜡块面之间的摩擦，就可切出理想的切片。最理想的余隙角是 $2°\sim4°$，太大或太小都不能切好片。因余隙角很小，很难测量出来，只能用转动刀座上的弧形刻度盘来大约标示所取的角度是否相当于余隙角 $2°\sim4°$。使用切片刀时，因各厂家的切片刀所附的磨刀刀套大小不同，而且经过多次磨刀后，改变了刀锋两面的宽度和厚度，切片时就要调整切片刀的角度使余隙角保持在 $2°\sim4°$。使用一次性刀片，不需要经常调整余隙角。切片刀的切片角度调节好后，一般不需每次切片前调节,除非更换不同厚度的切片刀或一次性刀片的刀架。

7. 打开切片手轮的固定锁　轮转切片机的切片手轮都装有固定锁,锁上后切片手轮不能转动,样品夹头也就不能上下移动。如果切片不熟练,在将组织蜡块放上切片机的样品夹头夹紧时,需要锁上切片手轮,避免样品夹头向下移动时手碰到切片刀而割伤手。

8. 修切组织蜡块和切片　用不同类型的切片机切片,操作上不尽相同。

（1）用轮转式切片机切片时,左手先转动快进手轮,使组织蜡块前进或后缩快速接近刀锋,同时右手转动切片手轮使组织蜡块上下移动来修切蜡块,直到修切出完整、最大的组织面。再连续多次转动切片手轮切片,使组织面平滑而不会出现切面有筛洞现象,然后才开始切片。切片时转动切片手轮动作要轻,用力均匀。切片手轮每转一圈,组织蜡块则按已设定好的切片厚度向前进料一次,从而切出所需厚度的组织蜡片。如需要连续切片则用镊子轻轻夹起第一张组织蜡片的一端,另一端仍然紧贴在刀锋上,连续转动切片手轮切出连续切片,镊子即可拖出一条连续的组织蜡片带。

（2）用拉式滑动切片机切片时,左手转动快进手轮,使组织蜡块上升或下降快速接近刀锋,同时右手在组织蜡块前后推拉切片刀将向上移动的组织蜡块进行修切,直到修切出完整的组织面。再连续多次推拉切片刀切片,使组织面平滑而不会出现切片有筛洞现象,然后开始切片。每推拉一次切片刀,组织蜡块则按预调好的切片厚度向上进料,从而切出所需厚度的组织蜡片。

（3）用推式滑动切片机切片时,左手转动快进手轮,使组织蜡块上升或下降快速接近刀锋,同时右手在切片刀前后推拉夹有组织蜡块的样品夹头机座,使切片刀不断将向上移动的组织蜡块进行修切,直到修切出完整的组织面。再连续多次推拉夹有组织蜡块的样品夹头机座切片,使组织面平滑而不会出现切片有筛洞现象,然后开始切片。每推拉一次夹有组织蜡块的样品夹头机座,组织蜡块则按预调好的切片厚度向上进料,从而切出所需厚度的组织蜡片。

用滑动式切片机切片较难切出连续的组织蜡片带。

9. 切片机的保养　切片完毕,将切片机周围的蜡屑清扫干净,关上切片手轮的固定锁,盖好防尘罩。近年生产的切片机,其滚轴和滑动轨道等结构持久润滑,不需定期加油润滑。只要使用保养得当,一台切片机可使用 10 年以上。

二、石蜡切片注意事项

1. 切片前要把切片机上有关的各螺旋拧紧,如没有拧紧或包埋的组织蜡块过硬,切片时就会出现跳刀,使蜡片成一截厚一截薄,甚至切不出完整的蜡片。

2. 切片的厚度应为 $3\sim4\mu m$,对一些组织如淋巴结、鼻咽和扁桃体,切片的厚度应为 $2\sim3\mu m$,脂肪等组织要切厚些,厚度为 $5\sim6\mu m$。

3. 如用金属框包埋的组织蜡块,必须把四边修整平行,否则在切片时就会切出弯曲的组织蜡片带。

4. 切片用毛笔应选用松软毛的水彩画笔,清扫切片刀上的蜡屑时应顺着刀背往刀锋扫,避免刀锋切割笔毛,损坏刀锋。

5. 切片时转动切片手轮或推拉切片刀的动作要轻,用力均匀。若用力太猛和速度太快,将会引起切片压缩,也易导致轮转式切片机齿轮的磨损。

6. 切片时室温不宜过高,一般先把组织蜡块面朝下放在冰块上冷冻数分钟后才切片,可切出较薄的切片。

7. 若天气太冷,切片时组织蜡片容易碎裂,对着组织蜡块面呵一口气后进行切片,可改善组织蜡片容易碎裂的情况,但所切出的第一、二张组织蜡片厚度会比原来设定的切片厚度稍厚一些,因此,前一、二张切出的组织蜡片不要。

8. 切片刀是否锋利,是能否切出薄而平整组织蜡片的关键。切片刀锋利时,切出的组织蜡片平整没有皱折和收缩。切片刀经过切片后,刀锋不再十分锋利时,切出的组织蜡片会有些皱折,但没有收缩,皱折可以在摊片时打开。如果刀锋不再锋利时,切出的组织蜡片较厚,既有皱折也有收缩,这时应该更换刀锋。

9. 切出的切片有两面,一面朝下紧贴切片刀,反光(光面),另一面向上,不反光。摊片时,应将光面朝下放入水中,否则切片容易产生皱折和气泡。

10. 理想的切片应做到切片完整、较薄和均匀、无皱折、无刀痕、贴片恰当。

11. 每切完一个组织蜡块,应将切片刀上的组织碎屑扫干净,避免污染下一例标本。切片的组织污染会导致误诊的严重后果,应特别小心。

12. 用旧刀锋修切出蜡块的组织面,再用新刀锋切片,可节省刀片,但会增加切片操作的时间。

13. 切片后的组织蜡块在归档保存之前要用70℃左右的熔化石蜡将蜡块的切面封上一层蜡膜,蜡膜应该与蜡块完全融合一起,以利于组织蜡块长时间保存,否则暴露在外的组织容易受潮、长霉或被虫蛀。

第三节　摊片、贴片和烤片

石蜡切片完成后需要进行摊片、贴片和烤片。摊片、贴片和烤片分别需要摊片机、载玻片或盖玻片和电热烤箱。

一、摊　　片

摊片是把切出的组织蜡片在摊片机的恒温水内展平,使其平整无皱折和气泡,以利于进行贴片。

(一)摊片操作

1. 用小弯镊或松软的毛笔把组织蜡片(光面向下)轻轻移入室温水或5%～10%的乙醇内。

2. 如果组织蜡片有皱折,用小弯镊的弯部把皱折打开,如果组织蜡片有气泡,将小弯镊伸入水中,用镊尖把蜡片下的气泡赶走。

3. 用玻片把无皱折和无气泡的蜡片再移到摊片机的恒温水中,直至蜡片展平。

(二)摊片注意事项

1. 摊片机要求控温恒定,温度波动少,有数字显示温度,温控范围为室温至60℃;水槽内壁和底部应为黑色,便于观察组织蜡片的展开情况。

2. 根据所用包埋石蜡的熔点,摊片机内水温调节恒定在40～46℃,以能展平组织蜡片而蜡片又不熔化为宜。当水温过低,蜡片在恒温水中不能展平,说明摊片器所调的水温过低;水温过高,蜡片的石蜡迅速散开甚至熔化,组织也跟着散开,这样需要重新调校水温至合适温度。

3．应保持摊片水的清洁。摊片水温过高,蜡片的石蜡和组织散开熔化,残留在水中,容易污染下一例切片,切片的组织污染会导致误诊的严重后果,应经常用吸水纸将水面上的污染物刮走,或经常换水。

4．组织蜡片的皱折和气泡,在室温水内容易打开和赶走,所以组织蜡片经常先放入室温水内,打开皱折和赶走气泡后再移到恒温水中。

5．组织蜡片经常先放入 5%～10% 的乙醇内再移到恒温水中,这是因为乙醇的张力小,水的张力大,蜡片由乙醇转入水时蜡片就立即张开,蜡片上的皱折也就随之展开,尤其是能展开肉眼看不清的小皱折。但乙醇的浓度不能太高,否则蜡片由乙醇转入水时,因张力太大,蜡片在水中漂游打转并使蜡片崩裂。

6．如果切片刀锋利,蜡块状况好,切出的组织蜡片平整无皱折,蜡片即可直接放入摊片机的恒温水中展平。

二、贴　　片

将在摊片机恒温水中展平的组织蜡片贴在载玻片或盖玻片上称为贴片。

(一)贴片操作

1．用铅笔在载玻片的磨砂边写上蜡块上的号码,无磨砂的载玻片需用玻璃笔刻写号码。如用盖玻片贴片,无法标记号码,则按组织蜡块的排列顺序排列在盖玻片抽上。

2．将玻片倾斜放入摊片机恒温水中慢慢靠近蜡片的一端,然后用玻片慢慢捞起蜡片,使蜡片贴在玻片上,必要时用镊子将蜡片固定在水中,便于将蜡片贴在玻片合适的位置。

3．将贴好片的玻片倾斜拿着,并将玻片的一角(带有玻片流下的水滴)接触水面一下,以带走水分,否则组织蜡片会浮在水面上发生移位。玻片上的水分少,可以缩短烤片时间。

4．将贴好片的玻片按顺序插在玻片抽上烤片。

(二)贴片注意事项

1．贴片时要把组织蜡片贴在载玻片适当的位置或贴在盖玻片中央,按组织蜡块切片的顺序排列在玻片抽上,尤其是用盖玻片贴片,无法标记号码,更要严格按顺序排列,绝不能调乱错排,否则会张冠李戴引起严重后果。

2．用载玻片贴片时要注意"定点"和"定向"。"定点"是贴片时,应把蜡片贴在载玻片除粘贴标签外剩余位置的中央。用盖玻片贴片时蜡片贴在盖玻片的中央。而"定向"是对皮肤组织、胃肠道或囊壁等层次清楚的组织,其长轴应与载玻片的长轴平行,并使表皮层或黏膜面在玻片的下部,因为光学显微镜所形成的图像是一个放大倒立图像,因此,在镜下观察时所看到的是表皮向上或黏膜在视野上部的图像,这样符合我们观察的习惯。其他非正方形或非圆形的组织,贴片时应使其长轴与载玻片的长轴平行。

3．如一个病理号有两个或以上蜡块,每张载玻片可贴两个蜡块的蜡片。

4．细小组织如穿刺、内镜等小标本,应多贴几张蜡片,以利于医师观察诊断。

5．用于贴片的玻片要干净,最好经过酸洗,否则在染色过程中容易出现脱片现象。一些组织如血块、脑组织等和需要切厚片的组织如脂肪等,以及由于浸蜡时温度过高而变脆的组织、长期固定于甲醛液内的组织和大切片等组织切片在染色时容易脱片,因此,在贴片前需要先将玻片涂上蛋白甘油;方法是取小玻璃棒沾上一小点蛋白甘油于干净玻片上,以洁净之手指在玻片上均匀、薄层涂抹,涂完即可用于贴片。用于免疫组织化学染色的切片,贴片时载玻片需要进行硅化等处理(详见免疫组织化学染色章节)。玻片上的硅化物容易着染伊红,所以 HE 染色贴片不宜用硅化玻片。

附:蛋白甘油的配制方法

准备洁净小烧杯和玻璃棒各一,取新鲜鸡蛋一只,轻轻洗干净蛋壳,在鸡蛋两端各开一个约 3mm 的小孔后,竖拿鸡蛋,让蛋清从小孔流到烧杯内。如蛋清流出不顺畅,可用洗耳球从上面的小孔轻轻压入气体帮助蛋清流出,动作要轻巧,不要让蛋黄破裂流出。待蛋清全部流出,用玻璃棒搅拌数分钟,直至成流质状,加入等份的纯甘油,再用玻璃棒搅匀,然后用 2～3 层消毒纱布过滤到玻瓶内,放入麝香草酚约 20mg 作为防腐剂,密封置于 4℃冰箱内储存,约可使用 1 年。

三、烤 片

组织蜡片贴在玻片后,放入一定温度的烤箱内或烤片机上烘烤,将组织蜡片上的水分烤干和石蜡熔化,使组织蜡片牢固贴附在载玻片或盖玻片上,称为烤片。烤片是防止切片在染色过程中脱片的关键。

(一)烤片操作

1. 贴片后切片放满一抽,马上放入 60～65℃烤箱中烤片 20～30 分钟,使蜡片水分蒸发和石蜡熔化,组织切片牢固贴在玻片上,取出即可进行染色。

2. 如果用烤片机烤片,则每贴一张片即放在烤片机上烘烤,烤约 20～30 分钟后插入玻片抽即可进行染色。

(二)烤片注意事项

1. 烤片时间要掌握好,时间不够,在染色过程中容易脱片;烤片时间过长和温度过高,组织切片过于干燥,还没进行染色就出现脱片现象。

2. 如不需立即进行染色,组织蜡片贴在玻片后可以在 45℃恒温箱内烤片数小时以上,直至将蜡片水分烤干。由于烤片温度不高,蜡片石蜡不会熔化,蜡片可以长时间保存,放 37℃恒温箱内或 4℃冰箱内可保存 1 年以上,如果放室温保存,要注意防潮防霉。

3. 用电热烤片机(电热的平板)烤片,一般要用载玻片贴片,每贴一张片即放上烤片机烤片,烤片数量够满一抽即可插入玻片抽染色。这样边贴片边烤片,节省时间。

4. 玻片应稍微倾斜放在烤片机上,让组织蜡片的水流下,否则蜡片浮在水滴上,水滴烘干后,蜡片落下贴在玻片上时造成皱折痕迹。

第四节 冷 冻 切 片

新鲜组织不经任何固定脱水等处理,直接在低温恒冷切片机冷冻后马上进行切片,称为冷冻切片。如手术中送检的活体组织不经任何固定即进行冷冻切片;某些组织成分如脂肪、酶类等的染色以及免疫荧光染色的组织也都需要用低温恒冷切片机进行冷冻切片。但在科研中有时将组织进行固定后再做冷冻切片,经固定的组织,冷冻切片不容易薄切,而且在染色中容易脱片。

冷冻切片需要具备低温恒冷切片机等设备。

一、冷冻切片操作

1. 设定冷冻切片机的温度,一般冷冻室的温度设定为 −22～−20℃。

2. 临床送检新鲜组织标本，切取的组织厚度不超过 2mm。

3. 在组织样品头加入冷冻包埋剂如 OCT 等少许，然后放上组织标本，组织所需切面朝上，再在组织四周和上面加入适量的 OCT。

4. 将组织样品头放在冷冻切片机内的快速冷冻台，按急冻按键，手拿冷冻锤轻轻贴在用 OCT 包埋的组织块上面，约数十秒钟后放开手，让冷冻锤压着组织，组织即可急速冷冻包埋。

5. 完成组织急速冷冻包埋后，取出组织样品头放入冷冻切片机的样品夹头夹紧。

6. 分别按样品快进 / 缩和慢进 / 缩按键，使组织切面靠近刀锋，转动切片手轮，同时按慢进键两者配合修切组织，直至切出组织的最大切面。再连续多次转动切片手轮进行切片，使组织面平滑而不会出现切面有筛洞现象，才开始切片。

7. 放下防卷板，开始切片，切出的组织片顺着防卷板和切片刀之间平摊在切片刀面上。切片时转动切片手轮动作要轻，用力均匀。

8. 掀开防卷板，用载玻片轻轻贴紧组织片，由于载玻片温度较组织片高，组织片即变软贴附在载玻片上。

9. 理想的切片应做到切片完整、较薄和均匀、无皱折、无刀痕、贴片恰当。

10. 组织切片用乙醚和 95% 的乙醇(1:1)固定液固定数秒钟，即可进行快速 HE 染色或其他染色。

二、冷冻切片注意事项

1. 冷冻切片机需预先设定温度，使在工作时间达到切片所需温度，一般冷冻切片机在使用前 30～60 分钟，温度应达到 −22～−20℃。每天使用的冷冻切片机可一直将温度保持在 −22～−20℃；如下班后不用，可将温度调至 −5℃ 以减轻制冷压缩机的负担，尤其是下班后室温较高，应调至 −5℃，但不宜高于 −5℃，否则会因温度波动引起解冻或结霜。

2. 急速冷冻包埋组织的温度和时间按组织类型的不同而异。细胞多的组织如肝、肾等以及肿瘤组织在 −20℃ 冷冻 30～60 秒即可；含脂肪较多的组织需在 −35℃ 或更低温度冷冻 60～90 秒。一些组织如脑、肌肉等极容易形成结晶水，使组织结构受到破坏，必要时需用液氮急速冷冻组织。如果切片机制冷效果不佳，可以使用专用的喷雾冷冻剂辅助冷冻组织。

3. 如果冷冻切片机没有样品慢进按键用于电动控制样品前进修切组织面，可以先把切片厚度调至 20～30μm，连续多次转动切片手轮进行切片，直至修切出组织的最大切面，然后再把切片厚度调回 4～6μm 开始切片。

4. 用于贴片的玻片应在室温处放置，贴片时由于玻片与组织切片温差的作用，组织切片很容易吸附贴紧在玻片上。如果玻片放在冷冻切片机里，组织切片很难贴紧在玻片上。

5. 切片时，如切片未能顺着防卷板和切片刀之间平摊在切片刀面上，应重新调整防卷板的位置，调节防卷板慢慢向前或向后移动，使防卷板的末端与切片刀锋几乎相接和平行一致即可。如不使用防卷板，切出的切片经常会稍有卷起，可用松软毛笔轻轻扫平并轻压在切片刀面上，立即取玻片贴片。毛笔平时应放在冷冻切片机内，如果毛笔温度比冷冻切片高则会把切片粘上。

6. 冷冻切片机的冷冻锤并不能制冷，只起快速吸热和平整冷冻包埋组织切面的作用，在将冷冻锤放在用 OCT 包埋的组织块上面时，不能用力压着组织，用手拿着冷冻锤轻轻贴在用 OCT 包埋的组织块上面约数十秒钟，使 OCT 包埋剂凝固后才能放开手让冷冻锤压着组织,如果 OCT 包埋剂还没凝固,冷冻锤容易压扁组织,使组织受挤压变形,细胞人为变形,尤其是冷冻包埋碎小组织时。

7.如果是冷冻包埋碎小组织,应先在组织样品头上加上一薄层 OCT,冷冻凝固后平稳放入碎小组织,组织被凝固的 OCT 粘紧而不会移位,也不会在再加入 OCT 包埋时浮起使碎小组织不在同一平面。

8.组织样品头平时放在切片机外面(室温)备用,这样在冷冻包埋组织后,出现组织与样品头分离的现象比样品头平时放在切片机内(低温)的机会少。组织与样品头分离的原因还与样品头表面不干净有关。

9.组织急速冷冻后,稍稍用力即可使冷冻锤与组织分开。如果组织急速冷冻不够,OCT 包埋剂还没完全凝固,或者冷冻锤底面不干净,则冷冻锤与组织粘贴很紧,需要用大力才能分开,这样很容易拉烂组织,使组织切面凹凸不平。因此,要注意观察组织急速冷冻是否足够,经常保持冷冻锤底面干净。

10.使用冷冻切片机时经常打开机门,使空气进入机内形成结霜,影响制冷效果。因此,冷冻切片机应定时启动自动除霜功能,设定每个工作日凌晨 5 时左右自动除霜,使上班时冷冻切片机保持最佳的制冷效果。如果冷冻切片机没有自动除霜功能,则应在每天下班前手动除霜。

11.经过冷冻切片的组织在作出病理学诊断后,应马上用 10% 甲醛固定液固定后制作石蜡切片。

12.制作冷冻切片的组织都是未经过任何固定等处理,因此,每天下班前应作好低温恒冷切片机内的清洁消毒工作,把组织残屑清扫干净,并启动冷冻切片机的消毒功能或用紫外光进行消毒。样品头和镊子等要经常用苯扎溴铵(新洁尔灭)等消毒水浸泡消毒。

13.应定期(约 1 个月)对冷冻切片机进行停机清洗。方法是关停机器待其解冻后用水及苯扎溴铵消毒水冲洗切片机、冷冻室内壁和冷冻台等地方。随后用干布抹干并用风扇吹干,必要时在加油孔内滴加冷冻机油作润滑。在用风扇吹干时应不时转动切片手轮,确保切片机每个部位都干燥才能开机,否则切片机内的残留水分在机器制冷时形成冰晶,容易损坏切片机。

14.从开机至降到 −22~−20℃ 需要较长时间,应根据实际情况选择开机时间,确保在收到送检标本时能马上开始切片工作。

15.如制作科研冷冻切片不需马上进行染色,切片可以保存在 −20℃ 或 −80℃ 冰箱内。不同的组织内含物可以保存的时间不同,如肌肉组织的乙酰胆碱酯酶在 −20℃ 冰箱内可保存 1 年。温度越低保存的时间越长。

第五节 染料与染色

组织切片本身是无色的,在镜下难以辨别组织和细胞的结构,更无法观察其微小的形态改变,因此,需要对组织切片进行染色后才能在显微镜下观察。用不同的染液着染组织细胞,使染液和组织细胞内的各种成分通过化学结合或物理吸附作用而显示出不同的颜色,从而能够通过显微镜观察到组织和细胞的形态结构,称为染色(staining)。用以配制染液的主要原料,称为染料。如一张无色的切片,经过苏木精-伊红染色后能看到细胞核呈蓝色,胞质呈红色,纤维和肌肉组织呈不同深度的红色。又如脂肪在冷冻切片常规 HE 染色是无色看不见的，经过用苏丹Ⅲ染料染色，脂肪被染成橙红色，呈小滴状或小球状，在显微镜下清晰可见。

一、染料的性质

染料（dyes）也称染色剂，是一类芳香族有机化合物，即碳氢化合物或苯的衍生物。这类化合物之所以能染色是因为其具备两个条件：第一，本身具有颜色，即其分子结构中要含有发色团（chromophore）；第二，与被染组织有亲和力（affinity），即其分子结构中要含有助色团（auxochrome），同时具备这两个条件的化合物才能用做染料。单有颜色而与被染组织无亲和力或单与被染组织有亲和力而没有颜色的化合物都不能用做染料。

能使染料呈色的基团称发色团，这些发色团能吸收一定波长的可见光，组织细胞经过染料染色后就可以在显微镜下观察到组织细胞所呈现出的颜色，从而辨别出各种组织细胞的形态结构。常见的发色团有硝基（—NO$_2$）、亚硝基（—N=O）、偶氮基（—N=N—）、吲达胺基（—N=）和醌型苯环，后者有对醌式（=⬡=）和邻醌式（⬡）。

能使染料对组织产生亲和力的基团称助色团。助色团是一种能使化合物发生电离作用的辅助原子团，它能使染料的色度加深并使其与组织具有亲和力，但不是产生色彩的原因。助色团有碱性助色团和酸性助色团。碱性助色团有氨基（—NH$_2$）、甲氨基（—NHCH$_3$）和二甲氨基[—N(CH$_3$)$_2$]，酸性助色团有羟基（—OH）、羧基（—COOH）和磺基（—SO$_3$H）。

例如，苯本身是无色的，但其中的三个氢原子被三个发色团硝基（—NO$_2$）取代后，就成为具有颜色（黄色）的三硝基苯。含有发色团的苯环化合物称色原（chromogen），即苯环＋发色团＝色原。色原是染料的主要成分，它虽然有色，但还不能成为染料，因为它对组织和细胞没有亲和力。因此，三硝基苯是个色原，它不是染料。当再用一个羟基取代苯环上的另一个氢原子时，则成为既有发色团硝基又有助色团羟基的染料——苦味酸。羟基是酸性助色团，因此苦味酸为一种酸性染料。苦味酸是 Van Gieson 染色中使肌纤维着染黄色的染料（图2-4）。

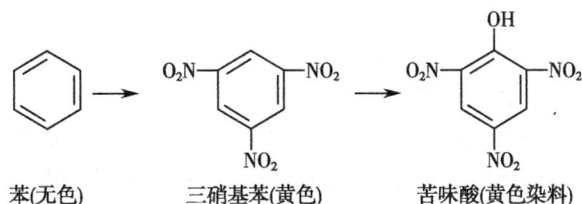

图2-4 芳香族有机化合物、色原和染料的比较

二、染料的分类

（一）根据染料的来源

根据染料的来源，分为天然染料和人工合成染料。

1. 天然染料　是从动植物体中提取出来的一类染料，如苏木精、胭脂红和地衣红等。

2. 人工合成染料　是从煤焦油中提炼出来的碳氢化合物或苯的衍生物等一类染料。如苯胺蓝、结晶紫和苦味酸等。随着科学技术的发展，有些天然染料如地衣红等已能人工合成。因此，目前所用的染料，大部分都是人工合成染料。

（二）根据染料分子结构所含常见发色团的不同

根据染料分子结构所含常见发色团的不同，主要分类如下：

1. 硝基染料（nitro dyes） 发色团是硝基，如苦味酸和马汀黄等。苦味酸常用于区分胶原纤维和肌纤维的 Van Gieson 染色法，它可把胞质、肌纤维和红细胞染成黄色；马汀黄用于纤维素染色的 Lendrum 法。

2. 偶氮染料（azo dyes） 发色团是偶氮基，可有一个或两个偶氮基。这类染料如橙黄 G、丽春红 2R、丽春红 S、变色酸 2R、比布列西猩红、刚果红、俾斯麦棕 Y、油红 O、苏丹Ⅲ、苏丹Ⅳ、苏丹黑 B、锥蓝和伊文思蓝等。橙黄 G 是有价值的胞质染料，常配合六胺银法作为真菌染色的背景衬托，用醛品红染胰岛的 β 细胞和肥大细胞时作为胞质的对比染色；丽春红 2R 和比布列西猩红是 Masson 三色法常用于染肌纤维，丽春红 S 可用来代替 Van Gieson 法中的酸性品红，因其不易褪色；刚果红是淀粉样蛋白的特异性染料；变色酸 2R 可用于 Masson 三色法代替丽春红 2R，也可用于染变性及早期坏死的心肌；俾斯麦棕 Y 常用于脱落细胞学的 Papanicolaou 染色；油红 O、苏丹Ⅲ、苏丹Ⅳ和苏丹黑 B 主要用于脂肪染色。

3. 醌亚胺染料（quinone-imine dyes） 含有两个发色团，一个是醌型苯环，一个是吲达胺基。这类染料有硫堇、天青 A、天青 B、天青 C、亚甲蓝、甲苯胺蓝 O、天青石蓝 B、硫酸耐尔蓝、中性红、碱性藏花红 O 和偶氮胭脂红 G 等。硫堇、天青 A、天青 B、天青 C、亚甲蓝、甲苯胺蓝 O 可用做胞核染料，又可用于尼氏体染色；天青和亚甲蓝是组成 Giemsa 染色剂的主要染料；天青和甲苯胺蓝 O 又是异染性染料；硫酸耐尔蓝可鉴别中性脂肪和酸性脂肪；中性红和碱性藏花红 O 都是胞核染料；天青石蓝 B 更常与 Mayer 苏木精染液配合代替 Weigert 铁苏木精染胞核，这种胞核染色可耐受其后用酸性染料作为对比染色时脱色。

4. 呫吨染料（xanthene dyes） 发色团是醌型苯环，具有氧杂蒽结构。这类染料有派洛宁 Y（又称吡啰红 Y）、派洛宁 B（又称吡啰红 B）、伊红 Y、伊红 B、藻红和荧光桃红 B 等。派洛宁 Y 常与甲基绿联合染色显示核糖核酸和脱氧核糖核酸；伊红 Y 常与苏木精联合染色把胞质、肌肉、纤维和红细胞染成深浅不同的红色；荧光桃红和藻红也是胞质染料，在神经髓鞘染色的砂罗铬花青 R 法和肌肉染色的偶氮桃红-鞣酸法都用到荧光桃红和偶氮荧光桃红。

5. 苯甲烷染料（phenyl methane dyes） 发色团是醌型苯环。这类染料是由甲烷所衍生，在分子结构中有一个碳原子连有两个苯环和一个醌型苯环，如光绿 SF、固绿 FCF、水溶性苯胺蓝、酸性品红、碱性品红、新品红、甲基绿、结晶紫、维多利亚蓝 B 和砂罗铬花青 R 等。前 4 种均用做对比染色以染胞质和纤维，固绿 FCF 又可染髓鞘；碱性品红和新品红用来配制无色品红显示多糖类，若用以配制醛品红则显示弹性纤维、胰岛的 β 细胞和肥大细胞等；碱性品红又是染抗酸菌的主要染料；甲基绿常与派洛宁联合染色显示核糖核酸和脱氧核糖核酸；结晶紫是染革兰阳性菌的主要染料；维多利亚蓝 B 可染乙型肝炎病毒表面抗原阳性物质，对弹性纤维也是一种很好的染色剂；砂罗铬花青 R 是染神经髓鞘很有用的染料。

6. 蒽醌染料（anthraquinone dyes） 发色团是醌型苯环，并具有蒽醌的基本结构，即正中为对醌式，左右各连一个苯环，如核固红、茜素红 S 等。核固红用硫酸铝配制可把胞核染成红色；茜素红 S 是染钙盐的一种染色剂。

7. 噻唑染料（thiazole dyes） 发色团是吲达胺基，具有噻唑环的基本结构，如硫代黄素 T。用硫代黄素 T 染色后的切片在荧光显微镜下配以 UV 滤块时，可见淀粉样蛋白呈现明亮的银白色荧光。

8. 酞花青染料（phthalocyanine dyes）　其分子结构似叶绿素，中心是一个金属铜原子。这类染料有爱尔新蓝 8GX、爱尔新绿 2GX 和罗克沙尔（Luxol）固蓝 MBS。爱尔新蓝 8GX 和爱尔新绿 2GX 在不同的 pH 可染不同酸基的酸性黏液物质；Luxol 固蓝 MBS 可染神经髓鞘呈蓝色。

9. 重氮盐和四重氮盐类（diazonium salts 和 tetrazonium salts）　重氮盐有一个重氮基（—N$^+$≡N），四重氮盐有两个重氮基。这些盐类是无色的，但由于偶氮基是发色团，因而易使变为有色化合物。当组织内出现苯酚时与这些重氮盐进行偶联就形成有色的偶氮化合物。属这类的如固蓝 B 盐、固红 B 盐、萘酚 AS-TR 磷酸酯和萘酚 AS-BI 磷酸酯等。这类染料多用于水解酶的显示，即切片内的酶水解相应底物释出 α- 萘酚，后者与固蓝 B 盐等偶联，生成有色的不溶性偶氮化合物而呈色。

10. 四唑盐类（tetrazolium salts）　四唑盐也是无色的，但可作为氢的受体而显色。属此类的如溴化二甲基噻唑基二苯基四唑（MTT）、硝基蓝四唑（NBT）和四硝基蓝四唑（TNBT）等。如显示琥珀酸脱氢酶用琥珀酸钠作为底物，酶催化琥珀酸钠脱氢，硝基蓝四唑受氢作用被还原为蓝色不溶性的双甲䐶（diformazan）而定位于酶活性部位。

此外，还有亚硝基染料（nitroso dyes）、吖啶染料（acridine dyes）、喹啉染料（quinoline dyes）等，这些染料在病理切片染色上较少应用。

（三）根据染料中所含助色团的性质

根据染料中所含助色团的性质，分为酸性染料和碱性染料。

1. 酸性染料　具有酸性助色团的染料为酸性染料，属一种色酸的盐，在水中电离时染料带负电荷，如常用的酸性品红、伊红 Y、丽春红 2R、刚果红、荧光桃红、藻红、茜素红 S、苯胺蓝、光绿 SF、固绿 FCF、变色酸 2R、橙黄 G、苦味酸、马汀黄等。

2. 碱性染料　具有碱性助色团的染料为碱性染料，属一种色碱的盐，在水中电离时染料带正电荷，如常用的碱性品红、碱性藏花红 O、甲苯胺蓝 O、天青 A、天青 B、天青 C、亚甲蓝、维多利亚蓝 B、甲基绿、派洛宁 Y、结晶紫、硫堇等。

3. 中性染料　由酸性染料和碱性染料混合成的染料，染料中既有酸性助色团，也有碱性助色团，可选择性地分别着染不同的组织成分。如吉姆萨（Giemsa）染料是由不同的天青复合物（硫堇与它的甲基衍生物）以及酸性染料伊红和碱性染料亚甲蓝按一定比例混合而成。

三、染色机制

关于染色的机制还不完全明确，一般认为有化学作用，也有物理作用。

1. 化学作用　染料含有发色团和助色团。发色团决定染料的颜色，各种各样的染料含有不同的发色团，因此显示不同的颜色。助色团是使料成为盐类的部分，根据助色团的性质可确定染料是酸性染料还是碱性染料。酸性染料具酸性助色团如—OH、—COOH、—SO$_3$H 等，它与碱作用生成盐，在水中电离时使染料带负电荷；碱性染料具碱性助色团如—NH$_2$、—NHCH$_3$、—N（CH$_3$）$_2$ 等，它与酸作用生成盐，在水中电离时使染料带正电荷。组织内有碱性和酸性物质，碱性物质带正电荷，染色时与酸性染料的负电荷结合而呈色。酸性物质带负电荷，染色时与碱性染料的正电荷结合而呈色。

2. 物理作用　一般认为用苏丹染料染中性脂肪，是一种溶解或吸附作用，因为苏丹染料在脂肪中的溶解度大于在原有溶剂（不同浓度的有机溶剂）的溶解度，所以在染色时苏丹染料就从有机溶剂中转移入脂肪滴而呈现出来。

四、进行性染色和退行性染色

1. 进行性染色　组织切片在染色液中染色一段时间后，组织和细胞的不同组成部分着色深浅恰如其分地被显示出来，不需要再做其他处理，称为进行性染色。

2. 退行性染色　组织切片在染色液中染色一段时间后，组织和细胞的不同组成部分着色过深和共染，需要用弱酸或弱碱性溶液进行分化，将着色过深和不应该着色的部位选择性地脱色，使染色对比清晰，称为退行性染色。所谓的退行性染色就是组织细胞在染色后需要进行分化处理。

第六节　苏木精 - 伊红染色

苏木精（hematoxylin）和伊红（eosin）简称 HE。苏木精和伊红两种染料联合染色称 HE 染色，是病理学和组织学最常应用的一种染色方法，即苏木精把胞核染成蓝色，伊红把细胞质、胶原纤维和肌纤维、红细胞等染成深浅不同的红色。常规 HE 染色是病理学制片技术最基本的方法，HE 制片是临床病理诊断的基本手段和重要依据。

一、苏木精 - 伊红染色的染料种类和配制方法

（一）苏木精染料

1. 苏木精的性质　苏木精为一种无色或淡灰黄色粉末，分子式为 $C_{16}H_{14}O_6$，分子量为 302.288，市售有无水和含 3 个结晶水两种。苏木精存放过久或与空气接触，可慢慢被氧化而颜色变深，用被氧化的苏木精配制染液会影响染色效果。苏木精易溶于乙醇、甘油，微溶于水，是细胞核的良好染料。苏木精是一种天然染料，是由中南美洲等地产的一种称"洋苏木树"（hematoxylon campechianum）的树芯木中抽提出来。苏木精本身无染色能力，只有经过氧化，使苏木精的分子结构失去两个氢原子，并使其中的一个苯环转化成具有醌型结构的苯环而成为苏木红（hematein）。苏木精被氧化为苏木红后，才成为一种染料（图 2-5）。苏木精被氧化成苏木红，这个过程又称为成熟（ripening）。

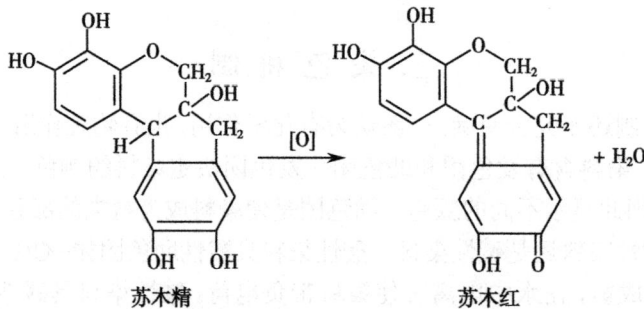

图 2-5　苏木精被氧化成苏木红的化学反应

2. 苏木精的氧化　用苏木精配制苏木精染色液时，需要将苏木精氧化为苏木红。氧化苏木精有两种形式：自然氧化和人工氧化。

（1）氧化的形式

1）自然氧化：把配制完毕的苏木精染色液暴露于日光和空气中，在日光和空气的作用下，苏木精慢慢被氧化成苏木红，这个过程需要约数周至数月。自然氧化的苏木精液使用和保存的时间较长，但要提前配制。自然氧化和供氧量有关，如把苏木精染液暴露于阳光和通风振荡则可加速氧化。

2）人工氧化：在配制苏木精染色液时加入一定量的氧化剂，如氧化汞、碘酸钠、高锰酸钾、铁盐等使苏木精立即被氧化成熟，常用的氧化剂是氧化汞和碘酸钠。要注意加氧化剂的量不能过多，否则造成氧化过度，破坏苏木红的分子结构，导致苏木精染液的染色力减弱甚至失效。氧化汞难溶于水，要通过加热才能起强氧化作用，所以配制 Harris 苏木精染液时，要煮沸苏木精溶液后才加入氧化汞，之后又需要迅速冷却，避免过度氧化，这也是 Harris 苏木精染液不易配好的原因。用碘酸钠作氧化剂不用煮沸，在常温下加入即可起氧化作用。目前，碘酸钠更作为首选的氧化剂。理论上，1g 苏木精·$3H_2O$ 被完全氧化成苏木红需要 185mg 碘酸钠，而 1g 无水苏木精被完全氧化成苏木红需要碘酸钠 218.2mg。在实际配制苏木精染液时，常用半量碘酸钠，目的是先使部分苏木精氧化成苏木红，染液中未被氧化的苏木精在染液保存和使用过程中再慢慢被空气氧化成苏木红。这样染液既不会过染，又不断有新的苏木红形成和补充，从而可延长苏木精染液的使用寿命。但要注意，碘酸钠用量过少，形成的苏木红少，染液染色力弱，染色时需延长染色时间。

（2）影响苏木精氧化的因素

1）苏木精染液 pH：染液偏碱性氧化快，中性时稍慢，酸性时很慢，所以加酸的苏木精染液可延缓氧化，通常在苏木精染液加冰醋酸或柠檬酸。

2）氧化剂的量：加入人工氧化剂后苏木精可立即被氧化成熟可用。自然氧化和供氧量有关，如把染液靠近阳光、染液通风、经常摇动等可加速氧化。

3）温度：用碘酸钠等作为氧化剂时，在常温下加入即可，而用氧化汞作为氧化剂时，需把苏木精液煮沸时加入才能放氧。

3. 媒染剂和苏木精的染色机制　苏木精被氧化成苏木红，苏木红为弱酸性，呈红色，仍不具染色力。用单纯的苏木红液染组织，呈弥漫性染色，而且着色浅淡，但当苏木红液加入二价或三价的金属盐（如铝盐和铁盐）后，苏木红就能与这些金属盐结合形成色淀（lake）。这些色淀带有正电荷，能与细胞核牢固结合。这种二价或三价的金属盐称为媒染剂（mordant）。

用做媒染剂的多是二价或三价的金属盐如铝盐和铁盐，配制一些特殊用途的苏木精也有采用碘、钨、钼和锂等。最常用的媒染剂有：

硫酸铝钾，又称钾明矾，化学结构式 $K_2SO_4 \cdot Al_2(SO_4)_3 \cdot 12H_2O$

硫酸铝铵，又称铵明矾，化学结构式 $(NH_4)_2SO_4 \cdot Al_2(SO_4)_3 \cdot 12H_2O$

硫酸铁铵，又称铁明矾，化学结构式 $(NH_4)_2SO_4 \cdot Fe_2(SO_4)_3 \cdot 12H_2O$

硫酸铝，化学结构式 $Al_2(SO_4)_3 \cdot 18H_2O$

三氯化铁，化学结构式 $FeCl_3 \cdot 6H_2O$

苏木红和这些铝盐结合形成蓝色的色淀，如 Ehrlich、Harris、Mayer 苏木精染液和 Lillie-Mayer 苏木精染液等；苏木红和铁盐结合形成蓝黑色的色淀如 Weigert 和 Heidenhain 铁苏木精染液等。这些色淀能和细胞核牢固结合，用水或乙醇均难以洗脱，这有利于苏木精染色后的对比染色，而且在完成染色后经过脱水、透明和封片等过程不容易脱色。Weigert 铁苏木精染液更作为耐受酸分化和用较强酸性染料做复染的首选细胞核染料。

苏木精是一种天然染料，其化学结构式已为大家熟悉，但其染色机制还不很明确。从苏木红的结构式看，其助色团为羟基，应属一种酸性染料，但由于酸性助色团羟基的酸性很弱，对组织的亲和力较小。加入媒染剂铝盐后，苏木红与铝盐螯合形成蓝色的铝 - 苏木红色淀（图 2-6），该色淀呈强盐基性，带正电荷，作用相当于碱性染料，即带正电荷的蓝色色淀和带负电荷的细胞核脱氧核糖核酸磷酸根进行极性结合而完成染色（图 2-7）。

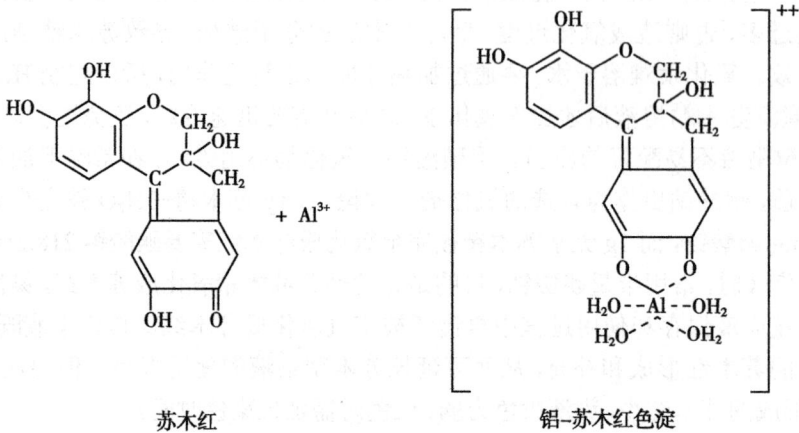

苏木红　　　　　　　　铝–苏木红色淀

图 2-6　苏木红与铝盐螯合形成蓝色的铝 - 苏木红色淀（根据 Baker J.R）

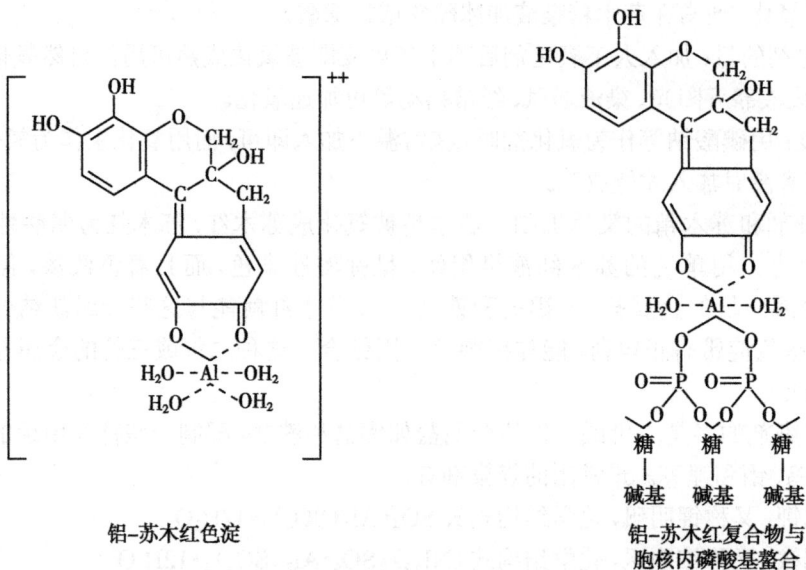

铝–苏木红色淀　　　　　　　铝–苏木红复合物与胞核内磷酸基螯合

图 2-7　铝 - 苏木红色淀与胞核内磷酸基形成螯合物（根据 Baker J.R）

4. 配制各种苏木精染液所需试剂种类和作用

（1）苏木精染色液的种类：苏木精染色液有多种，如 Ehrlich、Harris、Mayer、Carazzi、改良 Lillie-Mayer 和 Gill 等。

（2）配制各种苏木精染液所需试剂和用量：不同的苏木精染液所用的试剂和量有所不同（表 2-1）。

表 2-1　6 种苏木精染液试剂成分及其用量

	Ehrlich	Harris	Mayer	Carazzi	改良 Lillie-Mayer	Gill
苏木精	6g	5g	1g	1g	5g	2g
无水乙醇	300ml	50ml	—	—	50ml	—
乙二醇	—	—	—	—	—	250ml
硫酸铝钾/铵	9g	100g	50g	50g	50g	—
硫酸铝	—	—	—	—	—	17.6g
蒸馏水	300ml	1000ml	1000ml	800ml	650ml	730ml
氧化汞	—	2.5g	—	—	—	—
碘酸钠	—	—	200mg	—	500mg	200mg
碘酸钾	—	—	—	200mg	—	—
甘油	300ml	—	—	200ml	300ml	—
冰醋酸	30ml	—	—	—	20ml	20ml
柠檬酸	—	—	1g	—	—	—
水合氯醛	—	—	50g	—	—	—

注：Lillie-Mayer 原配方没有无水乙醇，蒸馏水是 700ml，碘酸钠用 200～400mg。改良 Lillie-Mayer 加入无水乙醇 50ml 用于溶解苏木精，使其溶解较快和彻底，蒸馏水相应减为 650ml，碘酸钠改用 500mg，以稍增加其氧化力

（3）配制苏木精染液所需试剂的作用

1）氧化汞、碘酸钠：作为苏木精的氧化剂，使无染色力的苏木精经氧化后转变成有染色力的苏木红。

2）硫酸铝钾、硫酸铝铵或硫酸铝：作为媒染剂，其三价铝离子与苏木红结合形成蓝色的色淀与细胞核内核酸的磷酸根牢固结合。

3）无水乙醇：能快速溶解苏木精，并可抑制真菌的生长。

4）乙二醇：也是一种醇类，能较快溶解苏木精。因其沸点高，使苏木精染液不易蒸发。

5）甘油：作为稳定剂，防止苏木精过度氧化，减少苏木精染液蒸发，延长苏木精染液的使用时间。

6）冰醋酸：可抵消氧化剂的氧化，使苏木精与苏木红保持均衡，同时又可增加细胞核的选择性染色，使细胞核染色质显示得较清晰细致。

7）柠檬酸：作用和冰醋酸相同，加入柠檬酸 1g，相当于冰醋酸 20ml。

8）水合氯醛：起保护剂作用。

5. 常用苏木精染液的配制方法　苏木精染液配制的好坏，决定染色的质量。苏木精液配制法有近 20 种，加上各种改良的方法则为数更多。常用的苏木精染液主要有：改良 Lillie-Mayer、Harris、Mayer、Gill、Ehrlich 和 Carazzi 六种。

（1）改良 Lillie-Mayer 苏木精染液

1）材料

　　苏木精（hematoxylin）　　　　　　　　　　　　　　　　　5g

　　无水乙醇（absolute alcohol）　　　　　　　　　　　　　　50ml

　　硫酸铝钾（aluminium potassium sulphate）　　　　　　　　50g

　　蒸馏水　　　　　　　　　　　　　　　　　　　　　　　650ml

　　碘酸钠（sodium iodate）　　　　　　　　　　　　　　　　500mg

甘油（glycerine）	300ml
冰醋酸（glacial acetic acid）	20ml

2）配制操作：分别将苏木精溶于无水乙醇，硫酸铝钾溶于蒸馏水（可加热至40～50℃，使硫酸铝钾更容易溶解），用玻璃棒轻轻搅动使彻底溶解，待恢复至室温后，与苏木精无水乙醇液充分混合，再加入碘酸钠，最后加入甘油和冰醋酸。

3）染液特点：染液无氧化膜形成，可使用较长时间，细胞核染色质着染较深而细微。原法材料没有无水乙醇，为使苏木精较快彻底溶解，改良法加入无水乙醇50ml来溶解苏木精，并相应减少50ml蒸馏水；原法用碘酸钠200～400mg，改良法用500mg，目的是加强其氧化作用。新配好的染液染色时间约5～8分钟，使用1周后苏木精染液进一步成熟，染色时间约为3～5分钟即可，因此，染液最好提前3～5天配制。由于不需要每天用前除去氧化膜，特别适合用于在染色机染色。目前已多用此液代替Harris苏木精液用于临床病理制片染色。

（2）Harris苏木精液

1）材料

苏木精（hematoxylin）	5g
无水乙醇（absolute alcohol）	50ml
硫酸铝钾（aluminium potassium sulphate）	100g
蒸馏水	1000ml
氧化汞（mercuric oxide）	2.5g

2）配制操作：分别将苏木精溶于无水乙醇，硫酸铝钾溶于蒸馏水（加热煮沸溶解），然后将两液均匀混合，此时染液为淡红色。继续加热煮沸后即取出，待30秒后慢慢加入氧化汞（不要一下子全部倾入，否则会引起染液向上喷溅伤人），此时染液呈深紫色，立即置入冰水中（要事前准备好），使染液迅速冷却，目的是防止氧化汞在高温中过度氧化苏木精，待冷却至室温后过滤即可用。

3）染液特点：染液对细胞核染色较深，染色需时较短，约4～6分钟，适用于临床病理制片染色；不足之处是配制时操作烦琐，在高温的苏木精液加入氧化汞时要特别小心，氧化时间不好掌握。这是有时配制不好的原因。染液配好后，染液面上经常形成一层氧化膜，每天染色前需过滤或用纸刮去，否则极易污染切片；染液保存时间不长，约可使用数周。

染液所用的硫酸铝钾量较多，已接近饱和，在室温较低时，常有结晶析出，可将硫酸铝钾量减少1/3。原配方没有冰醋酸，如在染液中加冰醋酸40ml，既可加强细胞核的选择性染色，又可延缓染液的氧化。加酸后的Harris苏木精液，其染色时间约5～8分钟。有学者认为，为了避免氧化膜的形成，可改用碘酸钠代替氧化汞作为氧化剂，以降低对苏木精氧化，其染色效果也很好，称为改良Harris苏木精液。

（3）Mayer苏木精染液

1）材料

苏木精（hematoxylin）	1g
蒸馏水	1000ml
碘酸钠（sodium iodate）	0.2g
硫酸铝铵（aluminum ammonium sulphate）	50g
柠檬酸（citric acid）	1g
水合氯醛（chloral hydrate）	50g

2）配制操作：将蒸馏水稍加热至 40～50℃，加入苏木精使彻底溶解，再加入碘酸钠和硫酸铝铵（也可用硫酸铝钾），用玻璃棒轻轻搅动使硫酸铝铵彻底溶解。最后加入柠檬酸和水合氯醛，此时染液呈淡紫红色，过滤于小口砂塞瓶内，放置于 4℃冰箱可保存 1～2 年，用前取出恢复至室温时使用。

3）染液特点：染液内苏木精用量小，无氧化膜形成，对细胞核染色很清晰，不着染胞质和纤维成分，属进行性染色，故染色后不需盐酸乙醇分化，染色时间约 3～5 分钟。常用于糖原等特染、酶组化和免疫组化等染色后复染细胞核作对照染色，尤其适用于在经过特殊染色后不能经酸处理时对细胞核的复染。在特殊染色中，常与天青石蓝 B 液联合染色，使细胞核染色后不被后续的酸性染料所褪色。

（4）Carazzi 苏木精染液

1）材料

苏木精（hematoxylin）	1g
甘油（glycerine）	200ml
硫酸铝钾（aluminium potassium sulphate）	50g
蒸馏水	800ml
碘酸钾（potassium iodate）	0.2g

2）配制操作：将苏木精溶于甘油，硫酸铝钾溶于约 750ml 蒸馏水，摇动待彻底溶解后，与苏木精甘油液混合。最后将碘酸钾加入到余下的 50ml 蒸馏水内，待彻底溶解后倾入上述苏木精液并摇匀。在配制染液过程中，各种试剂均不需加热，配制后可立即使用。

3）染液特点：染液似 Mayer 苏木精染液，对细胞核染色清晰，染色时间约 10 分钟。有学者认为，用氧化剂碘酸钠代替碘酸钾，而将苏木精加倍，这样配制的苏木精染液也很理想。

（5）Ehrlich 苏木精液

1）材料

苏木精（hematoxylin）	6g
无水乙醇（absolute alcohol）	300ml
硫酸铝钾（aluminium potassium sulphate）	9g
蒸馏水	300ml
甘油（glycerine）	300ml
冰醋酸（glacial acetic acid）	30ml

2）配制操作：将苏木精溶于无水乙醇，硫酸铝钾溶于蒸馏水，待彻底溶解后将两液混合均匀，再加入甘油和冰醋酸。用数层纱布把瓶口封好，置于有阳光的窗台上，并经常轻轻摇动，约经 2～4 个月，此时染液呈深紫红色，即"成熟"可用。

3）染液特点：染液非常稳定，成熟后密封可保存 1～2 年。对核染色质染得很清晰细致，但配制时间较长，需几个月；染色时间也稍长，约 15～20 分钟。适用于教学和科研上的制片染色，用此液制作冷冻切片染色则不理想。染液配制后如需马上使用，可加入碘酸钠 0.6g 摇匀后即可使用。

（6）Gill 苏木精液

1）材料

苏木精（hematoxylin）	2g
乙二醇（glycol）	250ml

硫酸铝（aluminium sulphate）	17.6g
蒸馏水	730ml
碘酸钠（sodium iodate）	0.2g
冰醋酸（glacial acetic acid）	20ml

2）配制操作：将苏木精溶于乙二醇，硫酸铝溶于蒸馏水，待彻底溶解后将两者均匀混合再加入碘酸钠和冰醋酸即可。

3）染液特点：Gill 首先提出半氧化苏木精染液的概念，按传统 1g 苏木精需用氧化剂碘酸钠 0.2g，Gill 采用半量的氧化剂，即氧化 1g 苏木精改用氧化剂碘酸钠 0.1g，这样配成的苏木精染液既不会过染，也不需要用盐酸乙醇分化，属进行性染色。

染液适用于细胞学涂片染色，染色时间约 3 分钟，若染石蜡切片需时约 15 分钟以上，由于染色时间较长，因此很少用于临床病理诊断的制片染色。

国内外已有多种配好的苏木精染液出售。如美国 SIGMA 公司的 Gill 苏木精液有 3 种规格，Gill No.1 是常规浓度，属进行性染色，染色后不需用盐酸 - 乙醇分化，适用于细胞学染色；Gill No.2 其浓度是 Gill No.1 的 1 倍，也是进行性染液，用于细胞学涂片和石蜡切片染色；Gill No.3 其浓度是 Gill No.1 的 2 倍，属退行性染色，染色后需要用盐酸 - 乙醇分化，主要用于石蜡切片染色。也有 Mayer 和改良 Harris 苏木精染液制成品出售，改良 Harris 苏木精染液是用碘酸钠代替氧化汞作为氧化剂。

在临床病理 HE 常规制片染色中，以改良 Lillie-Mayer 苏木精染液为佳，Mayer 苏木精染液常用于免疫组化染色和特殊染色后复染细胞核，其他的几种苏木精染液可根据各自实验室的情况选用。

苏木精液染色属于进行性染色还是退行性染色，由苏木精染液内苏木精的浓度和被氧化的程度而定。如 Harris 苏木精染液中，苏木精被氧化的程度高，因此染色力强，虽然染色时间短，但也可使细胞核、细胞质和纤维过染，染色后需要用盐酸 - 乙醇分化，属退行性染色；Mayer 苏木精染液中苏木精的浓度较低，被氧化的程度也低，其染色力较弱，细胞核染色不会过染，细胞质和纤维不着染，染色后不需用盐酸 - 乙醇分化，属进行性染色；而改良 Lillie-Mayer 苏木精染液和原 Lillie-Mayer 苏木精染液在配制后可立即使用，染色后不需用盐酸 - 乙醇分化，但在使用一段时间后，苏木精被进一步氧化，染色力增强，可使细胞核深染，细胞质和纤维也稍着色，这就需要用盐酸 - 乙醇分化，使过染的细胞核适当脱色及着染的细胞质和纤维脱色，才有利于与伊红的对比染色。

6. 苏木精染液的鉴定　苏木精染液配制是否理想，可从以下几方面来鉴定：

（1）将几滴苏木精染液滴入一盆自来水内，在滴下的一瞬间由红色转为紫色再转为紫蓝色慢慢扩散，则该苏木精染液配制质量好；若在扩散中仍保持红色，则为未足够成熟或陈旧的苏木精染液。

（2）取一块滤纸滴入苏木精染液两滴，苏木精液在滤纸上扩散后不久将呈一紫酱色的圆斑，而在圆斑的周边最后呈黑紫色，这是好的苏木精染液。若周边不呈深紫色，说明该染液还未足够成熟或没有配好。

（3）Ehrlich 苏木精染液，配制得好时稍具有酒的香味，染液为深紫红色，轻摇瓶子时瓶壁上的染液慢慢向下流。

（4）最理想的方法还是在实际操作中染一张阑尾切片，阑尾组织中淋巴滤泡内的淋巴细胞核深蓝，细密的核染色质与周围组织对比非常清晰。

7. 苏木精染色后分化和蓝化

(1) 分化(differentiation)：苏木精为细胞核染料，能与细胞核牢固结合而使细胞核着色。但组织切片经苏木精染色后，细胞核染色过度会过染(深染)，细胞核以外的细胞质、胶原纤维和肌纤维等也附有少量苏木精染料而着色，需要用某些特定的溶液把过染的胞核和不应着色的组织成分脱色，从而使着染的目的物与周围组织对比清晰。这种选择性脱除非目的物的染料的过程称为分化，所使用的特定溶液称为分化液。常用的分化液为 0.5%～1% 的盐酸 - 乙醇(乙醇浓度为 70%)，分化时间为 2～5 秒。组织着染苏木精后经盐酸 - 乙醇分化，在酸性环境产生很多 H^+，使组织表面的电荷发生改变，先前染色所形成的色淀解离，与组织结合的染料便慢慢脱下来。因此，分化时间要掌握好。

(2) 蓝化(blueing)：组织经苏木精液染色后呈蓝色，经过盐酸 - 乙醇分化，在酸性环境中呈红色，当转移至流水中将酸冲洗干净后又变成蓝色。组织经酸分化从红色又恢复为蓝色的过程，称为蓝化。这种蓝→红→蓝变色的现象，是苏木红和铝离子所形成的蓝色色淀的结合、解离和再结合的过程。一般来说，蓝色色淀在酸性环境中处于离子状态，呈红色，这种现象称为色淀解离；相反，红色离子状态的色淀，在中性或碱性环境中处于结合状态，呈蓝色，这时就称为色淀形成。即苏木精染色需要在酸性环境中脱色，在中性或碱性环境中显色。

通常组织切片在盐酸 - 乙醇分化至适度后，用流动的自来水冲洗 10～20 分钟，切片就可蓝化。在冬季水温低时(10℃以下)蓝化缓慢，改用温水则可加速蓝化。此外，要缩短蓝化时间可用碱性试剂代替流水冲洗加速蓝化，这类碱性试剂称为促蓝液。常用的促蓝液有 Scott 促蓝液、0.1%～1% 的氢氧化铵水溶液和 1% 的碳酸锂水溶液。组织切片在盐酸 - 乙醇分化后用水稍洗即置入促蓝液内 2～3 秒以完成蓝化，蓝化后流水冲洗 3～5 分钟即可以进行伊红染色。

(3) 促蓝液的配制

1) Scott 促蓝液

碳酸氢钠(sodium bicarbonate)	0.2g
无水硫酸镁(magnesium sulphate, anhydrous)	1g
蒸馏水	100ml
麝香草酚(thymol)	少量

2) 氢氧化铵水溶液

氢氧化铵(ammonium hydroxide)	0.3ml
蒸馏水	100ml

3) 碳酸锂水溶液

碳酸锂(lithium carbonate)	1g
蒸馏水	100ml

(二)伊红染料

1. 伊红的性质　伊红(eosin)又称曙红，属人工合成染料中的呫吨类染料，为桃红色或粉红色的粉末。分子式为 $C_{20}H_6O_5Br_4Na_2$，分子量为 691.906。伊红最适宜与苏木精配合染色以显示正常或病理组织的形态结构。伊红是由荧光素衍生而来，有多种。临床病理诊断技术中，常规 HE 染色常用是水溶性伊红 Y 和醇溶性伊红 Y。水溶性伊红 Y(eosin Y, water soluble)，也称伊红钠盐、黄光伊红或四溴荧光素钠，易溶于水，微溶于乙醇。Y 是带黄色之意,其分子内含溴愈多,颜色愈红。醇溶性伊红 Y(eosin Y, alcohol soluble),称四溴荧光素,易溶于乙醇,不溶于水。此外,还有伊红 B 和醇溶性伊红 B。伊红 B 又称蓝光伊红,二溴二硝基荧光素二钠,易溶于水。醇溶性伊红 B 又称醇溶伊红 B,溶于乙醇。伊红 B 略带蓝色,与蓝色的苏木精对比染色不理想,因此,HE 染色用伊红 Y 而不用伊红 B。

水溶性伊红 Y 含有一个醌型苯环的发色团和两个形成钠盐的酸性助色团(R—COONa、R—ONa)。这种形成盐类的酸性染料,在水中溶解时,就离解为带负电荷的色酸部分(R—COO⁻、R—O⁻),即染料的有色部分和带正电荷的钠离子部分(Na⁺),即染料的无色部分(图 2-8)。染色时,伊红 Y 带负电荷的色酸部分与组织内带正电荷的物质以离子键的形式结合而显色。

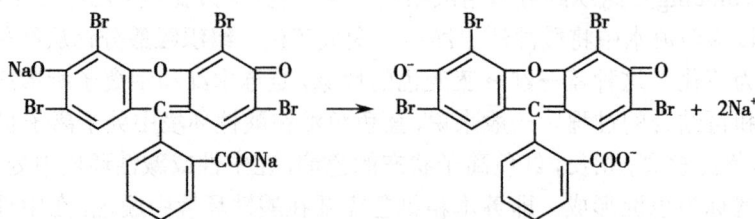

图 2-8 水溶性伊红 Y 在水中离解的化学反应

2. 伊红染液的配制法

(1) 0.5% 伊红水溶液

伊红 Y,水溶性(eosin Y, water soluble)	1g
蒸馏水	200ml
冰醋酸(glacial acetic acid)	1滴

在 200ml 伊红染液里加冰醋酸 1 滴,是为了促进染液的染色力和选染性,染色时间为 2～5 分钟,所加冰醋酸的量要恰当。伊红水溶液在使用过程中常有真菌生长,以致污染组织。在每 200ml 伊红水溶液中加入浓甲醛液数滴,可防止真菌生长。伊红液需要定期过滤,以除去真菌和沉淀物质。

(2) 醇溶伊红染液

伊红 Y,醇溶性(eosin Y, alcohol soluble)	1g
80% 的乙醇	200ml
冰醋酸(glacial acetic acid)	1滴

(3) 氯化钙 - 伊红染液

伊红 Y,水溶性(eosin Y, water soluble)	1g
蒸馏水	200ml
无水氯化钙(calcium chloride, anhydrous)	1g

配制时要先完全溶解氯化钙,然后再加入伊红 Y。

(4) 去钠盐醇溶伊红染液:伊红 Y 1g,加蒸馏水 100ml 使完全溶解,再加入冰醋酸 20ml,用玻璃棒搅拌,此时变为泥浆状,过滤后滤液不要,加蒸馏水洗涤滤纸上的沉渣 2～3 次,然后将滤纸连同沉渣一起放在干燥箱内(约 60℃)烘干,收集烘干的粉末用 95% 的乙醇 100ml 溶解,临用前再用 95% 的乙醇稀释 1 倍,此染液染色时间仅数秒钟,染色鲜艳。

3. 各类伊红染液的特点 水溶伊红染液配制简单,最为常用,但染液容易长真菌和出现沉淀，需经常过滤；加冰醋酸的量要恰当。醇溶伊红染液染色后不用水洗，可直接经乙醇脱水、二甲苯透明和封片；氯化钙-伊红Y染液不需要添加冰醋酸，染色鲜艳，但要注意避免产生沉淀；去钠盐醇溶伊红染液染色时间短，颜色鲜艳，但配制烦琐。各类伊红液可根据需要选用，较常用的是0.5%的伊红水溶液。

二、石蜡切片HE染色

（一）染色操作（使用改良Lillie-Mayer苏木精染液）

1. 二甲苯（Ⅰ）	5～10分钟
2. 二甲苯（Ⅱ）	5～10分钟
3. 95%的乙醇（Ⅰ）	3～5分钟
4. 95%的乙醇（Ⅱ）	3～5分钟
5. 80%的乙醇	1～2分钟
6. 蒸馏水	1～2分钟
7. 苏木精染液	5～8分钟
8. 流水稍洗	2～3秒
9. 1%的盐酸乙醇	2～5秒
10. 流水冲洗	15～20分钟
11. 0.5%的伊红水溶液	2～5分钟
12. 蒸馏水稍洗	1～2秒
13. 80%的乙醇	1～2秒
14. 95%的乙醇	1～2秒
15. 无水乙醇（Ⅰ）	2～5秒
16. 无水乙醇（Ⅱ）	5～10秒
17. 无水乙醇（Ⅲ）	10～30秒
18. 二甲苯（Ⅰ）	1～2分钟
19. 二甲苯（Ⅱ）	1～2分钟
20. 中性树胶封片	

结果：细胞核蓝色，细胞质、肌纤维、胶原纤维、甲状腺胶质等呈深浅不同的红色。红细胞、角蛋白等呈明亮的橙红色。

（二）染色注意事项

1. 切片脱蜡要干净　脱蜡不干净的组织切片，染料和试剂都难以进入组织细胞，染色后部分组织和细胞模糊不清，形成地图状。第1、2步的两缸二甲苯用于切片脱蜡。脱蜡时间应视二甲苯的新旧和室温高低而定，如二甲苯为新液，每缸脱蜡时间5分钟即可。如已使用多次，则可延长至10分钟。如室温高脱蜡时间可短些，室温低则需适当延长脱蜡时间或适当把二甲苯在水浴加温至25～30℃（不宜放在烤箱内加温）。脱蜡时将切片在试剂缸中提起放下2～3次可加速脱蜡。

2. 二甲苯脱蜡后按常规是用无水乙醇洗去二甲苯，省去无水乙醇直接用95%的乙醇其效果是与用无水乙醇无大差异，但95%的乙醇应勤换新液。

3. 苏木精染液要配好　苏木精染液配制的好坏，决定染色的优劣。苏木精染液染色时间应根据所采用的是哪一种配方和染液的新旧而定。Harris苏木精液染色约需5～8分钟，如旧液可适当延长时间。改良 Lillie-Mayer 苏木精染液配制后马上染色需时约 8 分钟,使用约 1 周后或时间更长,染色时间为 3～5 分钟即可。所用的苏木精液应定期过滤,避免氧化膜及沉淀等污染切片。

4. 1% 的盐酸 - 乙醇分化时间要依据切片厚薄、组织的类别和盐酸 - 乙醇的新旧而定。一般是把装有切片的染色抽置入 1% 盐酸 - 乙醇时提起放下 1～3 次,总时间约 2～5 秒已足够。切片在流水冲洗后放在显微镜下观察染色效果,如细胞核染色淡则可从第 6 步开始重染,如过深则可再置入盐酸 - 乙醇分化 1 次。

5. 盐酸 - 乙醇分化后的流水冲洗时间要足够,目的是把酸彻底冲洗干净,使组织返蓝,也避免切片残留酸液使切片容易褪色,流水冲洗时间约 10～20 分钟。如要缩短时间,可置入 Scott 促蓝液或 1% 的碳酸锂水溶液 2～3 秒即可蓝化。蓝化后需流水冲洗 5 分钟,将碱性的促蓝液除去。如果组织偏碱性会影响酸性染料伊红染液的染色。

6. 0.5% 的伊红水溶液染色时间约 2～5 分钟,如染液陈旧,会着色困难。在伊红液中再加入冰醋酸 1 滴,可立即恢复伊红的染色力。但如加冰醋酸过量或反复多次加入冰醋酸,伊红会出现沉淀,染色力就减弱。如伊红过染,掩盖细胞核的蓝色,对比染色不理想,可将切片水洗或在 80% 的乙醇脱水时间延长约数秒钟使过染的伊红脱色。

7. 第 14 步 95% 的乙醇脱水后常规是用三缸无水乙醇脱水,在用过 2、3 次后,尤其是在潮湿天气,无水乙醇很快就含水,因此,把第 16 步的无水乙醇改为苯酚二甲苯(1:3)混合液进行脱水,可省去第 17 步的无水乙醇,脱水时间 3～5 分钟,可彻底脱去切片水分。苯酚二甲苯脱水力强,可反复多次使用。切片残留苯酚会使组织褪色,苯酚二甲苯脱水后,再经三缸二甲苯透明并彻底洗去苯酚。

苯酚别名石炭酸,为白色针状结晶,配制苯酚二甲苯前需要将苯酚放入 56℃温箱内或水浴加热溶解。苯酚如被氧化后会变成红色,不能使用。

8. 使用一些二甲苯代替品如松节油代替二甲苯脱蜡和透明,可避免二甲苯的毒性,但脱蜡和透明效果会比二甲苯差,需要增加脱蜡和透明时间。同时,也要注意这些二甲苯代替品对各种染色是否有影响,使用一段时间后是否会变得黏稠,影响染色效果。

9. 近年来,全自动 HE 染色机逐步代替手工染色操作,节省了人力,也保证 HE 染色在统一的条件下进行,避免人工操作出现的每批切片染色质量不均一和人为差异的现象,这是标准化操作的重要手段。在使用全自动 HE 染色机时,试剂配制和染色程序可参照手工操作,苏木精染液最好选用不容易形成氧化膜的改良 Lillie-Mayer 或 Mayer 苏木精染液。此外,染色机在操作过程中将切片从一缸试剂转到另一缸试剂所需时间比手工时间长,因此,一些需要严格控制时间的操作步骤如盐酸 - 乙醇分化时间设定要适当缩短。

三、冷冻切片 HE 染色

(一)染色操作

1. 乙醚 - 乙醇混合固定液　　　　　　　　　　5～10 秒
2. 水洗　　　　　　　　　　　　　　　　　　2～5 秒
3. 苏木精染液(滴染,可加温至 56℃)　　　　1 分钟
4. 水洗　　　　　　　　　　　　　　　　　　2～5 秒
5. 1% 的盐酸 - 乙醇　　　　　　　　　　　　2～3 秒
6. 水洗　　　　　　　　　　　　　　　　　　2～5 秒

7. 促蓝液	2～5 秒
8. 流水冲洗	5～10 秒
9. 0.5% 的伊红水溶液	2～5 秒
10. 水洗	1～2 秒
11. 80% 的乙醇	1～2 秒
12. 95% 的乙醇	1～2 秒
13. 无水乙醇	2～5 秒
14. 苯酚二甲苯(1:3)	2～5 秒
15. 二甲苯(Ⅰ)	2～5 秒
16. 二甲苯(Ⅱ)	2～5 秒
17. 二甲苯(Ⅲ)	2～5 秒
18. 中性树胶封固	

结果：细胞核蓝色，细胞质和纤维红色。

(二)染色注意事项

1. 乙醚-乙醇液是由乙醚和 95% 的乙醇各 50ml，再加冰醋酸 5 滴混匀而成，应密封保存。

2. 冷冻切片 HE 染色操作要求时间短，因此，各种试剂要经常更换新液。

3. 如果使用 Harris 苏木精染液，应尽可能用新液；如果使用改良 Lillie-Mayer 苏木精染液则需存放 1 周后才用。

4. 其他的注意事项参阅石蜡切片 HE 染色注意事项。

四、封固剂与封片

组织切片完成染色，经过脱水透明后，为了易于在显微镜下观察，并能长时间保存备查，就需用封固剂把染片封固起来即封片，才算完成一张组织玻片标本的制作。封固剂必须具有牢固的黏性，折光性好，折光率与玻片相差不大，能与透明剂相混合，中性，对染料无影响。

常用的封固剂有以下两种：

1. 非水溶性胶　主要用于染色后经无水乙醇脱水，二甲苯透明的染色玻片的封片。要求所用的染料和着染的物质成分不被二甲苯溶解或脱色。非水溶性胶一般用二甲苯或二甲苯代用品稀释，常用的非水溶性胶主要有国产的中性树胶和进口的树胶如加拿大树胶和 DPX 合成树胶等。非水溶性胶主要用于 HE 染色、用 DAB 显色的免疫组织化学染色、绝大多数的特殊染色和组织化学染色。

2. 水溶性胶　主要用于染色后不能经无水乙醇脱水，二甲苯透明的染色片的封片。组织细胞中的一些成分如脂肪和一些染料、显色剂如 3-氨基-9-乙基咔唑(AEC)等能被二甲苯溶解，所以切片染色后只能用水溶性胶封片。水溶性胶一般用水配制，组织切片经过染色水洗后即可用水溶性胶封片。常用的水溶性胶有甘油明胶和阿拉伯糖胶以及进口的专用水溶性胶等。由于水的折光率与玻片相差比二甲苯大，所以用水溶性胶封片其透光性比中性树胶等非水溶性胶差。此外，用水溶性胶封片较用中性树胶等非水溶性胶封片容易褪色，封片也不够牢固，受潮容易发霉。所以用水溶性胶封片后，在盖玻片四周再用中性树胶作一堤围状封固，可以加强封固作用，防止发霉，延长褪色时间。

HE 染色及大多数染色常用中性树胶作为封固剂,中性树胶为无色或淡黄色黏稠液体,可用二甲苯稀释,其折光率与玻片的折光率接近。切片封固时树胶的浓度要调至适中,如树胶过浓,封片时易带有气泡容易造成树胶太厚和盖玻片不平,影响在显微镜的成像;如树胶过稀,封片时树胶外溢,既不美观,又会使树胶稀释挥发后形成空泡而不能密封切片,导致切片容易褪色。树胶不能加热,否则氧化后颜色加深变黄,使组织细胞染色失真,影响观察。加热又可导致树胶变酸,使切片容易褪色。已封固的染色玻片,应避免在日光下照射,否则也可使染片褪色。

第七节　HE 制片质量控制

常规 HE 制片技术是各种制片技术的基础,无论哪种病理技术的发展应用程度如何,都离不开常规 HE 制片技术。常规 HE 切片是病理医师作出病理诊断的重要依据。一位病理技术工作者,不仅要懂得病理制片技术的相关机制,还应熟练掌握 HE 制片技术的操作,明确 HE 制片质控的要求,方能制出优质的病理玻片标本。

一、优质 HE 切片的质控要求

病理制片技术可以说是医学科学技术中的一门工艺。病理技术工作者把来自临床患者、尸体解剖或动物实验的组织标本通过固定、脱水、透明、浸蜡、包埋、切片、摊片、贴片、烤片、染色和封片等一系列操作过程,制成一张玻片标本;在显微镜下观察时,达到核质清楚、红蓝分明、对比恰当、清晰如画,才算是优质的 HE 玻片标本。要求达到以下几个方面:

1. 切片完整、薄切和厚薄均匀、无刀痕　切片完整是指把包埋的组织最大面积或将病灶完整切出,胃肠管道等要有各层次,对碎块组织如内镜等组织能全部切出每一小块组织,否则容易造成漏诊。切片要薄,厚薄均匀。切片不可过厚,一般切 3～4μm,个别如淋巴结等组织,可薄切至 2μm。切片要无刀痕,有刀痕的切片影响美观,刀痕在病灶处则影响诊断。更不应出现跳刀现象,即切片有一截厚一截薄。

2. 贴片位置恰当、无皱褶　贴片时要求"定点"和"定向"。"定点"是要把每张蜡片贴在载玻片标签外的玻片中间,这样整齐美观,在镜下观察时又可在显微镜载物台较小范围内移动,方便操作。而"定向"是要根据各种不同组织的方向或表里位置进行倒置贴片。例如皮肤蜡片应把表皮向下,胃肠道组织蜡片应把黏膜层朝下,因为光学显微镜所形成的图像是一个放大倒立图像,因此,在镜下观察时所看到的是表皮向上或黏膜层向上的图像,这样符合我们观察的习惯。此外,贴片应平整无皱折。

3. 染色鲜艳、对比清晰　组织和细胞经过苏木精 - 伊红(HE)染色后,细胞核被染成蓝色,胞质被染成红色,纤维、肌肉和红细胞等呈深浅不同的红色。染色要鲜艳,透明度好,红蓝分明,对比清晰,无偏蓝或偏红的现象,才利于镜下观察。此外,还要注意染色后的脱水和透明,即使切片染色很理想,也会因最后的脱水、透明不彻底而功亏一篑。

4. 无污染、无"龟裂"、无"炭化"胞核　切片如受污染,污染物遮盖组织细胞就难以观察,如大的污染物恰在切片的重要部位,就妨碍诊断。切片要均匀一致,无"龟裂",即切片不出现人为的裂隙。切片也见不到黑色像"炭化"一样的胞核。

5. 封片无气泡、封胶不外溢。封片时所滴的树胶要适量,浓度要适中,以封胶后树胶充满盖玻片又不外溢为宜。如有条件,可采用自动封片机。

6. 玻片整洁、标签端正、号码清楚 染片封固后应保持玻片整洁,端正地贴上标签,标签上的病理号书写要清楚,最好是用打印机打印号码。解决这些小问题后,可使玻片标本整洁美观,给人一种美的感觉。

二、影响 HE 切片质量的主要因素

(一)组织处理和包埋

1. 固定应及时 组织固定是制片的关键,组织固定的好坏,决定以后制片的各个环节。因此,组织离体后应立即固定。固定须采用 10% 的甲醛液(实际含甲醛 4%),如能采用 10% 的中性缓冲甲醛液固定则更佳。固定时所加 10% 甲醛的体积应为组织体积的 10~20 倍。固定后组织取材时如切面见血色,含液体较多,组织仍保留柔软状态,即表示固定不好,应继续固定至合适后取材。巨大组织须切成小片固定,固定足够然后修切成大小约 22mm×22mm,厚约 2~3mm 的组织块进行脱水。

2. 脱水要彻底 脱水液常用乙醇,乙醇脱水由低浓度逐级至高浓度,逐步置换组织内的水分。组织在乙醇脱水时,低浓度乙醇的时间可适当延长,至无水乙醇时则要掌握恰当时间,一般是 2~3 小时,穿刺小组织仅需 30~40 分钟,并采用Ⅱ级或Ⅲ级无水乙醇。

3. 透明宜充分 透明剂多采用二甲苯,透明时间依据组织的大小和厚薄,一般组织约需 60~90 分钟,穿刺小组织 15~25 分钟,并采用Ⅱ级或Ⅲ级二甲苯。组织呈透明状,表明组织已完全无水,如果组织在二甲苯内见中部仍呈白色混浊状,说明组织内仍有水分,如投入石蜡内,包埋后就无法切出完整切片。

4. 浸蜡需足够 浸蜡多用纯净而熔点稍低的石蜡,浸蜡时采用Ⅱ级或Ⅲ级,以尽量清除二甲苯。开始一级用熔点较低石蜡,最后一级用熔点较高石蜡或包埋石蜡。浸蜡时间依据组织大小和厚薄而定,一般为 2~3 小时。浸蜡时恒温箱或自动脱水机蜡缸内的温度应比所用石蜡熔点稍高些,以保持石蜡恰在熔化状态,这样组织才能取得良好的浸蜡效果。但要注意在浸蜡期间温度一定要恒定。

5. 包埋应恰当 包埋时,包埋石蜡的温度要比组织浸蜡高 4~6℃,否则包埋冷凝后组织与石蜡容易分离。包埋时把组织最大最平切面或所需的病灶切面向下置入包埋模具。对皮肤、胃肠管道和囊壁等层次清楚的组织,包埋后其切面应包含有各层组织。对子宫刮出物的内膜小组织,应尽可能包埋在同一平面上以利全部切出。

(二)切片

1. 切片要切出薄而平整的蜡带,关键在切片刀。现在一般都使用一次性刀片,这可省去磨刀时间,用一次性刀片切片时应注意刀片的锋利度,若不锋利则应适时更换新刀片。如使用切片刀时,一定要研磨锋利。其次,在第一次切片时,要转动刀座上的弧形刻度盘,边切边选取最合适的切片刻度。此刻度即相当于余隙角(clearance angle)2°~4°,在此范围内,才能切出良好的蜡片。记住此切片刻度,以后如用同类型的一次性刀片或切片刀,就无须再调校。切片前要把切片机上有关的各螺旋拧紧。

2. 摊片要平整无皱折 切出的蜡片,应移置恒温贴片盆内展开,使整张蜡片平整无皱褶,蜡片的光面向下。恒温贴片盆的内壁和底面应黑色,其水温应根据所用包埋石蜡的熔点调节在 40~46℃。在摊片时一定要注意水盆的清洁,稍一不慎,易造成组织污染。

3. 贴片时要注意"定点"和"定向" 要把组织蜡片捞至载玻片的适宜位置,即要注意"定点"和"定向"。贴片后提起玻片时,还要把玻片的一角接触一下水面,以带走多余的水

分,否则玻片上留存的水分,可使已"定点"和"定向"的组织蜡片移位,偶或在组织蜡片上留下一个圆形的水迹。

4. 烤片要掌握温度和时间。贴片完毕,立即置入电热烤片箱内烤片,烤片箱内温度应调至 60~65℃,烤片时间约 30~60 分钟,也可置于电热板上烤片,使组织蜡片上的蜡呈将熔化的状态,这样蜡片就可牢固地粘贴于载玻片或盖玻片上。

（三）染色

1. 切片脱蜡需干净　脱蜡不全的组织切片,染色后组织和细胞模糊不清,如雾中观花。脱蜡剂用二甲苯,实行Ⅱ级脱蜡。脱蜡时间约 10~20 分钟,应视所用二甲苯的新旧和室温情况而定。脱蜡时间可长些,以保证充分脱蜡。如手工脱蜡,其间应把染色抽提起,放下 2~3 次可加速脱蜡。

2. 苏木精染液要配好　苏木精染液配制的好坏,决定染色的优劣。苏木精染液配制有多种配方,关键在氧化。如用氧化汞作为氧化剂的苏木精染液,在染色过程中很易在液面形成一层氧化膜,在每次染色之前必须过滤或用纸把液面的氧化膜拖走,以免污染切片。现在多用碘酸钠作为氧化剂来配制苏木精染液。不同苏木精液的染色时间为 5~20 分钟。日常使用的苏木精液要定期过滤;根据每天染片量的多少,应每周或隔周更换一次新液。

3. 盐酸 - 乙醇分化要适度　分化是一个重要环节,苏木精液染色后若不进行分化或分化不足,组织着染过深使核质的境界不清晰;若分化过度,胞核过淡不清楚。分化时间的长短,一般为 2~3 秒,但具体时间要视组织的性质、切片的厚薄和苏木精染色的浓淡来决定。若用 Mayer 苏木精液,通常都不需要分化。

4. 分化后要充分水洗　一方面,苏木精液染胞核,经酸分化后胞核呈棕红色,通过流水冲洗洗去切片上的酸,使苏木精色淀重新形成胞核重显蓝色。另一方面,分化后切片留有酸液,易使切片褪色。故流水冲洗要充分,一般需 15~30 分钟。如急于诊断,可用碱性的促蓝液浸洗一下来促蓝,经促蓝液处理的切片稍漂洗后即可用伊红液染色。

5. 伊红染色要适宜　伊红是作为蓝染胞核的对比染色,染色时不应染得太红,以免"喧宾夺主";也不要染得过淡,否则红蓝对比不鲜明。每 200ml 伊红液加 1 滴冰醋酸可起促染作用,如加酸太多,可使伊红液沉淀而慢慢失效。伊红水溶液的染色时间约 2~5 分钟,也可采用伊红 - 乙醇液,其染色时间仅需数秒钟。

6. 切片脱水、透明要彻底　HE 染色完成后,还要经无水乙醇和二甲苯彻底脱水透明。切片脱水要经过多次无水乙醇才转入二甲苯透明。也可采用苯酚二甲苯（1∶3）进行脱水,需时约 3~5 分钟,可彻底脱除染片水分;脱水后,染片要经过多次二甲苯浸洗以除去苯酚。

7. 封胶要中性,浓度要适中　树胶受热或放置时间过长,因氧化而变酸,用酸性的树胶封片可使染片褪色。树胶过浓,封片时容易导致气泡,树胶过稀,封片时树胶外溢,影响玻片美观。

8. 染片过程忌切片干涸　切片完全干涸,会使组织收缩,割裂成小区,形成"龟裂"现象,影响诊断。染片如在封片前过度干燥,可使部分胞核透明不良,胞核不被光线透过,黑色如炭,所谓核"炭化"。

三、常见 HE 切片染色缺陷的成因和对策

1. 切片污染　包括染液的污染和组织污染。所谓染液的污染,是由于苏木精染液的氧化膜或伊红染液的絮状沉淀和其他试剂中的沉淀物所致。污染物遮盖该部位的细胞或组织

而难以观察其形态改变。这种污染可通过定期过滤各种染液和试剂而避免。而所谓组织污染是由于切片和贴片过程中,被其他病例的组织和细胞污染。如果是不同类型的组织,容易在显微镜下发现;如果是相同类型而不同病变的组织污染,不容易在镜下发现,可导致误诊。因此,在摊片时要非常小心,恒温贴片盆的水要常常更换或于每例贴片后用纸在水面上把残余蜡片拖走,以保证不污染。还有,取材时也可造成组织污染,在甲例取材后,如不及时把蜡板和刀剪冲洗干净,若留下残余组织,在乙例取材时把甲例的残余组织误作乙例取材,同时放进脱水盒内,这样同一切片内,包括甲乙两例组织,这种组织污染,也可产生严重后果。

2．染色不均匀　　即部分组织和细胞染色尚可,部分模糊不清,这种切片无法诊断。其原因是由于染色时二甲苯脱蜡不彻底,切片部分着色不好。常见于冬季室温低时,二甲苯的脱蜡力度降低,或使用已多次脱蜡的二甲苯所致。克服办法是在冬季室温低(14℃以下)时,应把二甲苯盛缸在水浴中适当加温至30℃脱蜡,或更换新的二甲苯。在脱蜡时把染色抽提起放下2～3次,可加速脱蜡。如使用自动染色机有恒温装置时,则及时更换二甲苯即可。

3．切片呈云雾状　　镜下观察切片时细胞和组织模糊不清,这是由于染片后脱水不彻底,切片内含有水分所致。纠正办法是脱去盖玻片,用二甲苯洗去树胶,再用乙醇洗去二甲苯,重新脱水透明。在南方如遇潮湿天气,室内湿度大,可改用苯酚二甲苯(1:3)进行脱水,操作人员戴上口罩,在防潮橱内进行封片。如有条件,最好能在自动封片机内封片。

4．组织"发白",镜下见细胞模糊不清,核不着染,呈灰白色。常见于淋巴结和鼻咽等组织。这是由于组织固定不当所致,如组织固定不及时,固定液不足或浓度过淡,也与组织的致密度和天气寒冷有关。淋巴结有一个致密的包膜,影响甲醛液的浸透;因此,固定前先把淋巴结对半切开,再行固定,可获得满意效果。

5．组织和细胞过度固缩　　镜下见细胞和纤维都比正常缩小,排列致密,核深染,核染质成团块状。这是由于组织在浸蜡时电热恒温箱温度过高,时间过长,则易使组织过度固缩。纠正办法是检查电热恒温箱的温度是否恒定,最好是维持在60～62℃,如超过70℃或以上,就容易使组织细胞固缩。

6．组织"龟裂"　　所谓"龟裂"就是组织切片在镜下不是均匀一致,而是像久旱后的田地爆开的很多裂痕,如同龟背上的裂纹一样。这是由于切片在染色过程中干涸或是在染色后把切片置入烤箱中烤干时引起,因高温干燥而使组织收缩割裂;特别是在脾、淋巴结等组织容易发生。避免的方法是在染色过程中不让切片干涸,染色后不要把切片置入烤箱中烤干,需经脱水透明后封片。

7．胞核"炭化"　　就是切片染色后在镜下见到有些胞核不是蓝色而呈黑色,像木炭一样,称为"炭化"。其原因是染片在封片前过度干燥,部分胞核透明不良,即光线不能透过胞核,故呈黑色。纠正方法是把该切片重新投入二甲苯,脱下盖玻片,再在二甲苯稍浸片刻后取出,趁染片内的二甲苯未完全挥发,立即滴树胶加盖玻片封固,则胞核"炭化"消失。

8．切片内有大小不一的气泡　　切片内气泡的出现,既影响美观,也妨碍阅片。气泡的产生,多与封片的树胶有关。树胶过浓或封片前用玻璃棒搅动树胶产生气泡所致。纠正方法是封片用的树胶浓度要适中,以提起玻璃棒时胶如珠滴状慢慢滴下为合适,临封片时不要随意搅动树胶。树胶浓度的调配,要预早完成。气泡的出现也与封片时的技巧有关。滴树胶后,若盖玻片平放,则易产生气泡;若把盖玻片倾斜成一定的角度放下,即盖玻片一侧先接触树胶后再慢慢把盖玻片放下,则可避免气泡的出现。

9.切片不完整 只切出蜡块周边组织而中部组织破碎不成片。这是由于组织脱水不充分,组织块中部仍残留水分。这种组织蜡块切片后暴露出的切面在第二天就出现组织中部下陷,是因为组织内水分蒸发所致。遇此情况,需把蜡块投入熔化的蜡缸内使蜡彻底熔化,把组织转投入二甲苯内溶解和清除石蜡(用Ⅱ级二甲苯,时间约30分钟,并轻轻搅动多次),然后投入无水乙醇内洗去二甲苯,再移入新的无水乙醇按常规重新脱水、透明和浸蜡包埋,就能切出完整切片。

10.切片时不成片,整片易破碎 这是由于组织含血过多,含血块过多的组织很脆,包埋后切片时易破碎不成片,常见于子宫刮出的血块和输卵管妊娠组织等。遇此情况,可向蜡块呵一口气后切片即会有改善。最好是组织在二甲苯透明前,改用香柏油或丁香油透明,再经二甲苯短时处理后,浸蜡、包埋再行切片,就能切出整片。

11.切片时裂开不成片 切片时裂开,一方面是由于组织内有较大的钙化灶,在切片时就出现大的刀痕,甚或使蜡片裂开分离。另一方面是由于在包埋时组织与石蜡融合不好,其间部分石蜡松浮,在切片时就使蜡片分离开裂。造成融合不好的原因是包埋石蜡的温度较低,包埋时动作不够快。克服方法是注意包埋石蜡的温度要比组织浸蜡的温度高数摄氏度(4~6℃),在包埋时操作要快,不要把组织翻来翻去。

12.刀痕 即切片有直线缺痕,宽窄不一,使组织稍开裂或细胞受挤压变扁。这是由于切片刀或一次性刀片出现缺口。造成刀片缺口的原因是切过含钙化灶的组织或切过手术缝线的组织所致。切片时如发现切片有刀痕,应立即移开有缺口的刀锋,选取无缺口的刀锋再切片,或更换新的刀片。为避免切片时出现刀痕,首先在取材时注意每一例组织内是否有钙化灶,可用手指轻轻抚摸组织内是否有像沙粒样的钙化点,如有该组织就要先进行脱钙处理,如为骨组织更需要彻底脱钙处理后才进行脱水、透明和包埋。

13.筛状小空洞 组织内出现的筛状小空洞,常见于较软的组织如脑、子宫内膜和鼻咽黏膜等。原因是切片时过度冷冻蜡块使其过硬,立即进行切片,则开始切出的二、三张蜡片,常出现筛状空洞。克服方法是避免组织蜡块在切片之前冷冻过硬,在修平蜡块后,应多切数片使组织蜡块稍回暖后才开始选取蜡片,这样的蜡片就无筛状空洞。

14.切片一截厚一截薄,呈阶梯状,染色后深浅不一。这是由于组织过硬(如子宫肌瘤),或切片机的样品夹头和刀座上的螺旋没有拧紧所致。预防的方法是注意对较硬的组织在无水乙醇内脱水时间不可过长,更不能在高温中浸蜡,以免使组织更加硬固。在切片前要注意把每一个螺旋拧紧。

15.切片太厚或厚薄不均 切片太厚主要是切片刀或刀片太钝或切片机内机械的磨损,造成轴承的松动。因此,需把切片刀磨锋利或更换新的刀片。对切片机要尽快修理或重新购买。其次是切片时余隙角(clearance angle)太小,当刀锋第一次切片经组织面时为虚切,或切出很薄而不完整的切片;第二次切片经过组织面时因微米数增多而加厚,且因蜡块表面受过压力而膨胀,因而切出较厚切片。出现此情况,就要调试刀座内的刻度盘,边切片边调试,当余隙角为2°~4°时,就不会出现过厚过薄的情况。

16.切片有皱褶 出现皱褶的原因,一方面是在摊片时恒温贴片盆的水温过高或过低,又或使用镊子撑开切片时的操作不够熟练,切片未能平整伸展。纠正方法是要调整好恒温贴片盆的水温。如水温过高,摊入组织蜡片时,蜡片很快软化,有皱褶处立即黏着无法以小镊子撑开展平,可导致蜡片内组织的散开甚至溶解;如水温过低,组织未软化,也无法把蜡片撑开展平。另一方面，如包埋用的石蜡熔点过低，蜡软，在切片时蜡片易皱褶，这种皱褶较难展平，需要更换熔点适当的石蜡进行包埋。

17. 切片组织自溶 显微镜下，切片着色淡，细胞模糊不清，仅见组织轮廓。这是由于组织在离体后，没有及时固定，或尸体防腐不当，引起组织自溶所致，特别在炎热的夏季容易发生。避免方法是活体组织离体后，必须立即用适量的10%甲醛液固定，如为大组织可切开固定；尸体要及时防腐，没有防腐处理的尸体，死后至解剖间隔的时间一般不要超过48小时。

18. 人为挤压组织变形 切片在显微镜下观察，组织细胞狭长，呈深染、平行排列的条索状。常见于鼻咽黏膜、胃黏膜等组织。这种情况，属于人为的细胞变形，是由于组织在钳取时受机械性挤压造成。为避免这种情况的出现，在钳取组织时，勿用镊子重力挤压或用强力牵拉组织。

19. 组织表层固缩成壳 镜下见表层细胞融合和深染，与其下组织分界清楚。这是由于用高浓度乙醇固定组织造成的。因为乙醇是固定剂，也是脱水剂，故用无水乙醇或高浓度乙醇固定组织，使组织表层迅速固缩和强烈脱水，形成一层硬膜，同时又影响乙醇对深层组织固定。因此，应采用10%甲醛固定组织。但在有些单位，如没有甲醛液，也可用75%的乙醇固定小组织，但经乙醇固定的组织对胞核的染色不良，同时更会影响免疫组化染色。

20. 甲醛色素沉积 切片出现很多棕黑色无定形颗粒，在出血灶、血管内和含血液丰富的组织器官如脾脏更常见，影响切片的清晰和美观。这是由于含血丰富的组织，在带酸性的甲醛液固定后，酸性甲醛作用于组织内的血红蛋白形成酸性甲醛正铁血红素复合物所致。这种复合物又称甲醛色素或福尔马林色素。如用中性缓冲甲醛液固定组织，可防止这种色素形成。若用一般的甲醛液固定富含血液组织不超过48小时，这种色素的形成可减少。如在组织上已形成这种色素，可在切片脱蜡至水化后，置入95%的乙醇苦味酸饱和液内处理5～30分钟即可溶解消失。

21. 组织高温烧灼变形 切片组织在显微镜下结构不清，淡蓝染，核溶解，部分组织呈深蓝色线状。这是由于电灼高温引起的组织变形。常见于黏膜组织息肉电灼、前列腺经尿道电切、子宫颈锥状电切等组织。因此，在上述电切组织取材时，应远离切缘，尽量减少对切片影响。

22. 冷冻切片出现冰结晶 冰结晶的出现，仅见于未经固定的冷冻切片，在镜下可见组织细胞中大小不一的空泡，破坏了正常的组织结构。原因是组织在冷冻过程中，冷冻的温度不够低，组织未能快速冷冻，使组织细胞中的水分聚集形成冰结晶。预防方法是要求低温恒冷切片机的冷冻效果好，能使组织快速冷冻。如果低温恒冷切片机的冷冻功能不佳，可以使用专用的喷雾冷冻剂辅助冷冻组织，也可以用液氮快速冷冻组织后再进行切片，液氮的温度约为-190℃，因此，冷冻后的组织需要在低温恒冷切片机内复温至-20℃左右后才能切片。

上述所列的22种常见切片缺陷，有些是制片过程中造成的。只要严格执行制片质控标准，熟练技术操作，改善仪器设备和工作环境是可以避免的。但组织自溶、组织人为挤压变形、组织表层固缩壳状改变、甲醛色素沉积和因高温电灼使组织变形等则是由于送检标本处理不当造成的，应与送检医师沟通，尽量避免。

四、HE切片的质控评价指标

HE制片的质量，可以从以下8个方面，以不同的权重给予评价：

1. 切片完整、贴片恰当   10分
2. 切片较薄和均匀，无污染   20分
3. 无皱褶   10分
4. 无刀痕   10分
5. 染色清晰、核质分明、透明度好   30分
6. 无固缩、"龟裂"、"炭化"胞核   10分
7. 封胶适当、玻片整洁   5分
8. 字体端正、号码清楚   5分

在给分过程中，要根据上述 8 个方面的质量严格给分，优质的 HE 切片每项分数要求达到 90% 以上。

一张优质的玻片标本，就是一个精美的工艺品。既给我们一种美的感觉和享受，更重要的是有利于病理医师的阅片和诊断。一张玻片标本的优良或粗劣，主要反映病理技术人员的责任感和业务技术水平；当然也与所使用的仪器和染料的质量有关；还需要病理医师和临床的配合。为了满足临床病理诊断、教学和科研的需要，一定要严格执行 HE 制片质控标准。

第三篇
特殊染色和组织化学染色技术

特殊染色和组织化学染色是在 HE 染色基础上发展起来的染色技术,是临床病理诊断中重要的辅助技术之一,许多在常规 HE 染色难以诊断的疾病,通过应用特殊染色和组织化学染色技术进一步确诊。尽管目前免疫组织化学技术广泛应用,但是许多特殊染色和组化染色是免疫组化技术所不能代替的。特殊染色和组织化学染色技术的应用,有助于提高临床病理诊断水平。

早在 100 多年前,HE 染色已开始应用于生物和医学研究。随着病理学的发展,单纯的 HE 染色已不能满足临床病理学对组织细胞形态观察的需要,希望有一种新的染色技术,能解决在观察组织细胞形态改变时,既能观察到其组织成分的变异,又能对 HE 染色中看到的组织或细胞内某些相似物质或结构(如色素、胞质空泡等)进行鉴别以及区别病灶中的病原体等问题。经过先辈的探索和实践经验的积累,先后创设出含铁血黄素染色、结核菌抗酸染色、胶原纤维和肌纤维的 Van Gieson 染色及脂肪染色等。虽然这些染色方法已应用于实践中,但对其染色反应机制还不很了解,而且这些染色也不常规用于每例组织切片,只是在特殊情况下才应用。因此,习惯称之为"特殊染色",以示与常规 HE 染色区别。

组织化学染色是把组织学、细胞学和生物化学结合起来的一门染色技术,应用某些试剂或染料与组织细胞内的化学成分进行特异性反应或染料分子结构的某些基团与组织内的相应基团特异性结合而显色,既能确定组织细胞的某些特殊成分,又能显示出这些特殊成分在组织细胞中的分布和含量以及在病变时所发生的变化。如显示肝糖原的高碘酸 - 无色品红(PAS)法,组织切片先用高碘酸氧化,使组织中含有己糖结构的碳键打开,生成二醛,后者与无色品红结合呈阳性反应,形成紫红色颗粒状复合物定位于肝细胞胞质内,但这只证明糖类物质的存在。要证明是否为糖原,需要用另外一张连续切片经淀粉酶消化后同时做 PAS 染色对照,如对照片呈阴性,就可确定阳性物为糖原。因此,PAS 染色可以确定肝细胞内糖原的存在,通过观察肝糖原在肝细胞的含量和分布以及变化,可了解肝细胞的功能状态。因此,蛋白质、糖类、核酸、色素、某些金属物质和脂肪等染色以及各种酶类的呈色反应技术都归属于组织化学染色技术。

其实,所谓特殊染色,主要通过染料和组织内相应基团的结合而显示,大多属于组织化学染色。过去含铁血黄素染色和网状纤维染色被认为是特殊染色,现在已明确其染色中的化学反应过程,也就称之为组织化学染色。但从传统意义上,将含铁血黄素染色和网状纤维染色说是特殊染色也无不可。

本书把特殊染色和组织化学染色融为一体,不再区分。

以下是关于本篇各染色方法中的几点说明:

1."常规脱水包埋"是指组织固定取材后,经各级乙醇脱水,二甲苯透明,浸蜡和石蜡包埋的过程;"常规脱蜡至水"是指石蜡切片经二甲苯(Ⅰ)5～10分钟,二甲苯(Ⅱ)5～10分钟,95%的乙醇(Ⅰ)3～5分钟,95%的乙醇(Ⅱ)3～5分钟,80%的乙醇1～2分钟,最后在蒸馏水洗1～2分钟的过程;"常规脱水透明,中性树胶封固"是指在95%的乙醇浸洗后,再经无水乙醇2～3缸,二甲苯2～3缸脱水透明,最后用中性树胶封固染片的过程。(可参阅常规HE染色法)。

2.本篇介绍的特染和组化染色方法,从节省染液和每次染色都有新鲜染液考虑,多采用滴染。更由于特染和组化染色多是个别切片,很少有整批标本,故更适宜用滴染。

3.在某些特殊情况,是不宜用滴染的。凡染液是乙醇溶性,如醛品红染液、地衣红染液等是用乙醇配制,故宜采用染色缸浸染并加盖盖好。因乙醇有挥发性,用滴染易出现沉淀而污染切片。

4.有些染液虽是水溶性,但如染色时间较长,也不能用滴染而用染色缸浸染,如磷钨酸苏木精染液,因染色需时24～48小时,就必须用染色缸盛装染液并加盖进行染色。无色品红液也是水溶性,染色时间虽短,但无色品红液与空气接触易还原。无色品红液又需避光,故也不宜滴染而需用缸染并加盖,还要置放于黑暗处。

5.关于染色时间,如无色品红液染色15～20分钟,即在室温或室温稍高时,可采用15分钟,若室温低时,可用20分钟或更长些时间,由操作者自己掌握。

6.为节省时间快速染片,有时也可采用微波进行染色。如磷钨酸苏木精法,正常染色时间是24～48小时,如用微波则仅需3～4分钟。染肾小球基膜的六胺银法,正常于60℃恒温箱需时60～90分钟,用微波处理也仅需3～4分钟,这可由操作者根据所用微波炉的厂牌型号,微波温度档次摸索出每种染色的合适时间。但要注意,经过微波处理的染液,一般只能使用一次,用后其染色力即大大减弱或失效。

7.特染和组化试剂的配制,一般以100ml为计算单位(如配制染酸性黏液的爱尔新蓝8GX,pH 2.5染液)。但如染液的保存时间不长,而每周制作该染色的片数不多,就可以少配以免浪费。如染网状纤维,因氢氧化银氨液配好后仅能保存4～8周,每染1片仅需3～5滴,故每次配制20～30ml已足够。如日常染片较多,则可配制原量的1倍或2倍。

8.酶组化染色,一般是用22mm×22mm的盖玻片贴片,并用10ml容量的盖玻片(22mm×22mm)染色缸浸染,所以酶组化的底物配制是以10ml为单位。如购不到盖玻片染色缸,可改用载玻片染色缸,这样配制底物时就应按原法的3倍(因载玻片染色缸的最小染色容量需30ml)来计算。

9.在配制各种染液或试剂时,必须在瓶上贴上标签,标明染液或试剂名称,同时还需标明配制日期,因各种染液和试剂都有不同的有效使用期,有些可使用1年或2年,有些则仅可用 1 个月或 2 个月。标上日期就可掌握该瓶染液或试剂是否到了或接近失效期,避免浪费时间和人力去染色,而又得不到理想结果。

10. 用于特殊染色的染液和试剂,有些易氧化还原的,如高碘酸、高锰酸钾、铬酸、硫代硫酸钠、无色品红、偏重亚硫酸钠等的溶液,应把试剂瓶塞紧密封置于 4℃冰箱内保存,则可延长使用寿命。但有些染液如染中性脂和酸性脂的硫酸耐尔蓝液如置入冰箱保存,则很易被破坏而失效。

11. 凡是盛装银液如六胺银工作液、氢氧化银氨液和 Bielschowsky 镀银液等的各种玻璃容器,事前必须用硫酸洗液泡浸过并彻底冲洗干净,晾干后才使用。

第一章
结缔组织和肌纤维

结缔组织在广义上包括多种组织成分,狭义上是指其含有的三种纤维,即胶原纤维、网状纤维和弹性纤维。这三种纤维广泛分布于身体各处,常见于器官与器官之间,组织与组织之间以及细胞与细胞之间。这些纤维具有支持连接、营养、防御保护和创伤修复等功能。这三种纤维在苏木精-伊红(HE)染色中有时难以区别,特别是在某些病理改变时。因此,在病理诊断上常常要借助于特殊染色进行鉴别。

第一节 胶 原 纤 维

胶原纤维(collagen fiber)是三种纤维中分布最广,含量最多的一种纤维。它广泛分布于各脏器内。在皮肤、巩膜和肌腱最为丰富。胶原纤维具有韧性大、抗拉力强的特点。在弱酸或沸水中可慢慢溶化成胶水,称为白明胶,所以这种纤维称为胶原纤维。胶原纤维在新鲜时无色,粗细不等,直径在 $1 \sim 12 \mu m$ 之间,并有分支,互相交织成网。在电镜下胶原纤维是由更细长的胶原原纤维集合成束而成。

近年研究已知胶原纤维又可分为十几型,胶原分子呈棒状,由三股同质或异质性螺旋形多肽链组成,其中Ⅰ型主要是骨、皮肤和肌腱胶原,Ⅱ型主要是软骨胶原,Ⅲ型主要在胚胎组织以及成人血管、胃肠道,Ⅳ型只见于基膜等。通过用苦味酸-天狼星红法在偏振光显微镜下可见Ⅰ型胶原纤维呈双折射为橘黄色或亮红色的粗纤维,Ⅲ型胶原纤维呈弱双折射为绿色的细纤维,Ⅱ型胶原纤维在偏振光中不显色。

胶原纤维染色在病理诊断上主要用于和肌纤维的鉴别。常用于显示胶原纤维的方法有改良 Van Gieson 苦味酸丽春红 S 法(简称改良 V.G. 法)、Masson 三色法和 Mallory 三色法等。所谓三色染色通常是指染胞核和能选择性地显示胶原纤维和肌纤维。其实 V.G. 法也是一种三色法,不过习惯上不称三色法。从实用方面,仅介绍以下三种方法。

一、苦味酸丽春红 S 法(V.G. 法)
(改良 Van Gieson)

(一)试剂配制

1. 天青石蓝染液

天青石蓝 B(celestin blue B)	0.5g
硫酸铁铵(ferric ammonium sulphate)	5g
蒸馏水	100ml

| 甘油（glycerin） | 14ml |
| 麝香草酚（thymol） | 50mg |

取一只三角烧瓶盛蒸馏水，加入硫酸铁铵，用玻璃棒搅动使其完全溶解。加入天青石蓝B，继续用玻璃棒搅匀，以文火煮沸2~3分钟，在煮沸时应用玻璃棒不停轻轻搅动，否则天青石蓝将沉积于瓶底成团块状。待冷却后过滤于小口砂塞瓶，再加入甘油和麝香草酚，置4℃冰箱可保存1年以上。临用前半小时由冰箱取出恢复至室温。为方便操作可倾入一小滴瓶内使用。

2．Mayer苏木精染液

苏木精（hematoxylin）	0.1g
蒸馏水	100ml
碘酸钠（sodium iodate）	20mg
硫酸铝铵（aluminum ammonium sulphate）	5g
柠檬酸（citric acid）	0.1g
水合氯醛（chloral hydrate）	5g

取一只200ml洁净三角烧瓶盛蒸馏水，加入苏木精并轻轻摇动使完全溶解（可稍加温至约50℃），再加入碘酸钠及硫酸铝铵，用玻璃棒轻轻搅动使硫酸铝铵完全溶解，最后加入柠檬酸与水合氯醛，此时溶液呈淡红紫色，过滤于小口砂塞瓶内。保存和使用同天青石蓝液。

3．1%的盐酸乙醇液

| 70%的乙醇 | 99ml |
| 纯盐酸（hydrochloric acid） | 1ml |

4．1%的丽春红S（ponceau S）

5．苦味酸（picric acid）饱和水溶液　取蒸馏水100ml，加入苦味酸约2g即成苦味酸饱和水溶液。

6．改良Van Gieson（改良V.G.）染液

| 甲液：1%的丽春红S | 1ml |
| 乙液：苦味酸饱和水溶液 | 9ml |

甲乙两液临用前按比例混合，混合液一次性使用，不能保存。

（二）染色步骤

1．组织固定于10%的甲醛液中，常规脱水包埋。

2．切片厚4μm，常规脱蜡至水。

3．天青石蓝液滴染2~3分钟。

4．稍水洗。

5．Mayer苏木精液滴染2~3分钟。

6．稍水洗。

7．1%的盐酸乙醇分化1~2秒。

8．流水冲洗10分钟。

9．改良Van Gieson液滴染1~2分钟。

10．急速用水洗一下，即用95%的乙醇快速分化。

11．无水乙醇脱水（Ⅰ）、（Ⅱ）、（Ⅲ）各数秒钟，二甲苯透明（Ⅰ）、（Ⅱ）、（Ⅲ）各1~2分钟。

12. 中性树胶封固。

（三）染色结果

胶原纤维呈鲜红色，肌纤维、胞质及红细胞呈黄色，胞核呈蓝褐色。

（四）注意事项

1. 苦味酸水溶液的饱和度约 1.2%，其干燥纯品在高温或受撞击时会发生爆炸，为安全起见，厂商在出售时会加入水分 35% 以上，故在配制其饱和液时在 100ml 蒸馏水中加入含水的苦味酸约 2g 可达饱和。

2. 特殊染色和组化染色的切片，一般切片厚度是 4～5μm，有时需要厚一些，则另有说明。

3. 改良 Van Gieson 原法是用 Weigert 铁苏木精染胞核，铁苏木精液为乙醇溶性，乙醇张力小，滴染时铁苏木精染液随玻片扩散，不易控制，其配制的苏木精用量也较大，故改用天青石蓝液及 Mayer 苏木精液代替，该两液很稳定，染色效果好，染液的保存时间也较长。

4. 1% 的盐酸乙醇分化常规是 1～2 秒，在分化完毕和流水冲洗后，应把切片放在显微镜下作低倍观察。如核仍过深，可再分化 0.5～1 秒。如过淡，可再染天青石蓝液和 Mayer 苏木精液 1 次，然后再经 1% 的盐酸乙醇分化，至达理想为止。

5. 改良 Van Gieson 染液分甲、乙两液，应于临用前按 1:9 的比例混合配成。组织若含胶原纤维较少（如脑组织），则以 1:7 混合为宜。如把两液预先混合，放置数天后，丽春红 S 则不易着色。

6. 改良 Van Gieson 液的丽春红 S 易被水洗掉，苦味酸的黄色则易被 95% 的乙醇洗脱。因此，改良 V.G. 染色后，经水洗或 95% 的乙醇洗时都要迅速。

7. 染改良 V.G. 液后，可不经水洗，直接滴入 95% 的乙醇分化，然后经无水乙醇迅速脱水，这样两者的色泽较鲜丽。但有时会出现分化不均匀，故可急速用水洗一下后才用 95% 的乙醇迅速分化。

8. 原 V.G. 法染液配制是用酸性品红而不是丽春红 S，因酸性品红容易褪色，改用丽春红 S 则不易褪色，如果没有丽春红 S，仍可用酸性品红配制，则仍称为 V.G. 法。

（五）染色机制

见本节标题"二、丽春红酸性品红 - 苯胺蓝法"。

（六）应用

见本节标题"二、丽春红酸性品红 - 苯胺蓝法"。

二、丽春红酸性品红 - 苯胺蓝法（Masson 三色法）
（改良 Masson）

（一）试剂配制

1. 天青石蓝液（见本节标题"一、苦味酸丽春红 S 法"）

2. Mayer 苏木精液（见本节标题"一、苦味酸丽春红 S 法"）

3. 丽春红酸性品红液

丽春红 2R（ponceau 2R）	0.7g
酸性品红（acid fuchsin）	0.3g
蒸馏水	99ml
冰醋酸（glacial acetic acid）	1ml

4. 1%的磷钼酸（phosphomolybdic acid）

5. 2%的苯胺蓝液

苯胺蓝（aniline blue）　　　　　　　　　　2g

蒸馏水　　　　　　　　　　　　　　　　98ml

冰醋酸（glacial acetic acid）　　　　　　　2ml

6. 1%的冰醋酸（glacial acetic acid）

（二）染色步骤

1. 组织固定于10%的甲醛液中，常规脱水包埋。

2. 切片厚4μm，常规脱蜡至水。

3. 切片置入Bouin液（见附录"常用固定液"）。于室温作用一晚或置入37℃的温箱内2小时进行媒染，然后流水冲洗至切片上的黄色消失。

4. 天青石蓝液滴染2～3分钟。

5. 稍水洗。

6. Mayer苏木精液滴染2～3分钟。

7. 稍水洗。

8. 1%的盐酸乙醇分化。

9. 流水冲洗10分钟。

10. 丽春红酸性品红液滴染10分钟。

11. 蒸馏水稍冲洗。

12. 1%的磷钼酸处理约10分钟。

13. 倾去上液，切片不用水洗，直接滴入2%的苯胺蓝液染5分钟。

14. 1%的冰醋酸水溶液处理2分钟。

15. 95%的乙醇快速脱水。

16. 无水乙醇（Ⅰ）、（Ⅱ）、（Ⅲ），各5～10秒。

17. 二甲苯（Ⅰ）、（Ⅱ）、（Ⅲ），各1～2分钟。

18. 中性树胶封固。

（三）结果

胶原纤维呈蓝色，肌纤维、胞质、纤维素、角蛋白和红细胞呈红色（图3-1），胞核呈蓝褐色。

（四）注意事项

1. 原法是推荐用Bouin或Zenker液作固定，由于外科病理标本基本都用甲醛液作常规固定，而用甲醛液固定的标本作此法染色不良。但在切片脱蜡后经用Bouin液进行媒染后其染色效果与用Bouin液固定的标本同样良好。

2. 原法也是用Weigert铁苏木精染胞核，现改用天青石蓝液及Mayer苏木精两液代替。

3. 第10步的丽春红酸性品红液原法是用1%的比布列西猩红（biebrich scarlet）90ml，1%的酸性品红10ml，冰醋酸1ml混合配成。因该液的比布列西猩红较难购得，用前并需过滤，故改用丽春红酸性品红液。

4. 1%的磷钼酸水溶液的作用一方面是使染上红色的胶原纤维被分化成无色或淡红色，而肌纤维、纤维素等仍呈鲜红色；另一方面对胶原纤维又起媒染作用，使胶原纤维与大分子染料的苯胺蓝液较易结合。

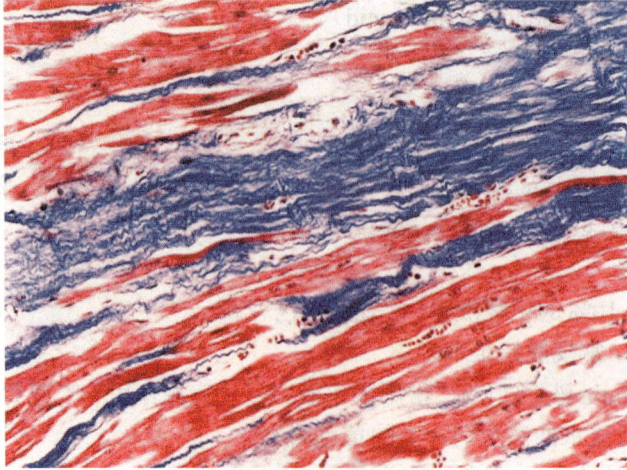

图 3-1　Masson 三色法
心肌组织,胶原纤维呈蓝色,肌纤维呈红色

5．苯胺蓝液染色后用 1% 的冰醋酸处理,目的是除去附于原浆内的蓝色,使染色鲜艳和清晰。如 Zenker 液固定的组织,1% 的冰醋酸处理可延长至 5 分钟。

6．如不用苯胺蓝液进行复染,则可用光绿(light green SF)1g,1% 的冰醋酸 100ml 混合溶解后作复染,则胶原纤维呈绿色,但光绿很易褪色。我们改用固绿(fast green FCF)0.2g,1% 的冰醋酸 100ml 代替光绿液,染色后绿色就不易褪色。

7．丽春红酸性品红液和 2% 的苯胺蓝液用小口砂塞瓶配制,不用放冰箱,可保存使用 2 年左右。

(五) 染色机制

上面介绍的胶原纤维染色如苦味酸丽春红 S 法和丽春红酸性品红 - 苯胺蓝法,都是利用两种或三种阴离子染料混合一起或先后作用而完成鉴别染色的。前者(改良 V.G. 法)染色中,为什么胶原纤维呈红色(被丽春红 S 所染),肌纤维呈黄色(被苦味酸所染);而后者(Masson 法)染色中,胶原纤维呈蓝色(被苯胺蓝所染),肌纤维呈红色(被酸性品红和丽春红所染),这与阴离子染料分子的大小和组织的渗透性有关。

组织的渗透性(permeability)取决于组织的结构密度。如果细致地观察,会发现组织和细胞成分都是多孔的构造。不同的组织和细胞成分,它们的孔隙大小是不同的。孔隙的大小,决定组织的渗透性。如孔隙小,组织结构致密,渗透性低;孔隙宽,组织结构疏松,渗透性高。如已固定的组织用一系列阴离子水溶性染料先后或混合染色,则可发现红细胞被最小分子的阴离子染料着染,肌纤维与胞质被中等大小的阴离子染料着染,而胶原纤维则被大分子的阴离子染料着染。由此说明红细胞对阴离子染料的渗透性最小,肌纤维与胞质次之,而胶原纤维具有最大的渗透性。根据组织不同的渗透性能,选择分子大小不同的阴离子染料进行染色,便可把不同组织成分显示出来。

染料分子的大小,主要由其分子量来体现。小分子量者易于穿透结构致密、渗透性低的组织,而大分子量者则只能进入结构疏松、渗透性高的组织。一般来说,结构疏松、渗透性高的组织多选择大分子染料。而结构致密、渗透性低的组织多选择小分子染料。常用的作为胶原纤维染色的几种阴离子染料的分子量由小到大分别是:

苦味酸(黄色)	分子量: 229.11
橙黄 G(橙黄色)	分子量: 452.37
丽春红 2R(红色)	分子量: 480.43
比布列西猩红(红色)	分子量: 556.49
酸性品红(红色)	分子量: 585.55
苯胺蓝(蓝色)	分子量: 737.74
丽春红 S(红色)	分子量: 760.57
光绿(绿色)	分子量: 792.86
固绿(绿色)	分子量: 808.86

因此,在改良 Van Gieson 法中,苦味酸染肌纤维,丽春红 S 染胶原纤维;而在 Masson 法中,酸性品红和丽春红均染肌纤维,而苯胺蓝或光绿则染胶原纤维。在实际染色中,两种阴离子染料的比例也是很重要的。在改良 V.G. 染色,苦味酸与丽春红 S 液的比例若不恰当,如苦味酸的浓度太高,小分子量染料苦味酸占优势,则结构致密的肌纤维和结构疏松的胶原纤维都会被苦味酸所着染。这点是要注意的。

染色反应是一个很复杂的过程,胶原纤维染色除上述两个方面外,不排除电子吸附和排斥作用。

(六)应用

胶原纤维和肌纤维的鉴别染色是病理组织特殊染色的一个重要方法,它的染色对协助诊断有帮助。

1. 软组织的梭形细胞肿瘤,既可以是纤维性的,也可以是肌源性的。但常规 HE 染色切片中,有时难以区别。若用改良 V.G. 或 Masson 三色法染色,则易于区分。如用改良 V.G. 染色,纤维性肿瘤呈红色,肌源性肿瘤则呈黄色。

2. 显示各种组织炎症时的修复情况与纤维化的程度。如以下方面:

(1)慢性阑尾炎时肌层中形成的纤维瘢痕,用改良 V.G. 染色可见黄色肌层有穿插的红色纤维瘢痕。

(2)早期肝硬化时假小叶的形成,改良 V.G. 染色可见假小叶周围有红染的胶原纤维包绕。

(3)胃、十二指肠溃疡愈复时,改良 V.G. 染色见溃疡底部出现红染纤维构成的瘢痕。

(4)大叶性肺炎时原有的纤维蛋白灶出现的肉质变,改良 V.G. 染色呈红色。

(5)慢性肾小球肾炎时的肾小球纤维化,改良 V.G. 染色呈红色。

(6)心肌梗死后在心肌纤维间出现的纤维化,改良 V.G. 染色呈红色。

3. 鉴别高血压性血管疾患还是淀粉样变血管损害。如高血压性肾固缩其小动脉壁改良 V.G. 染色呈红色,而淀粉样物质沉积的小动脉壁改良 V.G. 染色呈黄色。

以上用改良 V.G. 染色呈红色时,Masson 三色法染色则应呈蓝色。

三、苦味酸 - 天狼星红法

(一)试剂配制

1. 苦味酸 - 天狼星红液(根据 Junqueira 等)

苦味酸过饱和水溶液	100ml
天狼星红(sirius red)	0.1g

2. Mayer 苏木精液(见本节标题"一、苦味酸丽春红 S 法")

（二）染色步骤

1. 组织固定于 10% 的甲醛液中，常规脱水包埋。

2. 切片厚 6μm，常规脱蜡至水。

3. 苦味酸 - 天狼星红液滴染 1 小时。

4. 稍水洗。

5. Mayer 苏木精染胞核 8～10 分钟。

6. 流水冲洗 10 分钟。

7. 常规脱水透明，中性树胶封固。

（三）结果

在偏振光显微镜下，Ⅰ型胶原纤维呈强橙黄色或亮红色，Ⅲ型胶原纤维呈绿色（图 3-2）。

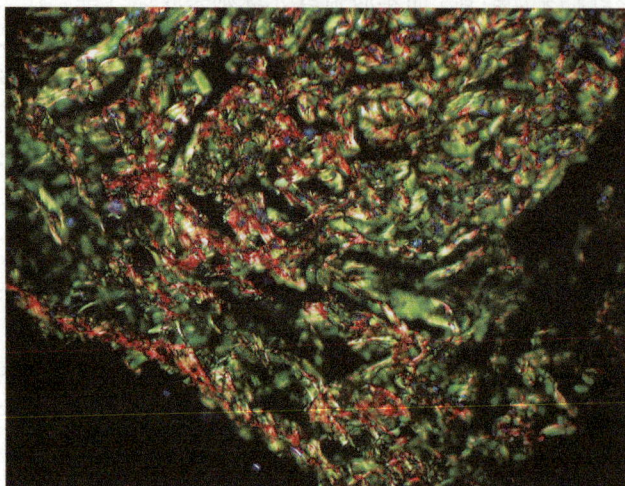

图 3-2 苦味酸 - 天狼星红法
皮肤组织，Ⅰ型胶原纤维呈强橙黄色或亮红色，Ⅲ型胶原纤维呈绿色（偏振光显微镜观察）

（四）注意事项

1. 为达到在偏振光镜下显示清晰，本法的切片厚度以 6～7μm 为宜。

2. 在配制苦味酸 - 天狼星红液时，苦味酸一定要过饱和，否则着色不良。

3. 复染胞核宜用 Mayer 苏木精液，它不影响Ⅰ型和Ⅲ型胶原纤维的数量和双折射强度的显示。

4. 本法染色稳定，不易褪色。

（五）染色机制

天狼星红和苦味酸都是强酸性染料，易与胶原分子中的碱性基团结合，吸附牢固。偏振光镜检查，胶原纤维有正的单轴双折射光的属性，与苦味酸 - 天狼星红结合，可增强双折射，提高分辨率，从而区分两型胶原纤维。

（六）应用

在各种组织病变时对胶原纤维异常或纤维增生的研究中，在偏振光镜下，对各种纤维化病变的分型和分级研究有一定帮助。用免疫组化技术也可显示Ⅰ、Ⅲ型胶原纤维，但所用抗体昂贵，操作费时。此法试剂便宜，操作简便。

第二节 网 状 纤 维

网状纤维(reticular fiber)是网状结缔组织内的一种纤维,它由网状细胞所产生。网状细胞是星状多突细胞,核大,着色较浅,核仁明显,胞质较丰富,胞突彼此连接形成细胞网架。网状纤维纤细而有分支,穿行于细胞体和胞突之间,共同构成网状支架。这种纤维用HE染色一般不易辨识,若用银氨液浸染后用甲醛还原能使纤维变成黑色,故又称嗜银纤维。

网状纤维纤细,直径约0.2～1.0μm,没有弹性,而有韧性,能抵抗胃液的消化和弱酸的腐蚀。它的主要成分也是胶原蛋白。因此,网状纤维在分子结构上可能和胶原纤维相似,只不过胶原原纤维被蛋白质和多糖的基质黏聚成束形成胶原纤维后,从而失去嗜银性。所以银氨法胶原纤维染色呈阴性,而网状纤维则呈阳性。网状纤维的原纤维上包有一层特殊的糖蛋白,据称这是导致它有嗜银性的原因。

网状纤维的分布很广泛,常以两种形式存在。一种是以网状结缔组织形式分布,即有网状纤维和网状细胞同时存在。多分布于造血器官和淋巴网状器官,如红骨髓、脾、淋巴结、肝、扁桃体和胸腺,消化管和呼吸道管壁的淋巴组织内,并成为这些器官的网状支架。另一种是以网状纤维单独存在,没有网状细胞伴随,见于上皮的基膜,还有平滑肌、脂肪细胞、毛细血管和神经纤维都有网状纤维包裹。我们日常所称的网状纤维染色,主要是显示淋巴网状组织的网状纤维,因为这些组织网状纤维的增多或减少,崩解或断裂,都有助于病理组织上的诊断。而上皮基膜的完整或崩解,对一些原位癌的早期浸润有意义。

显示网状纤维主要是用银浸染法。银浸染技术最初是由Bielschowsky于1904年设计用于神经原纤维的研究,后经Maresch于1905年发展应用于网状纤维染色。以后,网状纤维染色技术就在此基础上逐步发展为各种银氨液浸染法。例如:先后有Perdrau法、Foot法、Gomori法、Wilder法、Gorden-Sweets法、James法、Naoumenko-Feigin法等十多种。在这些方法中,其主要不同点,一是所使用的氧化剂不同,如有些用高锰酸钾氧化,目的是要增强氧化的效果,暴露更多的醛基,使网状纤维的染色加强,背景更为清晰;二是所使用的银氨液不同,如硝酸银氨液、碳酸银氨液、醋酸银氨液以及氢氧化银氨液等。这些都是配位化合物,简称配合物(旧称络合物)。它们都有一共性,即每种银氨液都处于离子状态,离解成带有正电荷的$Ag(NH_3)_2^+$和带有负电荷的NO_3^-、CO_3^{2-}、CH_3COO^-、OH^-等。

一般来说,氢氧化银氨液(全称氢氧化二氨合银液)是银氨液中最易被还原,容易和组织结合的一种,故一般多采用,但该液较不稳定,对光的敏感性强,故配制后易形成沉淀,不易保存,需每隔1～2个月重新配制。现介绍常用的两种网状纤维染色法。

一、氢氧化银氨法(Ⅰ)
(改良 Gorden-Sweets)

(一)试剂配制

1. 10%的硝酸银(silver nitrate)

2. 浓氢氧化铵(ammonium hydroxide)

3. 3%的氢氧化钠(sodium hydroxide)

4. 0.5%的高锰酸钾(potassium permanganate)

5. 0.5%的硫酸(sulphuric acid)

6. 酸化高锰酸钾液

0.5% 的高锰酸钾	1 份
0.5% 的硫酸	1 份

临用前混合后用，不能保存。

7. 2% 的草酸（oxalic acid）

8. 2% 的硫酸铁铵（ammonium ferric sulphate）

9. 10% 的中性甲醛液

浓甲醛（formaldehyde）	10ml
蒸馏水	90ml
碳酸钙（calcium carbonate）	加至过饱和

用时取其上清液。

10. 核固红染液

核固红（nuclear fast red）	0.1g
硫酸铝（aluminum sulphate）	5g
蒸馏水	100ml
麝香草酚（thymol）	50mg

取洁净三角烧瓶两只，一只盛蒸馏水 30ml，稍加热至约 50℃，倾入核固红，用玻璃棒轻轻搅动使溶解。另一只盛蒸馏水 70ml，倾入硫酸铝，待完全溶解后与核固红液混合，待恢复至室温后过滤，再加入麝香草酚。

11. Gordon-Sweets 银氨液　用小量杯盛 10% 的硝酸银液 2ml，逐滴滴入氢氧化铵，边滴边摇动容器。先出现褐棕色的沉淀物，继续滴入氢氧化铵至所形成的沉淀物恰好溶解。加入 3% 的氢氧化钠液 2ml，再次形成沉淀。继续滴入氢氧化铵，直至沉淀物又再恰好溶解，最后加蒸馏水至 40ml。配好后的银氨液用棕色滴瓶盛装，放于 4℃冰箱内保存，用前取出恢复到室温使用。此液可保存 1～2 个月。

（二）染色步骤

1. 组织固定于 10% 的甲醛液中，常规脱水包埋。

2. 切片厚 4μm，常规脱蜡至水。

3. 把切片平置在染色架上，滴入酸化高锰酸钾液，氧化 5 分钟。

4. 稍水洗。

5. 2% 的草酸漂白 1～2 分钟。

6. 稍水洗，再用蒸馏水水洗。

7. 2% 的硫酸铁铵液媒染 5 分钟。

8. 稍水洗，再用蒸馏水洗一次。

9. 滴入 Gordon-Sweets 银氨液作用 1 分钟。

10. 蒸馏水稍洗。

11. 10% 的中性甲醛液还原 1 分钟。

12. 流水冲洗 10 分钟。

13. 核固红液染胞核 5～10 分钟。

14. 稍水洗。

15. 常规脱水透明，中性树胶封固。

（三）结果

网状纤维呈黑色，细胞核呈红色，胶原纤维呈黄色至黄棕色（图3-3），胞质呈淡黄色。

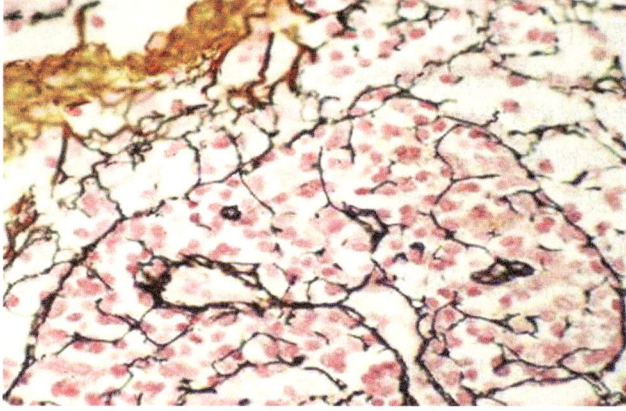

图 3-3　氢氧化银氨法（Ⅰ）

淋巴结，网状纤维呈黑色，细胞核呈红色，胶原纤维呈黄色至黄棕色

（四）注意事项

见本节标题"二、氢氧化银氨法（Ⅱ）"。

二、氢氧化银氨法（Ⅱ）
（改良 Gomori）

（一）试剂配制

1. 10% 的硝酸银（silver nitrate）

2. 10% 的氢氧化钾（potassium hydroxide）

3. 浓氢氧化铵（ammonium hydroxide）

4. 0.25% 的高锰酸钾（potassium permanganate）

5. 2% 的草酸（oxalic acid）

6. 2% 的硫酸铁铵（ammonium ferric sulphate）

7. 10% 的中性甲醛液

浓甲醛（formaldehyde）	10ml
蒸馏水	90ml
碳酸钙（calcium carbonate）	加至过饱和

用时取其上清液。

8. **Gomori 银氨液**　用小量杯盛 10% 的硝酸银 3ml，加入 10% 的氢氧化钾 1ml，即发生棕黑色颗粒沉淀，观察此溶液的总量并记下，加入约 10 倍以上的蒸馏水洗涤沉淀物，然后倾去上层清液，再加入蒸馏水，如此反复洗涤 3 次，最后加蒸馏水凑足原来记下的总量。然后逐滴滴入氢氧化铵，并轻轻不断摇荡，直至沉淀物完全溶解。再一次加入 10% 的硝酸银数滴至溶液稍变混浊，再小心加入氢氧化铵 1 滴至数滴，使溶液恰又变清。最后按原总量加蒸馏水 10 倍稀释，用棕色滴瓶盛装，放于 4℃ 的冰箱保存，用前取出恢复到室温使用。

（二）染色步骤

1. 组织固定于 10% 的甲醛液中，常规脱水包埋。

2．切片厚4μm，常规脱蜡至水。

3．把切片平置在染色架上，滴入0.25%的高锰酸钾，氧化5分钟。

4．稍水洗。

5．2%的草酸漂白1～2分钟。

6．流水冲洗2分钟，再用蒸馏水稍洗。

7．2%的硫酸铁铵媒染5分钟。

8．稍水洗，再用蒸馏水洗一次。

9．滴入Gomori银氨液作用3分钟。

10．蒸馏水稍洗。

11．10%的中性甲醛液还原1分钟。

12．流水冲水10分钟。

13．常规脱水透明，中性树胶封固。

（三）结果

网状纤维呈黑色（图3-4），胶原纤维呈黄色至黄棕色，胞核呈褐色至褐黑色。

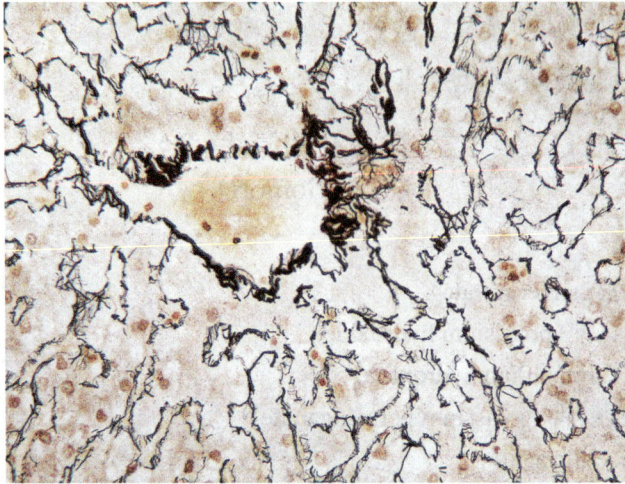

图3-4 氢氧化银氨法（Ⅱ）
肝组织，网状纤维呈黑色

（四）注意事项

1．以上两法在操作过程中所使用的玻璃器皿事前都必须用硫酸清洁液浸泡并冲洗干净，配制银氨液的蒸馏水要纯。

2．所用的各种试剂如硝酸银和氢氧化钠等的质量要纯，称量要准确，应采用GR或AR级试剂，因其纯度越高，反应越敏感。

3．作网状纤维染色，以用甲醛液固定组织为宜，不可采用含汞盐和四氧化锇的固定液，否则会导致切片出现非特异性的银沉淀。

4．酸化高锰酸钾由0.5%的高锰酸钾和0.5%的硫酸等份混合而成，两液分瓶盛装，置4℃的冰箱保存可使用3～6个月，用前恢复至室温混合使用，混合后不能保存。

5．配制银氨液时加氢氧化铵要边加边摇动，加1滴后摇动片刻，一定要加至所形成的沉淀物恰好溶解为止。

6. 银氨液在新配时的使用效果好,如用 Gordon-Sweets 银氨液时,有时染半分钟即可。如存放时间稍长,可适当延长染 2 分钟,如延长时间网状纤维的反应仍淡,则应重新配制。

7. 配好后的银氨液很敏感,受光或空气作用后均易解离,故宜用棕色玻璃瓶盛装密塞后置 4℃ 的冰箱保存,可使用 4～8 周。

8. 原法在中性甲醛液还原后采用 0.2% 的氯化金调色和 5% 的硫代硫酸钠固定以除去未还原的银盐,但实际上此两步可以省去,并不影响染色效果,胶原纤维和网状纤维对比得更清晰。

9. 核固红液不必放冰箱保存,一般可使用 2 个月,其后染色力慢慢减弱。如染色时滴在玻片上稍微加温数分钟,则可促进染色,如无核固红,不复染也可以。用 0.1% 的沙红代替也可,但效果比不上用核固红理想。

10. 氢氧化铵俗名氨水,氨水需保持浓度,每次用后密封保存,否则使用数次后浓度变淡就需另开新瓶。

11. 较大量的银氨液经久置放或暴露于空气或光,会产生亮黑色结晶的爆炸性银化合物——一氮化银(Ag_3N)。当用力拔开瓶塞,持着银氨液向光时,有时可以发生爆炸,因此,不宜大量配制。用后的银氨液可以加入稀盐酸液使之失效后倾去。

(五)染色机制

切片经酸化高锰酸钾氧化后,网状纤维内糖蛋白中己糖毗邻的羟基转变成醛基。浸银后,银氨液中的二氨合银离子 $Ag(NH_3)_2^+$ 与醛基结合,此时在镜下并不能看到,还需再经甲醛液作用把水洗后剩余的银离子还原为黑色的金属银。这样,在镜下就可见到网状纤维呈黑色。

具体来说,网状纤维染色过程分以下五步:

1. 氧化 酸化高锰酸钾可加强氧化作用,使在网状纤维内形成醛基,同时也减弱胞核对银氨液的反应,改善背景的色调,利于复染胞核。如单纯用高锰酸钾液氧化,则胞核也着染棕褐色(如 Gomori 法)。

2. 漂白 一般采用草酸,用高锰酸钾氧化的切片呈棕色,经草酸处理切片可洗脱棕色,使切片无色。

3. 媒染或感应 媒染多用硫酸铁铵(俗称铁明矾),媒染后可提高黑色的网状纤维与背景的对比度。也有些方法把媒染称为感应,如用硝酸银或硝酸铀作感应等。

4. 浸银 用不同的银氨液浸染切片,时间约 30 秒至数分钟,银氨液的配制是染色成败的关键。配制银氨液的反应如下(按 Gomori 法):

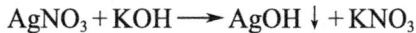

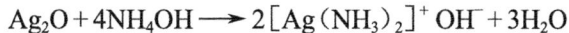

$$AgNO_3 + KOH \longrightarrow AgOH \downarrow + KNO_3$$

$$2AgOH \longrightarrow Ag_2O \downarrow + H_2O$$

$$Ag_2O + 4NH_4OH \longrightarrow 2[Ag(NH_3)_2]^+ OH^- + 3H_2O$$

5. 还原 多采用 10% 的中性甲醛液,甲醛液是还原剂,把定位于网状纤维剩余的二氨合银离子还原为黑色或棕黑色的金属银。

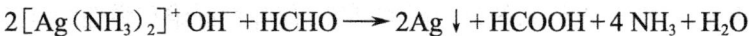

$$2[Ag(NH_3)_2]^+ OH^- + HCHO \longrightarrow 2Ag \downarrow + HCOOH + 4NH_3 + H_2O$$

此外,有些学者最后还采用 0.2% 的氯化金水溶液调色和 5% 的硫代硫酸钠水溶液固定,但此两步可省去,制出的切片胶原纤维染色不会变灰,对比清晰,也可长期保存不会褪色。

(六)应用

网状纤维的形态和分布,增多或减少、断裂或崩解等的组织改变在病理诊断上有重要

意义,特别是对协助肿瘤诊断和鉴别诊断有较大的帮助。例如:

1. 癌和肉瘤的鉴别 来源于上皮组织的癌与来源于间胚叶组织的肉瘤有时难以区分,网状纤维染色可见癌巢周围有网状纤维包绕,巢内癌细胞之间没有网状纤维;肉瘤瘤细胞之间往往可见不等量的网状纤维分散包绕单个肉瘤细胞。

2. 可以鉴别早期癌 例如在鼻咽组织或扁桃体中发现可疑细胞巢,这是淋巴网状细胞增生(炎症的反应性增生)?还是属于癌巢浸润?在这种情况下,可作一银氨法染色,如发现可疑细胞团被网状纤维包裹,细胞之间没有网状纤维,则可考虑为癌。

3. 鉴别原位癌或原位癌早期浸润 原位癌肿瘤只局限于上皮层内,未突破基膜,网状纤维染色见基膜完整;而原位癌早期浸润见癌细胞突破基膜,网状纤维染色见基膜断裂崩解。

4. 一些研究表明,癌巢周围的网状纤维形态可以反映出癌的生长和浸润速度及机体的反应(梁伯强,1962年)。例如鼻咽癌癌巢周围的网状纤维崩毁,说明癌组织正在扩展,其恶性程度较高;如癌巢周围有致密的网状纤维包裹,说明癌组织的生长较慢,预后可能较好。

5. 区分血管内皮瘤和血管外皮瘤 HE染色标本,这两者有时难以区别。但网状纤维染色后,前者见网状纤维包绕瘤细胞小团,显示瘤细胞在血管壁基膜内;而后者的瘤细胞位于血管的基膜外,网状纤维穿插于瘤细胞之间。

6. 区分骨恶性淋巴瘤和骨尤文(Ewing)肉瘤 前者网状纤维染色见瘤细胞间有较丰富纤细的网状纤维,后者网状纤维染色见瘤细胞间无网状纤维。

7. 用于区别淋巴结的滤泡性淋巴瘤和淋巴滤泡反应性增生 前者网状纤维染色见肿瘤滤泡周围有被挤压的、致密的网状纤维包绕;而后者网状纤维染色无明显变化。

8. 有助于成纤维细胞型脑膜瘤与星形细胞瘤区别 前者网状纤维染色富于网状纤维,而后者则无。

第三节 弹 性 纤 维

弹性纤维(elastic fiber)广泛分布于身体各处,特别在动脉壁、肺泡壁和皮肤最为丰富。新鲜时黄色,折光性强。有时呈单条出现,如见于真皮;有时呈膜样结构,如见于大动脉壁;在疏松结缔组织内,弹性纤维比胶原纤维细,直径约0.2～1μm,纤维分支,交织成网。弹性纤维由两种成分组成,即集合成束的弹性微原纤维和均质的弹性蛋白。弹性微原纤维浸没于弹性蛋白中构成弹性纤维。

弹性纤维具有一定的弹性,容易拉长,外力消除后能迅速复原,如动脉壁和肺泡壁的弹性纤维对保持动脉和肺的弹性起着重要作用。对沸水、弱酸和碱有一定的抵抗力,但可被胃液、胰液等消化。

在HE染色标本,弹性纤维和胶原纤维相似,都着染深浅不一的红色,量少者两者较难区分。若用特殊染色就可把它们显示出来。近年研究认为,弹性纤维仅属于弹性纤维系统的一种纤维,事实上,弹性纤维系统是由耐酸纤维、前弹性纤维和弹性纤维三种纤维构成。这三种纤维的分布、走向和组化成分均有不同。如用醛品红法或间苯二酚碱性品红法,染色前不经氧化,耐酸纤维就染得浅淡,不够清晰。如用酸化高锰酸钾进行强氧化后用以上两法染色,则可把这三种纤维清晰显示。如在皮肤,耐酸纤维位于真皮乳头浅层,呈分叉状与表皮基膜连接,纤维较纤细,染色较浅;前弹性纤维位于真皮浅网状层,其上与耐酸纤维相连,下与真皮深层的弹性纤维相接,其走向与皮肤表面倾斜,纤维略粗,染色较深;弹性纤维位于真皮深层,与表面平行走向,纤维粗大且致密,染色最深。

常用的弹性纤维染色有醛品红法、间苯二酚碱性品红法、地衣红法、铁碘苏木精法、维多利亚蓝法(Tanaka)、苔黑酚新品红法(Fullmer-Lillie)、稀释间苯二酚碱性品红法(Hart)等。常用的是以下三种方法:

一、醛 品 红 法
（根据 Gomori）

（一）试剂配制

1. 0.5% 的高锰酸钾(potassium permanganate)

2. 0.5% 的硫酸(sulphuric acid)

3. 酸化高锰酸钾液

0.5% 的高锰酸钾	1 份
0.5% 的硫酸	1 份

临用前混合后用,不能保存。

4. 2% 的草酸(oxalic acid)

5. 醛品红液

碱性品红(basic fuchsin)	0.5g
70% 的乙醇	100ml
浓盐酸(hydrochloric acid)	1ml
三聚乙醛(paraldehyde)	1ml

取洁净小口砂塞瓶,先把碱性品红和 70% 的乙醇倾入使其溶解,然后加入浓盐酸和三聚乙醛,加塞塞紧,轻轻摇动使均匀混合,于室温下置放 2～3 天,待转变为深紫色即成熟可用。置 4℃ 的冰箱,约可保存 6 个月。

6. 橙黄 G 液

橙黄 G(orange G)	2g
蒸馏水	100ml
磷钨酸(phosphotungstic acid)	5g

混合后轻轻摇动 2 分钟,使尽量溶解,静置一夜,吸上清液使用。

（二）染色步骤

1. 组织固定于 10% 的甲醛液中,常规脱水包埋。

2. 切片厚 4μm,常规脱蜡至水。

3. 酸化高锰酸钾液氧化 5 分钟。

4. 稍水洗。

5. 2% 的草酸漂白 1～2 分钟。

6. 流水冲洗 2 分钟。

7. 70% 的乙醇稍洗。

8. 醛品红液浸染(加盖)10 分钟。

9. 70% 的乙醇浸洗 2 次,每次约 30 秒,至切片不再有紫色脱出。

10. 稍水洗。

11. 橙黄 G 液滴染约 1 秒。

12. 稍水洗。

13. 常规脱水透明,中性树胶封固。

(三)结果

弹性纤维呈紫色(图 3-5)至深紫色,底色为不同程度的黄色。肥大细胞颗粒和黏液也呈紫色至深紫色。

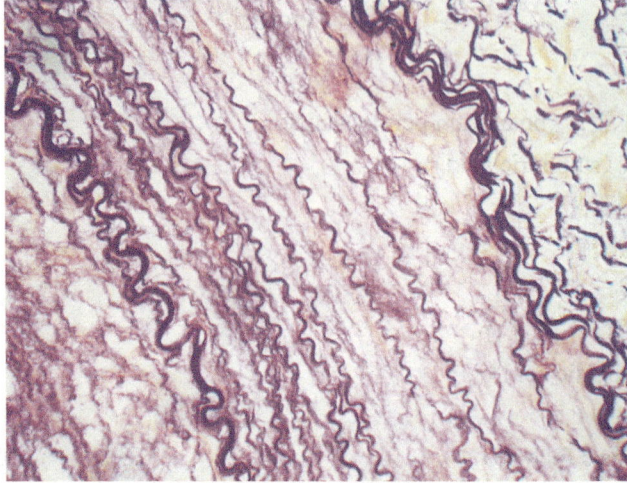

图 3-5 醛品红法
血管壁,弹性纤维呈紫色

(四)注意事项

1. 原法是用 Lugol 碘液氧化,水洗后用 5% 的硫代硫酸钠液除去碘色。改用酸化高锰酸钾氧化后,对弹力纤维系统的弹性纤维、前弹性纤维和耐酸纤维都能清晰显示出来。但切片宜厚 7μm。

2. 酸化高锰酸钾液由 0.5% 的高锰酸钾和 0.5% 的硫酸等份混合而成,两液分瓶盛装,置 4℃冰箱保存可使用 3～6 个月,用前恢复至室温混合使用,混合后不能保存。

3. 凡是用乙醇配制的染液,都不采用滴染,而需用染色缸盛装染液浸染并加盖密封进行染色(染后倾入小口砂塞瓶放冰箱保存),否则乙醇挥发,染液产生沉淀而污染切片。

4. 醛品红液在新配时呈红紫色,成熟后才呈深紫色,其 pH 约为 1.7。配制时三聚乙醛要新鲜,用陈旧的三聚乙醛配制时醛品红染色弱或完全不着色。醛品红溶液在室温约可保存 4 周,若置 4℃的冰箱可保存半年,新配制溶液比旧溶液染色较快,因此用旧溶液染色应稍延长时间。

5. 醛品红液除可染弹性纤维和肥大细胞颗粒外,还可染胰岛的 β 细胞和脑垂体的嗜碱性细胞,但前者着染时间需 30 分钟,后者需染 1 小时左右。

6. 橙黄 G 液要淡染,若过染则会掩盖弹性纤维的深紫色。因此,滴入橙黄 G 液 1 秒钟后即水洗,如过深,可水洗长些;如过淡,可再滴染 1 秒钟后水洗。

(五)染色机制

醛品红是碱性品红加入三聚乙醛和盐酸配制而成,盐酸是作为一种酸性催化剂,它可使三聚乙醛逐渐解聚产生乙醛,乙醛有较高的活性,释出后与碱性品红染料外露的氨基反应生成乙醛碱性品红螯合物,这时颜色转变为深紫色,即所谓成熟。这种成熟的醛品红对特殊的蛋白质及含硫酸根的黏多糖具有很强的亲和力。它和弹性纤维结合得很好。此外,对肥大细胞颗粒、脂褐素、乙型肝炎表面抗原、胃主细胞、胰岛的 β 细胞和脑垂体的嗜碱性细胞也能很好着染。

二、间苯二酚碱性品红法
（改良 Weigert）

（一）试剂配制

1. 酸化高锰酸钾液（见本节标题"一、醛品红法"）

2. 2% 的草酸（oxalic acid）

3. 30% 的三氯化铁（ferric chloride）

4. 间苯二酚碱性品红液

碱性品红（basic fuchsin）	1g
间苯二酚（resorcin）	2g
蒸馏水	100ml
30% 的三氯化铁（ferric chloride）	12.5ml
浓盐酸（hydrochloric acid）	2ml

取 400ml 洁净烧杯一只,倾入碱性品红、间苯二酚和蒸馏水,用玻璃棒搅匀后加热煮沸。再慢慢加入 30% 的三氯化铁（$FeCl_3 \cdot 6H_2O$）,在慢火和搅拌下继续煮沸 3 分钟,离火待冷却后过滤,滤液倾去不用。将滤纸和沉淀物一同放回烧杯,置入干燥箱内（约 60～70℃）烘干,取出后加入 95% 的乙醇 100ml,在水浴锅内（约 80℃）并不断搅拌至沉淀物完全溶解。取出滤纸,待液体冷却后过滤于小口砂塞瓶,并补足因蒸发失去的 95% 乙醇至 100ml,最后加浓盐酸 2ml,混合后即可使用。

5. 改良 Van Gieson 染液（见第一节标题"一、苦味酸丽春红 S 法"）

（二）染色步骤

1. 组织固定于 10% 的甲醛液中,常规脱水包埋。

2. 切片厚 4μm,常规脱蜡至水。

3. 酸化高锰酸钾液氧化 5 分钟。

4. 稍水洗。

5. 2% 的草酸漂白 1～2 分钟。

6. 流水冲洗 2 分钟。

7. 95% 的乙醇稍洗。

8. 间苯二酚碱性品红液浸染（加盖）1～3 小时。

9. 1% 的盐酸乙醇分化至无染液脱下,约 2～3 秒。

10. 流水冲洗 10 分钟。

11. 改良 Van Gieson 液复染 30 秒。

12. 急速用水洗一下,即用 95% 的乙醇快速分化和脱水。

13. 常规脱水透明,中性树胶封固。

（三）结果

弹性纤维呈蓝黑色至紫黑色,胶原纤维呈红色,肌纤维和红细胞呈黄色。

（四）注意事项

1. 如仅为显示成熟的弹性纤维，可省去氧化和漂白步骤。

2. 当配制间苯二酚碱性品红液在加入 95% 的乙醇 100ml 加热溶解该沉淀物时，因 95% 的乙醇易燃，故必须在水浴锅内进行，而不能放在电炉上加热溶解。

3. 间苯二酚碱性品红液应用小口砂塞瓶盛装，置于 4℃ 冰箱保存，临用前取出恢复到室温使用。此液可保存约 1 年。如存放过久，染色结果呈紫棕色，染色时间则要延长，但其选染能力下降，其他组织可以共染。

4. 1% 的盐酸乙醇分化，主要是使切片背景清晰，分化稍长一些也可以，对染色无损害。

5. 如将结晶紫（crystal violet）1g 代替碱性品红，并加入糊精（dextrin）1g，可使弹性纤维染呈绿色。

（五）染色机制

间苯二酚碱性品红与铁形成一种很深的色淀（lake）复合物，其游离的氨基与弹性纤维内的氢键牢固结合呈紫黑色。该染色不易脱色，并能很好保存。

三、维多利亚蓝法
（根据 Tanake）

（一）试剂配制

1. 酸化高锰酸钾液（见本节标题"一、醛品红法"）

2. 2% 的草酸（oxalic acid）

3. 30% 的三氯化铁（ferric chloride）

4. 维多利亚蓝染液

维多利亚蓝（victoria blue）	2g
糊精（dextrin）	0.5g
间苯二酚（resorcin）	4g
蒸馏水	200ml
30% 的三氯化铁（ferric chloride）	25ml
盐酸（hydrochloric acid）	4ml
苯酚（phenol）	3g

取一只 500ml 烧杯，加入蒸馏水，再把维多利亚蓝、糊精和间苯二酚加入搅拌溶解，并置入慢火中煮沸，然后加入 30% 的三氯化铁（$FeCl_3 \cdot 6H_2O$），继续煮沸 3 分钟。冷却后过滤，将沉渣和滤纸置入 60℃ 的烤箱内烤干，该沉渣为蓝绿色。取另一只三角烧瓶盛 70% 的乙醇 200ml 溶解沉渣约 2 小时，待沉渣完全溶解后，加入盐酸和苯酚作为防腐剂，放置 1 周后成熟可用。

5. 核固红染液

核固红（nuclear fast red）	0.1g
硫酸铝（aluminum sulphate）	5g
蒸馏水	100ml
麝香草酚（thymol）	50mg

取洁净三角烧瓶两只，一只盛蒸馏水 30ml，稍加热至约 50℃，倾入核固红，用玻璃棒轻轻搅动使溶解。另一只盛蒸馏水 70ml，倾入硫酸铝，待完全溶解后与核固红液混合，待恢复

至室温后过滤,再加入麝香草酚。

（二）染色步骤

1. 组织固定于 10% 的甲醛液中,常规脱水包埋。

2. 切片厚 4μm,常规脱蜡至水。

3. 酸化高锰酸钾液氧化 5 分钟。

4. 稍水洗。

5. 2% 的草酸水溶液漂白 2 分钟,至高锰酸钾着色全部脱去。

6. 流水冲洗 5 分钟。

7. 70% 的乙醇浸洗。

8. 置入维多利亚蓝液浸染(加盖)24 小时。

9. 70% 的乙醇浸洗 2 次,每次约 10 秒,其间把切片提起放下,至切片无染液脱出为止。

10. 流水稍冲洗。

11. 核固红染胞核 5~10 分钟。

12. 稍水洗。

13. 常规脱水透明,中性树胶封固。

（三）结果

弹性纤维呈蓝色,胞核呈红色。

（四）注意事项

1. 维多利亚蓝是一种苯甲烷染料,此染料可显示弹性纤维和乙型肝炎表面抗原。在染色时不易过染,有时可染 2 天,但以 24 小时为佳。

2. 维多利亚蓝配制后染液稳定,用小口砂塞瓶盛装,在室温下可保存 3~4 年,并可反复使用,染色时要加盖。

3. 本法除用于显示弹性纤维外,也可显示乙型肝炎表面抗原物质。

（五）应用

弹性纤维染色在病理切片上用以观察组织内弹性纤维有否增生或断裂崩解等,从而协助诊断。

1. 弹性纤维增生　如:①皮肤的弹性纤维瘤;②老年性弹性纤维增多症;③心内膜的弹性纤维增生症;④乳腺癌时导管及血管壁周围弹性纤维的增生;⑤原发性或继发性高血压肾小动脉弹性纤维显著增生等。

2. 弹性纤维断裂崩解　如:①老年性肺气肿;②主动脉粥样硬化症;③梅毒性主动脉炎等。

3. 研究皮肤弹性系列纤维中三种类型纤维的分布和走向。

4. 弹性纤维染色对区分肺动脉、肺静脉和支气管动脉有帮助。具有明显的内弹性层和外弹性层是肺动脉;有多层弹性层而以外弹性层显著的是肺静脉;内弹性层明显,无外弹性层而富于平滑肌的是支气管动脉。

第四节　肌　纤　维

肌纤维(muscle fiber)是肌组织成分,由肌细胞组成。肌细胞一般细而长,根据肌细胞的形态和功能特点,可分为平滑肌、骨骼肌和心肌三种。三者的胞质中均含有沿细胞长轴排列的肌原纤维,但平滑肌的肌原纤维较不明显。骨骼肌和心肌的肌纤维尚有明暗相间的横纹,平滑肌则不显横纹。

平滑肌(smooth muscle)纤维一般为梭形,直径约为 6μm,长约 20～500μm,胞核为长圆形,位于细胞的中部。平滑肌主要分布于胃肠道、呼吸道、泌尿生殖管道和血管壁等处;骨骼肌(skeletal muscle)纤维一般为圆柱形,是多核细胞,核位于纤维边缘,纤维直径约为10～100μm,长约为 1～40mm,有横纹,又称横纹肌。骨骼肌附于骨骼上,它受意志的支配,所以又称随意肌;心肌(cardiac muscle)纤维与骨骼肌纤维的结构基本相同,但心肌纤维为短柱状,有分支,并互相连接,核多为一个,位于纤维中部。

显示肌纤维常用的方法为苦味酸丽春红 S 法和丽春红酸性品红 - 苯胺蓝法(见本章 第一节"胶原纤维"),多用于肌源性或纤维源性肿瘤的鉴别诊断,也常用于显示各种组织炎症时的修复情况和纤维化的程度。磷钨酸苏木精法则多用于显示横纹肌的横纹,应用于横纹肌肉瘤的诊断。鞣酸 - 偶氮荧光桃红法也用于肌纤维染色。

一、磷钨酸苏木精法
(根据 Mallory)

(一)试剂配制

1. 0.5% 的高锰酸钾(potassium permanganate)

2. 0.5% 的硫酸(sulphuric acid)

3. 酸化高锰酸钾液

0.5% 的高锰酸钾	1 份
0.5% 的硫酸	1 份

临用前混合后用,不能保存。

4. 2% 的草酸(oxalic acid)

5. 磷钨酸苏木精液

苏木精(hematoxylin)	0.1g
蒸馏水	100ml
磷钨酸(phosphotungstic acid)	2g

取洁净三角烧瓶一只盛蒸馏水 30ml,倾入苏木精,稍加温使苏木精完全溶解。另取三角烧瓶盛蒸馏水 70ml,加入磷钨酸后轻轻摇动使其完全溶解。待苏木精液冷却后与磷钨酸液混合,加塞后置于光亮处,隔数天轻轻摇动一次,待 3～6 个月成熟后才使用。

(二)染色步骤

1. 组织固定于 10% 的甲醛液中,常规脱水包埋。

2. 切片厚 4μm,常规脱蜡至水。

3. 酸化高锰酸钾液氧化 5 分钟。

4. 稍水洗。

5. 2% 的草酸漂白 1～2 分钟。

6. 流水冲洗 2 分钟,用蒸馏水洗一次。

7. 磷钨酸苏木精液浸染(加盖)24～48 小时。

8. 取出切片直接用 95% 的乙醇迅速洗去多余染液。

9. 常规脱水透明,中性树胶封固。

（三）结果

横纹肌的横纹、纤维素、胞核、红细胞和神经胶质纤维呈深蓝色，胶原纤维、软骨基质呈棕红色（图3-6），粗的弹性纤维呈紫色。

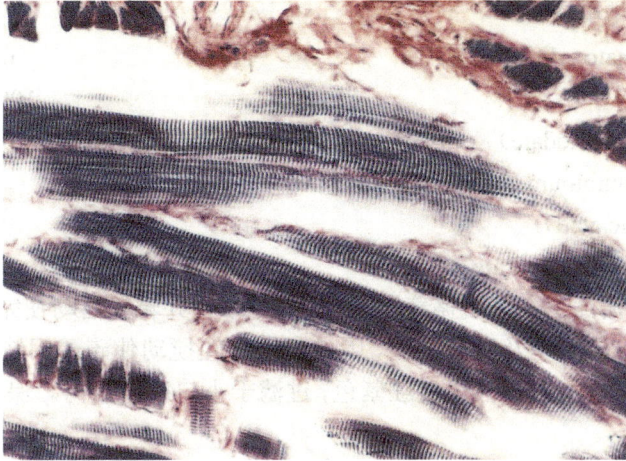

图3-6　磷钨酸苏木精法
舌肌，横纹呈深蓝色，胶原纤维呈棕红色

（四）注意事项

1. 自然成熟的磷钨酸苏木精液一般可保存2年以上。如急需成熟的磷钨酸苏木精液，可在配制后每100ml染液中加高锰酸钾17.7mg促其立即成熟，第2天可用。但加氧化剂的磷钨酸苏木精液不稳定，染色力容易失效。

2. 磷钨酸苏木精液成熟后，应保存于棕色小口砂塞瓶并在室温下置于暗处。在染色时若显示横纹的蓝色深度不够，或横纹显红色，则说明氧化的时间不够，或可能是已过度氧化，这就需要重新配制新液。

3. 磷钨酸苏木精液染色后不要水洗，在95%的乙醇洗时也要迅速，因为水洗或乙醇洗的时间稍长，都可以洗脱磷钨酸苏木精所着染的颜色。

4. 磷钨酸苏木精液为进行性染色，因此不要过染，在染色24小时后可取出在显微镜下观察着色程度。

（五）染色机制

磷钨酸苏木精液染色的机制是较奇特的，单一染液能染出两种主要的颜色即蓝色和棕红色。有理论认为，成熟的苏木红通过钨的结合生成蓝色色淀（lake），这种色淀对所选择的组织成分能牢固结合而呈蓝色。显示棕红色的成分是由于磷钨酸的作用而呈色。染液中磷钨酸与苏木精的比率是20∶1。

（六）应用

横纹肌肉瘤的组织学形态变化多样，与许多未分化的间胚叶肿瘤难以鉴别，如作磷钨酸苏木精液染色，在瘤细胞胞质内发现有蓝色的横纹，则可提供证明肿瘤是呈横纹肌分化。

磷钨酸苏木精液又可染纤维素，如各种炎症渗出的纤维素。对弥散性血管内凝血（DIC）的切片，用磷钨酸苏木精液染色可在毛细血管内发现蓝色的纤维素细丝。该染色法也常应用于神经病理方面如对胶质瘤的研究等。

二、鞣酸 - 偶氮荧光桃红法
（根据 Puchtler）

（一）试剂配制

1. Mayer 苏木精染液

苏木精（hematoxylin）	0.1g
蒸馏水	100ml
碘酸钠（sodium iodate）	20mg
硫酸铝铵（aluminum ammonium sulphate）	5g
柠檬酸（citric acid）	0.1g
水合氯醛（chloral hydrate）	5g

取一只 200ml 洁净三角烧瓶盛蒸馏水，加入苏木精并轻轻摇动使完全溶解（可稍加温至约 50℃），再加入碘酸钠及硫酸铝铵，用玻璃棒轻轻搅动使硫酸铝铵完全溶解，最后加入柠檬酸与水合氯醛，此时溶液呈淡红紫色，过滤于小口砂塞瓶内。保存和使用同天青石蓝液。

2. 5% 的鞣酸（tannic acid）

3. 1% 的磷钼酸（phosphomolybdic acid）

4. 偶氮荧光桃红液

偶氮荧光桃红（azophloxine）	2g
甲醇（methyl alcohol）	90ml
冰醋酸（glacial acetic acid）	10ml

将偶氮荧光桃红加入甲醇内溶解，再加入冰醋酸，静置一夜，用时吸取上清液染色。

5. 甲醇冰醋酸液

甲醇（methyl alcohol）	90ml
冰醋酸（glacial acetic acid）	10ml

（二）染色步骤

1. 组织固定于 Carnoy 液 2～3 小时，直接转入 95% 的乙醇液中，常规脱水包埋。

2. 切片厚 4μm，常规脱蜡至水。

3. Mayer 苏木精染 8～10 分钟。

4. 流水冲洗 10 分钟。

5. 5% 的鞣酸处理 10 分钟。

6. 流水冲洗 1 分钟。

7. 1% 的磷钼酸处理 10 分钟。

8. 流水冲洗 1 分钟。

9. 偶氮荧光桃红液染 10 分钟。

10. 甲醇冰醋酸分化约 3～5 秒。

11. 直接用无水乙醇反复脱水多次。

12. 二甲苯透明，中性树胶封固。

（三）结果

肌纤维和肌上皮细胞呈玫瑰红色，胶原纤维呈黄色（图 3-7），胞核呈蓝色。

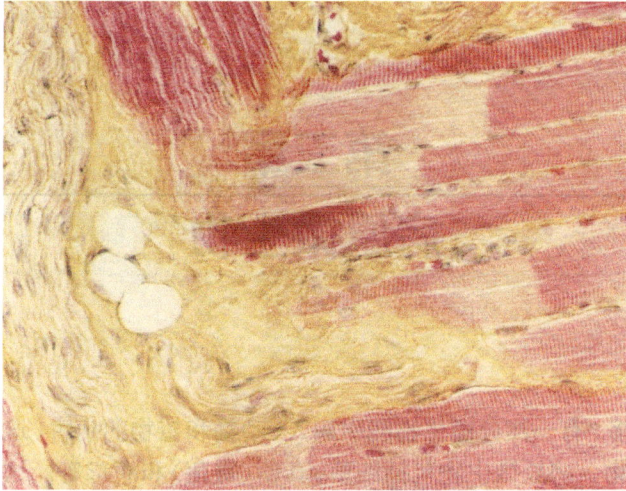

图 3-7　鞣酸 - 偶氮荧光桃红法
舌肌,肌纤维呈玫瑰红色,胶原纤维呈黄色

（四）注意事项

1. 原法推荐用 Carnoy 液固定组织,或者用 10% 的甲醛液固定也可以,但染色较浅淡。若用 Bouin 液固定则染色很理想。

2. 染肌纤维原法是用偶氮荧光桃红 2g 配制,若改用荧光桃红（phloxine）1g 代替,其染色效果更佳。

3. 甲醇冰醋酸的分化要恰当,至切片上的红色余液脱去,肌纤维呈鲜红色为止。

（五）染色机制

此法是两种酸性染料先后作用而完成鉴别染色。大分子量的鞣酸（分子量为 1701.18）易进入结构疏松,渗透性高的胶原纤维呈黄色,小分子量的偶氮荧光桃红（分子量为 509.42）和荧光桃红（分子量为 829.70）易穿透结构较致密,渗透性较低的肌纤维而呈红色（参见本章　第一节“胶原纤维”）。

（六）应用

此法用以区分肌纤维和胶原纤维,对比清晰,也不易褪色。同时又可显示肌上皮细胞,用于乳腺和皮肤等肌上皮细胞瘤的诊断。对鉴别乳腺良恶性肿瘤亦有一定价值。

第二章
病原微生物

微生物种类繁多，有一部分微生物能引起人、动物和植物的病害，这些具有致病性的微生物称为病原微生物。病原微生物包括细菌、真菌（霉菌）和病毒等。这些病原微生物有各自的形态特点，但因体积小，用肉眼无法辨认，在 HE 染色也难以观察到，需要通过特殊染色，借助光学显微镜或电子显微镜才能观察到。在临床病理诊断中，通过特殊染色检测组织细胞中的病原微生物，对于临床正确诊断和治疗疾病具有重要意义。

第一节 细 菌

细菌（bacteria）是属原核生物界的一种单细胞微生物。细菌体积从 1μm 至数微米，直径约 0.8～1.2μm。按其外形主要分为球菌、杆菌及螺形菌三大类。球菌菌体呈球形，又分为双球菌、链球菌、葡萄球菌等；杆菌菌体呈杆状，长短不一，有些杆菌是直的，有些则稍弯曲，有些又有分支；螺形菌菌体弯曲，又可分为弧菌和螺菌。弧菌只有一个弯曲，呈逗点状，螺菌菌体可有数个弯曲。细菌由细胞壁、细胞膜、细胞质和核质构成。细胞壁是一层较薄的膜状结构，其功能是维持细胞的外形。细胞膜位于细胞壁的内层，由磷脂和蛋白质构成。细胞质为细胞膜所包裹，是细菌的基础物质，内含核糖体等物质。核质多在菌体中央，无核膜和核仁。此外，有些细菌还有荚膜、鞭毛、菌毛和芽胞等特殊结构。

细菌染色常用革兰（Gram）法，该法是由丹麦细菌学家 Christian Gram 于 1884 年创建，至今有一百多年仍在广泛应用。Gram 染色可把细菌区分为两类。标本先用结晶紫染色，再加碘媒染，使之生成结晶紫 - 碘复合物，此时不同细菌均被染成蓝紫色。继后通过用苯胺、丙酮等分化处理，仍保持不脱色的为 Gram 阳性菌，完全脱色的或经碱性品红、碳酸锂胭脂红染成红色的为 Gram 阴性菌。

Gram 染色，最古老的是 Gram 法，其后有 Gram-Weigert 法，Conn 等改良 Weigert 法，Brown 和 Brenn 的改良 Gram 法，Brown 和 Hopps 改良的 Gram 法等。不管那一种方法，显示 Gram 阳性菌都是以结晶紫作为主要染料，结晶紫是一种六甲基对玫瑰苯胺，染色后呈明亮的蓝紫色，是一种较为理想的细菌染料。根据我们的经验，介绍两种我们常用的方法。

一、苯胺结晶紫法
（改良 Gram-Weigert）

（一）试剂配制
1. 苯胺结晶紫染液

结晶紫（crystal violet）	2g
无水乙醇（absolute alcohol）	10ml
苯胺（aniline）	2ml
蒸馏水	88ml

结晶紫溶于无水乙醇,苯胺与蒸馏水盛于小口砂塞瓶加塞后稍用力摇匀混合,再与完全溶解的结晶紫液混合。此液用前需过滤,约可保存 2~3 个月。

2. Weigert 碘液

碘片（iodine）	1g
碘化钾（potassium iodine）	2g
蒸馏水	100ml

取蒸馏水 4ml,加入碘化钾使完全溶解,继续加入碘片,轻轻摇动使完全溶解后再加入其余蒸馏水。

3. 苯胺二甲苯

苯胺（aniline）	1份
二甲苯（xylene）	2份

（二）染色步骤
1. 组织固定于 10% 的甲醛液中,常规脱水包埋。
2. 切片厚 4μm,常规脱蜡至水。
3. Mayer 苏木精液复染胞核 3 分钟。
4. 流水冲洗 10 分钟。
5. 伊红液于 56℃的温箱内染 5 分钟。
6. 稍水洗。
7. 苯胺结晶紫（用小滤纸过滤在切片上）染色 5 分钟。
8. 倾去染液,用滤纸吸干切片周围染液。
9. Weigert 碘液直接滴在切片上约 2 分钟。
10. 倾去碘液,稍水洗,用滤纸彻底吸干切片上的水分。
11. 苯胺二甲苯进行分化,并轻轻摇动切片,必要时可更换新的苯胺二甲苯进行分化,至切片无颜色脱出,立即倾去切片上的苯胺二甲苯。
12. 滴入二甲苯以洗去苯胺,然后在镜下观察。如分化不够,可再次滴入苯胺二甲苯进行分化,至切片上革兰阳性菌显示清晰为止。
13. 二甲苯反复多次洗切片,彻底把苯胺除去。
14. 中性树胶封固。

（三）结果
组织中革兰阳性菌呈蓝紫色（图 3-8）,阴性菌不着色。纤维素也呈蓝紫色,胞核呈蓝色,其他组织成分呈淡红色。

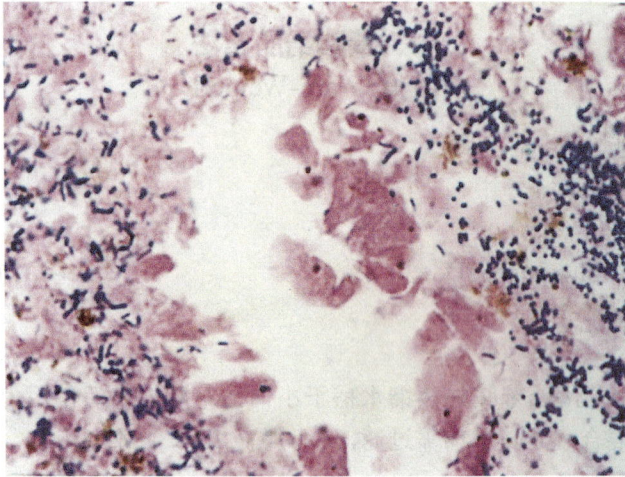

图3-8 苯胺结晶紫法
组织中革兰阳性菌（可见球菌和杆菌）呈蓝紫色

（四）注意事项

1. 在第3步切片如用 Harris 苏木精染胞核，其后需1%的盐酸乙醇分化。

2. 在第10步经 Weigert 碘液和水洗后，必须用滤纸彻底吸干切片内水分，才滴入苯胺二甲苯进行分化，否则切片含有水分则导致分化不均匀。

3. 革兰染色为一种退行性染色，因此，分化过程十分重要。用苯胺二甲苯分化时一定要掌握好时间，如分化不足则结构不清楚，可滴入苯胺二甲苯继续分化。如分化过度，革兰阳性细菌也可脱色。一般在稍分化2秒后以二甲苯漂洗，置显微镜下观察，若见革兰阳性细菌呈清晰的蓝紫色小点或杆状时则立即停止分化。

4. 最后一定要用二甲苯反复多次洗切片，把苯胺完全除去，否则标本容易褪色。

二、草酸铵结晶紫法
（根据 Conn 等改良 Weigert）

（一）试剂配制

1. 碳酸锂（lithium carbonate）饱和水溶液

2. 碳酸锂胭脂红染液

胭脂红（carmine）	2g
碳酸锂饱和水溶液	100ml
麝香草酚（thymol）	0.5g

取250ml三角烧瓶一个，倾入碳酸锂饱和水溶液和胭脂红，混合后于慢火煮沸10分钟，待冷后加入麝香草酚，第2天过滤后使用。

3. 草酸铵结晶紫染液

结晶紫（crystal violet）	2g
95%的乙醇	20ml
草酸铵（ammonium oxalate）	0.8g
蒸馏水	80ml

结晶紫溶于 95% 的乙醇,草酸铵溶于蒸馏水,待两液皆溶解后混合,用小口砂塞瓶盛装保存。

4. Weigert 碘液(见本节标题"一、苯胺结晶紫法")

5. 苯胺二甲苯(见本节标题"一、苯胺结晶紫法")

(二)染色步骤

1. 组织固定于 10% 的甲醛液中,常规脱水包埋。

2. 切片厚 4μm,常规脱蜡至水。

3. 碳酸锂胭脂红液滴染切片 5 分钟。

4. 倾去染液,1% 的盐酸乙醇分化 2～5 秒。

5. 流水冲洗 5 分钟。

6. 草酸铵结晶紫液滴染 5 分钟。

7. 倾去染液,用滤纸稍吸干切片周围余液。

8. Weigert 碘液处理切片 1 分钟。

9. 倾去碘液,用滤纸反复吸干切片内水分。

10. 苯胺二甲苯分化,至切片无紫色脱出,立即用二甲苯洗涤,并在镜下观察。

11. 滴入新的二甲苯反复洗涤多次,彻底把苯胺洗去。

12. 中性树胶封固。

(三)结果

革兰阳性细菌和纤维素呈蓝紫色,革兰阴性细菌呈红色,胞核也呈红色。

(四)注意事项

1. 切片在碳酸锂胭脂红液染色后不用水洗,直接滴入 1% 盐酸乙醇进行分化并固定切片中着染胭脂红的颜色。

2. 草酸铵结晶紫染液较稳定,配制后约可保存 2 年。

3. 用苯胺二甲苯分化时,可轻轻摇动切片使分化均匀。如分化慢时可更换新的苯胺二甲苯,至切片无紫色脱出,立即倾去苯胺二甲苯,滴入新的二甲苯冲洗。

4. 经二甲苯冲洗后,应在镜下观察,如分化不足,可再滴入苯胺二甲苯继续分化,至 Gram 阳性菌清晰为止,但注意不要分化过度。

5. 最后用二甲苯反复洗涤切片,把苯胺彻底清除,因为切片若残留少量苯胺,以后就容易褪色。

(五)染色机制

在同样染色环境中,利用细菌不同的等电点(Gram 阳性细菌等电点为 pH 2.0～3.0,Gram 阴性细菌等电点为 pH 4.0～5.0),阳性细菌带的负电荷比阴性细菌带的负电荷多,与带正电荷的碱性染料如结晶紫结合较牢,再加入媒染剂(碘)进入菌体后,与染料结合形成不溶于水的结晶紫 - 碘 - 蛋白复合物,并与阳性菌菌体内的核糖核酸镁盐结合,使已着色的细菌不易脱色。而分化剂(苯胺、丙酮等)不易透过阳性菌的细胞壁,故阳性菌不易脱色;但分化剂容易进入阴性菌菌体内,溶解染料和碘复合物,使阴性菌脱色。要注意的是,Gram 染色阳性的细菌必须具有未受损的细菌壁,如细菌壁受破损,则染色呈阴性。这表明细菌壁的完整性在染色上是很重要的。

(六)应用

Gram 细菌染色法在病理切片中常用以鉴别细菌和非细菌的蓝色微粒状物质(如钙盐)。

对于细菌,可区别是属于 Gram 阳性还是 Gram 阴性细菌。这对于抗菌药物的选用有一定的帮助。

第二节 抗 酸 菌

抗酸染色是指对抗酸杆菌(acid-fast bacilli)而言。抗酸杆菌属分枝杆菌,由于菌体胞壁上含有不等量的类脂质,主要是磷脂、脂肪酸和蜡质三种成分,故一般不易着染。但一旦着染后可抵抗酸的脱色作用,故称为抗酸菌。常见的抗酸菌为结核杆菌和麻风杆菌。

结核杆菌(tubercle bacilli)为细长和稍弯曲的杆状菌,可长短不一,常单条散在分布,或平行相聚排列,有时呈分支状。多见于结核性干酪样坏死灶,它主要侵犯肺、淋巴结和肾脏。在病理组织中结核杆菌有多形性变化。麻风杆菌(leprosy bacilli)较粗短笔直,常呈束状排列或聚集成堆。在泡沫细胞(麻风细胞)内可见到大量麻风杆菌,称为麻风球。它主要侵犯皮肤、黏膜和外周神经(尺神经、桡神经等而引起鹰爪)。晚期还可侵犯各脏器。

抗酸杆菌在退行性改变时可呈颗粒状,随后染色减弱甚至完全不着色。例如麻风杆菌在经治疗后,制作切片染色即呈小点状。

显示抗酸杆菌传统是采用 Ziehl-Neelsen 法,该法是用碱性品红和苯酚进行染色,在染色时进行加热处理,以促进染液对菌体穿透。多年来此法是作为古典的抗酸菌染法。其后Wade-Fite 在 Ziehl-Neelsen 法的基础上进一步改良。下面的方法是根据此法稍改进,效果良好。

苯酚碱性品红法(抗酸染色)
(改良 Wade-Fite)

(一)试剂配制

1. 汽油松节油混合液

汽油	1 份
松节油	1 份

2. 碱性品红乙醇液

碱性品红(basic fuchsin)	5g
95% 的乙醇	100ml

取小口砂塞瓶盛装,混合后轻轻摇动多次使彻底溶解。

3. 5% 的苯酚(phenol) 取苯酚置入约 50℃的温箱使其溶解,量取 5ml 与蒸馏水 95ml 充分混溶。

4. 苯酚碱性品红液

碱性品红乙醇液	10ml
5% 的苯酚水溶液	90ml

5. 20% 的硫酸(sulphuric acid)

(二)染色步骤

1. 组织固定于 10% 的甲醛液中,常规脱水包埋。

2. 切片厚 4μm。

3. 切片在汽油松节油混合液脱蜡 2 次,每次约 5~10 分钟。

4．用吸水纸将切片周围余液抹干，但切片应保持稍湿润。

5．流水漂洗 1 分钟。

6．滴入苯酚碱性品红液于室温染 20～30 分钟。

7．流水洗去多余染液。

8．20% 的硫酸分化。

9．流水冲洗 5 分钟。

10．Mayer 苏木精浅染胞核。

11．流水冲洗 10 分钟。

12．于 50～60℃烘箱烘干，经二甲苯透明，中性树胶封固。

（三）结果

抗酸菌（包括麻风杆菌和结核杆菌）呈红色（图 3-9），胞核呈蓝色。

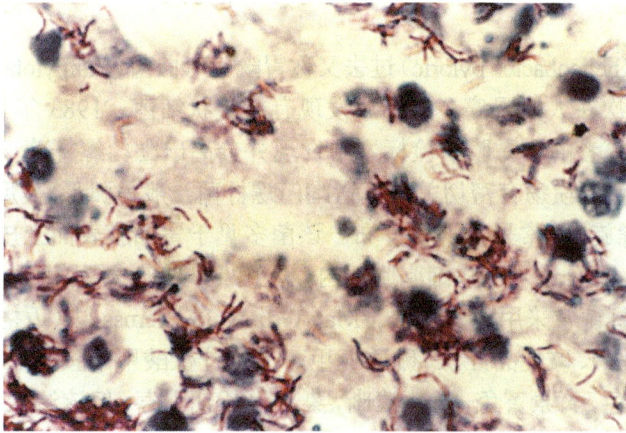

图 3-9　苯酚碱性品红法
肺脓肿，结核杆菌呈红色

（四）注意事项

1．本法改用汽油松节油混合液代替二甲苯作脱蜡剂和不经乙醇浸洗，可保存菌体胞壁类脂质不受破坏，保存菌体壁的完整性，使染色后出现菌量多和染色深，这对菌少的标本更为有利。汽油首选航空汽油，或选汽车用的 97 号汽油也可。

2．汽油松节油混合液要经常更换，因松节油使用时间稍长，受氧化后变黏稠，用其脱蜡后，染色时整片组织都会着染红色，用硫酸分化也不能脱色。

3．苯酚俗名石炭酸，为无色结晶，如呈红色，则是受到氧化，不应采用。配制 5% 的苯酚水溶液时，先将整瓶苯酚置于 50℃ 的水浴箱或恒温箱溶解，迅速量取 5ml 与 95ml 蒸馏水混合。量取苯酚时，苯酚容易在量筒壁上凝固，应将量筒同时加热。

4．苯酚碱性品红液易出现沉淀，可小心吸取上清液滴染，必要时也可过滤后染色。如在夏季，染 20 分钟即可，在冬季室温低时则可延长至 30 分钟。

5．苏木精一定要浅染，否则会影响抗酸菌的颜色，造成对比不清晰。

6．染色后可把切片短时烘干再入二甲苯透明，若经苯酚二甲苯脱水，则抗酸菌易脱色。

（五）染色机制

大多数抗酸菌染色都采用苯甲烷染料如碱性品红或新品红等。抗酸杆菌菌体胞壁内含有类脂质，并由糖脂形成一个蜡质的外壳，它与苯酚碱性品红结合形成复合物，这种复合物与菌体结合后能抵抗酸类的脱色，因而抗酸杆菌呈红色。苯酚是作为媒染剂，提高染料的染色性能，使碱性品红与抗酸菌牢固结合，也有助于碱性品红的溶解。硫酸是作为分化剂，染色后经硫酸分化使其他组织脱色而抗酸菌不被脱色。

（六）应用

本法常用以检查结核杆菌和麻风杆菌。例如：对于疑似干酪性坏死和结核样结节，为确定是否是结核菌所致，用抗酸染色有助于确定。对皮肤组织来说，如怀疑麻风时一般都要作抗酸染色以检查有否麻风菌。如为瘤型麻风可在病灶内找到大量麻风杆菌；类结核型麻风则找不到麻风杆菌；界线类麻风在瘤型病灶内有大量麻风杆菌存在，而结核样型病灶内则找不到菌；未定类麻风偶尔可找到少量麻风杆菌。

第三节 胃幽门螺杆菌

胃幽门螺杆菌（helicobacter pyloric）过去又称胃幽门弯曲菌（campylobacter pyloric）。早在1906 年 Krienitz 首次在人的胃癌尸解标本发现有螺旋状细菌。1983 年 Warren 和 Marshall 报道从慢性胃炎病患者的胃黏膜活检标本中发现并分离出幽门螺杆菌。现已证实，这种细菌与慢性胃炎和消化性溃疡有密切关系。胃幽门螺杆菌一般呈弧形、S 形或海鸥状，有时可见 3~4 个弯曲呈螺旋状，常呈鱼群状分布。该菌多见于胃黏膜表面上皮与黏膜层之间，并贴近表面上皮细胞，部分进入上皮细胞胞质内，胃小凹和黏膜浅层腺腔内亦有此菌。

显示胃幽门螺杆菌常采用硝酸银法。May-Grünwald Giemsa 法（迈格林华 - 吉姆萨法）、Giemsa 法（吉姆萨法）、碱性品红法、硼酸亚甲蓝法和柠檬酸甲苯胺蓝法等。硝酸银法把幽门螺杆菌染成棕黑色，背景黄色，对比清晰，染片可长期保存，但该法操作较烦琐费时。其他方法均较简便，但染片容易褪色。

一、硝 酸 银 法
（改良 Warthin-Starry）

（一）试剂配制

1. 1% 的柠檬酸（citric acid）

2. 酸化水（pH 4.0） 取一大烧杯，加入 500ml 双蒸馏水，然后再加入 1% 的柠檬酸 3~4ml，以玻璃棒搅匀，用 pH 试纸或酸度计测 pH 值，再慢慢加入 1% 的柠檬酸，边加边测 pH 值，直至达到 pH=4.0 为止。

3. 1% 的硝酸银液

硝酸银（silver nitrate）	0.5g
酸化水，pH 4.0	50ml

4. 2% 的硝酸银液

硝酸银（silver nitrate）	0.2g
酸化水，pH 4.0	10ml

5. 5% 的明胶

明胶（gelatine）	5g
酸化水，pH 4.0	100ml

取广口砂塞瓶一只,倾入明胶和酸化水,置于 37℃温箱内使慢慢溶解混匀,必要时可加入乙汞硫代水杨酸钠(merthiolate)10mg 作为保存剂。

6. 0.15% 的对苯二酚

对苯二酚(hydroquinone)	15mg
酸化水,pH 4.0	10ml

7. 显影液

2% 的硝酸银液	6ml
5% 的明胶	18ml
0.15% 的对苯二酚	8ml

此液需在下述染色步骤第 4 步操作完成之前依次充分混合,置于 56℃的水浴箱内保温待用。

(二)染色步骤

1. 组织固定于 10% 的甲醛液中,常规脱水包埋。

2. 切片厚 4~6μm,常规脱蜡至水。

3. 蒸馏水浸洗切片 2 次,每次 1 分钟。

4. 切片置入 1% 的硝酸银液内(加盖)于 56℃的水浴箱孵育 1 小时。

5. 从 1% 的硝酸银液取出切片,不用水洗,即置入显影液内(加盖),维持在 56℃的水浴箱内,至切片呈淡黄棕色时取出,平放在玻璃架上,用预热至 56℃的自来水彻底冲洗。

6. 流水冲洗 5 分钟。

7. 常规脱水透明,中性树胶封固。

(三)结果

胃幽门螺杆菌呈棕黑色(图 3-10),背景呈黄棕色。螺旋体亦呈棕黑色。

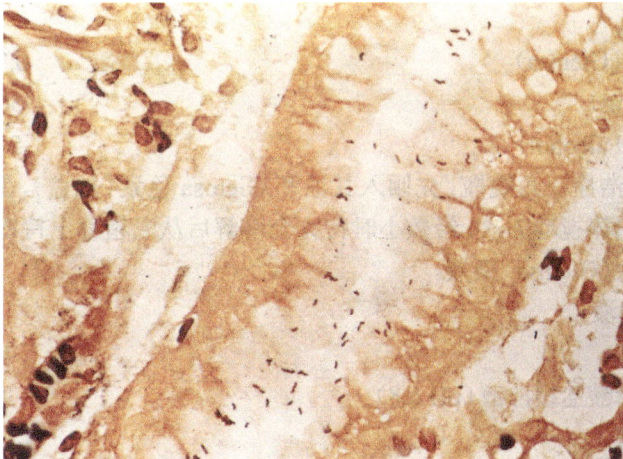

图 3-10 硝酸银法
胃黏膜,胃幽门螺杆菌呈棕黑色

(四)注意事项

1. 本法所用的试剂要质纯,所用的各种玻璃器皿要用硫酸洗液浸泡并冲洗干净,配制试剂要用双蒸馏水。

2．在上述试剂中，除 5% 的明胶外，其他试剂都应临用时配制。5% 的明胶平常置 4℃ 的冰箱，约可保存 2 个月，使用时取出置水浴中待其溶化后量取。如经常使用，可加入乙汞硫代水杨酸钠防腐，否则仅保存数周后需重新配制。

3．在操作过程中，显影是关键。显影液需临用前配制，显影时其温度不应低于 56℃，显影时间也要掌握好。若显影不足，螺旋菌过于浅淡；显影过度，背景深棕，对比不清，也易出现银粒沉淀污染切片。

4．最好同时染 3 张切片，分别用不同的显影时间作比较。

（五）染色机制

胃幽门螺杆菌和螺旋体具有嗜银性，在一定条件下，可从银液中吸附银离子，经还原液处理后，其内吸附的银离子被还原为黑色的金属银而显色。

二、迈格林华 - 吉姆萨法

（一）试剂配制

1．May-Grünwald 染液

迈格林华色素（May-Grünwald）	0.3g
甲醇（methyl alcohol）	100ml

取一只 200ml 三角烧瓶，倾入 May-Grünwald 色素和甲醇，于水浴中加热至 50℃，不时摇动使色素彻底溶解。取出待冷至室温，加塞放置 1 天，期间可稍摇动，然后过滤于小口砂塞瓶。

2．May-Grünwald 稀释液

May-Grünwald 染液	1 份
1/15mol/L 磷酸盐缓冲液（pH 6.8）	1 份

两者按所染切片量多少等份混合。

3．Giemsa 染液

吉姆萨色素（Giemsa）	0.75g
甘油（glycerin）	50ml
甲醇（methyl alcohol）	50ml

取一只 200ml 洁净三角烧瓶，先倾入甘油和 Giemsa 色素（加盖），置 56℃恒温箱内慢慢溶解，其间用玻璃棒搅动 2 次，经数小时待完全溶解后从温箱移出待冷至室温，再加入甲醇，轻轻摇匀后即为（Giemsa）染液。

4．Giemsa 稀释液

Giemsa 染液	1 份
1/15mol/L 磷酸盐缓冲液（pH 6.8）	9 份

（二）染色步骤

1．组织固定于 10% 的甲醛液中，常规脱水包埋。

2．切片厚 4μm，常规脱蜡至水，再用蒸馏水洗 1 次。

3．把切片周围水分抹干，滴入 May-Grünwald 稀释液数滴染 10 分钟，倾去染液。

4．Giemsa 稀释液滴染 20 分钟，倾去染液。

5．无水乙醇快速洗去余液，稍烤干。

6．二甲苯透明，中性树胶封固。

（三）结果

胃幽门螺杆菌呈蓝色（图 3-11），胶原纤维呈红色，红细胞呈绿色，胃黏膜上皮呈淡蓝色，细胞核呈深蓝色。螺杆菌呈弧形、S 形或海鸥状，有时可见 3~4 个弯曲呈螺旋状，常呈鱼群状分布。多位于胃黏膜上皮表面的黏液中，特别在胃小凹中数量较多。

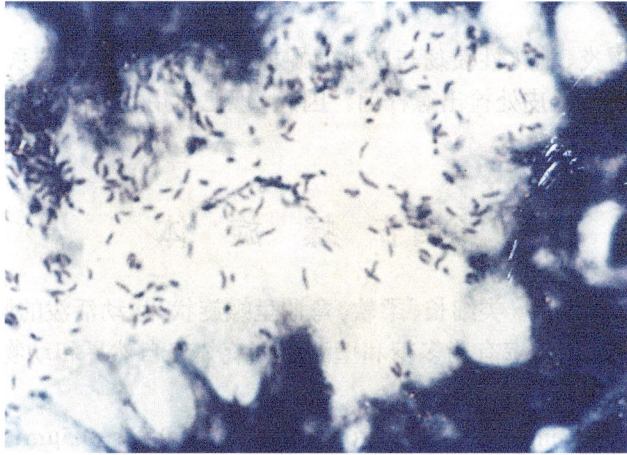

图 3-11　迈格林华 - 吉姆萨法
胃黏膜，胃幽门螺杆菌呈蓝色

（四）注意事项

1．市面上也有配好的 Giemsa 染液和 May-Grünwald 染液出售，这可省去自己配制。Giemsa 染液和 May-Grünwald 染液均可保存约 2 年。Giemsa 稀释液和 May-Grünwald 稀释液须于临用前配制，不能保存，应用多少配多少。

2．最后的无水乙醇要速洗，否则容易脱色。

3．胃幽门螺杆菌仅用 Giemsa 稀释液染色也可显示出来，也较清晰。

三、硼酸亚甲蓝法

（一）试剂配制

1．硼酸亚甲蓝液

亚甲蓝（methylene blue）	1g
硼酸（boric acid）	1g
蒸馏水	100ml

把亚甲蓝（又称美蓝）和硼酸加入蒸馏水内，不时轻轻摇动数次，第 2 天可用。

（二）染色步骤

1．组织固定于 10% 的甲醛液中，常规脱水包埋。

2．切片厚 4μm。常规脱蜡至水，再用蒸馏水洗 1 次。

3．滴入硼酸亚甲蓝液染 2 分钟。

4．迅速水洗。

5．吹干或烘干切片。

6．二甲苯透明，中性树胶封固。

（三）结果

胃幽门螺杆菌呈蓝色。

（四）注意事项

1. 硼酸亚甲蓝液性能稳定，价廉，可保存较长时间。

2. 最后一步不经乙醇，因乙醇容易使硼酸亚甲蓝脱色。

（五）应用

目前认为慢性胃炎、消化性溃疡与胃幽门螺杆菌的存在有密切关系。上述病例的纤维胃镜组织常可在胃黏膜上皮处检出螺杆菌。因此，现已常用此法配合对慢性胃炎和消化性溃疡的诊断和治疗效果的观察。

第四节　螺　旋　体

螺旋体（spirochaeta）是一类细长、柔软、弯曲呈螺旋状、运动活泼的原核细胞型微生物，具有细菌的基本结构，细胞壁有脂多糖和壁酸。螺旋体在自然界和动物体内广泛存在，而对人类能致病的有以下几种：

1. 密螺旋体（treponema）　菌体长约 6～14μm，宽为 0.25～0.5μm，有 8～12 个细密而均匀的螺旋，两端尖直。对人致病的有梅毒螺旋体。

2. 疏螺旋体（borrelia）　有 5～10 个稀疏而排列不规则的螺旋。对人致病的有回归热螺旋体。

3. 钩端螺旋体（leptospira）　菌体细长，螺旋数目较多而细密，一端或两端弯曲成钩状，菌体常屈曲呈 C 形、S 形。常在染色后，由于菌体粗大，细密的螺旋看不清楚。如引起高热、出血和黄疸等多种症状的钩端螺旋体。

梅毒螺旋体多用组织块镀银的 Levaditi 法显示，切片亦可用 Warthin-Starry 法、改良的 Dieterle 法、Steiner 和 Steiner 法，这些都属镀银法。显示钩端螺旋体则多用 Warthin-Starry 镀银法。回归热螺旋体则可取血液涂片作 Giemsa 染色。这里仅介绍常用的两种方法。

一、硝酸银法（Ⅰ）
（根据 Levaditi）

（一）试剂配制

1. 2% 的硝酸银（silver nitrate）

2. 还原液

焦性没食子酸（pyrogallic acid）	4g
浓甲醛（formaldehyde）	5ml
蒸馏水	100ml

（二）染色步骤

1. 取组织厚约 1～2mm 为宜，10% 的甲醛固定 2～4 天。

2. 流水冲洗一晚。

3. 95% 的乙醇浸泡 24 小时。

4. 蒸馏水浸洗，并不时轻轻摇动，至组织下沉为止。

5. 再换蒸馏水浸洗约 10 分钟。

6. 移入 2% 的硝酸银液(加盖),置于 37℃的温箱内 3 天,其间于第 2 天更换新的 2% 的硝酸银液 1 次。

7. 蒸馏水浸洗 3 次,每次 10 分钟。

8. 还原液(加盖)于室温置暗处 2 天。

9. 蒸馏水浸洗 3 次,每次约 2 分钟。

10. 常规脱水透明,浸蜡包埋。

11. 切片厚 6～8μm,贴片,烤干。

12. 二甲苯脱蜡 2 次。

13. 中性树胶封固。

(三) 结果

梅毒螺旋体呈黑色(图 3-12)或棕黑色,背景呈淡黄色至淡棕黄色。

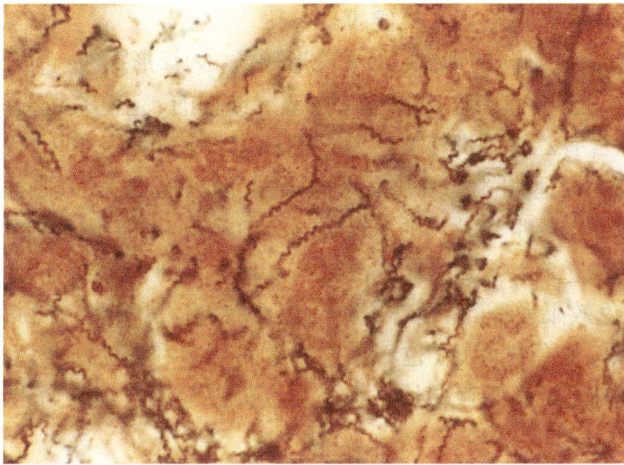

图 3-12　硝酸银法(Ⅰ)
肝组织,梅毒螺旋体呈黑色

(四) 注意事项

1. 本染色要求所用各种玻璃器皿需用硫酸洗液浸泡干净,硝酸银和焦性没食子酸要纯品,2% 的硝酸银和还原液都要临用时配,固定组织块的厚度不能超过 2mm。

2. 在第 6 步组织置入 2% 的硝酸银浸镀前,必须把组织内的甲醛液和乙醇彻底清除,否则容易导致组织内银盐的沉淀。

3. 有些真菌菌丝和细菌用此法也可染成黑色,只有见到螺旋状的形态,才可考虑是梅毒螺旋体。

(五) 染色机制

梅毒螺旋体用通常的染色方法是不易着染的,但它有嗜银性,在一定条件下,螺旋体可从银液中吸附银离子,经还原液处理后,螺旋体内吸附的银离子被还原为黑色的金属银而显色。

(六) 应用

这方法可显示梅毒螺旋体,也可显示钩端螺旋体(leptosprira)。梅毒螺旋体有 8～12 个均匀的螺旋,两端尖直;钩端螺旋体细长,螺旋数目较多而细密,一端或两端弯曲成钩状,菌体亦常屈曲呈 C 形或 S 形。对疑为梅毒树胶种的肝和钩端螺旋体病的肝行此法染色,有助于确定病变性质。

二、硝酸银法(Ⅱ)
(改良 Warthin-Starry)

见本章 第三节中标题"一、硝酸银法"。

第五节 乙型肝炎病毒

病毒性肝炎(viral hepatitis)是由肝炎病毒引起的肝实质细胞变性坏死为主要病变的传染病。现已知肝炎病毒主要有五种型别:甲型肝炎病毒、乙型肝炎病毒、丙型肝炎病毒、丁型肝炎病毒及戊型肝炎病毒。近年还发现有庚型肝炎病毒、TT 型肝炎病毒等。而乙型肝炎病毒在世界范围内传播,严重危害人类健康。

乙型肝炎病毒有三种不同的形态:①小球形颗粒;②管形颗粒;③大球形颗粒。大球形颗粒又称 Dane 颗粒,是一种具有内核外壳的、双层结构的、完整的病毒颗粒。内核有 20 面体的对称结构,表面含有乙型肝炎核心抗原(HBcAg),外壳有乙型肝炎表面抗原(HBsAg)。HBcAg 颗粒主要存在于乙型肝炎患者的肝细胞核内,而 HBsAg 颗粒则存在于肝细胞胞质内。通过免疫酶组化方法可显示肝切片内的 HBcAg 和 HBsAg。近年用地衣红等可显示 HBsAg。

显示 HBsAg 的染色有地衣红法、醛品红法和维多利亚蓝法等。地衣红法染液配制简易,特异性高,但染色效果受不同厂家和批号的染料影响,肝细胞内的脂褐素也着染。醛品红法染液配制也简单,染色时间短,也着染脂褐素。维多利亚蓝法着色深,特异性高,可复染胞核,红蓝对比清晰,染液保存期长。不足之点染液配制较烦琐,配制后 1 周才能使用,染色时间也较长。

一、地 衣 红 法
(根据 Shikata)

(一)试剂配制
1. 0.5% 的高锰酸钾(potassium permanganate)
2. 0.5% 的硫酸(sulphuric acid)
3. 酸化高锰酸钾液

0.5% 的高锰酸钾	1 份
0.5% 的硫酸	1 份

临用前混合后用,不能保存。

4. 2% 的草酸(oxalic acid)
5. 酸化地衣红乙醇液

地衣红(orcein)	1g
70% 的乙醇	100ml
盐酸(hydrochloric acid)	1ml

先将地衣红溶解于 70% 的乙醇,待其彻底溶解后,再加入浓盐酸,其 pH 相当于 1.0,放置 2 天后即可用。

（二）染色步骤

1．组织固定于 10% 的甲醛液中，常规脱水包埋。

2．切片厚 4μm，常规脱蜡至水。

3．酸化高锰酸钾液氧化 5 分钟。

4．稍水洗。

5．2% 的草酸漂白 2 分钟，脱去高锰酸钾着色。

6．流水冲洗 2 分钟。

7．70% 的乙醇稍浸洗。

8．酸化地衣红乙醇液浸染（加盖）5 小时或更长。

9．70% 的乙醇浸洗 2 次，每次约 10～30 秒，其间把切片提起放下，至切片无染液脱出为止。

10．常规脱水透明，中性树胶封固。

（三）结果

肝细胞内的 HBsAg 阳性物质呈棕红色至深棕色（图 3-13），微细颗粒状或均质状。阳性物质可形成圆形或椭圆形的团块，也可充满整个胞质，呈环形或半月形围绕胞核；有时可见于肝细胞胞质边缘，呈花边状。弹性纤维、脂褐素也染为深棕色，其余底色为较浅淡的灰棕色。肝细胞胞核不着色。阳性物质的轮廓很清楚。

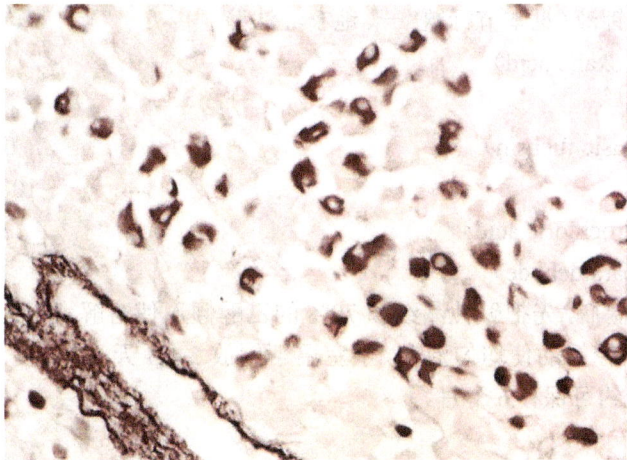

图 3-13 地衣红法
肝组织，乙型肝炎表面抗原呈深棕色

（四）注意事项

1．酸化高锰酸钾由 0.5% 的高锰酸钾和 0.5% 的硫酸等份混合而成，两液分瓶盛装，置 4℃ 冰箱保存可使用 3～6 个月，用前恢复至室温混合使用，混合后不能保存，因酸化高锰酸钾液放置一段时间后，高锰酸钾会析出锰盐而减低氧化作用。

2．酸化地衣红乙醇可用小口砂塞瓶盛装，置于 4℃ 的冰箱，临用前取出恢复到室温，染色时要加盖，染液可反复使用多次。

3．染色 5 小时后，可取出切片在 70% 的乙醇浸洗后再入蒸馏水洗，然后在镜下观察，如染色仍淡，可在 70% 的乙醇稍浸洗后再入酸化地衣红乙醇液染色，必要时可留置一晚。

4. 地衣红乙醇加盐酸是使其酸化，染液的 pH 以 1.0 最佳。pH 在 0.8～1.5 也适用，如 pH 在 2.0 以上时则染色不良。

5. 地衣红原是一种天然染料，现已能人工合成，但各厂商的制品不同。有些着染较深，需时较短；有些染色较浅，需时较长，须通过自己实践选用。

6. 用地衣红法染色，脂褐素可呈阳性反应，但不易与 HBsAg 的阳性物质混淆。因前者在胞质内为大小均匀的小颗粒，着色较深，后者着色较浅，呈微细颗粒状。

7. 有学者建议用硝酸代替盐酸配制地衣红染液，认为盐酸有还原性，而硝酸有氧化性，可使反应加强，缩短染色时间。

（五）染色机制

地衣红是一种弱酸，在碱性溶液中呈紫色，在酸性溶液中则呈深橙红色。地衣红易溶于乙醇，用酸化的地衣红乙醇液能很好地显示肝细胞内的 HBsAg，但其染色机制仍不很了解。可能是地衣红与存在于乙型肝炎表面抗原内胱氨酸成分里的双硫键（—S—S—）结合而显色。双硫键被酸化高锰酸钾氧化成磺酸，磺酸内的磺基与地衣红有很强的亲和力，两者牢固结合而呈色。

二、醛品红法
（根据 Gomori）

（一）试剂配制

1. 酸化高锰酸钾液（见本节标题"一、地衣红法"）

2. 2% 的草酸（oxalic acid）

3. 醛品红液

碱性品红（basic fuchsin）	0.5g
70% 的乙醇	100ml
浓盐酸（hydrochloric acid）	1ml
三聚乙醛（paraldehyde）	1ml

取洁净小口砂塞瓶，先把碱性品红和 70% 的乙醇倾入使溶解，然后加入浓盐酸和三聚乙醛，加塞塞紧，轻轻摇动使均匀混合，于室温下置放 2～3 天，待转变为深紫色即成熟可用。置 4℃ 的冰箱，约可保存 6 个月。

4. 橙黄 G 液

橙黄 G（orange G）	2g
蒸馏水	100ml
磷钨酸（phosphotungstic acid）	5g

混合后轻轻摇动 2 分钟，使尽量溶解，静置一夜，吸上清液使用。

（二）染色步骤

1. 组织固定于 10% 的甲醛液中，常规脱水包埋。

2. 切片厚 4μm，常规脱蜡至水。

3. 酸化高锰酸钾液氧化 5 分钟。

4. 稍水洗。

5. 2% 的草酸漂白 2 分钟，脱去高锰酸钾着色。

6. 流水冲洗 2 分钟。

7．70% 的乙醇稍洗。

8．醛品红液浸染（加盖）5～10 分钟。

9．70% 的乙醇浸洗 2 次，每次约 30 秒，至切片不再有紫色脱出。

10．稍水洗。

11．橙黄 G 液滴染约 1 秒。

12．稍水洗。

13．常规脱水透明，中性树胶封固。

（三）结果

肝细胞内的 HBsAg 阳性物质呈紫色至深紫色，微细颗粒状或均质状。阳性物质可形成圆形或椭圆形的团块，也可充满整个胞质，呈环形或半月形围绕胞核；有时可见于肝细胞胞质边缘，呈花边状。弹性纤维、脂褐素也染为紫色至深紫色，底色为浅黄色。

（四）注意事项

1．醛品红是用乙醇配制的染液，不宜采用滴染，而需用染色缸盛装染液浸染并加盖盖好（染后倾入小口砂塞瓶放冰箱保存），否则乙醇挥发，染液产生沉淀而污染切片。

2．醛品红液在新配时呈红紫色，成熟后才呈深紫色，其 pH 约为 1.7。配制时三聚乙醛要新鲜，用陈旧的三聚乙醛配制时醛品红染色弱或完全不着色。醛品红溶液在室温约可保存 4 周，若置 4℃ 的冰箱可保存半年，新配制溶液比旧溶液染色较快，因此用旧溶液染色应稍延长时间。

3．醛品红液除可染乙型肝炎表面抗原外，还可染弹性纤维、肥大细胞颗粒、胰岛的 β 细胞和脑垂体的嗜碱性细胞，但染色时间有所不同。

4．橙黄 G 液要淡染，若过染则会掩盖 HBsAg 阳性物质的深紫色。因此，滴入橙黄 G 液 1 秒钟后即水洗，如过深，可水洗长些；如过淡，可再滴染 1 秒钟后水洗。

（五）染色机制

醛品红是碱性品红加入三聚乙醛和盐酸配制而成的，盐酸作为一种酸性催化剂，它可使三聚乙醛逐渐解聚产生乙醛，乙醛有较高的活性，释出后与碱性品红染料外露的氨基反应生成乙醛 - 碱性品红螯合物，这时颜色转变为深紫色，即所谓成熟。这种成熟的醛品红对特殊的蛋白质及含硫酸根的黏多糖具有很强的亲和力，和乙型肝炎表面抗原结合得很好。此外对弹性纤维、肥大细胞颗粒、脂褐素、胃主细胞、胰岛的 β 细胞和脑垂体的嗜碱性细胞也能很好着染。

（六）应用

见本节标题"一、地衣红法"。

三、维多利亚蓝法
（根据 Tanaka）

（一）试剂配制

1．酸化高锰酸钾液（见本节标题"一、地衣红法"）

2．2% 的草酸（oxalic acid）

3．30% 的三氯化铁（ferric chloride）

4．维多利亚蓝液

　　维多利亚蓝（victoria blue）　　　　　　　　　　2g

糊精（dextrin）	0.5g
间苯二酚（resorcin）	4g
蒸馏水	200ml
30% 的三氯化铁	25ml
盐酸（hydrochloric acid）	4ml
苯酚（phenol）	3g

取一只 500ml 烧杯，加入蒸馏水，再把维多利亚蓝、糊精和间苯二酚加入溶解，在慢火中煮沸，然后加入 30% 的三氯化铁（$FeCl_3 \cdot 6H_2O$）25ml，继续煮沸 3 分钟。冷却后过滤，将沉渣和滤纸放在 60℃的烤箱内烤干，该沉渣为蓝绿色。取另一只三角烧瓶盛 70% 的乙醇200ml 溶解沉渣约 2 小时，待沉渣完全溶解后，加入盐酸 4ml 和苯酚 3g 作为防腐剂，放置 1周成熟后使用。

5. 核固红染液

核固红（nuclear fast red）	0.1g
硫酸铝（aluminum sulphate）	5g
蒸馏水	100ml
麝香草酚（thymol）	50mg

取洁净三角烧瓶两只，一只盛蒸馏水 30ml，稍加热至约 50℃，倾入核固红，用玻璃棒轻轻搅动使溶解。另一只盛蒸馏水 70ml，倾入硫酸铝，待完全溶解后与核固红液混合，待恢复至室温后过滤，再加入麝香草酚。

（二）染色步骤

1. 组织固定于 10% 的甲醛液中，常规脱水包埋。

2. 切片厚 4μm，常规脱蜡至水。

3. 酸化高锰酸钾液氧化 5 分钟。

4. 稍水洗。

5. 2% 的草酸漂白 2 分钟，脱去高锰酸钾着色。

6. 流水冲洗 5 分钟。

7. 70% 的乙醇稍浸洗。

8. 置入维多利亚蓝液浸染（加盖）24 小时。

9. 70% 的乙醇浸洗 2 次，每次约 30 秒，期间把切片提起放下，至切片无染液脱出为止。

10. 流水稍冲洗。

11. 核固红液染核 5～10 分钟。

12. 稍水洗。

13. 常规脱水透明，中性树胶封固。

（三）结果

肝细胞内的 HBsAg 阳性物质呈蓝色，其形态和分布见地衣红法的结果，弹性纤维、脂褐素、肥大细胞也染蓝色，胞核呈红色。

（四）注意事项

1. 维多利亚蓝液染色不易过染，有时可染 2 天，但以 24 小时为最佳。

2. 该染液较稳定，用小口砂塞瓶盛装，在室温下保存 3～4 年，并可反复使用，染色时要加盖。

3．维多利亚蓝不着染胆色素，切片清晰；也是染弹性纤维的一种理想方法。

4．本法阳性物质呈蓝色，着色深，用核固红复染胞核，红蓝对比较好，可清晰地观察肝细胞的结构。

（五）应用

见本节标题"一、地衣红法"。

第六节　真　　菌

真菌（fungi）旧称霉菌，真菌的种类很多，在自然界分布极广，其中有很多与人类的日常生活有密切联系，但大部分为非致病性，仅少数真菌可感染人体形成真菌病。真菌一般不产生外毒素和内毒素，其致病作用可能与在人体内繁殖引起的机械性损伤和所产生的酶类、酸性代谢产物有关。真菌有单细胞和多细胞两种类型。在病理切片上常见的深部真菌有单细胞真菌，菌体呈圆形或椭圆形，如组织胞浆菌、新型隐球菌等；多细胞真菌，菌体呈丝状，并分支交织成团，称为丝状菌，其结构分菌丝和孢子，如曲菌、白色念珠菌等。大多数真菌的细胞壁是由纤维素和明角质混合组成，含有多糖，故用高碘酸无色品红法均能染成红色。

组织胞浆菌（histoplasma）主要侵犯机体的单核-吞噬细胞系统如淋巴组织、肝和脾等。组织胞浆菌为酵母相，圆形或椭圆形，直径约 2～4μm，芽胞繁殖，有明显的细胞壁。菌体位于巨噬细胞的胞质内，显微镜下见巨噬细胞聚集成小结，胞质中充满组织胞浆菌。HE 染色隐约可见菌体周围有一透明而不着染的菌壁，用高碘酸-无色品红法和六胺银法则分别把菌壁染成红紫色和棕黑色的环状。

马尔尼菲青霉菌（penicillium marneffei）主要侵犯肝、脾、淋巴结和肺组织，该菌多为圆形或椭圆形，直径约 3μm。菌体主要位于巨噬细胞内，常见数十个菌体相互黏集似桑葚状。其形态大小及侵犯部位与组织胞浆菌很相似，但它是分裂繁殖。马尔尼菲青霉菌 HE 染色其胞壁不着色，高碘酸-无色品红法则着染红紫色，六胺银法染成棕黑色，其间可见少数椭圆形或长管状的菌体，两端钝圆，有时略弯曲呈香肠状，其横径与长径之比约为 1:3～1:2，中央并有一着色较深较粗的横壁，这是马尔尼菲青霉菌特有的具有诊断价值的形态特征。而组织胞浆菌则无香肠状细胞，也无横壁形成。

新型隐球菌（cryptococcus neoformans）主要侵犯中枢神经系统，其次为肺、肾和淋巴结等。新型隐球菌多呈圆形，菌体直径约 4～7μm（不包括荚膜），在适宜其生长的组织如脑蜘蛛膜内，菌体体积较大，直径可达 30μm；如出现退行性变，则可见一侧胞壁塌陷呈碗形或盔形。新型隐球菌周围有一宽阔的、具有折光性的胶冻样荚膜包绕，荚膜厚约 3～5μm，由黏多糖物质组成，经固定后，由于收缩而与外周组织形成空晕，有时见菌体悬浮于胶冻样的黏液荚膜物质中。HE 染色，菌体呈淡红色或不着色。高碘酸-无色品红法和六胺银法能较好显示。但用黏液胭脂红染色后荚膜呈玫瑰红色，爱尔新蓝法（pH 2.5）则把荚膜染成蓝色，此两法都具有特征性，如阳性即可确诊，因为其他真菌不出现这种黏多糖的荚膜。新型隐球菌为芽生繁殖，在活跃发展的病变中，可看到生芽的菌体有时如泪滴状。

曲菌（aspergillus）较常见于肺、耳、鼻腔和消化道等，常侵犯血管，导致血栓形成。曲菌菌丝呈丝状，直径为 7～10μm，粗细均匀，两侧菌丝壁平衡，有隔，菌丝常呈 45°锐角分支，呈放射状或珊瑚状排列。在活动性病灶中的菌丝有时可见到圆形，大小一致，无内容物的孢子。曲菌常在组织的空腔内大量繁殖，其菌丝缠绕在一起形成团块，称曲菌球。HE 染色曲菌菌丝壁呈淡紫蓝色。高碘酸 - 无色品红法呈红紫色，六胺银法把菌丝壁染成棕黑色，少量的菌丝也易发现。无色品红 - 醛品红法（Gridley）可把曲菌菌丝壁和孢子染成深紫色，背景黄色，对菌丝和孢子的结构显示得较清晰。

毛霉菌（mucor）主要侵犯肺、脑和其他器官，常侵入血管引起血栓形成和血道播散。毛霉菌菌丝粗大，壁厚，两侧壁不对称，菌丝直径为 10～40μm，宽窄不均，不分隔，菌丝偶有分支而不规则，呈钝角或直角分支，有时菌丝可呈直管状，部分可膨大、塌陷或扭曲，有些又像枯枝状。在组织内一般无孢子。HE 染色可着染毛霉菌，高碘酸 - 无色品红法染色不佳，六胺银法能把菌丝显得很清晰。在切片上曲菌和毛霉菌有时不易鉴别，特别是当毛霉菌的菌丝较狭窄，而菌丝里又见到一些类似横壁结构时。一般来说，曲菌菌丝具有二叉型分支，直径较小，菌丝壁平行，有横壁，用六胺银法染色也较深。

白色念珠菌（candida albicans）主要侵犯消化道、泌尿道、阴道和皮肤等处。白色念珠菌为圆形或椭圆形生芽的酵母样菌，壁薄，直径约 2～5μm，由芽管延长而形成的假菌丝长而直，有分隔，有时有少数分支。切片上要同时见到芽生孢子和假菌丝才可诊断为念珠菌。在急性念珠菌病灶内或病灶浅表部位的孢子较多，体积也较小，而在陈旧性病灶或病灶深部则菌丝较多。HE 染色可见白色念珠菌的芽生孢子和假菌丝呈淡蓝色，如用高碘酸 - 无色品红 - 醛品红法或六胺银法则染色很清晰，高碘酸 - 无色品红法效果也很好。

放线菌（actinomyces）根据现代生物学分类，放线菌不属于真菌而属于细菌。由于它所引起的病变与真菌病相似，故归入真菌类介绍。放线菌多侵犯面部、胸部和腹部等。其细胞壁的化学组成与细菌近似。菌体呈细丝状与真菌相似。其基本病变为慢性化脓性炎症，在脓肿内常形成"硫黄颗粒"为其特征。"硫黄颗粒"肉眼呈黄白色，直径约 1～2μm，颗粒内见放线菌，常呈不规则分叶状，是由大量菌丝交织组成，其末端是有胶质样的鞘包围而膨大呈棒状。"硫黄颗粒"周围有大量中性粒细胞围绕。HE 染色，颗粒中央部分嗜碱性，染蓝紫色，胶质样鞘染伊红色，呈放线状排列在颗粒周围，此鞘为放线菌特有，所以作 HE 染色即可判断。革兰染色放线菌菌丝阳性，胶质样鞘阴性；高碘酸 - 无色品红法染色阴性。

真菌用 HE 染色一般着色不良，因此，用特殊染色方法显示。高碘酸 - 无色品红法可显示大多数真菌，这是广泛采用的常规检验方法。无色品红 - 醛品红法和六胺银法适用于曲菌、白色念珠菌等，特别是六胺银法对马尔尼菲青霉菌和毛霉菌的染色效果甚佳。新型隐球菌主要应用黏液胭脂红法或爱尔新蓝法（pH 2.5），也可用六胺银法显示。

一、高碘酸 - 无色品红法
（根据 McManus）

（一）试剂配制

1. 0.5% 的高碘酸（periodic acid）
2. 无色品红液

碱性品红（basic fuchsin）	1g
蒸馏水	200ml
1mol/L 的盐酸（hydrochloric acid）	20ml
偏重亚硫酸钠（sodium metabisulphite）	1～1.5g
活性炭（activated charcoal）	2g

配制方法：

（1）取一只 500ml 的洁净三角烧瓶，内盛蒸馏水 200ml，置于电炉上煮沸后取出。

（2）加入碱性品红 1g 于煮沸后的蒸馏水内，轻轻摇动数分钟使碱性品红彻底溶解，此时溶液为深红色。

（3）待冷却至 50℃时，过滤至另一只洁净的三角烧瓶内。

（4）加入 1mol/L 的盐酸 20ml 并稍摇匀。

（5）待冷至约 25℃时，加入偏重亚硫酸钠，塞紧瓶口，并轻轻摇动使其溶解，此时碱性品红液明显变淡。

（6）于室温置黑暗处作用 24 小时，此时溶液应呈淡红或淡的稻草黄色。

（7）取出加入活性炭粉，塞紧瓶口轻轻摇动 2 分钟后静置 1 小时，用双层滤纸过滤到棕色小口砂塞瓶内，此时溶液应完全无色，称无色品红液，又称 Schiff 试剂。

（8）塞紧密封置 4℃冰箱内保存待用。

3．0.5% 的偏重亚硫酸钠（sodium metabisulphite）

4．Mayer 苏木精

苏木精（hematoxylin）	0.1g
蒸馏水	100ml
碘酸钠（sodium iodate）	20mg
硫酸铝铵（aluminum ammonium sulphate）	5g
柠檬酸（citric acid）	0.1g
水合氯醛（chloral hydrate）	5g

取一只 200ml 洁净三角烧瓶盛蒸馏水，在电炉上稍加温至 40～50℃，倾入苏木精并轻轻摇动数分钟使完全溶解，再加入碘酸钠和硫酸铝铵，用玻璃棒搅动使硫酸铝铵溶解，最后加入柠檬酸与水合氯醛，此时溶液应呈淡红紫色，过滤于小口砂塞瓶内，置冰箱可保存 1 年左右。

（二）染色步骤

1．组织固定于 10% 的甲醛液中，常规脱水包埋。

2．切片厚 4μm，常规脱蜡至水。

3．0.5% 的高碘酸氧化 5～8 分钟。

4．流水冲洗 2 分钟，再用蒸馏水浸洗 2 次。

5．入无色品红液并加盖，于室温暗处作用于 15～20 分钟。

6．0.5% 的偏重亚硫酸钠滴洗 2 次，每次 2 分钟。

7．流水冲洗 2 分钟。

8．Mayer 苏木精浅染核 2～3 分钟。

9．流水冲洗 10 分钟。

10．常规脱水透明，中性树胶封固。

（三）结果

真菌呈红紫色（图 3-14），胞核呈蓝色。

（四）注意事项

1．高碘酸和偏重亚硫酸钠液应用小口砂塞瓶盛装置于 4℃的冰箱保存，可使用数月。临用前半小时取出恢复至室温才滴在切片上。高碘酸氧化比用其他氧化剂优越，因为它不

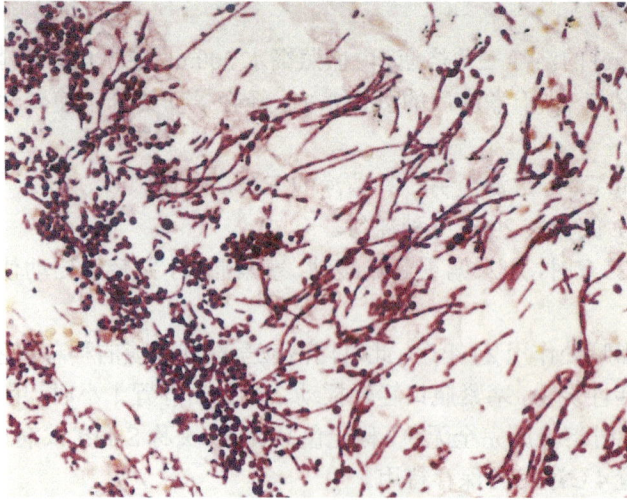

图 3-14 PAS 法
肾组织,念珠菌呈红紫色

会把所形成的醛基进一步氧化。

2．偏重亚硫酸钠的质量一定要纯,要有较浓的刺激性气味,否则作用效果不好就配制不成功。偏重亚硫酸钠用后一定要密封好。

3．在配制无色品红液时所用的玻璃器皿要求十分干净,一般要用硫酸洗液浸洗过。

4．碱性品红有不同的厂牌和批号,有些纯度较高,可以少加活性炭。若配制的溶液仍呈淡红色时,可再加入一些活性炭摇匀后过滤,这就使溶液无色,这样的碱性品红仍可使用。

5．配制无色品红色液时,不要在蒸馏水沸腾时加入碱性品红,应在停止加热取出蒸馏水待 1 分钟后才加入,否则沸腾的水蒸气会把碱性品红液喷溅出来。

6．无色品红液要放冰箱保存,临用前半小时取出恢复至室温,用后又倒回原瓶内放冰箱保存,如此可反复使用多次,至溶液出现淡红色时才倾弃不用。

7．无色品红液在冬季室温低于 15℃时,作用缓慢,这时把无色品红液置入 25～30℃的温水中使暖和后即可用,但水温不宜超过 30℃,因温度过高无色品红液易转红色而失效。

（五）染色机制

各种真菌菌壁都含有多糖类物质。高碘酸氧化真菌菌壁的多糖而暴露出二醛,其后,暴露出来的游离醛基与无色品红液作用,生成新的红紫色复合物而显色。

二、无色品红 - 醛品红法
（改良 Gridley）

（一）试剂配制

1．8% 的铬酸（chromic acid）

2．无色品红液（见本节标题"一、高碘酸 - 无色品红法"）

3．0.5% 的偏重亚硫酸钠（sodium metabisulphite）

4．醛品红液

碱性品红（basic fuchsin）	0.5g
70% 的乙醇	100ml

| 浓盐酸（hydrochloric acid） | 1ml |
| 三聚乙醛（paraldehyde） | 1ml |

取洁净小口砂塞瓶,先把碱性品红和 70% 的乙醇倾入使其溶解,然后加入浓盐酸和三聚乙醛,加塞,轻轻摇动使均匀混合,于室温下置放 2～3 天,待转变为深紫色即成熟可用。置 4℃ 的冰箱,约可保存 6 个月。

5. 马休黄液

马休黄（Martius yellow）	0.5g
95% 的乙醇	100ml
磷钨酸（phosphotungstic acid）	2g

先把马休黄溶于 95% 的乙醇,再加入磷钨酸,摇匀溶解后即可使用。

（二）染色步骤

1. 组织固定于 10% 的甲醛液中,常规脱水包埋。

2. 切片厚 4μm,常规脱蜡至水。

3. 8% 的铬酸氧化 30 分钟。

4. 流水冲洗 2 分钟,再用蒸馏水洗 2 次。

5. 浸入无色品红液并加盖,于室温暗处作用 15～20 分钟。

6. 0.5% 的偏重亚硫酸钠滴洗 2 次,每次 2 分钟。

7. 流水冲洗 2 分钟,用 70% 的乙醇浸洗 1 次。

8. 醛品红液浸染 30～45 分钟。

9. 70% 的乙醇洗去余液,至无颜色脱出。

10. 稍水洗。

11. 马休黄液染 2 秒。

12. 稍水洗。

13. 常规脱水透明,中性树胶封固。

（三）结果

真菌菌丝和孢子呈紫红色至深紫色,背景呈黄色,弹力纤维和黏液也呈深紫色。

（四）注意事项

1. 铬酸又称三氧化铬,为一种棕红色结晶状粉末,绿色的不宜使用。原法是用 4% 的铬酸氧化 1 小时,现改用 8% 的铬酸氧化 30 分钟即可。

2. 无色品红和醛品红染色的注意事项和染色机制可参阅本篇 第九章 第一节 标题 "一、高碘酸 - 无色品红法" 和本篇 第一章 第三节 标题 "一、醛品红法"。

三、六 胺 银 法
（改良 Grocott）

（一）试剂配制

1. 8% 的铬酸（chromic acid）

2. 0.5% 的偏重亚硫酸钠（sodium metabisulphite）

3. 5% 的硝酸银（silver nitrate）

4. 3% 的六次甲基四胺（hexamethylene tetramine）

5. 5% 的四硼酸钠（sodium tetraborate）

6. 六胺银贮备液

5% 的硝酸银	5ml
3% 的六次甲基四胺	100ml

取 5% 的硝酸银 5ml，慢慢倾入 3% 的六次甲基四胺 100ml 内，即形成白色沉淀，此沉淀在慢慢摇动中即溶解变清，此澄清液用棕色小口砂塞瓶盛装，置于 4℃ 的冰箱，可保存约 6 个月。

7. 六胺银工作液

六胺银贮备液	10ml
蒸馏水	25ml
5% 的四硼酸钠	2ml

上述试剂依次加入，混合后即可使用。

8. 0.1% 的氯化金

氯化金（gold chloride）	0.1g
蒸馏水	100ml

先用棕色小口砂塞瓶配成 1% 的氯化金贮存液，再以小滴瓶配制 0.1% 的氯化金，即取蒸馏水与 1% 的氯化金贮存液作 9∶1 稀释成 0.1% 的氯化金。

9. 5% 的硫代硫酸钠（sodium thiosulphate）

10. 橙黄 G 液

橙黄 G（orange G）	2g
蒸馏水	100ml
磷钨酸（phosphotungstic acid）	5g

混合后稍摇动数分钟使尽量溶解，静置一夜，取上清液用，室温存放即可。

11. Mayer 苏木精（见本节标题"一、高碘酸 - 无色品红法"）

（二）染色步骤

1. 组织固定于 10% 的甲醛液中，常规脱水包埋。

2. 切片厚 4μm，常规脱蜡至水。

3. 8% 的铬酸氧化 20 分钟。

4. 流水稍洗。

5. 0.5% 的偏重亚硫酸钠处理 1 分钟。

6. 流水冲洗 5 分钟，再用蒸馏水浸洗 2 次。

7. 切片置入预热至 58～60℃ 的六胺银工作液内并加盖，于 58～60℃ 的温箱内作用 20～60 分钟，至切片呈淡黄色，即取出经蒸馏水洗后在显微镜下观察有否菌体出现。如有淡棕色的菌体出现，以后每隔 5～10 分钟取出镜检以控制菌体着色深浅，至认为显色恰当为止。

8. 蒸馏水洗。

9. 滴入 0.1% 的氯化金调色 1 分钟。

10. 蒸馏水稍洗。

11. 5% 的硫代硫酸钠处理 2 分钟。

12. 流水冲洗 5 分钟。

13. 橙黄 G 复染 1 秒。

14. 流水稍洗。

15．常规脱水透明，中性树胶封固。

（三）结果

真菌呈棕黑色至黑色（图 3-15，图 3-16），上皮黏液也呈棕黑色，背景为橙黄色。

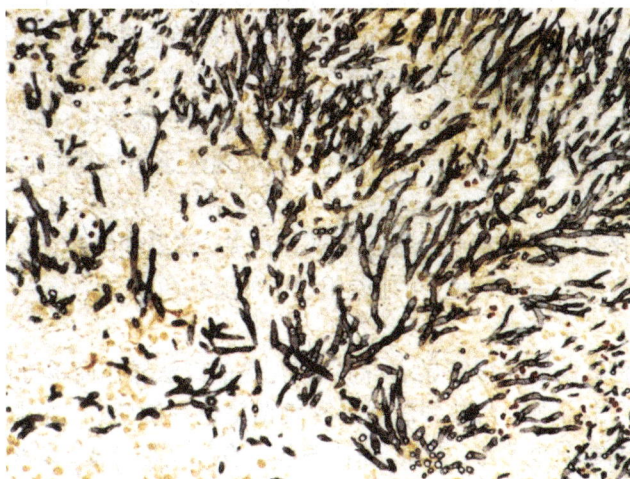

图 3-15　六胺银法
肺组织，曲菌呈黑色

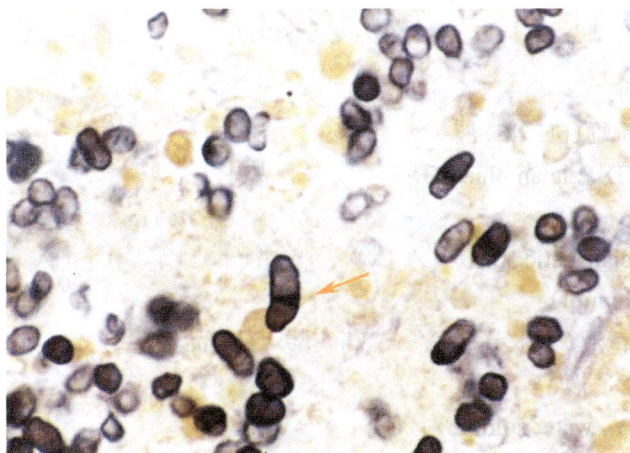

图 3-16　六胺银法
肝组织，马尔尼菲青霉菌呈黑色；箭头示横壁

（四）注意事项

1．本法所用的玻璃器皿，应预先用硫酸洗液浸泡过并冲洗干净。

2．六胺银贮备液配妥后应置于 4℃ 的冰箱内，一般可保存 6 个月，如置室温仅可保存 2 周。六胺银工作液一般使用一次。

3．如用水浴箱代替电热恒温箱孵育，温度可调低到 48～50℃，若调至 58～60℃ 时，则作用快，切片很快变黑而难以掌握，染色缸壁有时也出现银镜反应，导致六胺银工作液变灰黑而失效。建议在恒温箱内孵育为佳。

4．偏重亚硫酸钠的作用是除去残留的铬酸，同时使切片变白。

5. 在低倍镜检时，菌体不宜着色太黑，否则在高倍镜下观察则不够清晰透亮，在菌体密集成堆的地方显色更要恰当。

6. 5% 的硫代硫酸钠是固定已反应的银盐和清除未还原的银离子。

7. 本法用橙黄 G 复染，对各种真菌的显示其效果都很好，特别是对马尔尼菲青霉菌的显示特别好，但橙黄 G 仅需淡染即可。如显示曲菌和白色念珠菌，可不用橙黄 G 复染而改用 Mayer 苏木精和伊红复染，则可看到真菌与周围组织的关系。

8. 此法也可显示抗酸菌，其阳性结果与 Wade-Fite 法抗酸染色一致，很易鉴别。有时也可把网状纤维和纤维素细丝和黏液染成灰棕色，因此要注意勿与真菌混淆。

（五）染色机制

切片经铬酸氧化真菌内多糖化合物而暴露出醛基，游离的醛基还原六胺银的银离子成金属银而呈黑色。氯化金用来调色，可排除组织中的黄色色调。

（六）应用

以上三法对各种真菌皆能很好显示，高碘酸无色品红法操作简单方便，无色品红 - 醛品红法显示菌丝和孢子很清晰，六胺银法对各种真菌染色都敏感，存在少量真菌时也容易发现。对鉴别曲菌和毛霉菌也不难，例如，曲菌菌丝具有二叉形分支，菌丝壁平行，直径较小，有隔；毛霉菌菌丝粗大壁厚，两侧壁不对称，分支少而呈钝角分支。六胺银法显示马尔尼菲青霉菌很易发现少数椭圆形或香肠状菌体和其明显粗黑的横壁。此法尤适于显微照相。

四、爱尔新蓝（pH 2.5）法
（改良 Lison）

（一）试剂配制

1. 1% 的爱尔新蓝（pH 2.5）液

爱尔新蓝 8GX（alcian blue 8GX）	1g
蒸馏水	100ml
冰醋酸（glacial acetic acid）	3ml
麝香草酚（thymol）	50mg

2. Mayer 苏木精液（见本节标题"一、高碘酸 - 无色品红法"）

3. 0.5% 的伊红 Y 液

伊红（eosin Y, water soluble）	1g
蒸馏水	200ml
冰醋酸（glacial acetic acid）	1 滴

（二）染色步骤

1. 组织固定于 10% 的甲醛液中，常规脱水包埋。

2. 切片厚 4μm，常规脱蜡至水。

3. 爱尔新蓝（pH 2.5）液滴染 15～20 分钟。

4. 稍水洗。

5. Mayer 苏木精染 3 分钟。

6. 流水冲洗 10 分钟。

7. 0.5% 的伊红 Y 液染 1 分钟。

8. 稍水洗。

9．常规脱水透明，中性树胶封固。

（三）结果

新型隐球菌荚膜呈蓝色（图3-17），胞核呈淡蓝色，一般黏液也呈蓝色，其他组织呈红色。

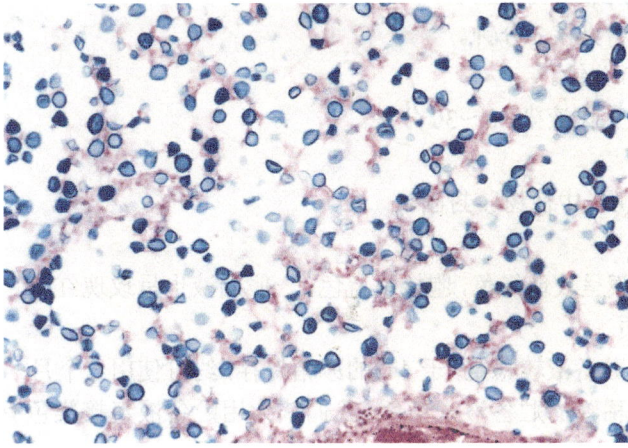

图3-17　爱尔新蓝法
脑组织，新型隐球菌荚膜呈蓝色

（四）注意事项

1．爱尔新蓝液内含3%的冰醋酸，使其pH达到2.5，加入麝香草酚作为防腐剂防止真菌生长。该液配制后置于4℃的冰箱可保存使用1年以上。

2．爱尔新蓝的商品有爱尔新蓝8GX和爱尔新蓝8GS两种，购买时以选购前者为佳。

（五）染色机制

参阅本篇　第九章　第三节　标题"二、爱尔新蓝（pH 2.5）法"。

五、黏液胭脂红法
（根据 Southgate）

（一）试剂配制

1．黏液胭脂红贮备液

胭脂红（carmine）	1g
无水乙醇	50ml
蒸馏水	50ml
氢氧化铝（aluminium hydroxide）	1g
无水氯化铝（aluminium chloride，anhydrous）	0.5g

取一只洁净三角烧瓶，先加入无水乙醇和蒸馏水，混合成50%的乙醇，然后依次加入胭脂红等，用玻璃棒搅拌混合，于水浴中煮沸3分钟并不断搅动。取出待冷至室温后过滤，并用50%的乙醇加至原总量100ml，用小口砂塞瓶盛装，置于4℃的冰箱保存。

2．黏液胭脂红工作液

黏液胭脂红贮备液	1份
蒸馏水	4份

临用前混合。

3．Mayer 苏木精（见本节标题"一、高碘酸 - 无色品红法"）

（二）染色步骤

1．组织固定于 10% 的甲醛液中，常规脱水包埋。

2．切片厚 4μm，常规脱蜡至水。

3．Mayer 苏木精染核 3 分钟。

4．流水冲洗 10 分钟。

5．黏液胭脂红工作液染 20～30 分钟。

6．流水稍洗。

7．常规脱水透明，中性树胶封固。

（三）结果

新型隐球菌荚膜呈玫瑰红色，胞核呈蓝色，一般黏液也呈玫瑰红色。

（四）注意事项

1．黏液胭脂红贮备液较稳定，于 4℃ 的冰箱保存，约可使用 6 个月。其工作液则不能保存。有学者采用不稀释的贮备液来染色，我们认为用贮备液直接染色有时染色不均匀，所以推荐用稀释液染色，染色后无须分化。

2．胞核不宜用 Ehrlich 苏木精液复染，因它可把荚膜的黏液淡染。如苏木精染色后底色不清，可用盐酸乙醇快速分化一下。

3．无水氯化铝每次取用后，要立刻把瓶口密封，并放入干燥器保存，否则很易潮解变质而失效。

（五）染色机制

黏液胭脂红经煮沸配制后形成铝胭脂红复合物，具有阳性电荷，与酸性黏液物质的阴性电荷结合而呈色。新型隐球菌的荚膜属黏液物质，故呈玫瑰红色。

（六）应用

黏液胭脂红法和爱尔新蓝（pH 2.5）法都是显示新型隐球菌的理想方法，只要有一个菌体的荚膜被黏液胭脂红法深染成玫瑰红色或被爱尔新蓝（pH 2.5）法深染成蓝色，都可作为诊断依据。

第七节　卡氏肺囊虫

卡氏肺囊虫（pneumocystis carinii）为 Carinii 于 1910 年在大鼠肺中发现。继后，1912 年 Delanoë 夫妇在大鼠肺内亦发现本虫，因而定名为卡氏肺囊虫。该虫是属原虫还是真菌，目前还没有明确分类（多数学者认为属原虫）。卡氏肺囊虫的生活史是在肺泡里完成，成熟包囊为圆形或椭圆形，直径约 5～10μm，外围以囊壁，内含 8 个囊内小体，小体大小约 1～2μm，呈半月形。

卡氏肺囊虫病多为合并感染引起，当人体抵抗力降低时，特别是免疫功能低下的患者如 AIDS 患者就容易被感染，肺囊虫大量繁殖引起肺囊虫性肺炎。

卡氏肺囊虫在 HE 片上不易被识别。卡氏肺囊虫性肺炎时，在 HE 染色片仅见肺泡腔内囊虫呈浅嗜酸性小颗粒，常被误诊为渗出液中的蛋白。用特殊染色方法显示卡氏肺囊虫，则容易识别。显示卡氏肺囊虫的特殊染色方法主要有：六胺银法、荧光桃红 - 酒石黄法、Giemsa 法、PAS 法和 Gram 法等，以前三种方法为佳。

一、六 胺 银 法
（改良 Grocott）

（一）试剂配制

1. 8% 的铬酸（chromic acid）

2. 0.5% 的偏重亚硫酸钠（sodium metabisulphite）

3. 5% 的硝酸银（silver nitrate）

4. 3% 的六次甲基四胺（hexamethylene tetramine）

5. 5% 的四硼酸钠（sodium tetraborate）

6. 六胺银贮备液

5% 的硝酸银	5ml
3% 的六次甲基四胺	100ml

取 5% 的硝酸银 5ml，慢慢倾入 3% 的六次甲基四胺 100ml 内，即形成白色沉淀，此沉淀在慢慢摇动中即溶解变清，此澄清液用棕色小口砂塞瓶盛装，置于 4℃ 的冰箱可保存约 6 个月。

7. 六胺银工作液

六胺银贮备液	10ml
蒸馏水	25ml
5% 的四硼酸钠	2ml

依次加入，混合后即可使用。

8. 0.1% 的氯化金（gold chloride） 先用棕色小口砂塞瓶配成 1% 的贮存液，再以小滴瓶配制 0.1% 的氯化金，即取蒸馏水与原液作 9∶1 稀释即成 0.1% 的氯化金。

9. 5% 的硫代硫酸钠（sodium thiosulphate）

10. Mayer 苏木精

苏木精（hematoxylin）	0.1g
蒸馏水	100ml
碘酸钠（sodium iodate）	20mg
硫酸铝铵（aluminum ammonium sulphate）	5g
柠檬酸（citric acid）	0.1g
水合氯醛（chloral hydrate）	5g

取一只 200ml 洁净三角烧瓶盛蒸馏水，加入苏木精并轻轻摇动使完全溶解（可稍加温），再加入碘酸钠及硫酸铝铵，用玻璃棒轻轻搅动使硫酸铝铵完全溶解，最后加入柠檬酸与水合氯醛，此时溶液呈淡红紫色，过滤于小口砂塞瓶内。置 4℃ 的冰箱可保存 1 年以上。

（二）染色步骤

1. 组织固定于 10% 的甲醛液中，常规脱水包埋。

2. 切片厚 4～5μm，常规脱蜡至水。

3. 8% 的铬酸氧化 20 分钟。

4. 流水稍洗。

5. 0.5% 的偏重亚硫酸钠处理 1 分钟。

6. 流水冲洗 5 分钟，再用蒸馏水浸洗 2 次。

7. 切片置入预热至 58～60℃的六胺银工作液内并加盖,于 58～60℃的温箱内作用 20～60 分钟,至切片呈淡黄色,即取出经蒸馏水洗后在显微镜下观察有否菌体出现。如有淡棕色的菌体出现,以后每隔 5～10 分钟取出镜检以控制菌体着色深浅,至认为显色恰当为止。

8. 蒸馏水洗。

9. 滴入 0.1% 的氯化金调色 1 分钟。

10. 蒸馏水稍洗。

11. 5% 的硫代硫酸钠处理 2 分钟。

12. 流水冲洗 5 分钟。

13. Mayer 苏木精液染色 5 分钟。

14. 流水冲洗 10 分钟。

15. 常规脱水透明,中性树胶封固。

(三) 结果

卡氏肺囊虫包囊壁呈棕黑色,圆形或椭圆形。成熟的包囊内含约 8 个囊内小体,小体不着染。部分包囊壁可见增厚形成括弧样结构。真菌也呈棕黑色,应根据各种真菌的形态特点进行鉴别。

(四) 注意事项

1. 本法所用的玻璃器皿,应预先用硫酸洗液浸泡过并冲洗干净。

2. 六胺银贮备液配妥后应置于 4℃的冰箱内,一般可保存 6 个月,如置室温仅可保存 2 周。六胺银工作液一般使用一次。

3. 如用水浴箱代替电恒温箱孵育,温度可调低到约 48～50℃,若调至 58～60℃时,则作用快,切片很快变黑而难以掌握,染色缸壁有时也出现银镜反应,导致六胺银工作液变灰黑而失效。

4. 偏重亚硫酸钠的作用是除去残留的铬酸,同时使切片变白。

5. 在低倍镜观察时,菌体不宜着色太黑,否则在高倍镜下观察则不够清晰透亮,在囊虫密集成堆的地方显色更要恰当。

6. 5% 的硫代硫酸钠是固定已反应的银盐和清除未还原的银离子。

7. 本法用 Mayer 苏木精染液复染,则可看到囊虫与周围组织的关系。

8. 此法也可显示真菌和抗酸菌,有时也可把网状纤维和纤维素细丝和黏液染成灰棕色。

(五) 染色机制

切片经铬酸氧化囊虫内多糖化合物而暴露出醛基,游离的醛基还原六胺银的银离子成金属银而呈黑色。氯化金用来调色,可消除组织中的黄色色调。

二、荧光桃红-酒石黄法
(改良 Lendrum)

(一) 试剂配制

1. 天青石蓝染液

天青石蓝 B(celestin blue B)	0.5g
硫酸铁铵(ferric ammonium sulphate)	5g
蒸馏水	100ml

| 甘油（glycerin） | 14ml |
| 麝香草酚（thymol） | 50mg |

取一只三角烧瓶盛蒸馏水，加入硫酸铁铵，用玻璃棒搅动使其完全溶解。加入天青石蓝，继续用玻璃棒搅匀，以文火煮沸 2～3 分钟，在煮沸时应不停轻轻搅动，否则天青石蓝将沉积于瓶底成团块状。待冷却后过滤于小口砂塞瓶，再加入甘油和麝香草酚，置 4℃的冰箱可保存 1 年以上。临用前半小时由冰箱取出恢复至室温。为方便操作可倾入一小滴瓶内使用。

2. Mayer 苏木精染液（见本节标题"一、六胺银法"）

3. 荧光桃红染液

荧光桃红 B（phloxine B）	0.5g
蒸馏水	100ml
氯化钙（calcium chloride）	0.5g

4. 酒石黄染液

| 酒石黄（tartrazine） | 2.5g |
| 乙二醇单甲醚（ethylene glycol monomethyl ether） | 100ml |

（二）染色步骤

1. 组织固定于 10% 的甲醛液中，常规脱水包埋。

2. 切片厚 4～5μm，常规脱蜡至水。

3. 天青石蓝染液染 2～3 分钟。

4. 稍水洗。

5. Mayer 苏木精染液染 2～3 分钟。

6. 稍水洗。

7. 1% 的盐酸乙醇分化 1 秒。

8. 流水冲洗 10 分钟。

9. 荧光桃红染液染 20～30 分钟。

10. 稍水洗 30～60 秒，用滤纸吸去多余水分。

11. 酒石黄染液分化和复染，在显微镜下控制至胶原纤维呈亮黄色，肌纤维呈红色。

12. 95% 的乙醇稍洗。

13. 无水乙醇脱水，二甲苯透明，中性树胶封固。

（三）结果

卡氏肺囊虫滋养体和病毒包涵体呈亮红色，细胞核呈蓝褐色，背景呈黄色。

（四）注意事项

1. 本法原用于显示病毒包涵体，但显示卡氏肺囊虫滋养体的效果也很好。小肠的潘氏颗粒、浆细胞的 Russel 小体和纤维素也被染成红色。

2. 本法的分化很重要，应在显微镜下控制把胶原纤维分化至亮黄色，肌纤维红色。

（五）染色机制

1. 卡氏肺囊虫滋养体和病毒包涵体嗜酸性，被酸性染料荧光桃红液染成红色。

2. 在荧光桃红染液加入氯化钙目的是加强其染色力。

3. 酒石黄染液既是分化剂同时也是复染剂，先将细胞核和胶原纤维所着染的红色分化后再染成黄色。

三、吉姆萨(Giemsa)法

(一)试剂配制

1. 吉姆萨染液

吉姆萨色素(Giemsa)	0.75g
甲醇(methyl alcohol)	50ml
甘油(glycerin)	50ml

先把 Giemsa 色素加入甘油,在 56℃的恒温箱使其充分溶解,其间用玻璃棒搅动 2 次,经数小时完全溶解后,再加入甲醇,摇匀,放置一夜。

2. 1/15mol/L 磷酸盐缓冲液(pH 6.8)

3. 吉姆萨稀释液

吉姆萨染液	1 份
1/15mol/L 磷酸盐缓冲液(pH 6.8)	9 份

需于每次临用前配制,不能保存。

4. 0.5% 的冰醋酸(glacial acetic acid)

(二)染色步骤

1. 组织固定于 10% 的甲醛液中,常规脱水包埋。

2. 切片厚 4μm,常规脱蜡至水,再用蒸馏水稍洗 10~20 秒。

3. 吉姆萨稀释液滴染 30 分钟。

4. 蒸馏水快速洗去切片上的吉姆萨稀释液。

5. 无水乙醇脱水,二甲苯透明,中性树胶封固。

(三)结果

卡氏肺囊虫的细胞核呈红色,细胞质呈蓝色。

(四)注意事项

1. 吉姆萨染液配好后室温保存约可使用 1~2 年,也可以直接购买商品化的染液。稀释液则仅能使用 1 次。配制吉姆萨稀释液,用 1/15mol/L 磷酸盐缓冲液(pH 6.8)比用蒸馏水为佳。

2. 第 4 步蒸馏水洗必须迅速,否则染片易脱色。

第三章

病理性沉着物

在某些疾病中，组织细胞会出现一些病理性的沉着物，如色素、脂质、糖原，纤维素、淀粉样蛋白、钙盐和铜等，这些病理性沉着物出现于相应的各类疾病或病变。认识和区分病理性沉着物对临床具有重要意义。本章主要介绍纤维素、淀粉样蛋白、尿酸盐、钙盐和铜的染色法，其他病理性沉着物的染色见于相应的有关章节。

第一节 纤 维 素

纤维素（fibrin）又称纤维蛋白，它是由存在于血液内的纤维蛋白原分子聚合形成的特殊蛋白质。正常的凝血过程分三步：第一步是一系列凝血酶原激活物的形成；第二步为凝血酶原激活物催化凝血酶原转变为凝血酶；第三步为凝血酶催化纤维蛋白原转变为纤维蛋白，从而使血液凝固形成冻胶状的血凝块。

组织内出现的纤维素，可以是血管壁破裂，血液成分直接溢出；也可以是由于血管壁损伤较重，血管壁通透性增高，使血浆内的纤维蛋白原分子通过，这多见于局部的炎症反应或过敏性反应的表现。纤维素嗜酸性，HE 染色为红染的细丝，并互相连接成网状，也可相互融合。新鲜的纤维素有嗜苏丹反应，用类脂染色法染色呈弱阳性，陈旧的纤维素呈胶原染色反应。纤维素常见于以纤维素性炎症为主的疾病，如大叶性肺炎、杆菌性痢疾、白喉、纤维素性心包炎等，病变常发生于黏膜、浆膜和肺。血栓的证明，有时也需借助于纤维素染色证明血管内有纤维素的存在。在弥散性血管内凝血（DIC）时，全身许多器官的小血管内的微血栓，其主要成分是纤维素和血小板。因此，纤维素染色是证明弥散性血管内凝血颇为重要的方法。

纤维素样变（fibrinoid degeneration）是结缔组织中胶原纤维或小血管壁发生的一种变性。它具有纤维素的染色反应，所以称为纤维素样变。这种物质称为纤维素样物质。纤维素样变其形态在 HE 染色为边界不清的颗粒状或小条、小块状的无结构物质，折光性强，强嗜酸性，故被染为深红色，颇像纤维素，用纤维素染色有时也呈阳性反应。不同疾病出现的纤维素样物质，其化学性质及形成机制不同。有些是由于血管壁的坏死，通透性增加，渗出的纤维蛋白原转化形成纤维素样物质，如恶性高血压和胃溃疡底的动脉壁纤维素样变。有些是由于免疫变态反应引起，如急性风湿病、结节性多脉管炎等，所以还存在免疫球蛋白和纤维蛋白等成分。

显示纤维素和纤维素样变的方法有 Mallory 磷钨酸苏木精法和改良的 Gram-Weigert

143

法,此两法把纤维素染成蓝紫色至蓝黑色。Lendrum 等介绍的马休黄猩红蓝法(MSB)把纤维素染成红色,颜色较鲜艳。

一、磷钨酸苏木精法
(根据 Mallory)

(一)试剂配制

1. 0.5% 的高锰酸钾(potassium permanganate)

2. 0.5% 的硫酸(sulphuric acid)

3. 酸化高锰酸钾液

0.5% 的高锰酸钾	1 份
0.5% 的硫酸	1 份

临用前混合后用,不能保存。

4. 2% 的草酸(oxalic acid)

5. 磷钨酸苏木精液

苏木精(hematoxylin)	0.1g
蒸馏水	100ml
磷钨酸(phosphotungstic acid)	2g

取洁净三角烧瓶一只盛蒸馏水 30ml,倾入苏木精,稍加温使苏木精完全溶解。另取三角烧瓶盛蒸馏水 70ml,加入磷钨酸后轻轻摇动使其完全溶解。待苏木精液冷却后与磷钨酸液混合,加塞后置于光亮处,隔数天轻轻摇动一次,待 3~6 个月成熟后才使用。

(二)染色步骤

1. 组织固定于 10% 的甲醛液中,常规脱水包埋。

2. 切片厚 4μm,常规脱蜡至水。

3. 酸化高锰酸钾液氧化 5 分钟。

4. 稍水洗。

5. 2% 的草酸漂白 1~2 分钟。

6. 流水冲洗 2 分钟,蒸馏水洗一次。

7. 磷钨酸苏木精液浸染(加盖)24~48 小时。

8. 取出切片直接用 95% 的乙醇迅速洗去多余染液。

9. 常规脱水透明,中性树胶封固。

(三)结果

纤维素、胞核、红细胞和神经胶质纤维呈深蓝色(图 3-18),横纹肌的横纹也呈深蓝色。胶原纤维、软骨基质呈棕红色,粗的弹性纤维呈紫色。

(四)注意事项

1. 自然成熟的磷钨酸苏木精液一般可保存 2 年以上。如急需成熟的磷钨酸苏木精液,可在配制后每 100ml 染液中加高锰酸钾 17.7mg 促其立即成熟,第 2 天可用。但加氧化剂的磷钨酸苏木精液不稳定,染色力容易失效。

2. 磷钨酸苏木精液成熟后,应保存于棕色小口砂塞瓶并在室温下置于暗处。在染色时若显示的纤维素蓝色深度不够,或呈红色,则说明氧化的时间不够,或可能是已过度氧化,这就需要重新配制新液。

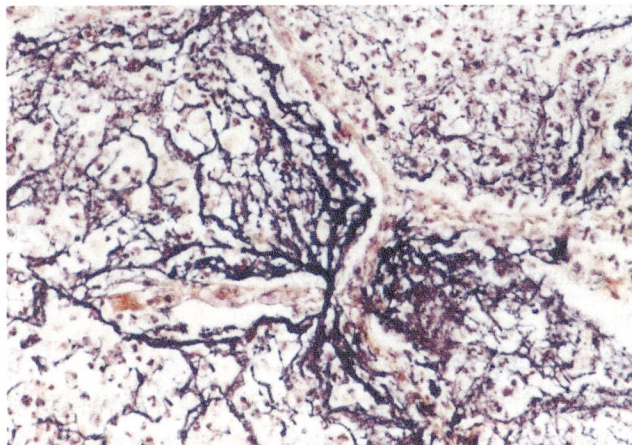

图 3-18　磷钨酸苏木精法
大叶性肺炎,纤维素呈深蓝色

3. 磷钨酸苏木精液染色后不要水洗,在 95% 的乙醇洗时也要迅速,因为水洗或乙醇洗的时间稍长,都可以洗脱磷钨酸苏木精所着染的颜色。

4. 磷钨酸苏木精液为进行性染色,因此不要过染,在染色 24 小时后可取出在显微镜下观察着色程度。

(五)染色机制

磷钨酸苏木精液染色的机制是较奇特的,单一染液能染出两种主要的颜色即蓝色和棕红色。有理论认为,成熟的苏木红通过钨的结合生成蓝色色淀(lake),这种色淀对所选择的组织成分能牢固结合而呈蓝色。显示棕红色的成分是由于磷钨酸的作用而呈色。染液中磷钨酸与苏木精的比率是 20∶1。

(六)应用

磷钨酸苏木精液可染纤维素,如各种炎症渗出的纤维素。对弥散性血管内凝血(DIC)的切片,用磷钨酸苏木精液染色可在毛细血管内发现蓝色的纤维素细丝。

二、马休黄-辉煌结晶猩红-苯胺蓝法
(根据 Lendrum)

(一)试剂配制

1. 天青石蓝染液

天青石蓝 B(celestin blue B)	0.5g
硫酸铁铵(ferric ammonium sulphate)	5g
蒸馏水	100ml
甘油(glycerin)	14ml
麝香草酚(thymol)	50mg

取一只三角烧瓶盛蒸馏水,加入硫酸铁铵,用玻璃棒搅动使其完全溶解。加入天青石蓝,继续用玻璃棒搅匀,文火煮沸 2～3 分钟,在煮沸时应用玻璃棒轻轻搅动,否则天青石蓝将沉积于瓶底呈团块状。待冷后过滤于小口砂塞瓶,再加入甘油和麝香草酚,于 4℃的冰箱

保存，可使用一年多。临用前半小时由冰箱取出恢复至室温。为方便操作可倾入一小滴瓶内使用。

2. Mayer 苏木精染液

苏木精（hematoxylin）	0.1g
蒸馏水	100ml
碘酸钠（sodium iodate）	20mg
硫酸铝铵（aluminum ammonium sulphate）	5g
柠檬酸（citric acid）	0.1g
水合氯醛（chloral hydrate）	5g

取一只 200ml 洁净三角烧瓶盛蒸馏水，加入苏木精并轻轻摇动使完全溶解（可稍加温），再加入碘酸钠及硫酸铝铵，用玻璃棒轻轻搅动使硫酸铝铵完全溶解，最后加入柠檬酸与水合氯醛，此时溶液呈淡红紫色，过滤于小口砂塞瓶内。保存和使用同天青石蓝染液。

3. 马休黄乙醇液

马休黄（martius yellow）	0.5g
95% 的乙醇	100ml
磷钨酸（phosphotungstic acid）	2g

先把马休黄溶于乙醇，再加入磷钨酸。

4. 辉煌结晶猩红液

辉煌结晶猩红 6R（brilliant crystal scarlet 6R）	1g
蒸馏水	98ml
冰醋酸（glacial acetic acid）	2.5ml

5. 苯胺蓝液

苯胺蓝（aniline blue）	0.5g
蒸馏水	99ml
冰醋酸（glacial acetic acid）	1ml

6. 1% 的磷钨酸（phosphotungstic acid）

7. 1% 的冰醋酸（glacial acetic acid）

（二）染色步骤

1. 组织固定于 10% 的甲醛液中，常规脱水包埋。

2. 切片厚 4μm，常规脱蜡至水。

3. 天青石蓝液染 2～3 分钟。

4. 稍水洗。

5. Mayer 苏木精染 2～3 分钟。

6. 稍水洗。

7. 1% 的盐酸乙醇分化。

8. 流水冲洗 10 分钟。

9. 95% 的乙醇稍洗。

10. 马休黄乙醇液染 2 分钟。

11. 蒸馏水稍洗。

12. 辉煌结晶猩红液染 10 分钟。

13. 蒸馏水稍洗。

14. 1% 的磷钨酸处理 5 分钟。

15. 蒸馏水稍洗。

16. 苯胺蓝液染 5～10 分钟。

17. 1% 的冰醋酸洗去多余染料并分化 1 分钟。

18. 不用水洗,直接用 95% 的乙醇急速洗 2 次。

19. 无水乙醇脱水。

20. 二甲苯透明,中性树胶封固。

（三）结果

纤维素呈鲜红色,肌纤维呈红色,胞核呈蓝褐色,胶原纤维呈蓝色,红细胞呈黄色。陈旧的纤维素呈紫蓝色,较早期纤维素带呈黄色。

（四）注意事项

1. 本法原推荐用甲醛氯化汞液（5% 的氯化汞 9 份,浓甲醛 1 份）固定为宜,如用 10% 的甲醛固定也可。切片如用 Bouin 液媒染后再按上法染色则效果较好。

2. 苯胺蓝染料也可改用一些大分子量的蓝色或绿色阴离子染料如甲基蓝、固绿等代替。

3. 磷钨酸处理切片,一方面是把染上红色的胶原纤维分化至接近无色;另一方面是对胶原纤维起媒染作用。使胶原纤维与苯胺蓝较牢固结合。

4. 苯胺蓝染色后经 1% 的冰醋酸液处理,可使切片鲜艳和清晰。

（五）染色机制

此法染色的机制与胶原纤维染色的丽春红酸性品红 - 苯胺蓝法相似,即以小分子量的马休黄选择性地着染致密度较高的红细胞。随后用中等分子量的辉煌结晶猩红 6R 把纤维素和肌纤维染成红色,最后用大分子量的苯胺蓝把结构疏松的胶原纤维染成蓝色。

（六）应用

纤维素染色用于证实组织内或血管腔内有纤维素的存在。纤维素性炎症时（例如大叶性肺炎、白喉、杆菌性痢疾、纤维素性心包炎）的纤维素性渗出物可用此法显示。区别组织内的炎症水肿液（渗出液）和漏出液也用纤维素染色法。前者可有纤维素,后者则无。纤维素染色也是证明血栓、血栓栓塞和弥散性血管内凝血的组织检查方法。风湿性肉芽肿、恶性高血压的细动脉壁、红斑性狼疮和硬皮病的病变,还有一些结缔组织病的病变,纤维素染色均呈阳性反应。

第二节　淀粉样蛋白

淀粉样蛋白（amyloid）是指用碘染色其反应像淀粉,即遇碘呈赤褐色,再加硫酸变蓝色,和淀粉的染色相同,但它本身不是淀粉而是一种蛋白质,故又称淀粉样物质。

淀粉样蛋白的化学成分 90% 为淀粉样原纤维蛋白,10% 为糖蛋白,其化学性质比较复杂,主要有两类:一类为淀粉样轻链蛋白（AL 蛋白）,其来源为浆细胞所分泌的免疫球蛋白的轻链;另一类为淀粉样相随蛋白（AA 蛋白）,是一种来自血浆中的和免疫球蛋白毫不相关的蛋白质。由此可知,淀粉样蛋白不是一种特定的化学物质。

淀粉样蛋白常沉积于小血管壁和浸润在细胞间隙,在 HE 染色的切片中,淀粉样蛋白为淡红色同质化呈云朵样或片块状结构,在偏光镜下观察,淀粉样蛋白呈绿色双折光。在组织内出现淀粉样蛋白沉着的病变称为淀粉样变或称淀粉样浸润。它可沉积于身体的任何组织,最常见于脾、心、肝和肾等。淀粉样蛋白在体内沉积可分为原发性淀粉样沉积症和继发性淀粉样沉积症。前者主要累及心脏、舌、肌肉和皮肤;后者主要累及肝、脾、肾和肾上腺等,并与很多感染性疾病有关,如长期慢性化脓性疾病、骨髓瘤、霍奇金病、结核和麻风等。

在切片上显示淀粉样蛋白的方法有甲紫及其相关染料的异染法、刚果红染色法、硫酸钠爱尔新蓝染色法、氧化地衣红法、用荧光镜观察的硫代黄素 T 法等。甲紫法属一种异染性,染色简便省时,但染色切片难以保存;甲醇刚果红法是作者改良原来的 Highman 刚果红法而建立,该法染色快而深,染液稳定,可保存多年使用,不足之处是弹力纤维和胶原纤维也可深浅不同的着染,只要注意容易区分;硫酸钠爱尔新蓝法染色鲜艳,对比分明,是较理想的方法;硫代黄素 T 为一种荧光染色法,需在荧光显微镜下观察,配 UV 滤块为佳。淀粉样蛋白其化学成分不尽相同,其沉积的多少和新旧也有差异,染色反应有时是不恒定的,因此,在染色时同时选用两种染色更可取。

一、甲 紫 法
（根据 Jurgens）

（一）试剂配制
1. 1% 的甲紫（methyl violet）
2. 1% 的冰醋酸（glacial acetic acid）

（二）染色步骤
1. 组织固定于 10% 的甲醛液中,常规脱水透明。
2. 切片厚 4μm,常规脱蜡至水。
3. 1% 的甲紫染 3 分钟。
4. 不用水洗,直接滴入 1% 的冰醋酸分化,至无染液脱出。
5. 稍水洗。
6. 甘油明胶封盖。

（三）结果
淀粉样蛋白呈红色至紫红色,胞核、胞质、结缔组织呈蓝色至深浅不同的蓝紫色。

（四）注意事项
1. 如无甲紫,可用结晶紫代替,同样可获得满意结果。
2. 在镜下观察异染性反应时,应把蓝色滤光片移去。
3. 甲紫染黏液也呈异染性红色,要注意鉴别。
4. 甲紫染色后,染片不能经乙醇脱水,因该染料很易溶于乙醇而脱色。

（五）染色机制
甲紫染淀粉样蛋白,属一种异染性,淀粉样蛋白存在酸性黏多糖,可与甲紫起异色反应。也有学者认为是由于染料内的不纯物与淀粉样蛋白原纤维选择性结合所致。

二、甲醇刚果红法
（改良 Highman）

（一）试剂配制
1. 甲醇刚果红液

刚果红（congo red）	0.5g
甲醇（methyl alcohol）	70ml
甘油（glycerin）	30ml

2. 碱性乙醇分化液

氢氧化钾（potassium hydroxide）	0.2g
80% 的乙醇	100ml

3. Mayer 苏木精染液（见本章 第一节 标题"二、马休黄 - 辉煌结晶猩红 - 苯胺蓝法"）

（二）染色步骤
1. 组织固定于 10% 的甲醛液，常规脱水包埋。
2. 切片厚 4μm，常规脱蜡至水。
3. 甲醇刚果红液染 10 分钟，倾去余液。
4. 碱性乙醇分化，约 2～5 秒，水洗 2 次后于镜下控制至合适为度。
5. 流水冲洗 5 分钟。
6. Mayer 苏木精浅染胞核。
7. 流水冲洗 10 分钟。
8. 常规脱水透明，中性树胶封固。

（三）结果
淀粉样蛋白呈红色（图 3-19），胞核呈蓝色。在偏光镜下淀粉样蛋白呈黄绿色的双折光（图 3-20）。

（四）注意事项
1. 甲醇刚果红法为本人依据 Highman 刚果红法（用 50% 的乙醇配制）经实验后改用甲醇和甘油配制刚果红液，简称甲醇刚果红法，经多年实践证明，该法染色较鲜，染液稳定，能保存数年以上可用。
2. 甲醇刚果红染液最好能提前配制，新鲜配制的染液，因其甲醇成分，在滴染时染液容易扩散，此时应采用浸入染色。
3. 凡是用刚果红染淀粉样蛋白，不管用哪种配制方法，都能把甲状腺胶质、弹力纤维染成红色，但两者在形态上有所不同；有时胶原纤维也呈淡红色，应注意区分。
4. 用碱性乙醇分化时要掌握恰当，若分化不足，胶原纤维也着染红色；分化过度，淀粉样蛋白也可脱色。如脱色过度，可将切片水洗后由第 3 步开始重染。因此在分化后的镜下观察很重要。
5. 如不用 Mayer 苏木精染胞核，也可用 Harris 苏木精代替，但染后必须用盐酸乙醇分化。

（五）染色机制
淀粉样蛋白对刚果红有选择性亲和力，因此容易着染。据认为刚果红是一种分子为长线状的偶氮染料，其上的氨基容易和淀粉样蛋白的羟基结合，平行地附着在淀粉样蛋白的纤维上而显色。

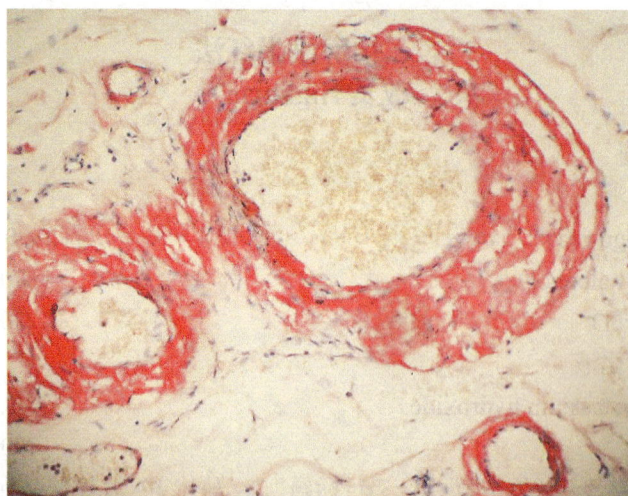

图 3-19　刚果红法

血管壁，淀粉样蛋白呈红色

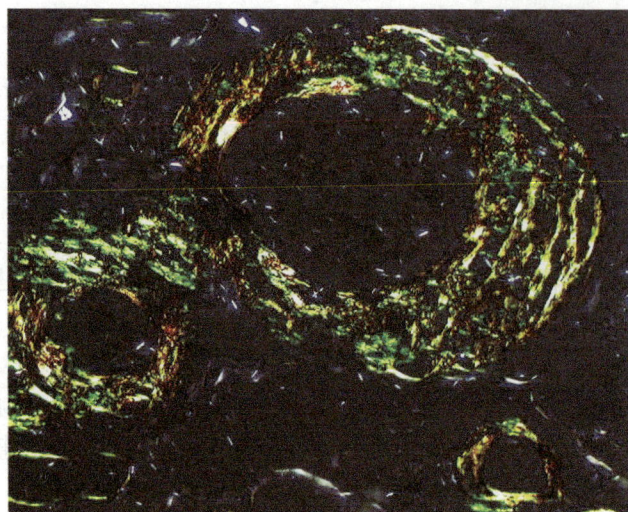

图 3-20　刚果红法

血管壁，淀粉样蛋白呈黄绿色的双折光（偏光镜观察）

三、硫酸钠爱尔新蓝法
（根据 Lendrum）

（一）试剂配制

1. 醋酸乙醇液

95% 的乙醇	45ml
蒸馏水	45ml
冰醋酸（glacial acetic acid）	10ml

2. 1% 的爱尔新蓝乙醇液

爱尔新蓝 8GX（alcian blue 8GX）	1g
95% 的乙醇	100ml

3. 1% 的硫酸钠（sodium sulphate）

4. 硫酸钠爱尔新蓝液

1% 的爱尔新蓝乙醇液	45ml
1% 的硫酸钠	45ml
冰醋酸	10ml

5. 四硼酸钠饱和乙醇液

四硼酸钠（sodium tetraborate）	约 0.5g
80% 的乙醇	100ml

6. 天青石蓝液（见本章　第一节　标题"二、马休黄 - 辉煌结晶猩红 - 苯胺蓝法"）

7. Mayer 苏木精液（见本章　第一节　标题"二、马休黄 - 辉煌结晶猩红 - 苯胺蓝法"）

8. 苦味酸饱和乙醇液

80% 的乙醇	100ml
苦味酸加至饱和	约 12g

9. 1% 的丽春红 S（ponceau red S）

10. 苦味酸饱和水溶液

苦味酸（picric acid）	约 2g
蒸馏水	100ml

取蒸馏水 100ml，加入苦味酸约 2g 即成苦味酸饱和液。

11. 改良 Van Gieson 染液

1% 的丽春红 S	1ml
苦味酸饱和水溶液	9ml

临用前按比例混合后用，不能保存。

（二）染色步骤

1. 组织固定于 10% 的甲醛液中，常规脱水包埋。

2. 切片厚 4μm，常规脱蜡至水。

3. 醋酸乙醇液稍洗。

4. 硫酸钠爱尔新蓝液浸染 2 小时。

5. 醋酸乙醇液浸洗 1 分钟。

6. 流水稍洗。

7. 四硼酸钠饱和乙醇液处理 30 分钟。

8. 流水稍洗。

9. 天青石蓝液染 2～3 分钟。

10. 稍水洗。

11. Mayer 苏木精液染 2～3 分钟。

12. 流水冲洗 1 分钟。

13. 苦味酸饱和乙醇液分化 10～20 秒。

14. 流水冲洗 1 分钟。

15. 改良 Van Gieson 液染约 1 分钟。

16. 迅速水洗。

17. 95% 的乙醇及无水乙醇脱水。

18. 二甲苯透明，中性树胶封固。

（三）结果

淀粉样蛋白呈绿色（图 3-21），胞核呈蓝褐色，胶原纤维呈红色，肌纤维、细胞胞质及红细胞呈黄色。

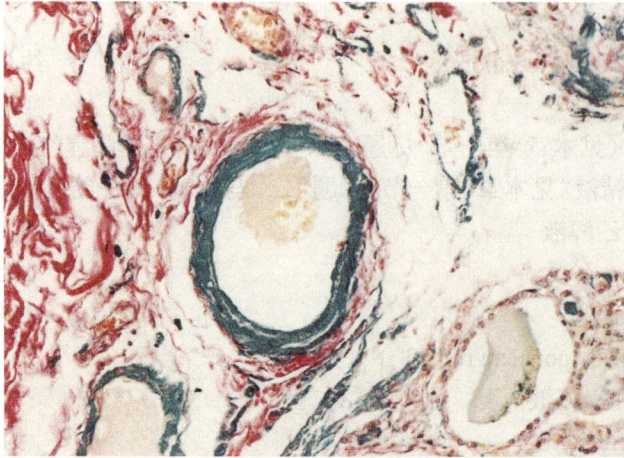

图 3-21 硫酸钠爱尔新蓝法
血管壁，淀粉样蛋白呈绿色

（四）注意事项

1. 爱尔新蓝原用于染黏液，但与硫酸钠醋酸配合则可以染淀粉样蛋白。该染色液很快失效，不能保存。若在溶解爱尔新蓝时改用乙醇，并增加冰醋酸在染液内的浓度，就可使染液反复使用多次。

2. 硫酸钠爱尔新蓝液配制后贮于 4℃ 的冰箱，一般可保存数周，随着时间的延长，其染色力也慢慢减弱。

3. 新鲜的淀粉样蛋白呈鲜绿色，肥大细胞颗粒、某些黏液和胶质也呈绿色，老化的淀粉样蛋白呈暗绿色，这些要注意区分。

（五）染色机制

爱尔新蓝冰醋酸液再加入硫酸钠，能与淀粉样蛋白牢固结合而呈蓝色。经改良 Van Gieson 复染后，新鲜的淀粉样蛋白呈鲜绿色，但随着时间的延长，陈旧的淀粉样蛋白呈暗绿色。

四、硫代黄素 T 荧光色素法
（根据 Vassar 和 Culling）

（一）试剂配制

1. Mayer 苏木精液（见本章 第一节 标题"二、马休黄 - 辉煌结晶猩红 - 苯胺蓝法"）

2. 1% 的硫代黄素 T（thioflavin T）

3. 1% 的冰醋酸（glacial acetic acid）

4. 甘油明胶

明胶（gelatine）	10g
蒸馏水	50ml
甘油（glycerin）	50ml
苯酚（phenol）	0.5g

先将明胶溶于蒸馏水，置于 37℃ 的温箱或水浴箱中一晚使完全溶解，期间可稍摇动，然后加入甘油和苯酚结晶，再转入 37℃ 的温箱 30 分钟，使彻底溶解并混匀即可用。该液于室温呈冻胶状，可较长期保存，用前置入 37℃ 的温箱或温水内待溶解后即可作冷冻切片的脂肪染色封盖。

（二）染色步骤

1. 组织固定于 10% 的甲醛液中，常规脱水包埋。

2. 切片厚 4μm，常规脱蜡至水。

3. Mayer 苏木精液染 3 分钟。

4. 流水冲洗 5 分钟。

5. 硫代黄素 T 滴染 3 分钟。

6. 稍水洗。

7. 1% 的冰醋酸分化 10 分钟。

8. 流水洗 1 分钟。

9. 甘油明胶封固。

（三）结果

在落射式荧光显微镜观察，配以 B 激发滤块时，淀粉样蛋白在暗的背景下呈明亮的黄绿色荧光；配以 V 激发滤块时，淀粉样蛋白在暗的背景下呈青绿色荧光；若配以 UV 激发滤块时，淀粉样蛋白在暗的背景下呈明亮的天蓝色或银白色荧光，出现两种荧光可能是由于淀粉样蛋白沉积的多少或新旧而不同。

（四）注意事项

1. 用三种不同激发滤块时均可见弹性纤维和肥大细胞呈稍淡的阳性反应，应加以区分。

2. 从淀粉样蛋白的荧光强度和组织结构清晰度，以用 UV 和 V 激发滤块为佳，B 激发滤块不理想。

3. 1% 的硫代黄素 T 液配制后用棕色小口瓶装载置 4℃ 的冰箱保存，可使用 1 年以上。

4. 切片在染硫代黄素 T 之前，先用苏木精液染色，既可着染胞核，又可淬灭胞核内的荧光。

5. 1% 的冰醋酸分化，可减少背景的非特异性荧光。

6. 此法的敏感度很高，但对淀粉样蛋白不是特异性，如弹力纤维和肥大细胞可呈阳性。

7. 用甘油明胶封固的染色标本，盒装存放于 4℃ 的冰箱，保存 2 年后取出，在荧光镜下仍可见原有位置的荧光。

（五）应用

淀粉样蛋白在 HE 染色中为红染同质化或云朵样结构，有时和玻璃样变难以区别。要确定其本质是否为淀粉样蛋白，需用特殊的染色法来协助证明。如皮肤淀粉样蛋白多沉积在真皮乳头层内，慢性结膜炎时在透明样变的纤维组织内见到的淀粉样变，肺的淀粉样瘤、甲状腺髓样癌和胰岛细胞瘤的淀粉样蛋白沉积，全身淀粉样蛋白沉积症时的各个脏器均可用淀粉样染色来确定是否属于淀粉样蛋白。

第三节 尿 酸 盐

痛风（gout）是一组嘌呤代谢障碍导致血清含量增高，体内产生过多尿酸，并随之以尿酸盐在组织内沉积所致的病变。尿酸钠多沉积在跖趾关节、膝关节及手指各关节的软骨中，亦可沉积在关节的软组织、韧带和耳软骨等处，形成痛风结节（又称痛风石），在结节中有大量的尿酸盐结晶体沉积。镜下见结晶体为针状，互相平行排列，周围有肉芽组织形成及异物性巨细胞反应。尿酸盐易溶于水而不溶于乙醇；在用甲醛固定的常规制片中，结晶体全部被溶解，只看到针状的空隙。因此，显示尿酸盐时，应采用乙醇固定，选用特殊的染色方法。

六 胺 银 法
（根据 Gomori）

（一）试剂配制

1．5% 的硝酸银（silver nitrate）

2．3% 的六次甲基四胺（hexamethylenetetramine）

3．六胺银贮备液

5% 的硝酸银	5ml
3% 的六次甲基四胺	100ml

将 5% 的硝酸银倾入 3% 的六次甲基四胺，即出现白色沉淀，此沉淀物在摇动中很快溶解，溶液变清。置于 4℃ 的冰箱可保存约半年。

4．5% 的四硼酸钠（sodium tetraborate）

5．六胺银工作液

六胺银贮备液	10ml
蒸馏水	25ml
5% 的四硼酸钠	2ml

将六胺银贮备液加入蒸馏水中混合，然后加入 5% 的四硼酸钠，待彻底混合后即可用，此液应于临用时配。

6．0.1% 的氯化金水溶液

7．5% 的硫代硫酸钠（sodium thiosulphate）

8．0.5% 的伊红液

伊红 Y，水溶性（eosin Y，water soluble）	1g
蒸馏水	200ml
冰醋酸	1 滴

（二）染色步骤

1．小块组织固定于无水乙醇中 16 小时（过夜），再经无水乙醇 3 次，每次约 30 分钟，二甲苯 2 次，每次约 15～20 分钟，浸蜡包埋。

2．切片厚 5μm，二甲苯脱蜡至无水乙醇。

3．浸入预热的六胺银工作液（加盖）于 58～60℃ 的恒温箱内作用 30 分钟，此时如有尿酸盐存在，切片即呈黑色。

4. 蒸馏水稍洗。

5. 0.1% 的氯化金处理 1 分钟。

6. 流水稍洗。

7. 5% 的硫代硫酸钠处理 5 分钟。

8. 流水冲洗 5 分钟。

9. 0.5% 的伊红液浅染 30 秒。

10. 稍水洗。

11. 常规脱水透明,中性树胶封固。

(三)结果

尿酸盐结晶呈黑色,背景呈淡红色。

(四)注意事项

1. 尿酸盐易溶于水,组织必须固定于无水乙醇,在固定前组织更不能用水冲洗。切片后于温热为 95% 的乙醇贴片后烘干。切片入六胺银工作液之前应避免与水接触。

2. 六胺银贮备液应以棕色小口砂塞瓶盛装,置于 4℃ 的冰箱,约可保存半年,如置室温仅可保存 2 周。

3. 如用水浴箱代替恒温箱孵育,温度可调至 48~50℃,否则作用快速,切片易变黑而难以掌握。

4. 六胺银工作液加入 5% 的四硼酸钠水溶液,目的是使工作液调节至 pH 8.0 左右。

5. 组织内若含有大团的钙盐可出现假阳性,应和针状的尿酸盐区别。也可作对照处理,即取一连续切片脱蜡后先入 1% 的盐酸无水乙醇处理 5 分钟,再用无水乙醇浸洗 2 次后入六胺银工作液,结果钙盐呈阴性。

(五)应用

若指(趾)关节等肿大时疑为尿酸盐沉积所致的痛风结节,可用此染色协助确诊。

第四节 钙 盐

钙(calcium)在人体内大量存在,主要构成骨骼,作为支持人体的支架。它在分泌、运送、肌肉收缩、神经传导等也起重要作用。钙在机体内以两种形式存在,一种是离子钙,存在血液循环内,即所谓血钙;另一种是结合钙,和蛋白、碳酸或磷酸结合而沉着在组织内。除骨骼和牙齿外,正常时钙渗透在所有组织和细胞中,一般不以固体状态出现在组织内。但在某些情况下,钙析出成固体并沉着于组织内,则为病理性钙盐沉着。沉着的钙盐主要是磷酸钙,其次为碳酸钙。

这些钙盐沉着的机制仍不清楚,可能与局部碱性磷酸酶活性升高有关。该酶能水解有机磷酸酯,使局部磷酸增多,易于形成磷酸钙沉着。有人认为这些钙盐沉着又与局部 pH 变动有关,即变性、坏死组织的酸性环境首先使局部钙离子浓度增高(钙盐在酸性溶液中易溶解),后来由于病变组织碱性增加,钙盐便析出沉着。

在 HE 染色中,钙盐和苏木精结合形成蓝紫色的色淀。钙盐在微量时,有时和细菌不易区别,但钙盐的颗粒粗细不一。用以证明钙盐的方法有两种,一种是 Von Kossa 的硝酸银法,另一种是茜素红 S 法。

一、硝酸银法
（根据 Von Kossa）

（一）试剂配制

1. 1% 的硝酸银（silver nitrate）
2. 5% 的硫代硫酸钠（sodium thiosulphate）

（二）染色步骤

1. 组织固定于 10% 的缓冲中性甲醛液，常规脱水包埋。
2. 切片厚 5μm，常规脱蜡至水。
3. 蒸馏水洗 1 分钟。
4. 切片置入 1% 的硝酸银于强阳光处照射 15～60 分钟。
5. 蒸馏水洗 1 分钟。
6. 5% 的硫代硫酸钠处理 2 分钟。
7. 流水冲洗 5 分钟。
8. HE 染色复染。
9. 常规脱水透明，中性树胶封固。

（三）结果

钙盐呈褐黑色至深黑色（图 3-22），细胞核呈蓝色，背景呈红色。

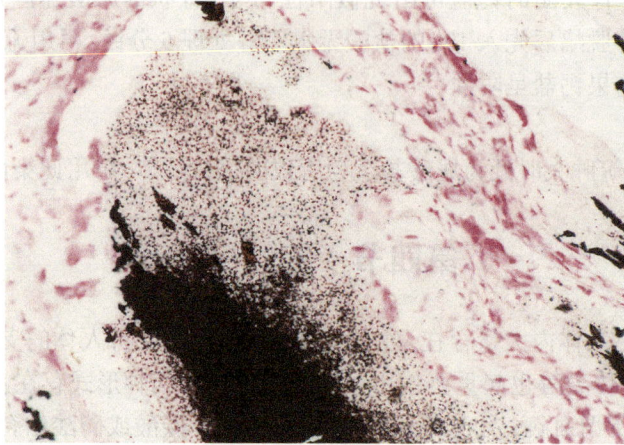

图 3-22 硝酸银法
钙化上皮瘤，钙盐呈黑色

（四）注意事项

1. 钙盐的固定应使用缓冲中性甲醛液为佳，不可使用酸性固定剂如 Bouin 液等，因酸可溶解部分钙盐，也不要使用甲醛钙液作固定。如用常规的 10% 的甲醛液固定，组织在固定 4～6 小时后即进行脱水包埋。因组织在甲醛液储存过久，甲醛液过酸，可慢慢溶解钙盐。McGee-Russell 建议对小量钙盐的显示，用乙醇固定组织比用甲醛液为佳。

2. 硝酸银液的浓度由 0.5%～5% 均可，通常采用 1% 的浓度，作用时间主要取决于阳光照射时光的亮度和时间，若暴露于强阳光下，需时 15 分钟已足够，也可暴露于紫外灯光下约 10 分钟。

3．如不用 HE 复染，则可用改良 Van Gieson 液复染，这样，如有骨样组织可染成鲜红色，对比很清楚。也可用核固红复染胞核。

4．必要时可作一对照片，即取另一张连续切片脱蜡至水后，置入 0.2mol/L 的柠檬酸盐缓冲液（约 pH 3.5）处理切片 20 分钟，流水冲洗 5 分钟，然后经上述第 3 步同原来切片一起浸入 1% 的硝酸银于阳光下作用，结果应为阴性。

5．此法对尿酸盐也呈黑色，但钙盐不溶于碳酸锂水溶液，尿酸盐则易溶。因此，切片经碳酸锂水溶液处理后，置入硝酸银液于阳光照射，呈阴性者为尿酸盐。

（五）染色机制

这是一种金属置换法，硝酸银溶液作用于含有不溶性钙盐的切片时，钙被银所置换，银盐在光的作用下，被还原为黑色的金属银。

二、茜素红 S 法
（改良 McGee-Russell）

（一）试剂配制

1．10% 的氢氧化铵（ammonium hydroxide）

2．茜素红 S 液

茜素红 S（alizarin red S）	2g
蒸馏水	100ml

轻轻搅拌至茜素红 S 完全溶解后，用 10% 的氢氧化铵水溶液调整其 pH 至 4.1～4.3（每 100ml 茜素红 S 液，约加 10% 的氢氧化铵 10 滴）。若用量不多，可配其半量。

3．Mayer 苏木精染液

苏木精（hematoxylin）	0.1g
蒸馏水	100ml
碘酸钠（sodium iodate）	20mg
硫酸铝铵（aluminum ammonium sulphate）	5g
柠檬酸（citric acid）	0.1g
水合氯醛（chloral hydrate）	5g

取一只 200ml 洁净三角烧瓶盛蒸馏水，加入苏木精并轻轻摇动使完全溶解（可稍加温至约 50℃），再加入碘酸钠及硫酸铝铵，用玻璃棒轻轻搅动使硫酸铝铵完全溶解，最后加入柠檬酸与水合氯醛，此时溶液呈淡红紫色，过滤于小口砂塞瓶内。

（二）染色步骤

1．组织固定于 10% 的缓冲中性甲醛液中，常规脱水包埋。

2．切片厚 5μm，常规脱蜡至水。

3．茜素红 S 液滴染 1～5 分钟。

4．稍水洗。

5．0.1% 的盐酸乙醇迅速分化。

6．流水冲洗 5 分钟。

7．Mayer 苏木精浅染胞核。

8．流水冲洗 10 分钟。

9. 常规脱水透明,中性树胶封固。

(三)结果

钙盐呈橙红色,胞核呈蓝色。

(四)注意事项

1. 茜素红 S 液染色要根据钙盐的含量,切片在滴入茜素红 S 液后,应立即在显微镜下观察,见钙盐呈较深的橙红色即取出水洗,如染色时间过长,就出现弥散现象,一般 1～2 分钟即可。

2. 此方法适用于含量较少的钙盐,因其显示橙红色易于观察。

3. 染料要选用茜素红 S 为妥,如无 S 者染色不佳。

(五)染色机制

茜素红 S 属一种蒽醌类衍生物,是茜素磺酸钠盐,它能与碳酸钙或磷酸钙中的钙盐螯合形成橙红色复合物。

(六)应用

主要是证明组织中钙盐的存在。病理性钙化是相当常见的一种病理变化,例如结核干酪样坏死灶的钙化,主动脉粥样硬化时病变动脉壁的钙化,死的寄生虫卵和其他异物钙化,灶性脂肪坏死的钙化等。钙化上皮瘤(现称毛母质瘤)及一些肿瘤(如脑膜瘤、甲状腺乳头状癌,卵巢浆液性囊腺瘤)的砂粒体内也有钙盐沉着。此外,在甲状旁腺功能亢进时血钙增高的情况下,肾及胃还可发生转移性钙化。钙盐的沉着对某些疾病的诊断可提供一定的帮助。

第五节 铜

铜是人体必需的微量元素之一,它是体内许多氧化酶的必要成分,特别是细胞色素氧化酶和 DOPA 氧化酶的重要组成成分。正常人体内铜的总量平均为 75mg,但如超过一定的量,铜就会对机体产生毒性。肝豆状核变性(又称 Wilson 病),就是一种由过量铜沉积于组织中造成毒性而致病的一种常染色体隐性遗传疾病。在一般情况下,用组化方法不能显示出组织中所含微量的铜,但当组织中堆积过量的铜后,就可用组化方法显示出来。铜最常堆积于肝、脑、肾和角膜,通常是切取肝组织行病理切片检查。

显示铜的方法有红氨酸法,若丹明法和二苯硫卡巴腙法等,红氨酸法较敏感,也是传统的染色法。

红 氨 酸 法
(根据 Uzman 和 Howell)

(一)试剂配制

1. 0.1% 的红氨酸乙醇液

红氨酸(rubeanic acid)	10mg
无水乙醇	10ml

2. 10% 的醋酸钠(sodium acetate)

3. 红氨酸乙醇醋酸钠液

0.1% 的红氨酸乙醇液	2ml
10% 的醋酸钠	40ml

4. 醇溶性伊红液

伊红 Y，醇溶性（eosin Y, alcohol soluble）	0.25～0.5g
80% 的乙醇	100ml

（二）染色步骤

1. 组织固定于 10% 的甲醛液中，常规脱水包埋。

2. 切片厚 6μm，常规脱蜡至水。

3. 浸入红氨酸乙醇醋酸钠液（加盖）于 37℃ 的恒温箱内处理 12～24 小时。

4. 70% 的乙醇浸洗 2 次，每次 10 分钟。

5. 无水乙醇浸洗 2 次，每次 3 小时。

6. 醇溶性伊红液浅染 1 秒。

7. 无水乙醇稍洗。

8. 常规脱水透明，中性树胶封固。

（三）结果

在淡红色背景下，铜呈深绿黑色小颗粒。

（四）注意事项

1. 组织应选用甲醛液固定，Zenker 液或 B-5 液因含铬盐或汞盐，故不宜采用。

2. 红氨酸其学名为二硫代乙二酰胺（dithiooxamide），在习惯上称红氨酸，它溶于乙醇，微溶于水。故先用无水乙醇溶解后，再与 10% 的醋酸钠水溶液混合即可。

3. 醋酸钠应选用分析纯或保证试剂，因其内的重金属含量较低，可避免污染。

4. 乙醇性伊红作为复染，必须淡染，也可省略不复染。

5. 此法在操作上有时难以掌握，可用乙醇性肝硬化的阳性对照片与 Wilson 病的组织同时染色，必要时也可用铜喂饲的小鼠肝作对照。

（五）染色机制

切片用红氨酸乙醇醋酸钠液处理后，若有过量的铜离子存在时，铜与红氨酸结合形成深绿黑色的红氨酸铜盐沉淀。镍和钴经红氨酸乙醇处理后也生成红氨酸盐沉淀，但红氨酸乙醇在有醋酸盐存在时可阻断镍和钴与红氨酸结合而不形成沉淀。

（六）应用

在肝切片中用红氨酸法染色，如有深绿黑色颗粒出现，结合临床即可考虑为 Wilson 病或乙醇性肝硬化。

第四章

色　素

组织内出现的有色物质，不论它是机体内自身产生或是从体外进入，都称为色素（pigment）。例如在皮肤基底细胞内，有一种棕黄色至棕褐色的颗粒称为黑色素；在老年人心肌细胞内可见一些金黄色，大小一致的小颗粒称为脂褐素；当慢性肺淤血时在肺泡吞噬细胞内的黄棕色颗粒称为含铁血黄素。

根据不同的来源一般把色素分为以下三类：

1．内源性色素　此类色素是由机体自身所产生，如黑色素、含铁血黄素、橙色血质、脂褐素、胆色素和疟色素等。

2．外源性色素　是来自体外的色素，如肺泡内吸入的炭尘、矽、铅等。

3．人为色素　是人为造成的产物，如用酸性甲醛液固定含血较多的组织内所见到的甲醛色素，用含氯化汞液固定组织后所形成的汞盐色素等。

以上这些色素，在切片的 HE 染色中都呈黄棕色或棕褐色的颗粒，主要位于细胞内，有些是位于细胞间。这些不同性质和来源的色素有时较难明确地鉴别，而必须借助于各种特殊染色加以区分。

第一节　黑　色　素

黑色素（melanin）从字义上是一种黑色的色素，但实际上这种色素在显微镜下通常不呈黑色，而呈黄褐色或棕褐色，其颗粒大小不等，形状不一。黑色素正常存在于皮肤鳞状上皮的基底细胞内、毛发的毛球、眼球的虹膜、脉络膜和睫状体以及中脑的黑质等处。

黑色素是一种十分稳定的物质。其特性是不溶于水和有机溶剂；可摄取亚铁离子形成黑色素亚铁复合物，再与铁氰化钾作用成蓝色；具有把银氨液还原为金属银的能力，切片用银氨液浸染后，可使黑色素呈黑色；能被强氧化剂如过氧化氢或高锰酸钾等漂白而脱色。

黑色素是由一种称为黑色素母细胞所产生，它来源于神经嵴，在胚胎发育过程中，由神经嵴移行到皮肤等处。这种细胞含有合成黑色素所必需的酪氨酸酶，在此酶的催化下，经多次转变把黑色素母细胞的酪氨酸转变为二羟吲哚。二羟吲哚聚合成一种不溶性的聚合体，即为黑色素。此外，某些肿瘤细胞亦含有黑色素样物质。

显示黑色素的方法有多种，如硫酸亚铁法、氢氧化银氨法，也可用脱黑色素法来帮助鉴别，如果显示黑色素母细胞，则可用 DOPA- 氧化酶法。

一、硫酸亚铁法
（根据 Lillie）

（一）试剂配制

1. 2.5% 的硫酸亚铁（ferrous sulphate）　搅拌溶解后取其澄清液，必要时可过滤。

2. 铁氰化钾液

铁氰化钾（potassium ferricyanide）	1g
蒸馏水	99ml
冰醋酸（glacial acetic acid）	1ml

3. 1% 的冰醋酸（glacial acetic acid）

4. 1% 的丽春红 S（ponceau S）

5. 苦味酸（picric acid）饱和水溶液　取蒸馏水 100ml，加入苦味酸约 2g 即成苦味酸饱和水溶液。

6. 改良 Van Gieson 染液

甲液：1% 的丽春红 S	1ml
乙液：苦味酸饱和水溶液	9ml

甲、乙两液分瓶盛放，临用前按比例混合后用，不能保存。

（二）染色步骤

1. 组织固定于 10% 的甲醛液中，常规脱水包埋。

2. 切片厚 4μm，常规脱蜡至水。

3. 蒸馏水再洗一次。

4. 2.5% 的硫酸亚铁液内处理 1 小时。

5. 蒸馏水洗 3 次，每次约 3～5 分钟。

6. 铁氰化钾液处理 30 分钟。

7. 1% 的冰醋酸稍洗 2～3 秒。

8. 改良 Van Gieson 染液做对比染色，约 1 分钟。

9. 自来水速洗一下。

10. 95% 的乙醇速洗，再经无水乙醇脱水。

11. 二甲苯透明，中性树胶封固。

（三）结果

黑色素呈大小不等的绿色至墨绿色颗粒，胶原纤维呈红色，肌纤维呈黄色。

（四）注意事项

1. 硫酸亚铁和铁氰化钾两液均需每次新配，用多少配多少，用后弃去，残液和余液均不能保留使用。

2. 苦味酸在干燥情况下在高温或受撞击时容易发生爆炸，因此，为安全起见，市售的苦味酸常加入 35% 的水分。这样，苦味酸的量要多些才能达至饱和。

3. 此法对黑色素是一种比较特异性的方法，但在含有含铁血黄素的组织内如存有微量亚铁离子时，也可产生阳性反应，必要时需作改良的滕波尔蓝法加以对照。

4. 硫酸亚铁法染肺的心衰细胞和心肌脂褐素呈阴性。肺的心衰细胞处呈淡灰色，如再作 Perls 亚铁氰化钾法则仍呈阳性。

（五）染色机制

黑色素能摄取亚铁离子，即把亚铁离子吸附在黑色素上，形成黑色素亚铁复合物，其后铁氰化钾与亚铁离子结合，在酸性环境下生成铁氰化亚铁即滕氏蓝反应（Turnbull blue reaction）。

二、银氨液浸染法
（改良 Masson-Fontana）

（一）试剂配制

1. 10% 的硝酸银（silver nitrate）

2. 浓氢氧化铵（ammonium hydroxide）

3. Fontana 银氨液

取 10% 的硝酸银水溶液 10ml，逐滴加入浓氢氧化铵至产生沉淀后，继续滴加氢氧化铵，边滴边摇动，使生成的沉淀又复溶解，溶液变清。再滴入 10% 的硝酸银水溶液数滴使银液呈轻微混浊，最后加入蒸馏水 20ml，过滤后即可使用。

4. 1% 的氯化金贮存液

氯化金（gold chloride）	1g
双蒸馏水	100ml

5. 0.1% 的氯化金　先用棕色小口砂塞瓶配成 1% 的氯化金贮存液，再以小滴瓶配制 0.1% 的氯化金，即取 1% 的氯化金贮存液与双蒸馏水 1:9 稀释即成 0.1% 的氯化金。

6. 5% 的硫代硫酸钠（sodium thiosulphate）

7. 改良 Van Gieson 液（见本节标题"一、硫酸亚铁法"）

（二）染色步骤

1. 组织固定于 10% 的甲醛液中，常规脱水包埋。

2. 切片厚 4μm，常规脱蜡至水。

3. 蒸馏水洗 1 分钟。

4. 切片置入银氨液内并加盖于暗处作用 12～18 小时。

5. 蒸馏水稍洗。

6. 0.1% 的氯化金调色 1 分钟。

7. 蒸馏水稍洗。

8. 5% 的硫代硫酸钠处理 2 分钟。

9. 流水冲洗 5 分钟。

10. 改良 Van Gieson 液复染 1 分钟。

11. 快速水洗一下，即用 95% 的乙醇快速分化。

12. 无水乙醇脱水，二甲苯透明，中性树胶封固。

（三）结果

黑色素、亲银细胞胞质颗粒呈黑色，胶原纤维呈红色，肌纤维和红细胞呈黄色。

（四）注意事项

1. 配制和盛放 Fontana 银氨液的玻璃器皿应用硫酸清洁液浸泡过并冲洗干净。

2. 原法是用 10% 的硝酸银 20ml，我们在实践中认为量过多，故改为 10ml，其效果更好。

3. 银氨液配妥后可用棕色瓶盛装置于 4℃ 的冰箱,约可保存 2 周,但最好临用前一天配制。

4. 银氨液量大时有爆炸性,如暴露于阳光、空气或经久放置,可产生亮黑色结晶的"爆炸性银",因此使用时要注意。银氨液不能存放太久,应经常新配,不要用"银化"的玻璃瓶,旧的银氨液应加入过量的稀盐酸或氯化钠液混合使之失效后弃去。

(五)染色机制

黑色素具有还原性,能将银氨液内的银离子还原为金属银而呈黑色。

三、脱黑色素法

(一)试剂配制

1. 0.5% 的高锰酸钾(potassium permanganate)

2. 0.5% 的硫酸(sulphuric acid)

3. 酸化高锰酸钾液

    0.5% 的高锰酸钾   1 份

    0.5% 的硫酸   1 份

临用前混合后用,不能保存。

4. 2% 的草酸(oxalic acid)

(二)染色步骤

1. 取另一张与经黑色素染色相同的连续切片脱蜡至水。

2. 浸入酸化高锰酸钾液内 2~4 小时(在切片置入酸化高锰酸钾液之前,应先把切片放在显微镜下观察黑色素的量有多少和颜色的深浅)。

3. 稍水洗。

4. 2% 的草酸漂白 2 分钟。

5. 流水冲洗 5 分钟(此时应再放在显微镜下观察,以检查黑色素是否已被脱去)。

6. 按常规作 HE 染色。

(三)结果

与经黑色素染色的切片比较,被脱色的为黑色素。

(四)注意事项

1. 酸化高锰酸钾液以新配制为佳,放置时间长、氧化力减弱,不宜使用。

2. 酸化高锰酸钾液氧化时间视组织不同而不同,如为皮肤上皮的黑色素,有时氧化时间仅需 30 分钟。

3. 除酸化高锰酸钾液外,也可用 10% 的过氧化氢、8% 的铬酸、40% 的过醋酸处理切片,但以酸化高锰酸钾液简便可靠。

(五)应用

含有黑色素的切片在不染色或在 HE 染色中呈棕黄色或棕褐色的颗粒,容易与含铁血黄素和脂褐素等混淆,需作黑色素染色才能鉴别。黑色素瘤含有黑色素;但含有黑色素的肿瘤不一定是黑色素瘤,如色素性神经纤维瘤、透明细胞肉瘤、髓母细胞瘤等,这就应该小心鉴别。大肠黑变病中,黑色素染色为阳性,但这是属假黑色素病色素。同时要注意的是无色素性黑色素瘤,用上述第一、第二种方法不能显示,而需用 DOPA 反应加以证实。

第二节　含铁血黄素

含铁血黄素(hemosiderin)是一种血红蛋白源性色素,为金黄色或黄棕色的大小不等形状不一的颗粒,因含铁、金黄色,故称含铁血黄素。它具折光性,不溶于碱和有机溶剂,而可溶于酸。组织用甲醛长期固定后,由于氧化作用产生甲酸,甲酸可把含铁血黄素慢慢溶解。因此,欲证明含铁血黄素的存在,最好采用缓冲中性甲醛液固定组织。

正常时含铁血黄素在骨髓和肝脾可见到少量,但大量出现时属病理现象。含铁血黄素是当红细胞被巨噬细胞吞噬后,在溶酶体酶的作用下,血红蛋白被分解为不含铁的橙色血质和含铁的含铁血黄素,后者的转化过程约需2~3天,其详细的化学结构还不很清楚,一般认为是由氢氧化铁和铁蛋白所组成的复合物。由于铁蛋白分子含有高铁盐(Fe^{3+}),故呈普鲁士蓝反应(Prussian blue reaction),即用亚铁氰化钾和盐酸处理后可产生蓝色,常见于吞噬细胞内,当细胞破裂后亦可在间质内出现。

组织内的铁有高价铁和低价铁,即三价铁盐和二价铁盐,但主要是三价铁盐。常用以证明含铁血黄素的方法有亚铁氰化钾法,它显示三价铁离子,这是一种最敏感和较可靠的方法。其后有滕波尔蓝法,它显示二价铁离子。Schmeltzer改良滕波尔蓝法,可以将三价铁和二价铁离子同时显示出来,其颜色反应基本相似。

一、亚铁氰化钾法
(根据 Perls)

(一)试剂配制

1. 2%的亚铁氰化钾(potassium ferrocyanide)

2. 2%的盐酸(hydrochloric acid)

3. 亚铁氰化钾工作液

2%的亚铁氰化钾	1份
2%的盐酸	1份

即配即用,不能保存。

4. 核固红液

核固红(nuclear fast red)	0.1g
硫酸铝(aluminum sulphate)	5g
蒸馏水	100ml
麝香草酚(thymol)	50mg

取蒸馏水30ml,稍加热至约50℃,倾入核固红,用玻璃棒轻轻搅动溶解。另取蒸馏水70ml,倾入硫酸铝,待完全溶解后与核固红液相混合,过滤后加入麝香草酚。

(二)染色步骤

1. 组织固定于10%的甲醛液中,常规脱水包埋。

2. 切片厚4μm,常规脱蜡至水。

3. 蒸馏水洗1分钟。

4. 亚铁氰化钾工作液滴染15~20分钟。

5. 流水冲洗2分钟。

6. 核固红液复染胞核 5～10 分钟。

7. 稍水洗。

8. 常规脱水透明，中性树胶封固。

（三）结果

含铁血黄素呈蓝色（图 3-23），胞核呈红色。

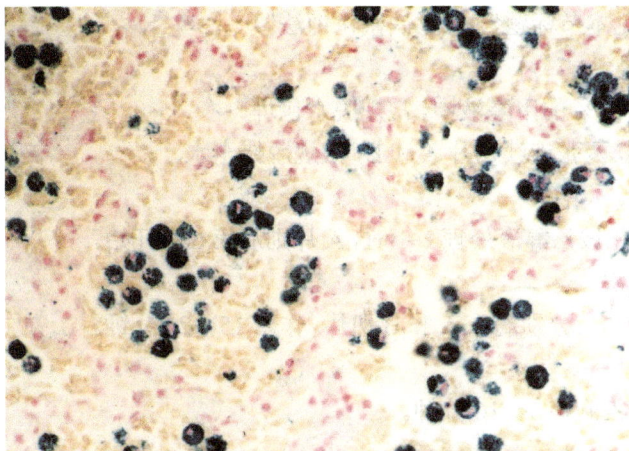

图 3-23 亚铁氰化钾法

慢性肺淤血，含铁血黄素呈蓝色

（四）注意事项

1. 组织应采用缓冲中性甲醛液固定，若用一般的甲醛液，则应作短时固定后即包埋切片，经甲醛液长期固定的组织反应不良。

2. 盐酸以分析纯较好，因粗制盐酸内含较多的铁，可导致假阳性。

3. 在操作过程中容器要干净，避免使用铁制工具（可用不锈钢制工具）。

4. 铁反应前的各步骤以蒸馏水冲洗，以防自来水内的铁离子与组织内的钙盐结合产生假阳性反应。

5. 如无核固红，也可用 0.1% 的沙红液复染数秒钟。

6. 制作对照片时，取另一张相同连续切片脱蜡至水，置入 5% 的草酸中作用 2～6 小时，即可将含铁血黄素溶去，再用亚铁氰化钾法染色时，铁反应阴性。

（五）染色机制

在酸性条件下，切片内的高铁盐与亚铁氰化钾作用生成亚铁氰化铁（普鲁士蓝反应）。

二、改良滕波尔法

（根据 Schmeltzer）

（一）试剂配制

1. 硫化铵乙醇液

硫化铵（ammonium sulphide）	10ml
95% 的乙醇	30ml

即配即用，混合后不能保存。

2．20%的铁氰化钾（potassium ferricyanide）

3．2%的盐酸（hydrochloric acid）

4．铁氰化钾工作液

　　20%的铁氰化钾　　　　　　　　　　　　　　　　　　　　1份

　　2%的盐酸　　　　　　　　　　　　　　　　　　　　　　1份

即配即用，混合后不能保存。

5．核固红液（见本节标题"一、亚铁氰化钾法"）

（二）染色步骤

1．组织固定于10%的甲醛液中，常规脱水包埋。

2．切片厚4μm，两张连续切片A和B，常规脱蜡至水。

3．蒸馏水稍洗。

4．B片浸入硫化铵乙醇液处理2小时，A片则从第6步开始。

5．蒸馏水洗数次。

6．铁氰化钾工作液分别滴入A和B切片，作用15～20分钟。

7．蒸馏水洗。

8．核固红液复染胞核5～10分钟。

9．稍水洗。

10．常规脱水透明，中性树胶封固。

（三）结果

A片内的二价铁盐呈蓝色（三价铁盐无反应）。B片内三价铁盐和二价铁盐均呈蓝色，胞核呈红色。

（四）注意事项

1．参阅上述亚铁氰化钾法。

2．A片是单独显示二价铁盐，属滕波尔蓝（Turnbull blue）反应；B片同时显示三价铁盐和二价铁盐，是Schmeltzer改良的Turnbull blue法。如只需显示二价铁盐时，则不经硫化铵乙醇液处理，有阳性反应表示二价铁盐。

3．组织切片内出现的铁主要是三价铁，极少出现二价铁，故多用亚铁氰化钾法。

（五）染色机制

A片是显示二价铁盐，切片内的二价铁盐在酸性条件下与铁氰化钾作用生成铁氰化亚铁（滕波尔蓝），是滕波尔蓝原法。

B片是同时显示三价铁盐和二价铁盐，切片经用硫化铵乙醇处理后，使三价铁盐转变成二价铁盐，二价铁盐在酸性条件下再与铁氰化钾作用生成铁氰化亚铁（滕波尔蓝），这是改良的滕波尔蓝法。

（六）应用

铁反应是用来鉴别组织或细胞内出现的黄棕色色素是属于哪一种色素，如黑色素、脂褐素、甲醛色素还是含铁血黄素。在病理制片中，如遇以下的病变均有含铁血黄素出现，如长期的肺淤血和出血（在肺泡内可见到含有大量含铁血黄素的所谓心衰细胞），陈旧的出血灶，在肝硬化时慢性脾淤血的含铁结节，皮肤硬化性血管瘤，动脉瘤性骨囊肿，绒毛色素性滑膜炎等。

第三节 脂 褐 素

脂褐素(lipofuscin)又称为棕色萎缩性色素或消耗性色素,"脂"表示其本质为脂质,"褐"表示其颜色为褐色。脂褐素是一种微细的、大小一致呈小滴状的浅棕色或金黄色的颗粒。常见于老年人的心肌细胞、肝细胞、肾上腺皮质的网状带细胞、睾丸间质细胞及神经节细胞内。多位于细胞核的四周,在心肌细胞则聚集在细胞核的两端。

脂褐素的化学成分约 50% 为脂质,其余为蛋白质和其他物质。它的形成机制仍未完全清楚,可能是由于细胞代谢功能减弱,细胞中自噬小泡内的细胞器碎片发生某种物理化学变化,未能完全消化而形成的一种特殊残留体,未被排出而长期存留在细胞中。

脂褐素又分为早期脂褐素和晚期脂褐素。早期脂褐素能保持脂类所有的染色特性,因此,用苏丹黑 B 法可染成灰黑色。晚期脂褐素是经完全氧化后的色素,因而失去其嗜苏丹性,但却具有更大的还原能力,显示此种脂褐素主要用 Schmorl 三氯化铁铁氰化钾法。近年我们发现醛品红法也能把脂褐素很好地显示出来,且不易褪色。高碘酸无色品红法也是显示脂褐素的一种方法。因为早期脂褐素和晚期脂褐素常混在一起,故有时可用两种方法进行比较。

一、三氯化铁铁氰化钾法
(根据 Schmorl)

(一)试剂配制

1. 1% 的三氯化铁(ferric chloride)

2. 1% 的铁氰化钾(potassium ferricyanide)

3. 高铁化物液

1% 的三氯化铁	30ml
1% 的铁氰化钾	4ml
蒸馏水	6ml

即配即用,不能保存。

4. 核固红液(见本章 第二节 标题"一、亚铁氰化钾法")

(二)染色步骤

1. 组织固定于 10% 的甲醛液中,常规脱水包埋。

2. 切片厚 4μm,常规脱蜡至水。

3. 蒸馏水稍洗。

4. 浸入高铁化物液作用 2~3 分钟。

5. 流水冲洗 2 分钟。

6. 核固红液复染胞核 5~10 分钟。

7. 稍水洗。

8. 常规脱水透明,中性树胶封固。

(三)结果

脂褐素和黑色素呈暗蓝黑色(图 3-24),亲银细胞颗粒呈蓝色,嗜铬细胞颗粒呈绿蓝色,胞核呈红色。

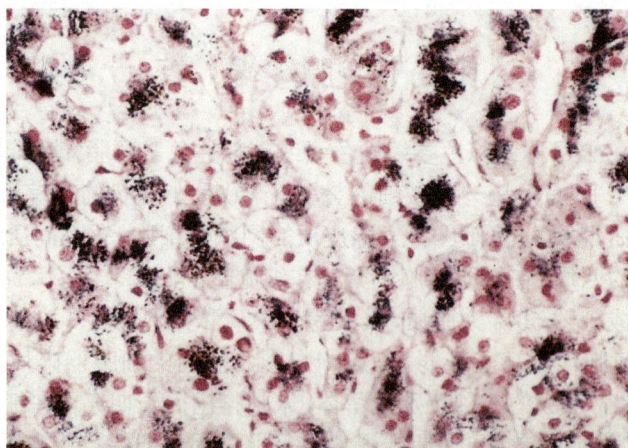

图3-24 三氯化铁铁氰化钾法
肝组织,脂褐素呈暗蓝黑色

（四）注意事项

1. Schmorl法可显示任何能还原高铁化物的物质,因此,它对脂褐素的显示不是特异性的。但根据组织和细胞的不同,色素的位置和分布情况以及着色的深浅,对鉴别脂褐素是有帮助。但可同时与其他方法一起进行对照。

2. 一般组织都有一定的还原性,易使背景也着色。因此,染色时应控制在短而恰当的时间内,达到脂褐素清晰而背景浅淡为佳。

3. 高铁化物液每次都要在临用前新鲜配制,隔天不可用。

4. 切片在高铁化物液内的时间不能太长,脂褐素和黑色素一般在2分钟内应有反应。如时间过长,背景着染深则对比不清晰。

（五）染色机制

脂褐素内的还原物质与高铁化物溶液内的高铁离子作用被还原为亚铁盐,亚铁盐再与铁氰化钾反应而呈暗蓝色。

二、醛品红法
（参照 Gomori）

（一）试剂配制

1. 0.5% 的高锰酸钾（potassium permanganate）

2. 0.5% 的硫酸（sulphuric acid）

3. 酸化高锰酸钾液

0.5% 的高锰酸钾	1份
0.5% 的硫酸	1份

临用前混合后用,不能保存。

4. 2% 的草酸（oxalic acid）

5. 醛品红液

碱性品红（basic fuchsin）	0.5g
70% 的乙醇	100ml

| 浓盐酸（hydrochloric acid） | 1ml |
| 三聚乙醛（paraldehyde） | 1ml |

取洁净小口砂塞瓶，先把碱性品红和 70% 的乙醇倾入使溶解，然后加入浓盐酸和三聚乙醛，加塞塞紧，轻轻摇动使均匀混合，于室温下置放 2～3 天，待转变为深紫色即成熟可用。置 4℃ 的冰箱，约可保存 6 个月。

6. 橙黄 G 液

橙黄 G（orange G）	2g
蒸馏水	100ml
磷钨酸（phosphotungstic acid）	5g

全部混合后稍摇动使其尽量溶解，静置一夜，吸取其上清液使用。

（二）染色步骤

1. 组织固定于 10% 的甲醛液中，常规脱水包埋。

2. 切片厚 4μm，常规脱蜡至水。

3. 酸化高锰酸钾液氧化 5 分钟。

4. 稍水洗。

5. 2% 的草酸漂白 1～2 分钟。

6. 流水冲洗 3 分钟。

7. 70% 的乙醇稍洗。

8. 醛品红液浸染（加盖）5～10 分钟。

9. 70% 的乙醇洗 2 次，每次约 30 秒，至切片没有染液脱出。

10. 稍水洗。

11. 橙黄 G 液复染约 1 秒。

12. 稍水洗。

13. 常规脱水透明，中性树胶封固。

（三）结果

脂褐素呈深紫色，其中弹性纤维也呈紫色至深紫色，肥大细胞胞质内的颗粒也呈紫色，背景呈淡黄色。

（四）注意事项（见第一章 第三节 标题"一、醛品红法"）

（五）染色机制（见第一章 第三节 标题"一、醛品红法"）

（六）应用

脂褐素见于老年性萎缩和恶病质患者的某些实质细胞（如在心肌细胞堆积于胞核的两端，在肝细胞则积聚于胞核的周围）。病毒性肝炎时，在 Kupffer（库普弗）细胞胞质内也有脂褐素的出现。在 Dubin-Johnson 综合征时，用 Schmorl 三氯化铁铁氰化钾法染色，见肝小叶中央部肝细胞内有暗蓝色颗粒，结合临床指征，即可作出诊断。

第四节 胆 色 素

胆色素（bile pigment）的化学成分是胆红素（bilirubin）和橙色血质（hematoidin），它是不含铁的血红蛋白分解产物。当衰老的红细胞在网状内皮细胞中破坏，血红蛋白被分解为珠蛋白、铁及胆绿素，胆绿素还原后成为胆红素，然后进入血液。若局部出血形成血肿，血肿内的血红蛋白分解产物不能被吸收入血,便在局部沉积,成为橙色血质。在 HE 染色,橙色血质为金黄色菱形或针状结晶,常聚集成束或放射状。在切片上见到的胆色素为淡黄色至淡褐色,折光性小的色素颗粒或团块。在某些肝脏病及胆道梗阻时,肝细胞、毛细胆管及小胆管腔内可见胆红素(即胆色素),称为淤胆。高胆红素血症时,胆红素颗粒还可见于网状内皮细胞和肾曲管上皮细胞内,甚至在肾小管腔内形成胆汁管型。胆红素和橙色血质都不含铁,因此,普鲁士蓝和滕波尔蓝反应均呈阴性。

证明胆色素的古典方法是 Gmelin 反应,本法反应快,但颜色消退亦快,不能保留。其后有 Glenner 法和 Stein 法,常用 Hall 的三氯醋酸三氯化铁法。

三氯醋酸三氯化铁法
(根据 Hall)

(一)试剂配制

1. 25% 的三氯醋酸(trichloroacetic acid)

2. 10% 的三氯化铁(ferric chloride)

3. Fouchet 试剂

25% 的三氯醋酸	30ml
10% 的三氯化铁	3ml

临用前配制,不宜长时间保存。

4. 改良 Van Gieson 染液(见本章 第一节 标题"一、硫酸亚铁法")

(二)染色步骤

1. 组织固定于 10% 的甲醛液中,常规脱水包埋。

2. 切片厚 5μm,常规脱蜡至水。

3. Fouchet 试剂浸染 5 分钟。

4. 流水稍冲洗。

5. 改良 Van Gieson 液滴染 1 分钟。

6. 快速水洗一下,即用 95% 的乙醇快速分化。

7. 无水乙醇脱水,二甲苯透明,中性树胶封固。

(三)结果

胆色素呈翠绿色至深绿色(图 3-25),胶原纤维呈红色,肌纤维和胞质呈黄色。

(四)注意事项

1. Fouchet 试剂应尽可能于临用前配制,如配制后置 4℃ 的冰箱,约可存放数周。如存放时间过长,反应的颜色就呈暗绿色。

2. 如果要复染胞核,可用苏木精复染,但出现的胆色素颜色呈暗绿色。

(五)染色机制

胆色素被 Fouchet 试剂(三氯醋酸和三氯化铁混合液)氧化成绿色的胆绿素。根据胆色素浓度的不同可呈淡绿色、翠绿色和深绿色。

(六)应用

胆色素为淡黄褐色颗粒或同质性团块,它在肝细胞内形成,当胆道梗阻或胆色素代谢障碍时,胆红素被肝的 Kupffer 细胞吞噬,如肝细胞发生变性,也常有胆色素沉着于其胞质内、毛细胆管和小胆管腔内形成胆汁"栓子"。阻塞性黄疸时,肾曲管上皮细胞有胆色素,并

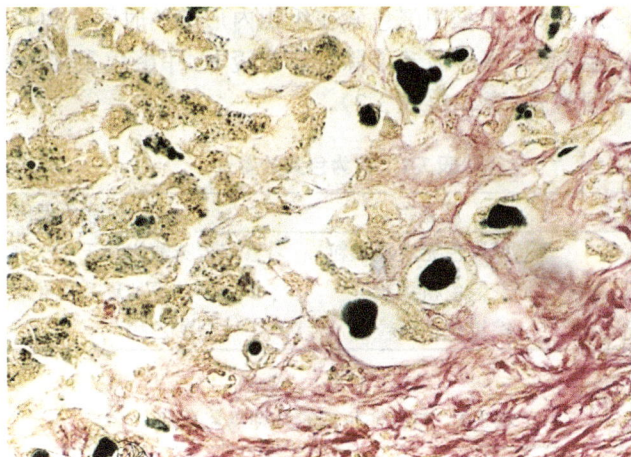

图 3-25 三氯醋酸三氯化铁法
胆汁性肝硬化,胆色素呈翠绿色至深绿色

可在肾小管腔内形成胆汁管型,然而在溶血性黄疸则否。在组织内如见橙色血质,则为局部出血证据。

第五节 甲 醛 色 素

甲醛色素(formalin pigment)即福尔马林色素,它是一种暗棕色或棕黑色无定形的颗粒,镜下呈双折光,不溶于水、乙醇和二甲苯,铁反应阴性。甲醛色素常见于含血较多的组织如脾、肝等脏器,是由酸性的甲醛液固定组织,酸性甲醛作用于组织内血红蛋白形成酸性甲醛正铁血红素复合物。这种色素在镜下最易与疟色素相混淆,也影响切片的美观。因此,必要时于染色前除去。

除甲醛色素方法

(一)试剂配制
苦味酸饱和乙醇液
　　95% 的乙醇　　　　　　　　　　　　　　　　　　　　100ml
　　苦味酸(picric acid)　　　　　　　　　　　　　　　约 12g

(二)操作步骤
1. 切片脱蜡至水。
2. 浸入苦味酸饱和乙醇液内处理 5～30 分钟,在此期间定期取出切片水洗后在镜下观察,至甲醛色素溶解消失为止。
3. 流水冲洗 5～10 分钟。
4. 常规作 HE 染色。

(三)结果
与未经苦味酸饱和乙醇液处理的连续切片对照,如色素已被溶解消失即为甲醛色素。

(四)注意事项
甲醛色素和疟色素都可用苦味酸饱和于 95% 的乙醇除去,但需用的时间不同,甲醛色素需时较短，一般 5~30 分钟（根据甲醛色素在组织内形成的时间长短和量的多少）即可除去；疟色素需时较长，常需要十多小时才能除去。在镜下，甲醛色素常弥漫地沉着于细胞内外，而疟色素则多见于细胞内（表 3-1，表 3-2）。

表 3-1   人为色素的鉴别

色素	双折光	形态特点	去除色素所用试剂
甲醛色素	有	棕黑色无定形颗粒	苦味酸饱和于 95% 的乙醇
汞盐色素	无	灰黑色粗颗粒	碘乙醇处理后再经硫代硫酸钠脱色
铬盐色素	无	棕黑色小颗粒	盐酸乙醇

表 3-2   内源性色素的几种组化反应

方法	黑色素	含铁血黄素	脂褐素	胆色素
硫酸亚铁法	+	-	-	-
银氨液浸染法	+	-	-	-
亚铁氰化钾法	-	+	-	-
三氯化铁铁氰化钾法	+	-	+	-
醛品红法	-	-	+	-
三氯醋酸三氯化铁法	-	-	-	+

第五章

内分泌腺及其胞质颗粒

人体内分泌器官含有多种细胞,具有不同的功能,所分泌的激素不同。这些器官发生病变或肿瘤时,往往需要在组织切片中显示区分这些内分泌细胞,以鉴别病变的性质或肿瘤来源。诚然,由于免疫组化技术的发展,对不同内分泌细胞的鉴别更为快捷和准确。

第一节　脑垂体细胞

脑垂体(pituitary)位于大脑底面,藏于颅底蝶鞍的背凹(垂体窝内),重约0.5g。脑垂体分为前后两叶,前叶为腺垂体,后叶为神经垂体,在病理上以前叶为重要。前叶的功能复杂,可调节人体生长发育和物质代谢等生理功能,许多疾病都发生在前叶。根据形态和功能,垂体细胞简单分为以下三种:

1. 嗜酸性细胞　细胞呈卵圆形或方形,大小不一,HE染色胞质内含有红染的嗜酸性颗粒(PAS三色法染为橙黄色)。这种细胞数量较多。嗜酸性细胞又可分两种:一种是促生长细胞,产生生长激素;另一种是促泌乳细胞,产生催乳激素。

2. 嗜碱性细胞　细胞呈圆形或卵圆形,胞核比嗜酸性细胞的胞核大,核染色亦较深,HE染色胞质内含有带蓝色的嗜碱性颗粒(PAS三色法染成紫红色)。这种细胞数量较少。嗜碱性细胞又可分三种:①促甲状腺细胞,分泌促甲状腺激素;②促性腺细胞,分泌促卵泡激素和促黄体激素;③促肾上腺皮质细胞,分泌促肾上腺皮质激素。

3. 嫌色细胞　体积比上述两种细胞小,染色淡,细胞境界不清,胞质内无特殊着色的颗粒。此类细胞较多。其中部分细胞可能是脱去颗粒的嗜色细胞;而部分可能为嗜色细胞的前驱细胞(或称为未分化的腺细胞)。

这三种细胞在垂体内的分布是不一致的,HE染色有时不易区分,特别是在垂体腺瘤,为了要鉴别是来源于哪一种细胞,需作垂体的特殊染色以协助诊断。近年,随着免疫组化的发展,已有对不同垂体激素起反应的特异性抗体用于免疫组化染色,从而可确定前叶细胞的分泌功能,区别细胞是促生长细胞、促泌乳细胞、促肾上腺皮质细胞、促性腺细胞,还是促甲状腺细胞等。这些免疫组化染色,无疑对垂体病理学的发展起了很大的推动作用,但常用的PAS三色法即高碘酸-无色品红-橙黄G法仍不失为区别上述三种细胞的价廉简便而有效的方法。

高碘酸 - 无色品红 - 橙黄 G 法
（根据 Pearse）

（一）试剂配制

1. 0.5% 的高碘酸（periodic acid）

2. 无色品红液

碱性品红（basic fuchsin）	1g
蒸馏水	200ml
1mol/L 盐酸	20ml
偏重亚硫酸钠（sodium metabisulphite）	1～1.5g
活性炭（activated charcoal）	2g

配制方法：

（1）取一个 500ml 三角烧瓶盛蒸馏水 200ml，在电炉上煮沸后取出。

（2）稍停 1 分钟后加入碱性品红 1g 于煮沸后的蒸馏水内，轻轻摇动数分钟使碱性品红彻底溶解，此时溶液为深红色。

（3）待冷却至约 50℃时，过滤至另一个洁净三角烧瓶内。

（4）加入 1mol/L 盐酸 20ml，稍摇动使混匀。

（5）再待冷至 25℃左右，加入偏重亚硫酸钠，用塞塞紧，并稍摇动使其溶解，这时碱性品红的颜色开始变淡。

（6）置于暗处 24 小时，此时溶液应呈淡红色或淡稻草黄色。

（7）加入活性炭 2g，轻轻摇动 1～2 分钟后静置 1 小时，用双层滤纸再过滤到另一个棕色小口砂塞瓶内，此时溶液应完全无色，故称无色品红。

（8）置 4℃的冰箱保存待用，用前取出恢复至室温。

3. 0.5% 的偏重亚硫酸钠（sodium metabisulphite）

4. 天青石蓝液

天青石蓝 B（celestin blue B）	0.5g
硫酸铁铵（ferric ammonium sulphate）	5g
蒸馏水	100ml
纯甘油（glycerin）	14ml
麝香草酚（thymol）	50mg

取三角烧瓶盛蒸馏水，加入硫酸铁铵，不断摇动使其完全溶解，再加入天青石蓝 B，用玻璃棒搅匀，慢火煮沸 3 分钟。在煮沸时应轻轻搅动，否则天青石蓝 B 聚于瓶底成片块状。冷却后过滤并加入纯甘油和麝香草酚。

5. Mayer 苏木精液

苏木精（hematoxylin）	0.1g
蒸馏水	100ml
碘酸钠（sodium iodate）	20mg
硫酸铝铵（aluminum ammonium sulphate）	5g
柠檬酸（citric acid）	100mg
水合氯醛（chloral hydrate）	5g

取一只三角烧瓶盛蒸馏水，稍加温至约 50℃，加入苏木精，轻轻摇动使完全溶解。再加入碘酸钠和硫酸铝铵，用玻璃棒搅动使硫酸铝铵溶解，最后加入柠檬酸与水合氯醛，待完全溶解后过滤于小口砂塞瓶内，置 4℃的冰箱保存可使用 1 年以上。

6. 橙黄 G 液

橙黄 G（orange G）	2g
蒸馏水	100ml
磷钨酸（phosphotungstic acid）	5g

先把磷钨酸溶于蒸馏水内，再加入橙黄 G，摇动数分钟使尽量溶解，静置一夜，用时吸上清液。

（二）染色步骤

1. 组织固定于 10% 的甲醛液中，常规脱水包埋。

2. 切片厚 4μm，常规脱蜡至水。

3. 0.5% 的高碘酸水溶液氧化 5～8 分钟。

4. 流水冲洗 2 分钟，再用蒸馏水浸稍洗 2 次。

5. 浸入无色品红液（加盖）于暗处作用 20～25 分钟。

6. 0.5% 的偏重亚硫酸钠滴洗 2 次，每次 2 分钟。

7. 流水冲洗 2 分钟。

8. 天青石蓝液染 2～3 分钟。

9. 稍水洗。

10. Mayer 苏木精液染 2～3 分钟。

11. 稍水洗。

12. 1% 的盐酸乙醇分化。

13. 流水冲洗 10 分钟。

14. 橙黄 G 液复染约 10 秒。

15. 稍水洗。

16. 常规脱水透明，中性树胶封固。

（三）结果

嗜碱性细胞胞质内颗粒呈红紫色，嗜酸性细胞胞质内颗粒呈橙黄色，嫌色细胞胞质呈浅灰蓝色或无色（图 3-26），胞核呈蓝褐色，红细胞呈鲜橙黄色。

（四）注意事项

1. 0.5% 的高碘酸和 0.5% 的偏重亚硫酸钠每次以新鲜配制为佳，如用砂塞瓶密塞存放于 4℃冰箱，则可保存使用 3 个月。

2. 碱性品红又称基性品红，其厂牌不一，但着染力基本相同，只是在配制时有些厂牌含色素杂质少，容易经活性炭脱色成无色品红。有些厂牌含色素杂质较多，需要加多量的活性炭才成为无色品红。

3. 配好后的无色品红液应置于 4℃的冰箱存放，用前半小时取出恢复到室温，倾于清洁的染色缸内使用，用后又倒回原瓶内置入冰箱，如此可反复使用多次，至溶液出现淡红色时才倾掉重配。

4. 无色品红液染色宜在室温 20～25℃，如夏季室温高，作用 15 分钟就可以，冬季室温较低，可延长作用时间至 20～25 分钟。

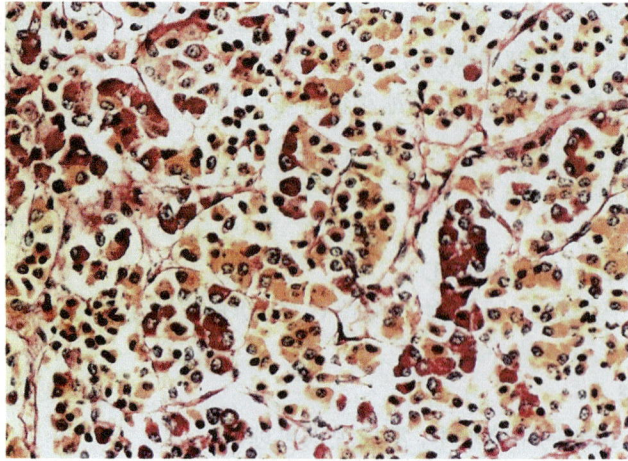

图 3-26 高碘酸 - 无色品红 - 橙黄 G 法

脑垂体,嗜碱性细胞胞质呈红紫色,嗜酸性细胞胞质呈橙黄色,
嫌色细胞胞质呈浅灰蓝色或无色

5. 天青石蓝染液也置冰箱保存,一般可使用 1 年以上。如出现沉淀或颜色变淡,则不能继续使用,需重新配制。

6. 橙黄 G 液无须放冰箱,在室温下能保存 6～12 个月,用时吸取上清液。

(五) 染色机制

脑垂体的嗜碱性细胞因含有糖蛋白类的激素颗粒(如促甲状腺激素、促性腺激素等),经高碘酸氧化后糖的碳键被打断,释放出醛基,醛基与无色品红反应,在细胞质内生成红紫色的复合物。嗜酸性细胞内含有多肽激素颗粒(生长激素和催乳激素),与橙黄 G 能很好结合而呈橙黄色。

(六) 应用

脑垂体常发生肿瘤,并以前叶的腺瘤较为常见。这些肿瘤的发生可来源于这三种细胞,通过上法能把这三种细胞明显区分出来,这就容易鉴别是否为嫌色细胞腺瘤,嗜酸性细胞腺瘤还是嗜碱性细胞腺瘤。但随着免疫组化和超微结构技术的发展,此种分类已被摒弃,而采用功能性分类。

第二节 胰岛细胞

胰岛(islet)是胰腺的内分泌部,呈圆形或椭圆形,为大小不等、没有包膜而境界清楚的细胞集团。其数量以胰尾和胰体部较多,在胰头则较少,甚至缺如。胰岛细胞排列成短的条索,条索之间有丰富的毛细血管网分隔。在 HE 染色,胰岛细胞不能分类,但经特殊染色,可以把人的胰岛细胞主要区分为以下三种类型:

1. α 细胞   占胰岛细胞总数的 15%～20%,细胞体积较大,多分布于胰岛的外周部,胞质中有较粗颗粒。α 细胞分泌高血糖素——分解代谢激素的作用是动员糖原的异生和分解以及脂肪的分解,把贮存在肝及脂肪等处的营养物质动员出来以满足机体对能量的需要。

2. β 细胞   占细胞总数的 60%～80%,细胞体积略小,多分布于胰岛的中央部分,细胞分界不清,胞质内颗粒小。β细胞分泌胰岛素,合成代谢激素,能促进输入体内的外源性营养物质进入肝、脂肪和肌肉中以贮存能源,还可防止高血糖的发生。

3. δ细胞 数量较少,约占细胞总数的5%～15%。δ细胞分泌生长抑素调节胰岛素和胰高血糖素的功能,它介于α和β细胞之间可起到调节和平衡的作用。

此外,尚有PP细胞,占胰岛细胞约2%,一般位于胰岛的周边;PP细胞分泌胰多肽;δ_1细胞,据认为能分泌血管活性肠肽样活性肽;以及G细胞和C细胞。

胰岛离体后很快发生自溶,因此,必须迅速固定,并以Bouin固定液为佳。显示胰岛细胞的方法有多种,如显示α细胞,可用缓冲硝酸银法;显示β细胞,可用醛品红橙黄G法,若同时显示两种细胞,则可用醛品红 - 荧光桃红法,但以单独显示一种细胞为清晰。近年由于免疫组化的发展,对胰岛细胞的鉴别可用不同的抗体如胰岛素、胰高血糖素、生长抑素和胰多肽等作相应的免疫组化染色。

一、缓冲硝酸银法
(根据 Grimelius)

(一)试剂配制

1. 0.2mol/L 醋酸盐缓冲液(pH 5.6)

2. 1% 的硝酸银(silver nitrate)

3. 缓冲硝酸银液

1% 的硝酸银	3ml
0.2mol/L 醋酸盐缓冲液(pH 5.6)	10ml
蒸馏水	87ml

临用时按所需量配制,不能保存。

4. 还原液

对苯二酚(hydroquinone)	1g
亚硫酸钠(sodium sulphite)	5g
蒸馏水	100ml

临用时按所需量配制,不能保存。

5. 5% 的硫代硫酸钠(sodium thiosulphate)

(二)染色步骤

1. 组织固定于Bouin液,也可固定于10%的甲醛液中,但以前者为佳,常规脱水包埋。

2. 切片厚4μm,常规脱蜡至水,用蒸馏水再洗2次。

3. 切片置入预热的缓冲硝酸银液(加盖)于60℃的恒温箱作用3小时。

4. 蒸馏水速洗一下。

5. 切片入预热至50℃的还原液处理1分钟。

6. 蒸馏水洗,显微镜下观察至显色恰当。

7. 5% 的硫代硫酸钠处理2分钟。

8. 流水冲洗10分钟。

9. 常规脱水透明,中性树胶封固。

(三)结果

胰岛α细胞胞质颗粒呈棕黑色(图3-27),β细胞和δ细胞阴性,背景呈淡黄棕色。

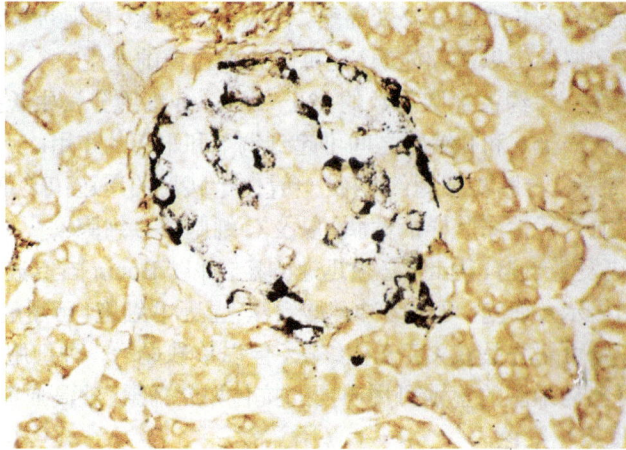

图 3-27　缓冲硝酸银法
胰腺组织，胰岛 α 细胞胞质颗粒呈棕黑色

(四) 注意事项

1. 本法组织以用 Bouin 液固定为佳，如用甲醛液固定的组织蜡块在切片后可再以 Bouin 液作媒染后浸银液则效果较好。

2. 切片经第 6 步用显微镜观察，如发现有弱阳性时，可重复蒸馏水洗后再置入第 3 步缓冲硝酸银液 (60℃) 浸镀 1 小时，并依次从第 4 步继续进行，这样可以改善阳性结果，加深 α 细胞的染色。

3. 于第 8 步流水冲洗后，也可用 0.1% 的核固红复染胞核 10 分钟，水洗后再常规脱水透明，中性树胶封固。

4. 缓冲硝酸银液和还原液都是临用前配制，用后倾弃不能保存。

(五) 染色机制

胰岛 α 细胞胞质内颗粒有嗜银性，特别是对缓冲的硝酸银具有结合力，以后经还原液被还原成棕黑色颗粒。此法对类癌含 5- 羟色胺类也有结合能力，经还原后也呈棕黑色颗粒。

二、醛品红 - 橙黄 G 法
(改良 Gomori)

(一) 试剂配制

1. 0.5% 的高锰酸钾 (potassium permanganate)

2. 0.5% 的硫酸 (sulphuric acid)

3. 酸化高锰酸钾液

0.5% 的高锰酸钾	1 份
0.5% 的硫酸	1 份

临用前混合后用，不能保存。

4. 2% 的草酸 (oxalic acid)

5. 醛品红液

碱性品红 (basic fuchsin)	0.5g
70% 的乙醇	100ml

浓盐酸（hydrochloric acid）	1ml
三聚乙醛（paraldehyde）	1ml

取洁净小口砂塞瓶，先把碱性品红和 70% 乙醇倾入使溶解，然后加入浓盐酸和三聚乙醛，加塞，轻轻摇动使均匀混合，于室温下置放 2～3 天，待转变为深紫色即成熟可用。置 4℃ 冰箱，约可保存 6 个月。

6. 橙黄 G 液（见本章 第一节 标题"高碘酸-无色品红-橙黄 G 法"）

（二）染色步骤

1. 组织固定于 Bouin 液，常规脱水包埋。

2. 切片厚 4μm，常规脱蜡至水。

3. 酸化高锰酸钾液氧化 5 分钟。

4. 稍水洗。

5. 2% 的草酸漂白 2 分钟。

6. 流水冲洗 5 分钟。

7. 70% 的乙醇稍洗。

8. 醛品红液浸染（加盖）30 分钟。

9. 70% 的乙醇浸洗 2 次，每次约 30 秒，至切片无余色脱下。

10. 稍水洗。

11. 橙黄 G 液复染 1 秒。

12. 稍水洗。

13. 常规脱水透明，中性树胶封固。

（三）结果

胰岛 β 细胞胞质内颗粒呈紫红色至深紫色（图 3-28），背景呈淡黄色。

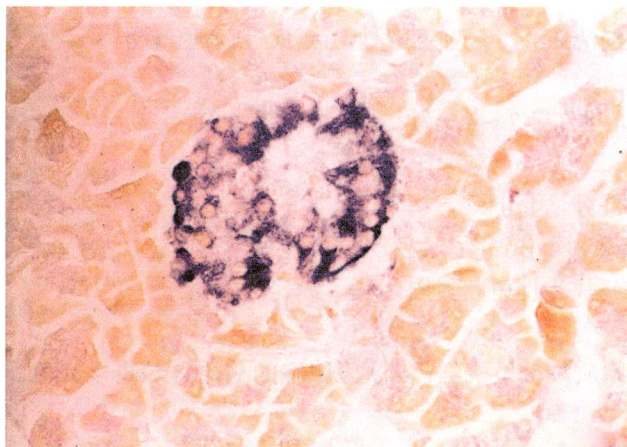

图 3-28 醛品红-橙黄 G 法
胰腺组织，胰岛 β 细胞胞质内颗粒呈紫红色至深紫色

（四）注意事项

醛品红液在新配时呈红紫色，成熟后才呈深紫色，其 pH 约 1.7。配制时三聚乙醛要新鲜，用陈旧的三聚乙醛配制醛品红染色弱或不着染。

1. 醛品红液在室温约可保存 4 周，若置 4℃ 冰箱可保存约半年，新配制溶液比旧溶液染色较快,因此,用旧液染色时间应稍延长。

2. 橙黄 G 液复染要迅速,如时间稍长,可掩盖醛品红对 β 细胞胞质颗粒的着色。

三、醛品红 - 荧光桃红法
(根据 Fisher 和 Haskell)

(一)试剂配制

1. 酸化高锰酸钾液(见本节标题"二、醛品红 - 橙黄 G 法")

2. 2% 的草酸

3. 醛品红液(见本节标题"二、醛品红 - 橙黄 G 法")

4. 0.5% 的氯化钙(calcium chloride)

5. 0.5% 的荧光桃红 B 液

荧光桃红 B(phloxine B)	0.5g
0.5% 的氯化钙水溶液	100ml

6. 5% 的磷钨酸(phosphotungstic acid)

(二)染色步骤

1. 组织固定于 Bouin 液或 10% 的甲醛液中,常规脱水包埋。

2. 切片厚 4μm,常规脱蜡至水。

3. 酸化高锰酸钾液氧化 5 分钟。

4. 稍水洗。

5. 2% 的草酸漂白 2 分钟。

6. 流水冲洗 5 分钟。

7. 70% 的乙醇稍洗。

8. 醛品红液浸染(加盖)60 分钟。

9. 70% 的乙醇浸洗 2 次,每次约 30 秒,至切片无余色脱下。

10. 稍水洗。

11. 0.5% 的荧光桃红染 2~3 分钟。

12. 稍水洗。

13. 5% 的磷钨酸分化 1 分钟。

14. 流水冲洗 5 分钟。

15. 常规脱水透明,中性树胶封固。

(三)结果

胰岛的 α 细胞胞质颗粒呈桃红色,胰腺腺泡的酶原颗粒也呈红色。β 细胞胞质颗粒呈紫色至深紫色。

(四)注意事项

1. 醛品红液的配制和使用注意事项参阅本篇 第四章 第三节 标题"二、醛品红法"。

2. 荧光桃红在新配时染色力强,染色半分钟已足够,当配制后放置时间稍长,染色力减弱,需染 5~10 分钟,必要时适当加温进行染色。

3. 如胰岛的 α 细胞染色过红,可用 70% 的乙醇稍洗,过红的染色可以减退。

(五)染色机制

分泌胰岛素的 β 细胞胞质颗粒与醛品红结合呈紫红色至深紫色。荧光桃红是一种酸性染料，能把 α 细胞胞质与胰腺腺泡的酶原颗粒染成桃红色。磷钨酸是分化荧光桃红的色调，可脱除结缔组织鲜艳的红色，使 α 细胞和 β 细胞能清晰显示。

（六）应用

在正常胰岛中其所含的几种细胞是有一定比例。若为胰岛素瘤，则胰岛内细胞大部分为 β 细胞，用醛品红染色全部细胞呈阳性；若为糖尿病者，则 β 细胞大部分消失或缺如；若为高血糖素瘤，则胰岛以 α 细胞为主，用硝酸银法全部细胞呈阳性。近年由于免疫组化的发展，对胰岛细胞的鉴别可用不同的抗体如胰岛素、胰高血糖素、生长抑素和胰多肽等作相应的免疫组化染色，能很好地显示胰岛的各种细胞。

第三节　肾上腺嗜铬细胞

肾上腺位于肾的上方稍靠前内，由皮质和髓质两部分构成。皮质又分球状带、束状带和网状带，这三个带的细胞胞质内都含有或多或少的类脂小滴。髓质由多边形的细胞形成索状或巢状，这些细胞含有肾上腺素，去甲肾上腺素和它们的胺先质。当用含铬盐的固定液如 Regaud 液或 Orth 液固定时，胞质内可见棕黄色的颗粒，此即阳性嗜铬反应，所以又把髓质细胞称为嗜铬细胞（chromaffin cell）。这种嗜铬反应，据认为是由于胞质内肾上腺素和去甲肾上腺素的氧化和聚合所致。肾上腺素和去甲肾上腺素均属儿茶酚胺类物质，由肾上腺髓质发生的肿瘤，为一种分泌儿茶酚胺的嗜铬细胞瘤。

在胃肠道黏膜有一种叫肠嗜铬细胞（enterochromaffin cell），也称为 kultschitzky 细胞（此类细胞亦可见于胃和支气管黏膜）。这类细胞经甲醛固定后，再经含铬盐的固定液处理仍有嗜铬性。但肾上腺髓质细胞如先用甲醛固定后，嗜铬性便消失。这是因为肠嗜铬细胞的颗粒内含有 5- 羟色胺，而肾上腺髓质细胞主要含肾上腺素和去甲肾上腺素。

肾上腺组织容易自溶，尤以髓质为甚，因此，要求尽快固定，否则髓质细胞内的颗粒会迅速崩解，导致染色不良甚至染色失败。常用方法是甲苯胺蓝法和吉姆萨（Giemsa）法，后者经含铬盐的固定液固定后用 Giemsa 染液可把嗜铬细胞的颗粒染成绿黄色。

一、甲苯胺蓝法
（根据 Wiesel）

（一）试剂配制

1．3% 的重铬酸钾（potassium dichromate）

2．Regaud 固定液

3% 的重铬酸钾	80ml
浓甲醛液（formaldehyde）	20ml

临用前把两液混合，混合 24 小时后开始失效。

3．1% 的甲苯胺蓝（toluidine blue）

（二）染色步骤

1．新鲜组织立即置入 Regaud 液固定 2 天，期间换一次新液。

2．用 3% 的重铬酸钾再固定 1 天。

3．流水冲洗 16 小时（过夜），然后按常规脱水包埋。

4．切片厚 5μm，常规脱蜡至水。

5．1% 的甲苯胺蓝滴染 20 分钟。

6. 稍水洗。

7. 95% 的乙醇急速分化约 1 秒。

8. 无水乙醇脱水,二甲苯透明,中性树胶封固。

(三) 结果

嗜铬细胞胞质颗粒呈绿黄色,胞核呈蓝色。

(四) 注意事项

1. 本法只适用于含铬盐固定液(如 Regaud 液、Orth 液等)所固定的组织,如用甲醛液固定则阳性反应减弱或者阴性。

2. 1% 甲苯胺蓝液可保存使用约 2 年。

二、吉姆萨(Giemsa)法

(一) 试剂配制

1. Regaud 固定液(见本节标题"一、甲苯胺蓝法")

2. 3% 的重铬酸钾

3. 0.2mol/L 磷酸盐缓冲液(pH 6.8)

4. Giemsa 染液

Giemsa 色素	0.75g
甲醇(methyl alcohol)	50ml
甘油(glycerin)	50ml

先把 Giemsa 色素加入甘油,在 56℃ 的恒温箱使其充分溶解,其间用玻璃棒搅动 2 次,经数小时完全溶解后,再加入甲醇,摇匀,放置一夜。

5. 缓冲 Giemsa 稀释液

Giemsa 染液	1.5ml
0.2mol/L 磷酸盐缓冲液(pH 6.8)	30ml

即配即用,不能保存。

6. 0.5% 的冰醋酸(glacial acetic acid)

(二) 染色步骤

1. 新鲜组织立即置入 Regaud 液固定 2 天,期间换一次新液。

2. 用 3% 的重铬酸钾再固定 1 天。

3. 流水冲洗 16 小时(过夜),然后按常规脱水包埋。

4. 切片厚 5μm,常规脱蜡至水。

5. 蒸馏水洗 2 次,每次 1 分钟。

6. 置入缓冲 Giemsa 稀释液浸染 18～24 小时。

7. 蒸馏水稍洗。

8. 0.5% 的冰醋酸洗 1～2 分钟。

9. 自来水稍洗。

10. 用无水乙醇迅速脱水 3 次,每次 5～10 秒。

11. 二甲苯透明,中性树胶封固。

(三) 结果

嗜铬细胞胞质颗粒呈绿黄色,胞核呈蓝色,结缔组织呈浅红色。

（四）注意事项

1. Giemsa 染液配妥后室温保存约可使用 2 年，稀释液则仅能使用 1 次即倾去。Giemsa 稀释液以用磷酸盐缓冲液（pH 6.8）比用蒸馏水稀释为佳。因染色时间长，应采用染色缸浸染而不用滴染。

2. 用 0.5% 的冰醋酸分化至切片呈粉红色即可。

3. 最后用无水乙醇脱水必须迅速，否则染片易脱色。

（五）染色机制

肾上腺髓质嗜铬细胞含有肾上腺素和去甲肾上腺素，当它们暴露于重铬酸盐后，被氧化成不溶于水的棕黄色复合物肾上腺素红，后者经上两法染色后呈绿黄色。

（六）应用

肾上腺嗜铬细胞染色可作为肾上腺髓质嗜铬细胞肿瘤和肾上腺皮质肿瘤在鉴别诊断上的一种染色方法。

第四节　类　癌

类癌（carcinoid）是胃、肠、支气管等器官的弥散性神经内分泌系统（diffuse neuroendocrine system，DNES）发生的一类肿瘤。这些器官与来自原肠的其他部分如甲状腺、肺、食管等内分泌细胞、肾上腺髓质细胞以及化学感受器细胞等均属 APUD 系统。所谓 APUD 一词是来自英文的 amine precursor uptake and decarboxylate 名字的第一个字母，中文称作"胺前体摄取与脱羧"。此类细胞都有摄取胺前体，进行脱羧而产生肽类或活动性胺的能力，故称 APUD 细胞，或称产肽激素细胞。

实质上，APUD 细胞是一群能合成、储存和释放特殊的生物胺或肽类激素（主要是肽类激素）的内分泌细胞。APUD 细胞可存在于内分泌器官如肾上腺髓质、甲状旁腺以及神经系统如下丘脑，但更多的是散在于全身许多器官和组织内。这些散在的 APUD 细胞具有神经和内分泌细胞的共性，它们形成了弥散性神经内分泌系统。

显示产肽激素细胞类癌的方法有硝酸银法、铅苏木精法、碱性重氮盐法等。铅苏木精法的底色常较深，与阳性颗粒对比不清晰。碱性重氮盐法阳性颗粒着色淡，复染苏木精后常使阳性结果模糊不清，因此，通常采用硝酸银法。硝酸银法又分为亲银反应（argentaffin reaction）和嗜银反应（argyrophil reaction）。前者在浸银后不用还原剂处理，细胞本身有把银离子还原为金属银的能力，如 Masson-Fontana 法等；后者在浸银后需使用还原剂，因细胞本身没有把银离子还原为金属银的能力，如 Grimelius 法及其改良法。

一、嗜　银　反　应
（根据 Grimelius）

（一）试剂配制

1. 0.2mol/L 醋酸盐缓冲液（pH 5.6）

2. 1% 的硝酸银（silver nitrate）

3. 缓冲硝酸银液

1% 的硝酸银	3ml
0.2mol/L 醋酸盐缓冲液（pH 5.6）	10ml

蒸馏水	87ml

即配即用,不能保存。

4. 还原液

对苯二酚(hydroquinone)	1g
亚硫酸钠(sodium sulphite)	5g
蒸馏水	100ml

即配即用,不能保存。

5. 5%的硫代硫酸钠(sodium thiosulphate)

(二)染色步骤

1. 组织固定于10%的甲醛液中,常规脱水包埋。

2. 切片厚4μm,常规脱蜡至水。

3. 蒸馏水稍洗2次。

4. 切片浸入预热的缓冲硝酸银液于60℃的恒温箱作用3小时。

5. 蒸馏水速洗一下。

6. 置入预热至50℃的还原液处理1分钟。

7. 蒸馏水洗,显微镜下观察阳性颗粒深度。

8. 5%的硫代硫酸钠处理2分钟。

9. 流水冲洗10分钟。

10. 常规脱水透明,中性树胶封固。

(三)结果

嗜银颗粒呈棕黑色。

(四)注意事项

1. 组织须新鲜并及时固定,否则细胞内的肽类很容易分解而失去还原银的能力。

2. 切片经第7步蒸馏水洗后用显微镜观察,如认为阳性弱时,可重复蒸馏水洗后再置入第4步缓冲硝酸银液于60℃的温箱浸染约30分钟,并依次入预热的还原液内(还原液需用新液),这样可以加强反应效果。

3. 切片入缓冲硝酸银液孵育时,如不在60℃的恒温箱进行,可改在37℃的温箱孵育,但时间需用一晚。

4. 第5步的蒸馏水洗要迅速,必要时可用滤纸抹去切片周围银液即置入还原液内。

5. De Grandi改良法是把1%的硝酸银3ml改为5ml,这样可加强反应,有时可省去第2次重新浸银。

(五)染色机制

产肽激素细胞含有5-羟色胺类和肽类激素,由于其含量不同,对银的反应就有需要还原剂处理的嗜银反应和不需要还原剂处理的亲银反应。详见下法亲银反应的染色机制。

二、亲 银 反 应
(根据 Masson-Fontana)

(一)试剂配制

1. 10%的硝酸银(silver nitrate)

2. 浓氢氧化铵

3．银氨液　取 10% 的硝酸银液 10ml，逐滴加入氢氧化铵至出现沉淀，继续滴加氢氧化铵，边滴边摇动，使生成的沉淀又复溶解，溶液变清，再滴入 10% 的硝酸银数滴至溶液稍呈轻微混浊，最后加入蒸馏水 20ml，过滤后使用。

4．0.1% 的氯化金

5．5% 的硫代硫酸钠（sodium thiosulphate）

6．核固红液

核固红（nuclear fast red）	0.1g
硫酸铝（aluminum sulphate）	5g
蒸馏水	100ml
麝香草酚（thymol）	50mg

取蒸馏水 30ml，稍加热至约 50℃，倾入核固红，用玻璃棒轻轻搅动溶解。另取蒸馏水 70ml，倾入硫酸铝，待完全溶解后与核固红液相混合，过滤后加入麝香草酚。

（二）染色步骤

1．组织固定于 10% 的甲醛液中，常规脱水包埋。

2．切片厚 4μm，常规脱蜡至水。

3．蒸馏水再洗。

4．切片浸入银氨液内（加盖）于暗处室温下作用 16～24 小时。

5．蒸馏水洗。

6．0.1% 的氯化金调色 1 分钟。

7．蒸馏水稍洗。

8．5% 的硫代硫酸钠处理 2 分钟。

9．流水冲洗 5 分钟。

10．核固红液染胞核 5～10 分钟。

11．流水稍洗。

12．常规脱水透明，中性树胶封固。

（三）结果

亲银细胞颗粒呈棕黑色，黑色素也呈黑色，胞核呈红色。

（四）注意事项

1．原法是用 10% 的硝酸银 20ml，但银用量多，故改为用 10ml，其效果更好。

2．银氨液配制后可用棕色瓶盛装置 4℃ 的冰箱，约可保存 2 周，但最好临用前一天配制。

3．此法对亲银细胞颗粒和黑色素均呈棕黑色。对亲银细胞的显示，在银氨液内作用的时间需长些，而对黑色素的显示，则作用时间可短些。

（五）染色机制

产肽激素细胞含有 5- 羟色胺类和肽类激素，由于其含量不同，对银的反应就有需要还原剂处理的嗜银反应和不需要还原剂处理的亲银反应。亲银反应阳性的类癌细胞胞质颗粒中的 5- 羟色胺类和甲醛结合形成还原性复合物，这种复合物在碱性条件下与银氨液作用即可将其还原为金属银（如 Masson-Fontana 法）。亲银反应阴性而嗜银反应阳性的类癌细胞胞质颗粒中的 5- 羟色胺不与甲醛结合，不形成还原性复合物，但如外加还原剂，则可被还原为棕黑色的颗粒（如 Grimelius 法）。

（六）应用

常用以鉴别产肽激素细胞发生的肿瘤。类癌若来自前肠（如胃、十二指肠、空肠等），嗜银反应阳性，亲银反应阴性；若来自中肠（回肠、阑尾、右半结肠），嗜银反应和亲银反应皆阳性；如来自后肠（左半结肠、直肠），嗜银反应和亲银反应皆阴性。此外，甲状腺髓样癌嗜银反应也呈阳性。若做亲银和嗜银两种染色，对诊断有较大帮助。

第五节 肥 大 细 胞

肥大细胞（mast cell）的发现已有百余年的历史，它来源于未分化的间充质细胞，近年有人认为可能来自胸腺和骨髓。肥大细胞是疏松结缔组织内较常见的细胞，常成群地沿小血管和小淋巴管分布，也常见于支气管和胰腺的小叶间导管周围，而在肠系膜的小血管周围却有大量的肥大细胞。近年研究，人类肥大细胞又可分为 T 型和 TC 型两个亚群。

肥大细胞较一般细胞大，直径约 20～30μm，呈圆形或椭圆形，胞核较小、圆形，胞质内充满粗大并具有异染性的嗜碱性颗粒。在 HE 染色中，这种颗粒并不明显，和其他组织细胞一样。肥大细胞颗粒内含有肝素、组织胺、过敏反应慢反应物质和嗜酸性细胞趋化因子等成分，这些可导致机体的过敏反应。

作肥大细胞染色的组织要新鲜和立即固定，其颗粒可因组织离体过久而被破坏。显示肥大细胞的方法有多种，如异染性的硫堇法和甲苯胺蓝法，把肥大细胞颗粒染成红紫色（即所谓异染性），其他组织呈蓝色（正色性）；苏木精中性红法把肥大细胞颗粒染成红色，胞核呈蓝色；爱尔新蓝沙红法可区分幼稚型肥大细胞和成熟型肥大细胞，前者的颗粒呈蓝色，后者的颗粒呈红色；醛品红橙黄 G 法则把肥大细胞颗粒染成深紫色，其他细胞多不着染，而背景呈橙黄色，对比较清晰。

一、甲苯胺蓝法

（一）试剂配制

1. 0.5% 的甲苯胺蓝（toluidine blue）
2. 0.5% 的冰醋酸（glacial acetic acid）

（二）染色步骤

1. 新鲜组织立即固定于 10% 的甲醛生理盐水溶液中，常规脱水包埋。
2. 切片厚 4μm，常规脱蜡至水。
3. 0.5% 的甲苯胺蓝染 30 分钟。
4. 稍水洗。
5. 0.5% 的冰醋酸分化，直到胞核和颗粒清晰（在显微镜下控制）。
6. 稍水洗，风扇吹干。
7. 二甲苯透明，中性树胶封固。

（三）结果

肥大细胞颗粒呈红紫色，胞核呈蓝色。

（四）注意事项

1. 0.5% 的甲苯胺蓝水溶液于室温存放，可保存使用约 2 年。
2. 染色后用风扇吹干切片而不用乙醇脱水，因乙醇易使肥大细胞颗粒恢复正色性的淡蓝色。

3. 如无甲苯胺蓝，可改用硫堇染色，肥大细胞颗粒同样呈异色性。

（五）染色机制

肥大细胞颗粒含有肝素和组织胺等，这些属硫酸酯类，呈异色性，因此，用异色性染料如硫堇、甲苯胺蓝等染色可以使其呈异染性的红紫色。

二、醛品红-橙黄 G 法

（一）试剂配制

1. Weigert 碘液

碘片（iodine）	1g
碘化钾（potassium iodide）	2g
蒸馏水	100ml

先把碘化钾溶于 10ml 蒸馏水，再加入碘片，摇动至碘片完全溶解，把余下蒸馏水加入。

2. 5% 的硫代硫酸钠（sodium thiosulphate）

3. 醛品红液（见本章　第二节　标题"二、醛品红-橙黄 G 法"）

4. 橙黄 G 液（见本章　第一节　标题"高碘酸-无色品红-橙黄 G 法"）

（二）染色步骤

1. 新鲜组织迅即固定于 10% 的甲醛生理盐水溶液中，常规脱水包埋。

2. 切片厚 4μm，常规脱蜡至水。

3. Weigert 碘液处理 5 分钟。

4. 稍水洗。

5. 5% 的硫代硫酸钠处理 2 分钟。

6. 流水冲洗 5 分钟。

7. 70% 的乙醇稍洗。

8. 醛品红液浸染（加盖）10～15 分钟。

9. 70% 的乙醇洗去多余染液。

10. 稍水洗。

11. 橙黄 G 滴染 1 秒。

12. 稍水洗。

13. 常规脱水透明，中性树胶封固。

（三）结果

肥大细胞颗粒呈紫色至深紫色（图 3-29），弹力纤维也呈紫色，红细胞呈橙黄色，其余组织呈淡黄色。

（四）注意事项

1. 醛品红液最初是用来染弹力纤维，我们发现也可染肥大细胞，其操作简便，染色稳定可靠，用橙黄 G 作复染，使背景为淡黄色，这可把深紫色的肥大细胞颗粒衬托得更清晰。但橙黄 G 不能过染，否则可掩盖紫色的颗粒。

2. 醛品红液虽可着染胰岛的 β 细胞和脑垂体的嗜碱性细胞，但前者的着染时间需 30 分钟，后者需 1 小时左右，而肥大细胞的着染时间仅需 10～15 分钟，更由于组织成分的不同而不会有所混淆。

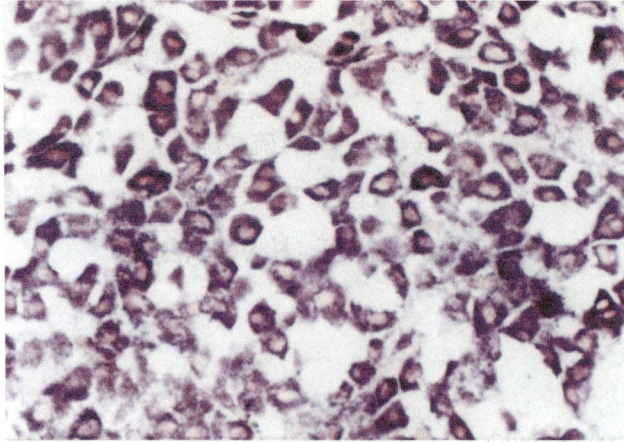

图 3-29 醛品红 - 橙黄 G 法
色素性荨麻疹,肥大细胞颗粒呈紫色

(五) 染色机制

醛品红对含有硫酸基团的酸性黏多糖物质有很强的亲和力,肥大细胞颗粒中含有羧基和硫酸根的肝素,因而易与醛品红结合成复合物而着色。橙黄 G 是酸性染料,可把其他组织成分染成黄色。

三、爱尔新蓝沙红法
(根据 Csaba)

(一) 试剂配制

1. 1mol/L 醋酸钠(sodium acetate)

2. 1mol/L 盐酸(hydrochloric acid)

3. 醋酸钠 - 盐酸缓冲液(pH 1.42)

1mol/L 醋酸钠液	20ml
1mol/L 盐酸	24ml
蒸馏水	56ml

4. 爱尔新蓝沙红染液

爱尔新蓝 8GX(alcian blue 8GX)	0.36g
沙红(safranin)	0.18g
硫酸铁铵(ferric ammonium sulphate)	0.48g
醋酸钠 - 盐酸缓冲液(pH 1.42)	100ml

5. 第三丁醇(tertiary butyl alcohol)

(二) 染色步骤

1. 新鲜组织迅即固定于 10% 的甲醛生理盐水溶液中,常规脱水包埋。

2. 切片厚 5μm,常规脱蜡至水。

3. 爱尔新蓝沙红液滴染 15 分钟。

4. 稍水洗。

5. 第三丁醇反复脱水 3 次。

6. 二甲苯透明，中性树胶封固。

（三）结果

幼稚型肥大细胞颗粒（以生物胺为主）呈蓝色，成熟型肥大细胞颗粒（以肝素为主）呈红色。

（四）注意事项

1. 本染色液要求 pH 较低，故不能用醋酸-醋酸钠缓冲液，而必须采用 pH 范围较低的醋酸钠-盐酸缓冲液。

2. 本法用第三丁醇而不用无水乙醇脱水，这样不易使染片脱色。

（五）应用

在一些过敏性反应如皮肤的色素性荨麻疹，可见在表皮下堆积成团的肥大细胞。慢性支气管炎和过敏性鼻炎，有较多的肥大细胞出现。在神经纤维瘤也常见为数甚多的肥大细胞，而在神经鞘瘤则较少。近年有学者对肥大细胞在肿瘤间质中的出现进行了探讨，认为肥大细胞的出现或许为机体消灭肿瘤细胞提供了有利条件。局限于皮肤的色素性荨麻疹和侵犯多个器官（肝、脾、淋巴结等）的系统性肥大细胞增生症的病理诊断，作肥大细胞的特殊染色即可确诊。

第六章

神 经 组 织

神经组织主要由神经细胞和神经胶质细胞，以及神经纤维和神经胶质纤维组成，神经细胞和神经胶质细胞在形态结构和生理功能方面是完全不相同的。神经细胞负责接受刺激和传导兴奋，神经胶质细胞、胶质纤维负责支持、保护和营养神经细胞，填充神经细胞间的空间。

神经细胞又称为神经元，分胞体和胞突两部分。胞体包括胞核和胞质，胞体的形态和大小不一，核内有一个大的核仁。胞质内含尼氏体、神经原纤维和脂褐素等；胞突又分树突和轴突。树突为一种从胞体分出似树枝状的突起，常一枝分为两枝，枝又分枝，树突内有原纤维和尼氏体；轴突为一种从胞体分出细长的突起，一个神经元只有一个轴突。

第一节 尼 氏 体

尼氏体（Nissl body）是分布于神经细胞胞质内的三角形或椭圆形小块状物质，能被碱性染料如硫堇、亚甲蓝、甲苯胺蓝和焦油紫等染料染成紫蓝色。各种神经细胞都含有尼氏体，但其形状、数量及分布可不相同。尼氏体除分布于神经细胞的胞质之外，还扩散在树突中，但在轴突以及胞体的轴丘是没有尼氏体的。

尼氏体的化学成分大概是一种含有铁质的核酸蛋白，这说明尼氏体是神经元内合成蛋白质的主要部位。神经元在兴奋传导过程中，不断地消耗某些蛋白质类物质，尼氏体可合成新的蛋白质，以补充这个过程的消耗。当神经元受刺激后，胞体内的尼氏体即显著减少甚至消失。因此，尼氏体可因生理状态的改变而变化。

显示尼氏体的染色法有多种，如硫堇法、焦油紫法、甲苯胺蓝法、缓冲亚甲蓝法以及混合染色法等，因各人的喜爱而选用。事实上，缓冲亚甲蓝法和混合染色法都较好，而前者更为简易，所染出的尼氏体颗粒清晰，色泽鲜明。也可仅用硫堇法染色。

一、缓冲亚甲蓝法
（根据 Pischingert）

（一）试剂配制

1. 0.2mol/L 醋酸盐缓冲液（pH 4.6）
2. 缓冲亚甲蓝染液

0.2mol/L 醋酸盐缓冲液（pH 4.6）	2ml
亚甲蓝（methylene blue）	64mg

蒸馏水   98ml

3. 4% 的钼酸铵（ammonium molybdate）

（二）染色步骤

1. 新鲜组织固定于 20% 的甲醛液中，常规脱水包埋。

2. 切片厚 5μm，常规脱蜡至水。

3. 缓冲亚甲蓝液滴染 10 分钟。

4. 0.2mol/L 醋酸盐缓冲液（pH 4.6）分化 1～3 分钟，并在显微镜下观察，至尼氏体清晰为止。

5. 4% 的钼酸铵处理切片 5 分钟。

6. 蒸馏水洗。

7. 常规脱水透明，中性树胶封固。

（三）结果

尼氏体及核仁呈蓝色（图 3-30）。

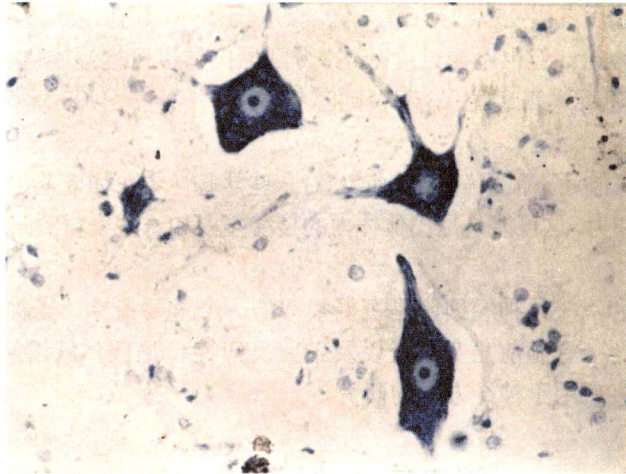

图 3-30 缓冲亚甲蓝法
猫脊髓，神经细胞内的尼氏体呈蓝色

二、混合染色法

（一）试剂配制

1. 混合染色液

焦油紫（cresyl violet）   10mg

硫堇（thionin）   10mg

亚甲蓝（methylene blue）   10mg

甲苯胺蓝（toluidine blue）   10mg

蒸馏水   100ml

2. 醇溶性伊红液

伊红 Y，醇溶性（eosin Y, alcohol soluble）   0.5g

80% 的乙醇   100ml

（二）染色步骤

1. 新鲜组织固定于 20% 的甲醛液中，常规脱水包埋。

2. 切片厚 5μm，常规脱蜡至水。

3. 切片置混合染色液浸染（加盖）24 小时。

4. 蒸馏水稍洗。

5. 95% 的乙醇分化，应在显微镜下检查分化的程度，至尼氏体清晰为止。如分化过程太慢，可改用 80% 的乙醇分化。

6. 醇溶性伊红液复染 3～5 秒。

7. 无水乙醇脱水 3 次，二甲苯透明，中性树胶封固。

（三）结果

尼氏体及核仁呈紫蓝色，其他组织呈红色。

（四）注意事项

1. 用于尼氏体染色的组织要新鲜，离体后立即固定。否则，尼氏体易溶解而着染困难。

2. 组织于缓冲亚甲蓝液或混合染色液染色后，所有组织都着染蓝色。随后前者用醋酸盐缓冲液（pH 4.6）或后者用 95% 的乙醇分化，除尼氏体外，其他组织逐渐脱色，直到只有尼氏体显示的最清晰为止。但也不要过度分化，否则尼氏体也可慢慢脱色。

3. 尼氏体的染色标本需避光保存，否则容易褪色。

（五）染色机制

尼氏体的染色机制还不很了解，仅知道其对一些盐基性染料如硫堇、甲苯胺蓝、亚甲蓝和焦油紫等都具有亲和力，这可能是尼氏体体内的核酸蛋白和这些染料的阳性基团结合之故。

（六）应用

尼氏体的存在和消失是神经细胞是否受损害的一个重要指标。当神经元受到严重损害时（例如脑缺血、脑炎、脊髓前角灰质炎以及轴突反应等），尼氏体就溶解而消失，最后神经元坏死。本染色法多应用于神经方面的研究。

第二节　神　经　轴　突

轴突（axon）是从胞体分出细长的突起，在与胞体连接呈圆锥形处称轴丘，轴丘内无尼氏体。轴突的长短不一，小型神经元的轴突短而细，大型神经元的轴突往往较长，轴突的粗细在全长基本上是均匀一致的。轴突的功能是将冲动自胞体发出，完整的轴突周围有一层髓鞘包裹。树突、轴突及其包裹的附件称神经纤维，分布在其他器官或组织上的神经纤维末梢称神经末梢。显示轴突多用银浸镀法。

一、硝酸银浸镀法
（改良 Bielschowsky）

（一）试剂配制

1. 20% 的硝酸银（silver nitrate）

2. 氢氧化铵（ammonium hydroxide）

3. 银氨液　用染色步骤第 4 步用过的 20% 的硝酸银，逐滴加入氢氧化铵，边滴边摇动（必要时可用玻璃棒搅动），直到开始形成的沉淀又复消失，银液变清成为银氨液。此银氨液应于染色至第 5 步蒸馏水浸洗时配制。

4. 稀氨水　取一个 5 片染色缸盛蒸馏水约 30ml，加入氢氧化铵 3 滴，均匀混合。稀氨水应于染色至第 6 步浸银氨液时配制。

5. 显影储备液

甲醛液（formaldehyde）	20ml
蒸馏水	100ml
硝酸（nitric acid）	1 滴
柠檬酸（citric acid）	0.5g

6. 显影工作液　取第 6 步用过的银氨液约 30ml，加入显影储备液 3 滴，均匀混合，即配即用，不能保存。显影工作液应于染色至第 7 步稀氨水浸泡时配制。

7. 5% 的硫代硫酸钠（sodium thiosulphate）

（二）染色步骤

1. 组织固定于 20% 的甲醛液中，常规脱水包埋。

2. 切片厚 6μm，常规脱蜡至水。

3. 蒸馏水再稍洗 2 次。

4. 浸入 20% 的硝酸银（加盖）于暗处作用 20 分钟（此银液用后于下一步再用）。

5. 蒸馏水浸洗（在此期间配制银氨液）。

6. 浸入银氨液作用 15 分钟（银氨液再用于下一步配制显影工作液）（此期间配制稀氨水）。

7. 移入稀氨水中浸泡（在此期间配制显影工作液）。

8. 把切片浸入显影工作液显色。注意切片在金黄色的背景下，见神经轴突呈黑色时即取出（必要时可在镜下观察）。此步显影需时约 3～7 分钟。

9. 切片置入第 7 步用过的稀氨水内浸洗 1 分钟。

10. 流水冲洗 1 分钟。

11. 5% 的硫代硫酸钠处理 2 分钟。

12. 流水冲洗 5 分钟。

13. 常规脱水透明，中性树胶封固。

（三）结果

神经轴突、神经细胞内原纤维、神经原纤维缠结、老年斑及树突呈黑色，背景呈金黄色至棕黄色。

（四）注意事项

1. 染色用的各种玻璃器皿，需用硫酸洗液浸泡后用清水冲洗干净。

2. 蒸馏水要新鲜，不用贮存太久的。氢氧化铵要保证浓度。

3. 显影储备液较稳定，约可保存 1 年。

4. 在第 8 步显影时，时间掌握要恰当。如显影不足，轴突等呈黄色；如显影过度，胶原纤维也呈棕黑色。

5. 原法是用氯化金调色，可以省去，其背景为金黄色至棕黄色，与轴突的黑色对比更好。硫代硫酸钠液的作用是固定已反应的银盐和除去未反应的银离子。

（五）染色机制

神经纤维的轴突等有嗜银性，此法先经硝酸银液处理作为感应剂，然后与银氨液作用，银离子沉积于轴突等处，最后经过还原剂把银离子还原为黑色的金属银而显示出来。

二、甘氨酸银浸镀法
（根据 Palmgren）

（一）试剂配制

1. 1% 的硝酸（nitric acid）
2. 酸性甲醛液

甲醛液（formaldehyde）	25ml
蒸馏水	75ml
1% 的硝酸	0.2ml

3. 5% 的甘氨酸（glycine）
4. 甘氨酸银液

硝酸银（silver nitrate）	15g
硝酸钾（potassium nitrate）	10g
蒸馏水	100ml
5% 的甘氨酸	1ml

5. 还原液

焦性没食子酸（pyrogallol）	1g
蒸馏水	45ml
无水乙醇	55ml
1% 的硝酸	0.2ml

6. 苯胺油乙醇液

50% 的乙醇	100ml
苯胺油（aniline oil）	2滴

7. 5% 的硫代硫酸钠（sodium thiosulphate）

（二）染色步骤

1. 组织固定于 20% 的甲醛液中，常规脱水包埋。
2. 切片厚 6μm，常规脱蜡至水。
3. 切片置入酸性甲醛液处理 5 分钟。
4. 蒸馏水洗 3 次，每次 2 分钟。
5. 浸入甘氨酸银液于室温（20～25℃）作用 15～20 分钟，或在 37℃的温箱内（甘氨酸银液要预温）作用 4～5 分钟。
6. 取出切片用滤纸抹干多余银液。
7. 浸入预热至 45℃的还原液作用约 2 分钟　取还原液两缸置水浴中加热至 45℃，立即移切片入第 1 缸还原液，并轻轻摇动，当还原液有云雾状混浊时，把切片移入第 2 缸新的还原液，约 1 分钟至无云雾状出现，再继续浸 30 秒。
8. 50% 的乙醇洗切片约 10 秒，再用蒸馏水洗，然后在镜下观察切片（如显色仍淡可由第 3 步开始重复一次，但应减少在甘氨酸银液浸镀时间，并把在还原液作用的温度降低至 37℃）。
9. 滴入苯胺油乙醇液加强染色，约 1 分钟。
10. 流水稍冲洗。

11. 5% 的硫代硫酸钠处理 2 分钟。

12. 流水冲洗 5 分钟。

13. 常规脱水透明,中性树胶封固。

(三)结果

神经轴突等呈黑色(图 3-31),背景呈棕黄色。

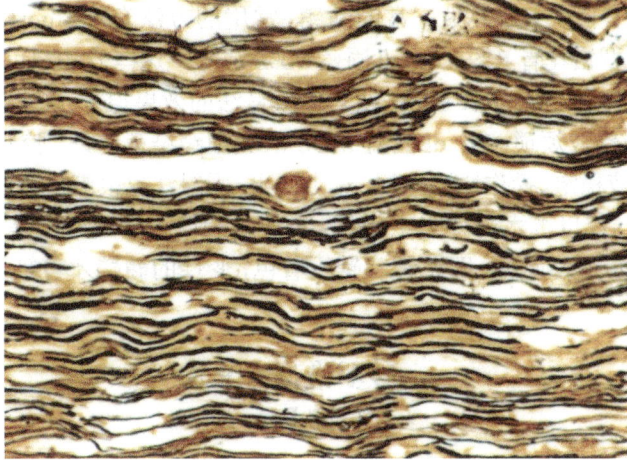

图 3-31 甘氨酸银浸镀法
神经束组织,神经轴突呈黑色

(四)注意事项

1. 本法推荐用甲醛生理盐水溶液固定为佳,但用甲醛液或 Bouin 液固定也可以,组织固定数天比固定 1~2 天的更具选染性。

2. 甘氨酸银液较银氨液更为稳定,不易产生爆炸性。使用 1 次后,仍可于当天浸镀第 2 批及第 3 批才倾去。配制后于室温置暗处可保存 1 周。

3. 还原液内的焦性没食子酸为白色粉末,是一种强还原剂,需密封避光保存,如呈灰色或灰黑色,说明已被氧化失效。

4. 还原液可多配制,因只能使用 1 次即要换新液,同时在使用前要预先加温。

5. 原法是在第 10 步后用氯化金液调色,省去后其底色为棕黄色,与轴突的黑色对比更好。

(五)应用

常用于研究老年性痴呆和非痴呆高龄患者脑内神经细胞原纤维的病理改变。在周围神经干有病变时,用此法了解神经纤维有无变性、破坏的程度以及范围(如麻风病)等。也可鉴别神经纤维瘤和神经鞘瘤,前者阳性,后者阴性。此外,在显微外科方面对实验动物神经纤维的接驳生长研究,应用此法也有帮助。

第三节 神 经 髓 鞘

髓鞘(myelin)是包裹在神经轴突外面的管状鞘,呈节段性,即一节段一节段地包裹着轴突,每两节段之间半裸露的狭窄部分没有髓鞘,称郎飞结。结与结之间的一段称结间体,如同一个莲藕节一样。如用铈酸染色,在髓鞘内可见一些漏斗形的斜裂,称为施 - 蓝切迹。

髓鞘由鞘磷脂所构成,其成分主要是类脂质和蛋白质。类脂质占 60%,蛋白质约占 40%。在常规 HE 标本,髓鞘内的部分类脂质可被溶解,余下的物质呈网状结构,称为神经角质,这大概是髓鞘的凝固蛋白质。在横切面时它可以呈同心性多层环状,形似车轮,或呈网状空腔,在其中央有一条不清晰的轴突。

髓鞘染色一般有两类,一类染正常的髓鞘,常用的方法有 Weigert-Pal 法、Loyez 法、Weil 法,固绿法、砂罗铬花青 R 法、Luxol 固蓝 MBS 法等。这些方法都可以把髓鞘染成蓝褐色或蓝色而轴突不着染。Weigert-Pal 法及其他改良法的效果很好,能把极细的髓鞘显示出来,但需时较长,操作较烦琐;Luxol 固蓝 MBS 法除髓鞘染蓝色外,胶原纤维也同样着染;砂罗铬花青 R 法染液稳定,操作快速简便,对比鲜明;固绿法也很简易,Loyez 法和 Weil 法是效果较好的老方法,都以苏木精作为主染料,各与碳酸锂和硫酸铁铵等结合形成色淀进行染色。另一类是显示变性髓鞘,即正常髓鞘不着色,变性的髓鞘才着染。常用的有 Marchi 法及其改良方法。

一、砂罗铬花青 R 法
(改良的 Page)

(一)试剂配制

1. 10% 的硫酸铁铵(ferric ammonium sulphate)
2. 浓硫酸(sulphuric acid)
3. 砂罗铬花青染液

砂罗铬花青 R(solochrome cyanine R)	0.2g
蒸馏水	96ml
10% 的硫酸铁铵	4ml
浓硫酸	0.5ml

依次溶解,充分混合,室温保存。

4. 0.5% 的氯化钙(calcium chloride)
5. 荧光桃红染液

荧光桃红 B(phloxine B)	0.5g
0.5% 的氯化钙	100ml

(二)染色步骤

1. 组织固定于 20% 的甲醛液中,以不少于 3 天为宜,常规脱水包埋。
2. 切片厚 5μm,常规脱蜡至水。
3. 砂罗铬花青染液滴染 15~20 分钟。
4. 倾去染液,流水冲洗 1 分钟。
5. 10% 的硫酸铁铵分化 20 秒~3 分钟。需在显微镜观察控制。
6. 流水冲洗 10 分钟。
7. 荧光桃红染液复染 3~5 秒。
8. 稍水洗。
9. 常规脱水透明,中性树胶封固。

（三）结果

神经髓鞘呈蓝色（图 3-32，图 3-33），红细胞呈深蓝色，神经细胞胞质、肌纤维和胶原纤维呈桃红色，胞核呈蓝色。

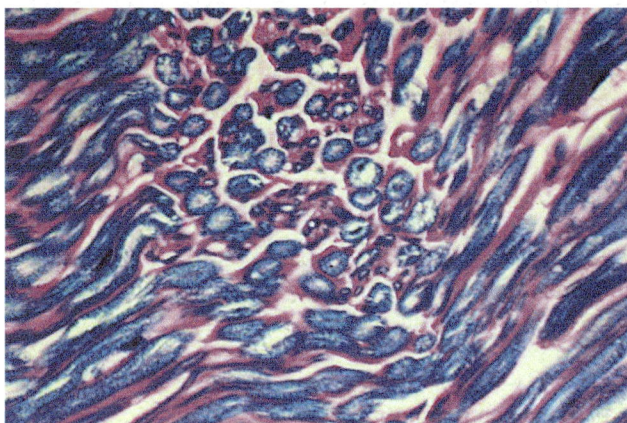

图 3-32 砂罗铬花青 R 法
神经束组织，神经髓鞘呈蓝色

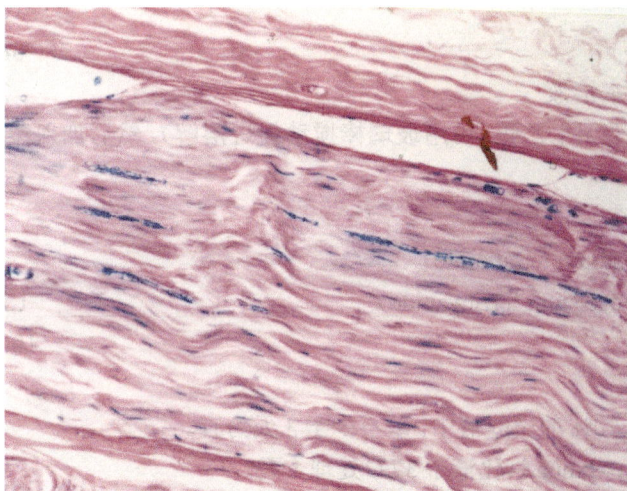

图 3-33 砂罗铬花青 R 法
神经束组织脱髓鞘，仅见少许髓鞘呈蓝色

（四）注意事项

1. 砂罗铬花青染液稳定，配制后能保存使用 2 年以上。

2. 如无砂罗铬花青 R 可用依来铬花青 R（eriochrome cyanine R）代替，两者为同一类染料。

3. 切片在 10% 的硫酸铁铵水溶液分化是重要步骤，可先分化数秒，水洗后于镜下观察，如过深，再分化若干秒，水洗后又于镜下观察，直至胶原纤维和肌纤维接近无色或淡灰色，髓鞘呈清晰的蓝色为止。如用 10% 的硫酸铁铵水溶液分化不易掌握，可改用 4% 的硫酸铁铵水溶液分化，但作用慢，需时较长。

4. 荧光桃红液在新配时着色快,注意不要染色过红。但数月后染色力慢慢减弱,此时染色可稍加温染数分钟,必要时需重新配制。

(五)染色机制

砂罗铬花青 R 是一种酸性三苯甲烷染料,与硫酸铁铵结合形成染料-金属复合物,经甲醛液固定后的髓鞘脂蛋白与这种复合物牢固结合而着色。

二、碳酸锂苏木精法
(改良 Loyez)

(一)试剂配制

1. La Manna 铬化液

重铬酸钾(potassium dichromate)	6g
氯化锌(zine chloride)	2.5g
蒸馏水	100ml

2. 4%的硫酸铁铵(ferric ammonium sulphate)

3. 碳酸锂(lithium carbonate)饱和水溶液

4. Loyez 苏木精液

苏木精(hematoxylin)	1g
无水乙醇	10ml
蒸馏水	88ml
碳酸锂饱和水溶液	2ml

先把苏木精溶于无水乙醇(可用玻璃棒搅动促进溶解),然后加入蒸馏水和碳酸锂饱和水溶液。

5. Loyez 分化液

四硼酸钠(sodium tetraborate)	1g
铁氰化钾(potassium ferricyanide)	1.25g
蒸馏水	100ml

(二)染色步骤

1. 组织固定于 20%的甲醛液中,以不少于 3 天为宜。
2. 组织置入 La Manna 铬化液于 37℃处理 1 天。
3. 流水冲洗 16 小时(过夜),常规脱水包埋。
4. 切片厚 5μm,常规脱蜡至水。
5. 4%的硫酸铁铵媒染 16 小时(过夜)。
6. 蒸馏水稍洗 2 次。
7. 碳酸锂苏木精液浸染 24 小时。
8. 自来水洗去多余染液。
9. 4%的硫酸铁铵作初步分化,把玻片提起放下几次,然后用蒸馏水洗并置显微镜下观察,如过深再分化,至髓鞘在浅灰黄色背景下显示清晰。
10. 流水冲洗 2 分钟。
11. Loyez 分化液完成分化 1～2 分钟,使髓鞘在浅黄色背景下呈清晰的蓝黑色。
12. 流水冲洗 10 分钟。

13. 常规脱水透明,中性树胶封固。

(三)结果

髓鞘及红细胞呈蓝黑色,其他组织呈淡黄色至灰黄色,胞核也呈蓝黑色。

(四)注意事项

1. Loyez 碳酸锂苏木精液应于临用前配制,配制时间过长的陈旧液染色不佳。

2. 硫酸铁铵又称铁明矾,在此法它既作媒染液,又作分化液。其中第 9 步的 4% 的硫酸铁铵是作初步分化,把不应着染碳酸锂苏木精的组织如胶原纤维脱色,使髓鞘显现清晰,背影呈淡灰黄色。

3. Loyez 分化液是起完成分化作用,分化液内的铁氰化钾作为氧化剂,它可使组织内的非特异性成分与苏木精色淀结合成无色的氧化物,从而使背景更清晰,四硼酸钠是作为调整该分化液的 pH。

(五)染色机制

正常髓鞘含有类脂质(主要是鞘磷脂),组织经铬化剂处理后,由于铬的氧化作用能把髓鞘的类脂质聚合为不溶解的物质,而铬离子与类脂质的聚合物再经硫酸铁铵媒染后能与碳酸锂苏木精结合形成较牢固的蓝褐色色淀。

三、四氧化锇法
(根据 Swank-Davenport 改良的 Marchi)

(一)试剂配制

1. 1% 的四氧化锇(osmium tetroxide)   四氧化锇又称锇酸,为一种金属氧化物,无色结晶,价格较昂贵。市售包装有 0.5g 和 1g 等,均以玻璃安瓿瓶密封。配制时,先取一个有色小口砂塞瓶,于硫酸洗液中浸泡一天,流水冲洗干净,再用蒸馏水冲洗多次,晾干待用。取四氧化锇连玻璃安瓿瓶浸于清水中,把标签等彻底清洗去,然后用蒸馏水洗涤多次,用滤纸把水分吸干,置于另一新滤纸上,其上再复以滤纸,用一小铁锤轻轻把玻璃安瓿瓶击破,把四氧化锇倾入洗净的有色小口砂塞瓶内。如四氧化锇与玻璃安瓿瓶牢固粘紧,则可连安瓿瓶投入小口砂塞瓶内,加入双蒸馏水,塞紧后轻轻摇动使其溶解,即置入 4℃ 的冰箱保存待用。四氧化锇在使用时应避光,因光线会促使锇还原,锇酸是强氧化剂,不可与甲醛或乙醇混合,否则很易还原,还原后成为氢氧化锇的黑色沉淀即失效。

2. 1% 的氯酸钾(potassium chlorate)

3. 改良 Marchi 液

1% 的四氧化锇	20ml
1% 的氯酸钾	60ml
甲醛液	12ml
冰醋酸	1ml

(二)染色步骤

1. 小块组织固定于 20% 的甲醛生理盐水溶液中 2 天,然后修切成不超过 2mm 厚的组织块再固定 1 天。

2. 1% 的氯酸钾浸洗 5 分钟。

3. 组织浸入改良 Marchi 液于暗处作用 7 天,期间换新液 1 次。

4. 流水冲洗 16 小时(过夜)。

5. 冷冻切片,厚 20～30μm,裱贴于载玻片,用甘油明胶封盖后(注意滴加甘油明胶不要太多,不要溢出盖玻片外),再在盖玻片四周加封一层中性树胶,这样可以保存较长时间。也可以在第 4 步后,把组织块作快速脱水,用三氯甲烷透明(不能用二甲苯),石蜡包埋,切片厚 6μm,用三氯甲烷脱蜡,三氯甲烷树胶封固。

(三)结果

变性髓鞘和一些脂类呈黑色,其他组织呈淡黄色或淡棕色。

(四)注意事项

1. 本法主要用于变性髓鞘,正常髓鞘一般不着染。

2. 在操作过程中所用的玻璃器皿必须用硫酸洗液浸泡过,并反复冲洗干净。

3. 组织块在置入改良 Marchi 液浸染时,瓶底宜垫一些玻璃棉,每日轻轻摇动 1 次,组织块与改良 Marchi 液的体积比例应不小于 1:20。

4. Marchi 液原法是用重铬酸钾与四氧化锇混合配成,Swank-Davenport 改用氯酸钾代替重铬酸钾,这样可使底色较淡,更突出变性髓鞘。

5. Marchi 液只能使用 1 次,浸染过组织后就不可反复用,因此,在配制时要计算好用量。

(五)染色机制

正常髓鞘内的鞘磷脂可被四氧化锇还原而呈黑色,但若在四氧化锇溶液内加入氧化剂如氯酸钾或重铬酸钾时,就可阻止正常髓鞘的还原。因此,正常髓鞘反应呈阴性,而变性髓鞘却不受氧化剂的影响,被还原而呈黑色阳性,这就显示出变性髓鞘。

(六)应用

任何因素所致的神经损伤,例如切断、创伤、感染或过敏等情况下,均可导致髓鞘的变性、崩解和脱失。如多发性硬化症,急性播散性脑脊髓炎以及白质营养不良等,在这种情况下,就有必要作髓鞘染色以观察髓鞘的脱失程度。

第四节 神经胶质细胞

神经胶质细胞是神经组织中的另一类细胞,这些细胞一般都具有胞突,但无树突和轴突之分。胶质细胞具有支持、吞噬和修复以及生成髓鞘等作用。

神经胶质细胞主要分为以下三种:

1. 星形胶质细胞(astrocyte) 具有许多原浆性突起的星状细胞,在胶质细胞中体积最大,胞核呈圆形或椭圆形,胞体具有很多长的胞突。有些胞突较粗较长,其末端扩大形成脚板,附着于毛细血管壁上,称为血管周足。依据原纤维的不同,又分为原浆性星形胶质细胞和纤维性星形胶质细胞。原浆性星形胶质细胞的特点是胞突的分支较多而短,原纤维较少,此类细胞多分布于中枢神经系统的灰质内。纤维性星形胶质细胞的特点是胞突长而较直,分支较少,胞质内有丰富的原纤维。

2. 少突胶质细胞(oligodendrocyte) 胞体较小,胞质较多,只有数条分支不多的胞突。胞核圆形或卵圆形,染色质致密。此类细胞的数量很多,主要分布于白质神经纤维之间和灰质神经元胞体周围。

3. 小胶质细胞(microglia) 胞体最小,胞突分支不多,其上有棘刺,核形态不规则,常呈杆状或椭圆形,染色质最致密。主要分布于大小脑和脊髓的灰质内。

除此之外，胶质细胞还包括室管膜细胞（ependymal cell），这是覆盖于脑室和脊髓中央管的柱状上皮细胞。还有如神经节内的被囊细胞和周围神经的 Schwann 细胞，但与病理诊断有关的主要是星形胶质细胞。

氯化金升汞法
（根据 Cajal）

（一）试剂配制

1. 溴甲醛液

溴化铵（ammonium bromide）	2g
甲醛液（formaldehyde）	15ml
蒸馏水	85ml

2. 1% 的氯化金（gold chloride）

3. 氯化金升汞液

1% 的氯化金	10ml
氯化汞（mercuric chloride）	0.5g
蒸馏水	60ml

将氯化汞溶于蒸馏水（可适当加温促使溶解），待稍冷加入氯化金液充分混合后过滤，本液在临用前配制。

4. 5% 的硫代硫酸钠（sodium thiosulphate）

（二）染色步骤

1. 新鲜组织，厚 3～5mm，固定于溴甲醛液中 3 天。
2. 将组织修切成 2～3mm 厚，流水冲水 20 分钟，再用蒸馏水洗。
3. 冷冻切片，厚约 15～20μm，移于培养皿内。
4. 蒸馏水洗 3 次，每次约 3～5 秒。
5. 用玻璃钩小心将切片捞入氯化金升汞液于室温暗处镀染 4～8 小时，当切片呈紫红色时，取 1 片置于载玻片上放在显微镜下观察，在低倍镜下见星形细胞出现并呈紫红色至紫黑色即可。
6. 蒸馏水稍洗。
7. 5% 的硫代硫酸钠处理 5 分钟。
8. 自来水充分洗涤数次，每次分钟，再用蒸馏水洗 1 分钟。
9. 将切片裱贴在载玻片上，晾干。
10. 无水乙醇脱水 3 次，二甲苯透明，中性树胶封固。

（三）结果

星形胶质细胞及其突起呈紫红色至紫黑色（图 3-34），神经细胞呈浅紫红色，神经纤维不着色。

（四）注意事项

1. 所用玻璃器皿要用硫酸洗液泡浸过并用自来水冲洗干净，蒸馏水冲净后晾干使用。
2. 新鲜的脑组织比较柔软，不易薄切，故先切取厚 3～5mm，经溴甲醛固定后比较硬些，再修切成 2～3mm 的组织块。
3. 组织固定时间最长不要超过 20 天，否则组织内的嗜金物质会逐渐被甲醛破坏而导

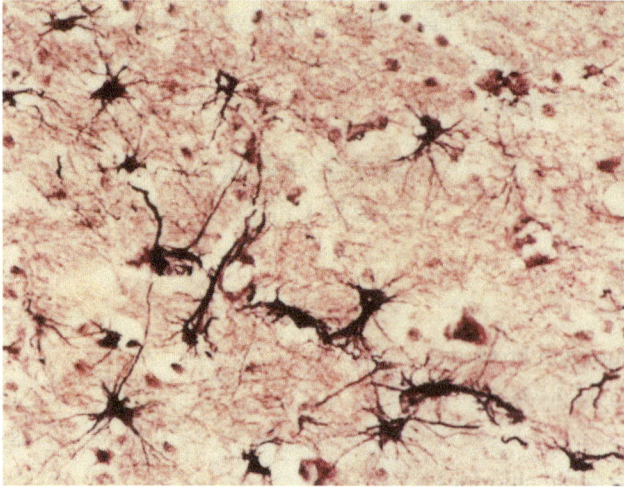

图 3-34 氯化金升汞法
脑组织,星形胶质细胞呈紫黑色

致染色失败。若已用 10% 的甲醛液作过短时间固定的组织,在冷冻切片后,需置于溴甲醛液内补充固定 1 天,染色从第 4 步开始。

4. 镀染时要用 1 个扁阔的秤量瓶盛放氯化金升汞液,切片在溶液内要平放勿折或重叠。

5. 本法效果和镀染时温度也有关系,最适宜温度为 20～25℃。室温若低于 14℃,则显色浅淡甚或染色失败。如室温超过 30℃和镀染时间过长会出现颗粒沉淀。

(五)染色机制

这是一种镀金方法,切片若单纯在氯化金溶液内镀染,染色呈弥漫状态,但加入氯化汞在氯化金溶液内,就可使星形胶质细胞具有嗜金性。因此,在氯化金溶液内加入氯化汞就保证镀染的成功。

(六)应用

颅内的肿瘤,当神经胶质细胞瘤需与脑膜瘤、室管膜瘤等鉴别时,可用此法镀染。如神经胶质丰富,染色阳性,即可确诊为星形胶质细胞性肿瘤。

第七章

脂　质

脂质（lipid）是中性脂肪、类脂以及它们的衍生物的总称。脂质的共同物理性质是不溶于水而溶于乙醇、三氯甲烷、乙醚等有机溶剂。在化学组成上，脂质属于脂肪酸的酯或与这些酯有关的物质。人体内脂质以两种形式存在，一是贮藏脂肪即体脂，主要是中性脂肪，贮于皮下、大网膜、肾和胰等脏器周围以及肌间组织等处。另一是结构脂肪，主要为类脂，如磷脂、糖脂、胆固醇和胆固醇酯等，这些类脂常和蛋白质、糖类结合一起存于细胞内，构成细胞的组成成分。

中性脂肪是储存能量的一种形式，在氧化时释出能量。脂肪组织在内脏周围具有保护内脏免受外力撞伤及磨损的作用。因脂肪不易传热，故皮下脂肪能防止体内热量过分外散，有保持体温的作用。类脂的功能是与蛋白质、糖类结合构成生物膜的基本成分。

脂质根据其化学成分一般可分为以下三类：

1. 单纯脂质　这是脂肪酸和醇化合的酯，如中性脂肪、油及蜡等。中性脂肪用苏丹染料染色呈阳性。

2. 复合脂质　是脂肪酸的酯经水解后，生成醇类、脂肪酸、磷酸和含氮的碱基等。复合脂质可分为磷脂和糖脂。磷脂是构成人体细胞与组织的重要成分，又分为卵磷脂、脑磷脂和神经鞘磷脂。磷脂用苏丹黑 B 染色呈阳性，Baker 酸性苏木红染色也呈阳性，PAS 反应则呈阴性，热的吡啶可把磷脂抽提出来。糖脂含糖、脂肪酸和神经氨基醇，常和磷脂共同存在，PAS 反应呈阳性。

3. 衍生脂质　是指尚具有脂质性质的单纯脂质或复合脂质的水解产物，属于这类的有脂肪酸和固醇类。脂肪酸用硫酸耐尔蓝（Nile blue）染色呈阳性（蓝色），PAS 反应阴性。胆固醇及其酯用 Schultz 试验呈阳性。

在组化应用上，脂质通常分为中性脂质和酸性脂质，前者包括三酰甘油、胆固醇及其酯、激素和某些糖脂；后者包括脂肪酸与磷脂等。

第一节　中　性　脂　肪

中性脂肪（neutral fat）是由一分子甘油和三分子脂肪酸形成的酯，即三酰甘油。在形成酯时，脂肪酸的羧基和甘油的羟基这两种活性基团相互结合（即中和），所以呈中性。

中性脂肪主要以储藏脂肪存于体内，常见于皮下、大网膜和某些脏器周围以及肌间组织等处，为供给能量的来源。在正常情况下，除脂肪细胞外，其他细胞在光镜下几乎看不到脂滴或仅见少量脂滴。如果细胞胞质内出现大小脂滴，就称为脂肪变性。脂滴开始可以是一小滴，以后可以增多或互相融合成一大滴。脂滴的主要成分就是中性脂肪。

引起脂肪变性的因素有多种，如严重的感染、长期的贫血或缺氧、化学药物中毒（四氯化碳、三氯甲烷和磷等）以及营养障碍等，这些因素引起细胞内的脂肪代谢障碍而出现脂肪变性。它最常出现于肝细胞、心肌细胞和肾曲管上皮细胞，因为这些细胞都是代谢旺盛、耗氧量多，其中尤以肝的脂肪变性最为常见，这是因为肝脏与脂肪代谢的关系极为密切的缘故。

发生脂肪变性的组织，在经常规石蜡制片后，脂滴均被脱水和透明液中的高浓度乙醇和二甲苯等脂溶剂所溶解，形成一个个空泡。在 HE 染色标本内就可见到胞质内有许多大小不等的圆形空泡，这种空泡有时与水泡样变或溶解的糖原不易区分，所以有赖于行脂肪染色来证明。若行脂肪染色，标本就不能采用含乙醇的固定液，也不能制作石蜡切片，而必须用冷冻切片。

中性脂肪的染色常采用偶氮染料如苏丹Ⅱ（sudan Ⅱ）、苏丹Ⅲ（sudan Ⅲ）、苏丹Ⅳ（sudan Ⅳ）、苏丹黑 B（sudan black B）及油红 O（oil red O）等。苏丹黑 B 还可用来染磷脂。这些染料不溶于水，稍溶于乙醇，但更易溶于脂肪，因此，被广泛应用于组织切片内脂滴的显示。

一、苏丹Ⅳ法

（一）试剂配制

1. 苏丹Ⅳ染液

苏丹Ⅳ（sudan Ⅳ）	0.5g
70% 的乙醇	50ml
丙酮	50ml

取一只洁净小口砂塞瓶，先倾入 70% 的乙醇和丙酮混合，再倾入苏丹Ⅳ，不时摇动，使尽量溶解达饱和，待 1 天后可用。砂塞瓶要塞紧密封，用时吸其上清液。

2. Mayer 苏木精液

苏木精（hematoxylin）	0.1g
蒸馏水	100ml
碘酸钠（sodium iodate）	20mg
硫酸铝铵（aluminum ammonium sulphate）	5g
柠檬酸（citric acid）	100mg
水合氯醛（chloral hydrate）	5g

取一只三角烧瓶盛蒸馏水，稍加温至约 50℃，加入苏木精，轻轻摇动使完全溶解。再加入碘酸钠和硫酸铝铵，用玻璃棒搅动使硫酸铝铵溶解，最后加入柠檬酸与水合氯醛，待完全溶解后过滤于小口砂塞瓶内，置 4℃的冰箱保存可使用一年以上。

3. 甘油明胶

明胶（gelatine）	10g
蒸馏水	50ml
甘油（glycerin）	50ml
苯酚（phenol）	0.5g

先将明胶溶于蒸馏水，置于 37℃的温箱或水浴箱中一晚使完全溶解，期间可稍摇动，然后加入甘油和苯酚结晶，再转入 37℃的温箱 30 分钟，使彻底溶解并混匀即可用。该液于室

温呈冻胶状,可保存使用 1～2 年,用前置入 37℃的温箱或温水内待溶解后即可行冷冻切片的脂肪染色封盖。

(二)染色步骤

1．新鲜组织低温恒冷切片,根据组织内所含脂肪的多少,切片温度可调节在 −20℃～−25℃,若为脂肪瘤,宜调至 −30℃。

2．切片厚 6～8μm,裱贴于玻片。

3．70% 的乙醇稍浸洗。

4．苏丹Ⅳ染液浸染 1 分钟。

5．70% 的乙醇洗去多余染液。

6．蒸馏水浸洗 1 分钟。

7．Mayer 苏木精染胞核 2 分钟。

8．水洗 10 分钟,再用蒸馏水洗 1 次。

9．用滤纸把组织周围水分抹干。

10．甘油明胶封盖。

(三)结果

中性脂肪呈红色(用苏丹Ⅳ染色)(图 3-35)、橙红色(用苏丹Ⅲ染色)、橙黄色至橙红色(用苏丹Ⅱ染色)。胞核呈蓝色。

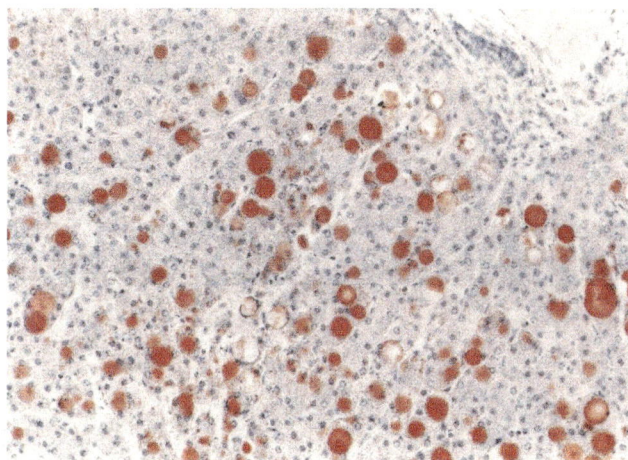

图 3-35 苏丹Ⅳ法
肝脂肪变,中性脂肪呈红色

(四)注意事项

1．如已经用 10% 的甲醛液固定的组织作脂肪染色,则不易用低温恒冷切片机切片,需采用半导体制冷切片,厚 8～10μm,置于一小缸蒸馏水内展开,用玻璃钩把切片捞入 70% 的乙醇内稍洗,跟着捞入苏丹Ⅳ染液染 1 分钟,再捞出移入 70% 的乙醇漂洗,跟着第 6 步至 8 步,全过程用捞片染色,至第 8 步后用玻璃钩把切片捞在载玻片上,抹干周围水分,用甘油明胶封盖。

2．用甘油明胶封盖的标本,保存时间不长。如需较长时间保存,可在盖玻片的四周与载玻片交界处用中性树胶作一堤围状封固,堤围宽度约 2～3mm,但在滴甘油明胶时以不溢出盖玻片边缘为准。

3. 苏丹Ⅳ、苏丹Ⅲ、苏丹Ⅱ都属偶氮类染料,不溶于水,稍溶于脂溶剂,易溶于脂肪。它们的分子结构和化学性质基本相似,但呈色稍有不同,在各种脂溶剂中的溶解度亦稍有差异。苏丹Ⅱ又名苏丹橙RR(sudan orange RR),为单偶氮染料,染脂肪为橙黄色;苏丹Ⅲ又名苏丹G(sudan G),为多偶氮染料,染脂肪为橙红色;苏丹Ⅳ又名猩红(scarlet red),也是多偶氮染料,其分子结构比苏丹Ⅲ多两个甲基,染脂肪为猩红色。苏丹Ⅲ和苏丹Ⅳ在95%乙醇的溶解度分别为0.15%和0.09%。可用苏丹Ⅱ或苏丹Ⅲ代替苏丹Ⅳ,染色结果分别呈橙黄色至橙红色或橙红色。

4. 苏丹类染料除用等份70%的乙醇和丙酮混合液外,也可用异丙醇、乙二醇或仅用70%的乙醇作为溶剂。用乙醇丙酮作为溶剂配制的染液溶解度大些,但也会溶脱微小滴状脂质。

5. 凡作脂肪染色的组织都不能采用含乙醇的固定液固定,而必须用甲醛液固定。不能作石蜡切片而须作冷冻切片或碳蜡切片。

6. 配制苏丹染液的溶剂都是脂溶剂,有挥发性,配好后的染液一定要密封保存,用前才吸出小量置于有盖的小玻璃皿内进行染色,否则染液易发生沉淀,造成切片污染。

7. 用苏丹Ⅳ0.3g,苏丹Ⅲ0.2g溶于等份70%的乙醇和丙酮各50ml,用此染液染出的脂肪滴呈猩红色带橙红色,效果很好。

二、油红O法
(改良Lillie)

(一)试剂配制

1. 油红O贮备液

油红O(oil red O)　　　　　　　　　　　　　　　0.5g

无水乙醇(absolute alcohol)　　　　　　　　　　100ml

将油红O和无水乙醇倾入三角烧瓶内,轻轻摇动使其尽量溶解,过滤到小口砂塞瓶密封保存备用。

2. 油红O工作液

油红O贮备液　　　　　　　　　　　　　　　　18ml

蒸馏水　　　　　　　　　　　　　　　　　　　12ml

充分混合后静置10分钟后使用。

3. 70%的乙醇

4. Mayer苏木精(见本节标题"一、苏丹Ⅳ法")

(二)染色步骤

1. 新鲜组织低温恒冷切片,参阅本节标题"一、苏丹Ⅳ法"。

2. 切片厚6~8μm,裱贴于玻片。

3. 切片于70%的乙醇稍洗。

4. 油红O工作液浸染(加盖)5~10分钟。

5. 70%的乙醇稍洗去多余染液。

6. 蒸馏水稍洗。

7. Mayer苏木精浅染胞核2分钟。

8. 水洗 10 分钟，再用蒸馏水稍洗。

9. 用滤纸把组织周围水分抹干。

10. 甘油明胶封盖。

（三）结果

中性脂肪呈深橙红色，胞核呈蓝色。

（四）注意事项

1. 油红 O 又名苏丹红 5B（sudan red 5B），为多偶氮染料，它比苏丹Ⅳ又多两个甲基，由于它所染的颜色较深，呈深橙红色，故为较好的中性脂肪染料。

2. 原法用异丙醇（isopropanol alcohol）配制油红 O，改用无水乙醇代替异丙醇更加简单。

3. 油红 O 工作液只能当天使用，用后不能保存。

4. 也可用 Harris 苏木精染核，但水洗后需用 1% 的盐酸乙醇分化，使脂滴和胞核清晰。

5. 其他可参阅本节标题"一、苏丹Ⅳ法"的注意事项。

三、苏丹黑 B 法

（一）试剂配制

1. 苏丹黑 B 液

苏丹黑 B（sudan black B）	0.5g
70% 的乙醇	100ml

取一只洁净三角烧瓶，倾入苏丹黑 B 和 70% 的乙醇，在水浴中加热煮沸 2 分钟，冷却后过滤，用小口砂塞密封存放。

2. 核固红液

核固红（nuclear fast red）	0.1g
硫酸铝（aluminum sulphate）	5g
蒸馏水	100ml
麝香草酚（thymol）	50mg

取蒸馏水 30ml，稍加热至约 50℃，倾入核固红，用玻璃棒轻轻搅动溶解。另取蒸馏水 70ml，倾入硫酸铝，待完全溶解后与核固红液相混合，过滤后加入麝香草酚。

（二）染色步骤

1. 新鲜组织低温恒冷切片，参阅本节标题"一、苏丹Ⅳ法"。

2. 切片厚 6～8μm，裱贴于玻片。

3. 切片置 70% 的乙醇中稍洗。

4. 苏丹黑 B 染液浸染 15 分钟。

5. 70% 的乙醇洗去多余染液。

6. 蒸馏水洗。

7. 核固红染液复染 5～10 分钟。

8. 稍水洗，再用蒸馏水稍洗。

9. 用滤纸把组织周围水分抹干。

10. 甘油明胶封盖。

（三）结果

中性脂肪呈黑色，磷脂呈灰黑色，胞核呈红色。

（四）注意事项

1. 苏丹黑 B 也是多偶氮染料，但没有典型的羟基存在，可将脂肪染为黑色，也可着染磷脂。

2. 苏丹黑 B 染液不能久存，如不常用，不宜多配。

（五）染色机制

苏丹染料对脂质染色的机制一般认为是物理学上的溶液作用或吸附作用，借溶液作用使脂质染色，即先把苏丹染料溶于有机溶剂中，这种染料在冷冻切片内脂质的溶解度较在原有溶剂中的溶解度更大，所以在染色时染料就从有机溶剂中转移入脂质中使脂滴显示颜色。

（六）应用

石蜡包埋的切片，在镜下见到空泡时，究竟是水样变性、糖原，还是被溶解的脂肪？就要用脂质染色来帮助鉴别诊断。如脂肪瘤或脂肪肉瘤，脂肪染色呈阳性。肾的透明细胞癌，在癌细胞胞质透亮，但脂肪染色为阴性。卵巢纤维瘤和卵泡膜瘤在石蜡切片的 HE 染色很难鉴别，若行冷冻切片脂肪染色，纤维瘤为阴性，而卵泡膜瘤则为阳性。肾上腺皮质腺瘤脂质染色也为阳性。动脉粥样硬化时，可见内皮细胞内有脂质沉着。

第二节　胆固醇及胆固醇酯

胆固醇（cholesterol）和胆固醇酯（cholesterol ester）广泛存在于机体某些细胞和血液中，在脑、神经组织、肾上腺皮质、卵巢黄体和胆汁含量较多，肝脏是体内合成胆固醇的主要器官。

胆固醇在体内的存在形式有两种，即游离的胆固醇及与脂肪酸结合的胆固醇酯。胆固醇及其酯的生理功能以及生物合成现尚未完全了解，一般认为醋酸等物质在动物体内是合成胆固醇的原料，与肾上腺皮质及性腺类胆固醇激素等代谢有密切关系。

胆固醇不溶于水而溶于有机溶剂。显示胆固醇及其酯类有硫酸铁铵法和高氯酸萘醌法等，但标本均不能保存。

一、硫酸铁铵法
（Weber 改良 Schultz）

（一）试剂配制

1. 2.5% 的硫酸铁铵（ammonium ferric sulphate）

2. 冰醋酸硫酸混合液

冰醋酸（glacial acetic acid）	10ml
浓硫酸（sulphuric acid）	10ml

于小滴瓶中倾入冰醋酸，瓶外放以冰块，然后慢慢加入浓硫酸，混合后数分钟即可取出密封置冰箱保存备用。

（二）染色步骤

1. 组织固定于 10% 的中性甲醛液中 3 天。

2. 半导体制冷切片机切片，厚 20μm（用低温恒冷切片机切片也可以，但组织经固定后切片比较困难），置入蒸馏水内浸洗 3 次，每次 10 分钟。

3. 用玻璃钩把切片捞入 2.5% 的硫酸铁铵液内于室温作用 7 天，若置入 37℃ 的温箱则作用 3 天。

4．取出切片，蒸馏水洗 2 次，裱贴于载玻片上，抹去多余水分，风扇吹干。

5．把冰醋酸硫酸混合液滴在切片正中（根据组织切片大小滴入 2～4 滴），加上盖玻片即可在镜下观察。

（三）结果

滴入混合液后，开始呈现红色或蓝色是无意义的，可以置之不理。通常在 1 分钟后出现绿色，即表明有胆固醇和胆固醇酯存在，以后颜色逐渐加深。约半小时后，绿色逐渐消退而变为污褐色。

（四）注意事项

1．本法采用的冰醋酸和硫酸均需高纯度，如封盖后有大量气泡出现，则是酸液不够纯之故。此试剂也易吸湿，应密塞置冰箱保存。

2．在操作中不能用手接触切片，因汗液含有胆固醇，可导致阳性反应。

3．在滴入冰醋酸硫酸混合液后，要经常注意观察切片颜色的改变，此法反应较慢，半小时后切片呈污褐色即失去作用，切片不能保存，需拍片者就要在这半小时内拍片。

4．每批可取一张肾上腺皮质切片作阳性对照。

（五）染色机制

此方法是根据李伯曼 - 布查特反应（Liebermann Burchard reaction）改进而来，颜色反应原理尚不完全了解，一般认为切片先用硫酸铁铵氧化和媒染，再经冰醋酸硫酸脱水，聚合成蓝绿色的色素，这种色素被认为是 7- 羟胆固醇（7-hydroxycholesterol）。

二、高氯酸萘醌法
（根据 Adams）

（一）试剂配制

1．60% 的高氯酸（perchloric acid）

2．高氯酸萘醌液

1，2- 萘醌 -4- 磺酸（1，2-naphthoquinone-4-sulphonic acid）	10mg
95% 的乙醇	5ml
60% 的高氯酸	2.5ml
浓甲醛（formaldehyde）	0.25ml
蒸馏水	2.5ml

先把 95% 的乙醇加入 1，2- 萘醌 -4- 磺酸，待完全溶解后，依次加入其余试剂，混合后应于当天内使用。

（二）染色步骤

1．组织固定于 10% 的甲醛钙或 10% 的中性甲醛中 2～3 天。

2．半导体制冷切片机切片，厚 20μm（用低温恒冷切片机切片也可以，但组织经固定后切片比较困难），把切片移入 10% 的甲醛钙液中留置 7 天。

3．蒸馏水稍漂洗 2 次，裱贴于载玻片上，抹去多余水分，风扇吹干。

4．在已干燥的切片上滴入高氯酸萘醌液，或用一支柔软的毛笔蘸适当的高氯酸萘醌液覆盖切片，迅速加热至 65～70℃（可用一铁板置于 70℃ 的水浴箱内，铁板接近水面，将玻片放在铁板上加热，也可放在 70℃ 的干燥箱内加热），约 1～5 分钟，直到显色。在此期间，要不时添加高氯酸萘醌液，保持切片足够湿润。

5. 取出切片,不用水洗。

6. 在盖玻片上滴入 2～4 滴 60% 的高氯酸,然后迅速将切片倒置向下对准盖玻片贴紧,即在镜下观察。

（三）结果

胆固醇和胆固醇酯呈深蓝灰色或红色。

（四）注意事项

1. 此法较硫酸铁铵法敏感和精确,组织不受损伤,出现的颜色可持续数小时。

2. 冷冻切片后把切片捞入 10% 的甲醛钙中留置 7 天,目的是促进空气对胆固醇的氧化。

3. 不要用甘油明胶作为封固剂,因甘油可使胆固醇呈阴性。

4. 1,2- 萘醌 -4- 磺酸可用 1,2- 萘醌 -4- 磺酸钠代替,其效果相同,钠盐更易溶于水,但难溶于乙醇,故可用蒸馏水 5ml 溶解。

（五）染色机制

高氯酸作用于胆固醇和胆固醇酯,生成胆甾 -3,5- 二烯（cholesta-3,5-diene）,后者与 1,2- 萘醌 -4- 磺酸结合,形成红色或深蓝灰色的复合物。由于颜色的不同,反映胆固醇的不同物理状态。蓝色的与结晶胆固醇有关,红色的代表分散的或液态胆固醇。

（六）应用

动脉粥样硬化病灶,肿瘤组织坏死灶内,细胞内类脂沉积,即韩 - 舒 - 克病（Händ-Schüller-Christian Disease）,脂性肾病的肾小管等可有胆固醇和胆固醇酯,如遇有细胞呈泡沫状而不明其化学性质时,可用此法证明。肾上腺皮质中固醇类激素含量的增减也可用此法观察。

第三节　中性脂和酸性脂

组织内的中性脂可在某些疾病过程中被水解而游离出脂肪酸。在组织切片内检出脂肪酸,有助于对某些病变的了解,常用的有硫酸耐尔蓝法。

硫酸耐尔蓝法
（根据 Cain）

（一）试剂配制

1. 硫酸耐尔蓝染液

耐尔蓝（Nile blue）	0.5g
蒸馏水	100ml
浓硫酸（sulphuric acid）	0.5ml

按次序溶解混合于洁净三角烧瓶,慢火煮沸约 1 小时,冷后过滤。煮后的溶液因蒸发约余 50～60ml,即相当于 1% 的耐尔蓝。如用回流器煮沸,耐尔蓝可加至 1g。因在回流器煮沸,染液的量不会蒸发减少。

2. 1% 的冰醋酸（glacial acetic acid）

（二）染色步骤

1. 组织固定于 10% 的中性甲醛钙中。

2. 半导体制冷切片机切片,或用低温恒冷切片机切片,厚 8μm。

3. 切片用蒸馏水洗后,裱贴于载玻片。

4. 切片浸入预热至60℃的硫酸耐尔蓝液内作用10分钟。

5. 取出切片，置入预热至60℃1%的冰醋酸分化，至无余色脱下。

6. 蒸馏水稍洗。

7. 甘油明胶封盖。

（三）结果

中性脂呈红色或淡红色，脂肪酸呈蓝色，复合脂类可染为紫色，或深或淡。胞核呈蓝色，细胞质及其他组织成分呈淡蓝色。

（四）注意事项

1. 硫酸耐尔蓝液不可放在冰箱内保存，否则很容易被破坏而不能使用。

2. 硫酸耐尔蓝的染色与1%的冰醋酸水溶液的分化应掌握在同样的温度。

3. 此方法在文献上曾引起争论，有人对它的特异性有所怀疑，然而当用于证明不明确的脂类时，这种方法仍是有价值的。

（五）染色机制

耐尔蓝和稀硫酸一起煮沸时发生水解，水解后耐尔蓝出现以下三种成分：①耐尔蓝的噁唑嗪（oxazine）盐，呈深蓝色，易溶于水和酸性脂；②噁唑嗪的游离碱基，呈红色，不溶于水，易溶于脂类；③噁唑酮（oxazone）衍生物，呈红色，不溶于水，易溶于脂类。在染色时，由于oxazine的游离碱基和oxazone衍生物具有脂溶性，故把组织内的中性脂染成红色（像苏丹类染料一样染色）。组织内的酸性脂则被水溶性的oxazine盐染成蓝色。

（六）应用

常用于鉴别组织内的中性脂和酸性脂（脂肪酸或磷脂等），如用于动脉粥样硬化灶、急性出血性胰腺炎的脂肪坏死时，此法可区分出两种脂类。脂肪组织内出现酸性脂，即表示有中性脂肪分解。

第四节　磷　脂

磷脂（phospholipid）由甘油、脂肪酸、磷酸和含氮的碱基组成，是细胞膜和细胞内膜性结构的主要组成成分。磷脂在大脑、神经组织、骨髓和肝脏等含量较多。磷脂又可分为卵磷脂、脑磷脂和神经鞘磷脂三种。显示磷脂常用酸性苏木红法或吡啶提取法。

一、酸性苏木红法
（根据 Baker）

（一）试剂配制

1. 铬化液

重铬酸钾（potassium dichromate）	5g
无水氯化钙（calcium chloride）	1g
蒸馏水	100ml

2. 酸性苏木红染液

苏木精（hematoxylin）	50mg
碘酸钠（sodium iodate）	10mg
蒸馏水	49ml

冰醋酸（glacial acetic acid） 1ml

取一洁净三角烧瓶盛蒸馏水，倾入苏木精和碘酸钠，慢慢稍加热溶解，待冷却后加入冰醋酸混合均匀即可用。

3. 分化液

四硼酸钠（sodium tetraborate） 0.25g

铁氰化钾（potassium ferricyanide） 0.25g

蒸馏水 100ml

（二）染色步骤

1. 小块组织固定于 10% 的甲醛钙中 16 小时（过夜）。

2. 浸入铬化液于室温（约 22℃）下媒染约 18 小时。

3. 转入新的铬化液于 60℃温箱媒染 24 小时。

4. 流水冲洗 16 小时（过夜）。

5. 半导体制冷切片机切片，厚 8μm，裱贴于载玻片，晾干。

6. 切片再入铬化液于 60℃的温箱媒染 1 小时。

7. 流水稍洗，再用蒸馏水洗。

8. 切片入酸性苏木红液于 37℃的温箱染 5 小时。

9. 流水冲洗。

10. 切片置入分化液于 37℃处理约 18 小时。

11. 流水冲洗 10 分钟，再用蒸馏水洗。

12. 甘油明胶封盖。

（三）结果

磷脂、神经鞘磷脂和核蛋白呈蓝黑色，胞质呈灰黄色。

（四）注意事项

1. 此法反应的阳性结果，必须用连续组织同时进行下述的吡啶提取法作对照（脂类均被提取而呈阴性），否则出现的阳性反应不一定是磷脂。

2. 铬化液和分化液都比较稳定，配制后用棕色小口砂塞瓶盛装于暗处保存，分化液则可反复使用，直到黄色变淡才倾去。

3. 酸性苏木红液不稳定，需当天配制使用，用后不能再保存使用。不同厂牌的苏木精配成的酸性苏木红染液，其染色效果会有差异。

（五）染色机制

本法用甲醛钙固定组织，并不能把磷脂固定，而是使磷脂受钙的作用阻留不能进入固定液，其后组织用铬化剂处理，使磷脂与铬结合成不溶性的磷脂螯合铬，最后用酸性苏木红染色，苏木红与磷脂螯合铬结合生成蓝黑色的复合物。

二、吡啶提取法
（根据 Baker）

（一）试剂配制

1. 稀 Bouin 固定液

苦味酸饱和水溶液 50ml

浓甲醛液（formaldehyde） 10ml

| 冰醋酸（glacial acetic acid） | 5ml |
| 蒸馏水 | 35ml |

2. 吡啶（pyridine）

（二）染色步骤

1. 与上述连续小块组织固定于稀 Bouin 固定液中 1 天。

2. 转入 70% 的乙醇 1 小时。

3. 转入 50% 的乙醇 30 分钟。

4. 流水冲洗 1 小时，蒸馏水再稍洗，用滤纸吸干组织。

5. 分别浸入纯吡啶（Ⅰ）、（Ⅱ）于室温各处理 1 小时。

6. 再转入新的吡啶于 60℃ 的温箱处理 24 小时。

7. 流水冲洗 2 小时。

8. 以后过程按本节"一、酸性苏木红法"第 2～12 步骤处理。

（三）结果

磷脂因被吡啶提取而呈阴性。

（四）注意事项

吡啶抽提时组织块厚度不宜超过 2mm。

（五）应用

神经组织主要由磷脂和糖脂构成，而磷脂和糖脂常共同存在，有时难以区别。用此法可以显示出磷脂，而用 PAS 法则可显示糖脂。

第八章

核　酸

　　核酸（nucleic acid）是细胞遗传物质的基本化学物质，一切细胞代谢过程都需要有核酸参加。它在生物的个体发育、生长、繁殖、遗传和变异等生命过程中起着极为重要的作用。

　　核酸是高分子聚合物，它的基本单位是核苷酸，是由上百个甚至几千万个核苷酸聚合而成的长链，这种长链又称多核苷酸。核苷酸是由磷酸和核苷所组成，核苷又由戊糖和碱基组成。根据核酸的生物功能和化学结构，可把核酸分为以下两类：一类是核糖核酸（ribonucleic acid），简称 RNA；另一类是脱氧核糖核酸（deoxyribonucleic acid），简称 DNA。这两类核酸在生物细胞内一般都与蛋白质结合形成核蛋白。

　　核酸的组成可简列如下：

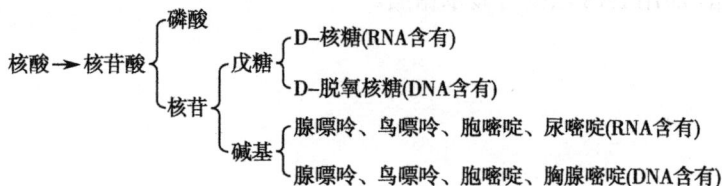

```
                          磷酸
核酸 → 核苷酸                      D-核糖(RNA含有)
                          戊糖
                  核苷              D-脱氧核糖(DNA含有)
                          碱基     腺嘌呤、鸟嘌呤、胞嘧啶、尿嘧啶(RNA含有)
                                  腺嘌呤、鸟嘌呤、胞嘧啶、胸腺嘧啶(DNA含有)
```

　　脱氧核糖核酸是由两条单核苷酸链以碱基配对原则（A/T，C/G）通过碱基间的氢键结合双螺旋结构；核糖核酸则是一条单核苷酸链以碱基配对原则（A/U，C/G）通过碱基间的氢键结合，折叠成立体结构。

　　核酸在细胞内的分布，核糖核酸主要存在于胞质内（胞质约占 90%，核仁约占 10%），脱氧核糖核酸主要存在于胞核内（胞核约占 99%，胞质线粒体约占 1%）。组织越富于细胞，核酸的含量也就越多。例如肝、脾、淋巴结和胰腺等组织核酸含量很多，反之如肌肉、脑等组织核酸含量很少。

　　显示核酸的方法有多种，最常用的如 Feulgen 酸水解 - 无色品红法显示脱氧核糖核酸，甲基绿派洛宁法显示核糖核酸和脱氧核糖核酸，还有其他方法如樱花青 - 铬矾法等。

一、酸水解 - 无色品红法
（根据 Feulgen 和 Rossenbeck）

（一）试剂配制

1. 0.5% 的火棉胶液

火棉胶片（celloidin）	0.5g
无水乙醇（absolute alcohol）	50ml

乙醚（ether） 50ml

先把无水乙醇与乙醚混合，再加入火棉胶片放置 1 天，期间轻摇数次，使其充分溶解。

2. 1mol/L 盐酸（hydrochloric acid）

3. 无色品红液

碱性品红（basic fuchsin） 1g

蒸馏水 200ml

1mol/L 盐酸 20ml

偏重亚硫酸钠（sodium metabisulphite） 1～1.5g

活性炭（activated charcoal） 2g

配制方法：

（1）取一个洁净的 500ml 三角烧瓶盛蒸馏水 200ml，在电炉上煮沸后取出。

（2）加入碱性品红 1g 于煮沸后的蒸馏水内，轻轻摇动数分钟使碱性品红彻底溶解，此时溶液为深红色。

（3）待冷却至约 50℃时，过滤至另一个洁净三角烧瓶内。

（4）加入 1mol/L 盐酸 20ml，稍摇动使混匀。

（5）再待冷至 25℃左右，加入偏重亚硫酸钠，用塞塞紧，并稍摇动使其溶解，这时碱性品红的颜色开始变淡。

（6）置于暗处约 24 小时，此时溶液应呈淡红色或淡稻草黄色。

（7）加入活性炭 2g，轻轻摇动 1～2 分钟后静置 1 小时，用双层滤纸再过滤到另一个棕色小口砂塞瓶内，此时溶液应完全无色，故称无色品红，又称 Schiff 试剂。

（8）置 4℃的冰箱保存待用，用前取出恢复至室温。

4. 0.5% 的偏重亚硫酸钠（sodium metabisulphite）

5. 0.1% 的固绿（fast green）

（二）染色步骤

1. 组织用 Carnoy 液固定 2～6 小时，经 95% 的乙醇开始脱水包埋。

2. 切片厚 5μm，常规脱蜡至无水乙醇。

3. 新的无水乙醇浸洗 2 次，每次 1 分钟。

4. 切片转入 0.5% 的火棉胶浸 1 分钟，取出后稍晾干。

5. 80% 的乙醇 10 分钟。

6. 蒸馏水稍洗。

7. 室温 1mol/L 盐酸稍洗。

8. 预热至 60℃的 1mol/L 盐酸在 60℃水浴中水解 8 分钟。

9. 室温 1mol/L 盐酸稍洗。

10. 蒸馏水稍洗。

11. 无色品红液（加盖）于室温下置暗处作用 60～90 分钟。

12. 不经水洗，直接滴入 0.5% 的偏重亚硫酸钠浸洗 2 次，每次 2 分钟。

13. 流水冲洗 5 分钟。

14. 0.1% 的固绿复染 1 秒。

15. 稍水洗。

16. 常规脱水透明，中性树胶封固。

(三)结果

脱氧核糖核酸(DNA)呈红紫色(图3-36),胞质和其他成分呈淡绿色。

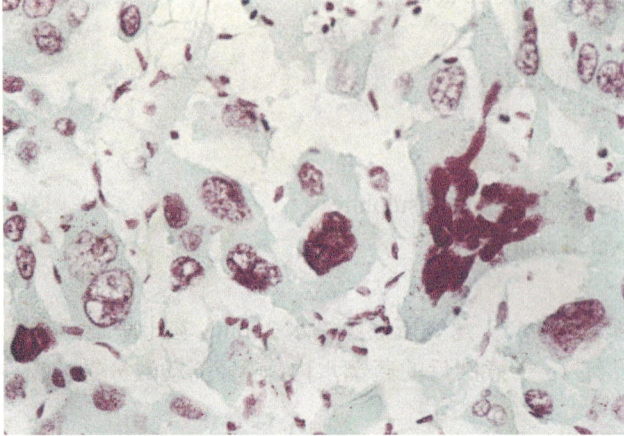

图3-36 酸水解-无色品红法
肝癌组织,癌细胞核内DNA呈红紫色

(四)对照方法

1. 取另一连续切片同时操作至第6步蒸馏水洗后,用蒸馏水代替第8步的1mol/L盐酸水解后入无色品红作用液,以后步骤相同。

2. 另一连续切片于脱蜡后,先用脱氧核糖核酸酶(deoxyribonuclease)1mg/ml,于37℃的温箱内消化2小时,再按上法开始进行染色。

经上述方法之一处理后的切片,染色应为阴性。

(五)注意事项

1. 一般固定剂都适用于这一反应,但用Bouin固定的组织,会引起过度水解,故不宜采用。

2. 脱蜡后切片入火棉胶液处理,目的是防止切片在60℃的1mol/L盐酸水解过程中脱落。如切片粘贴牢固,第3~5步可省去。

3. 在60℃的1mol/L盐酸水解前后均经1次室温的1mol/L盐酸稍洗,目的是使组织切片不因骤变太大而松脱。

4. 如染片用作显微分光光度计定量,应省去固绿复染。

5. 置于1mol/L盐酸水解时的温度很重要,以60℃为合适,水解时间视所用的固定液而不同(可参照表3-3),水解时间不足或过长都会影响染色效果。

表3-3 置于60℃ 1mol/L盐酸水解时间

固定液	所需水解时间(分钟)	固定液	所需水解时间(分钟)
Carnoy	8	Zenker	5
10%的甲醛	8	Helly	8
FAA	7	Bouin	不宜

6. 有学者介绍用5mol/L盐酸于室温水解40分钟代替1mol/L盐酸于60℃水解,方法较简便,但因季节室温高低不一而结果不稳定。

（六）染色机制

脱氧核糖核酸通过用盐酸水解，第一步是从 DNA 上的脱氧核糖核酸残基分解出碱基，第二步是在脱氧核糖残基的第 1～4 位碳键处打断糖苷键而游离出醛基，后者与无色品红液反应形成红紫色的复合物而把 DNA 显示出来。

（七）应用

脱氧核糖核酸是染色体的主要化学成分，在细胞增生的病变中（肿瘤、肉芽组织）、核肥大和核深染，是由于 DNA 合成增加，酸水解 - 无色品红法染色可清晰地显示 DNA 的量及其分布（如聚集于核膜、核仁四周及散在核内）。

二、甲基绿派洛宁法
（改良 Cook）

（一）试剂配制

1. 0.2mol/L 醋酸盐缓冲液（pH 4.8）

2. 2% 的甲基绿水溶液

甲基绿（methyl green）	2g
蒸馏水	100ml

甲基绿为绿色粉末，属三苯甲烷染料，这种染料是由氯化甲烷作用于结晶紫而形成的一种化合物。由于甲基化作用，甲基绿就比甲紫多引进一个甲基。结晶紫在形成甲基绿后，所引进的甲基连接得并不牢固，容易从甲基绿中脱失。另一方面，在甲基化过程中，还有一部分结晶紫并没有生成甲基绿，因此，在商品的甲基绿中，常有少量的甲紫或结晶紫成分。但是，也有人认为甲紫乃是甲基绿的衰败产物，甲基绿在储存过程中，会不断产生甲紫。因此，在配制试剂时，必须先将甲基绿所含的甲紫或结晶紫抽提出来，才能使细胞核内的脱氧核糖核酸染成绿色。

甲基绿液的抽提：抽提方法是取 2% 的甲基绿水溶液 20ml（或更多些）倾入洁净分液漏斗，加入三氯甲烷 20ml（可相应多些）充分摇荡混合，使其内部甲紫溶于三氯甲烷中而呈紫红色。因三氯甲烷的比重大，下沉于底部。旋动分液漏斗下部的砂塞，慢慢把下沉带紫红色的三氯甲烷移去，再加入新的三氯甲烷 20ml，如此反复更换三氯甲烷多次，直到三氯甲烷无紫红色出现为止，即可得到提纯的甲基绿液。

3. 1% 的派洛宁 G（pyronine G）

4. 甲基绿派洛宁染液

2% 的甲基绿（已提纯）	5ml
1% 的派洛宁 G	5ml
蒸馏水	10ml
0.2mol/L 的醋酸盐缓冲液（pH 4.8）	16ml

依次混合，轻轻摇动使完全溶解后，置 4℃ 的冰箱保存。

5. 正丁醇（n-butyl alcohol）

（二）染色步骤

1. 组织固于 Carnoy 液 3～5 小时，经 95% 的乙醇开始脱水包埋。

2. 切片厚 5μm，常规脱蜡至水，蒸馏水再稍洗。

3. 甲基绿派洛宁染液于室温浸染 50～60 分钟。

4. 取出切片,用滤纸抹干切片周围染液。

5. 正丁醇浸洗 3 次,每次 2～3 分钟。

6. 二甲苯透明,中性树胶封固。

(三) 结果

存在于胞质和核仁内的核糖核酸呈红紫色,胞核染色质内的脱氧核糖核酸呈绿色或蓝绿色。浆细胞胞质也呈较深的红紫色。

(四) 对照方法

取另一连续切片用核糖核酸酶(ribonuclease)1mg/ml 于 37℃的温箱内消化 3 小时,蒸馏水洗后置入甲基绿派洛宁染液内染色。结果核糖核酸为阴性。

切片在 10% 的高氯酸(perchloric acid)于 4℃处理 12～18 小时,水洗后用 1% 的碳酸钠水溶液中和 2 分钟,流水冲洗 5 分钟,再用蒸馏水洗后置入甲基绿派洛宁染液内染色。结果核糖核酸应为阴性。

(五) 注意事项

1. 组织宜选用 Carnoy 液或 10% 的中性缓冲甲醛固定。Carnoy 液因含有乙醇和醋酸,能较好地保存核蛋白,染色后的形态较清晰。Carnoy 液固定的时间应在数小时之内,10% 的中性缓冲甲醛固定不能超过两天,否则结果不理想。

2. 派洛宁又称二苯氧杂芑胺,派洛宁应选用派洛宁 G 或派洛宁 Y,不可用派洛宁 B。

3. 要注意试剂的质量,特别是派洛宁,常常不同批号的染料,染色的效果不同。甲基绿和派洛宁两者的比例要恰当。

4. 染色液的 pH 应为 4.8 左右,如 pH 过低,派洛宁染色能力强,甲基绿染色效果差,pH 偏高,其染色效果则相反。

5. 甲基绿派洛宁染液置冰箱保存约可使用数周。

(六) 染色机制

对此法的染色机制,目前了解得还不够清楚,一般可从以下两方面理解:

1. 电离作用　脱氧核糖核酸和核糖核酸都既有磷酸基,又有碱基,故为两性电解质。在一定的条件下,可以电离而带电荷,因此,都有一定的等电点。甲基绿和派洛宁在水中电离后,都产生带阳电荷的离子。甲基绿电离后,在五价氮处产生两个正电荷,碱性较强。派洛宁电离后仅产生一个正电荷,碱性较甲基绿弱,在染色时两者进行竞争,碱性较强的甲基绿就与胞核(等电点 pH 3.8～4.2)进行极性吸着而结合,碱性较弱的派洛宁与胞质(等电点 pH 4.6～5.2)吸附结合。

2. 聚合作用　甲基绿着染脱氧核糖核酸呈绿色,派洛宁着染核糖核酸呈红色,这不是反映两种核酸间在化学上的不同,而是反映两种核酸的聚合状态。甲基绿与聚合高的脱氧核糖核酸有亲和力而结合,派洛宁易与聚合低的核糖核酸有亲和力而结合。因此,甲基绿选染脱氧核糖核酸,而派洛宁选染核糖核酸。

(七) 应用

核糖核酸主要存在于胞质及核仁内,它主导细胞的蛋白质合成。在细胞增生,胞质蛋白质合成亢进时,核仁和胞质的 RNA 增加。因此,恶性瘤细胞核仁巨大,胞质嗜碱性。浆细胞和免疫母细胞胞质合成免疫球蛋白,胰腺上皮合成胰蛋白酶,这些细胞胞质有很强的嗜碱性。胞质嗜碱性,是蛋白质合成增强的标志。

第九章

糖　类

糖类广泛存在于动植物中,其化学成分复杂,在生化活动中参与的范围较广,分类也较复杂,很多还不十分了解。除含糖外还有不同的反应基团。糖类根据其水解后生成的物质以及所含的基团主要可区分如下:

一、单糖和双糖

单糖不能再水解,而双糖能水解成二分子的单糖。单糖和双糖都易溶于水,在组织固定过程中全部溶解脱失。

二、多　　糖

多糖(polysaccharides)是单糖分子以苷键结合成大分子的化合物,分子量从几万至几百万。多糖又分为淀粉、纤维素和糖原,前两者主要存在于植物界。糖原又称为动物淀粉,是存在于动物组织的糖,以肝脏和骨骼肌含量最多,含有乙二醇基,由上千个葡萄糖单位组成。

三、黏　多　糖

黏多糖(mucopolysaccharides)又称黏液物质(mucosubstances),是含氮的多糖,根据其是否含酸根或所含酸根的不同,又分为中性黏多糖(中性黏液物质)和酸性黏多糖(酸性黏液物质)两大类。

(一)中性黏液物质(neutral mucosubstances)

含有氨基己糖和游离的己糖基,但不含任何酸根,故称中性黏多糖。它见于胃黏膜的表面上皮、十二指肠腺和前列腺上皮。其反应基是乙二醇基或氨羟基。中性黏液物质 PAS 反应阳性,用其他黏液染色法进行染色多数不着色。

(二)酸性黏液物质(acid mucosubstances)

含有氨基己糖和酸根,可分为硫酸化黏液物质和非硫酸化黏液物质。

1. 硫酸化黏液物质(sulphated mucosubstances)　含有氨基己糖,并含有各种酸根,此类又分为以下两种:

(1)强硫酸化结缔组织黏液物质:含有含硫酸根的葡萄糖醛酸,如硫酸软骨素 A、B 和 C(chondroitin sulphate A、B 和 C)、硫酸肝素(heparin sulphate)和硫酸角质素(keratin sulphate)。多见于角膜、肥大细胞、皮肤、软骨、心瓣膜和主动脉等,其反应基团是硫酸根,PAS 反应阴性,醛品红染色强阳性,爱尔新蓝(pH 2.5)染色弱阳性或阴性,爱尔新蓝(pH 0.5)染色阳性。

含硫酸软骨素 A、C 的酸性黏液物质可被睾丸透明质酸酶所分解。

（2）弱硫酸化上皮性黏液物质：也含硫酸根，但其结合和上述有所不同。见于颌下腺、结肠、气管及支气管的杯状细胞，其反应基团是硫酸根、羧基和乙二醇基。PAS 反应通常呈阳性，爱尔新蓝（pH 2.5）染色阳性，爱尔新蓝（pH 0.5）染色弱阳性。

2. 非硫酸化黏液物质（non-sulphated mucosubstances）　含氨基己糖，不含硫酸根，依据该黏液物质含己糖醛酸或唾液酸，以及见于结缔组织或上皮而分为以下两种：

（1）含己糖醛酸的结缔组织黏液物质：这种物质含有大量透明质酸，见于眼球玻璃体、脐带、滑膜、间皮细胞和皮肤等处。其反应基团为羧基。爱尔新蓝（pH 2.5）染色阳性，PAS 反应阴性或弱阳性。

（2）含唾液酸的上皮性黏液物质：又称为上皮性唾液酸黏液，见于气管、支气管和肠道的杯状细胞，唾液腺的黏液细胞等。其反应基团是羧基和乙二醇基。爱尔新蓝（pH 2.5）染色阳性，PAS 反应通常呈阳性，爱尔新蓝（pH 0.5）染色阴性。

四、黏 蛋 白

黏蛋白（mucoproteins）为多糖与蛋白质结合的复合物，含氨基己糖超过 4%。黏蛋白见于上皮的基膜、结肠和支气管上皮的杯状细胞等。黏蛋白 PAS 反应呈阳性。如 PAS 反应阳性，再行蛋白质染色也呈阳性，则可认为是黏蛋白。

五、糖 蛋 白

糖蛋白（glycoproteins）为多糖与蛋白质结合的复合物，含氨基己糖少于 4%。糖蛋白见于垂体的嗜碱性细胞、甲状腺滤泡腔内的胶质、胶原纤维和网状纤维、血清蛋白和球蛋白等。PAS 反应阳性。

六、糖 脂

糖脂（glycolipids）为多糖与脂类结合的复合物，含有半乳糖、脂肪酸和神经氨基醇，属此类的有脑苷脂和神经节苷脂，存在于中枢神经系统及周围神经组织。PAS 反应阳性，冷冻切片脂类染色阳性。

第一节 糖 原

糖原（glycogen）是单纯的多糖，存在于动物体内，因其功能和结构与植物淀粉相似，故又称为动物淀粉。它是由葡萄糖组成的、带分支的大分子多糖。糖原主要在肝脏合成，在肝内糖原作为能量的暂时储备，在骨骼肌主要作为供给肌肉活动的能量。

在正常情况下，糖原位于胞质内。组织内的糖原可分为不稳定性和稳定性糖原。不稳定性糖原在正常情况下储积于肝脏和肌肉，这种糖原根据身体能量的需要很容易转化为葡萄糖。稳定性糖原仅以微量存积于身体的各种组织和细胞内，如神经细胞、子宫颈和阴道上皮细胞、软骨细胞以及中性粒细胞等。

糖原易溶于水，一般应避免用水溶性的固定液进行固定。糖原并不是与蛋白质发生化学结合，而是机械地包含在凝结的蛋白质内。所以，组织经甲醛液固定后细胞内的糖原（特别是不稳定性糖原）仍可溶于水，因而应采用含乙醇的溶液作为固定液。但稳定性糖原经甲醛固定后仍可大部分保留。常用于固定糖原的固定液有乙醇、Gendre 液、Carnoy 液等,这些固定液能较好地保存糖原;但却有使糖原流动到细胞一侧的现象,这现象称为"极化现象"。较理想的是用不经固定的低温恒冷切片技术,这样可显示出糖原在细胞质内的原有分布。

显示糖原的方法有高碘酸 - 无色品红法(PAS)、Bauer 铬酸 - 无色品红法、Best 胭脂红法和高碘酸 - 六胺银法等。应用淀粉酶或唾液于染色前进行消化即可证实,即在对照片经消化后行 PAS 染色为阴性的可认为是糖原。高碘酸 - 无色品红法操作简便;Best 胭脂红法显示的糖原为鲜红色,能长期保存而不褪色,但技术性较高;高碘酸 - 六胺银法虽能显示糖原,但其他物质也被显示出来,无特异性。

一、高碘酸 - 无色品红法(PAS 法)
(根据 McManus)

(一)试剂配制

1. 0.5% 的高碘酸(periodic acid)
2. 1mol/L 盐酸(hydrochloric acid)
3. 无色品红液

碱性品红(basic fuchsin)	1g
蒸馏水	200ml
1mol/L 盐酸	20ml
偏重亚硫酸钠(sodium metabisulphite)	1~1.5g
活性炭(activated charcoal)	2g

配制方法:

(1)取一个 500ml 的洁净三角烧瓶盛蒸馏水 200ml,在电炉上煮沸后取出。

(2)加入碱性品红 1g 于煮沸后的蒸馏水内,轻轻摇动数分钟使碱性品红彻底溶解,此时溶液为深红色。

(3)待冷却至约 50℃时,过滤至另一个洁净三角烧瓶内。

(4)加入 1mol/L 盐酸 20ml,稍摇动使混匀。

(5)再待冷至 25℃左右,加入偏重亚硫酸钠,用塞塞紧,并稍摇动使其与盐酸作用,这时碱性品红的颜色开始变淡。

(6)置于黑暗处作用 24 小时,此时溶液应呈淡红色或淡稻草黄色。

(7)加入活性炭 2g,轻轻摇动 1~2 分钟后静置 1 小时,用双层滤纸再过滤到另一个棕色小口砂塞瓶内,此时溶液应完全无色,故称无色品红液,又称 Schiff 试剂。

(8)塞紧密封置 4℃的冰箱保存待用,用前取出恢复至室温。

4. 0.5% 的偏重亚硫酸钠(sodium metabisulphite)

5. Mayer 苏木精液

苏木精(hematoxylin)	0.1g
蒸馏水	100ml
碘酸钠(sodium iodate)	20mg
硫酸铝铵(aluminum ammonium sulphate)	5g
柠檬酸(citric acid)	100mg
水合氯醛(chloral hydrate)	5g

取一只三角烧瓶盛蒸馏水,稍加温至约 50℃,加入苏木精,轻轻摇动使完全溶解。再加入碘酸钠和硫酸铝铵,用玻璃棒搅动使硫酸铝铵溶解,最后加入柠檬酸与水合氯醛,待完全溶解后过滤于小口砂塞瓶内,此时溶液呈淡紫红色,置 4℃的冰箱保存可使用 1 年左右。

6. 1% 的淀粉酶(diastase)或唾液

7. 唾液 用烧杯收集自己的唾液约 3ml(必要时可用 1% 的冰醋酸 1 滴,滴于舌尖上,促使唾液分泌),取小玻璃棒搅拌均匀,加蒸馏水 9 倍稀释,再用玻璃棒搅拌 1 分钟,用双层纱布过滤以除去泡沫。

(二)染色步骤

1. 新鲜薄片组织,立即用 Gendre 液固定 3～6 小时或 Carnoy 液固定 1～3 小时,然后转入 95% 的乙醇,期间可更换 1～2 次 95% 的乙醇。

2. 第二天上午转入无水乙醇按常规脱水透明浸蜡,石蜡包埋,切片厚 4μm。

3. 取两张连续切片,分别作 A 和 B 记号,然后把 B 片脱蜡至水(在水中仅稍水洗)。

4. 把 B 号切片浸入预热至 37℃ 1% 的淀粉酶,于 37℃的恒温箱内消化 1 小时,或用预热至 37℃的唾液于 37℃的温箱消化 30 分钟。

5. 取出切片稍水洗。

6. 在 B 片消化过程中,把 A 片脱蜡至水。

7. 在 A 和 B 两片同时滴入 0.5% 的高碘酸氧化 5～8 分钟。

8. 流水冲洗 2 分钟,再用蒸馏水浸洗 2 次。

9. 切片浸入无色品红液(加盖)于暗处作用 15～20 分钟。

10. 0.5% 的偏重亚硫酸钠滴洗 2 次,每次 2 分钟。

11. 流水冲洗 5 分钟。

12. Mayer 苏木精浅染胞核约 3 分钟。

13. 流水冲洗 10 分钟。

14. 常规脱水透明,中性树胶封固。

(三)结果

未经消化的 A 片胞质内阳性的红紫色颗粒为糖原,经消化后的 B 片应为阴性,胞核呈蓝色。如不作消化对照,组织上出现 PAS 阳性物质主要有糖原、甲状腺滤泡胶质、消化道、呼吸道和唾液腺的上皮黏液、垂体的嗜碱性细胞、软骨基质、真菌、上皮的基膜、纤维蛋白、胶原纤维、中枢神经系统均呈红紫色(图 3-37)。

(四)注意事项

1. 高碘酸和偏重亚硫酸钠液应用小口砂塞瓶盛装塞紧密封置冰箱保存,可使用数月。用高碘酸氧化,比其他氧化剂优越,因为它不会把所形成的醛基进一步氧化。

2. 碱性品红有不同的厂牌和批号,有些纯度较高,可以少加活性炭。若配好的无色品红液仍呈微淡红色时,可再加入一些活性炭摇匀后过滤,这就使溶液无色,这样的碱性品红仍可使用。

3. 偏重亚硫酸钠或钾盐均可使用,但质量一定要纯,要有较浓的刺激性气味,否则作用效果不好就配制不成功。偏重亚硫酸钠用后一定要密封好。

4. 在配制过程中所用的玻璃器皿要求十分干净,一般要用硫酸洗液浸洗过。

5. 不要在蒸馏水沸腾时加入碱性品红,应在停止加热取出蒸馏水待 1 分钟后才加入,否则沸腾的水蒸气会把碱性品红液喷溅出来。

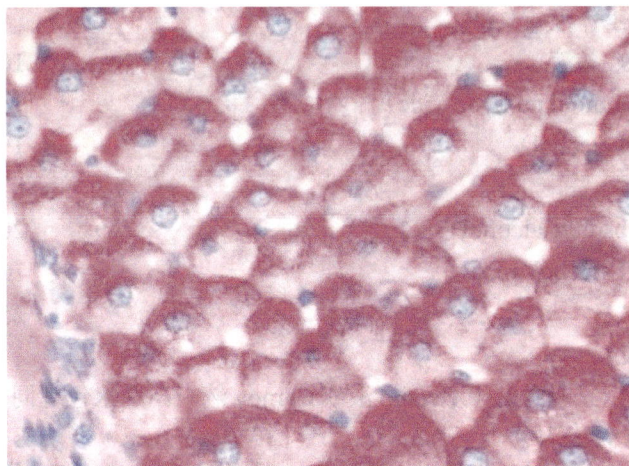

图 3-37 PAS 法

肝组织,糖原呈红紫色

6. 无色品红液要放冰箱保存,临用前半小时取出恢复至室温,用后又倒回原瓶内放冰箱保存。如此可反复使用多次,至溶液出现淡红色时才倾弃不用。

7. 切片在无色品红液作用的时间随室温而定,夏季若室温高,作用 10 分钟已足够,冬季室温低,可延长至 20 分钟左右。

8. 本法如用 Harris 苏木精染胞核,则必须经盐酸乙醇分化,否则糖原带紫蓝色而不鲜艳。

9. 用 Gendre 液固定的组织,糖原呈粗颗粒状。Carnoy 液固定的组织,糖原呈细颗粒状。

10. 淀粉酶如存放过久,很易失效。因此,新买回来的淀粉酶要经过试验(消化已知含糖原的切片)才能使用。唾液的消化作用很强,操作虽然麻烦一些,但效果较好。

(五)染色机制

碱性品红液经亚硫酸作用生成无色品红液(又称 Schiff 试剂)。高碘酸是一种氧化剂,它能破坏多糖类结构的碳键。组织切片首先用高碘酸氧化,使存在于组织内多糖分子的两个相邻带有羟基的—C—C—键打开,生成二醛。其后,暴露出来的游离醛基与无色品红液作用,生成新的红紫色复合物而显示出来。

二、胭 脂 红 法
(根据 Best)

(一)试剂配制

1. Harris 苏木精液

2. Best 胭脂红贮备液

胭脂红(carmine)	2g
碳酸钾(potassium carbonate)	1g
氯化钾(potassium chloride)	5g
蒸馏水	60ml

取洁净三角烧瓶一个,加入上述试剂,用玻璃棒搅动混合,于水浴中慢慢煮沸至颜色变为深红色(约煮 3~5 分钟)。冷却后过滤,再加入氢氧化铵 20ml,装于小口砂塞瓶密封保存于 4℃ 的冰箱。

3. Best 胭脂红工作液

Best 胭脂红贮备液	10ml
氢氧化铵（ammonium hydroxide）	15ml
甲醇（methyl alcohol）	15ml

4. Best 分化液

无水乙醇（absolute alcohol）	20ml
甲醇（methyl alcohol）	10ml
蒸馏水	25ml

（二）染色步骤

1. 新鲜薄片组织立即固定于 Gendre 液或 Carnoy 液中。脱水包埋同本节标题"一、高碘酸 - 无色品红法（PAS 法）"。

2. 切片脱蜡至水。

3. Harris 苏木精液染 5～10 分钟。

4. 稍水洗。

5. 1% 的盐酸乙醇稍分化。

6. 流水冲洗 10 钟。

7. 浸入 Best 胭脂红工作液（加盖）染 20～30 分钟。

8. 不用水洗，直接用 Best 分化液浸洗 2 次（把切片提高又放下），每次 1～3 秒。

9. 95% 的乙醇浸洗，再用无水乙醇脱水 3 次。

10. 二甲苯透明，中性树胶封固。

（三）结果

糖原颗粒呈鲜红色，胞核呈蓝色。

（四）注意事项

1. 如需作消化对照，可按上法的步骤进行。

2. 在用水浴煮沸胭脂红储备液时，应出现较强烈的泡沫，否则应该是所用的药物不够纯。

3. 配制胭脂红贮备液和胭脂红工作液的氢氧化铵要有足够浓度，染片时要用密盖的高身染色盅盛装染液。

4. 染色时切片从 Best 胭脂红工作液取出后，应立即用 Best 分化液分化。不要让切片干燥，更不能水洗。

5. Best 胭脂红贮备液必须密塞装载存于冰箱，一般可保存 3～6 个月。Best 胭脂红工作液仅限于临用前配制，用后即倾去。

6. 染 Harris 苏木精后，必须用 1% 盐酸乙醇分化，否则所显示的糖原呈暗红紫色而不够鲜艳。

（五）染色机制

Best 胭脂红法是一种古典的糖原染色法，技术操作要求高，有时较难掌握。其染色机制仍不够了解，有学者认为可能是糖原分子内的羟基和胭脂红染液内的氢原子之间生成氢键形成复合物而显色。氢氧化铵在染液中的作用是将染液的 pH 提高至 10～11，pH 低于 10 则失去染色的选择性。

（六）应用

在常规石蜡切片的 HE 染色，如胞质内见有大小不一的空泡出现，这可能是脂滴在经脂溶剂的脱水透明过程中溶解而成，也可能是糖原在经水溶液固定剂固定过程中脱失所致，在这种情况下可做糖原染色加以证明。糖原染色用以观察肝组织在某些病变时糖原的分布状况和量的增减情况。如饥饿时肝细胞内肝糖原减少，在糖尿病时，肝细胞胞质内出现大量糖原（也可见于胞核内，称为核糖原）。在肾脏，肾曲小管也可出现糖原。由先天遗传缺陷引起的糖原累积病时，在肝、肾、心肌或骨骼肌等均有大量糖原沉积。一些肿瘤细胞也富含糖原，肝细胞癌的胞质可含糖原，多少不一。骨的 Ewing 肉瘤和骨的恶性淋巴瘤在 HE 染色中形态很相似，但前者胞质内有糖原颗粒，PAS 反应阳性；后者不含糖原，PAS 反应阴性。室管膜瘤的菊形团细胞，PAS 染色阳性；髓母细胞瘤的菊形团细胞，PAS 染色阴性。脊索瘤瘤细胞胞质内有糖原，PAS 染色阳性；软骨肉瘤和软骨母细胞瘤，PAS 染色阴性。

第二节　中性黏液物质和酸性黏液物质

黏多糖分中性黏多糖和酸性黏多糖。过去，黏液（mucin）一词是用以称呼某些细胞所分泌的一种黏稠的分泌物，这种分泌物不是一种单一成分，而是由一些形态相同，但组织化学性质不相同的物质组成。其中含有大量的糖，故称黏多糖，又因其尚含有其他物质，因此，黏液一词，目前多被黏液物质代替。

中性黏液物质含有氨基己糖和游离的己糖基，酸性黏液物质也含有氨基己糖，并含有各种酸根。前者见于胃黏膜的表面上皮、十二指肠腺、前列腺上皮等；后者见于呼吸道和消化道的杯状细胞、主动脉壁、软骨基质、角膜和皮肤等。胃黏膜表面上皮分泌中性黏液，而胃的肠腺化生或肠型胃癌的癌细胞分泌酸性黏液，但胃型胃癌的癌细胞则分泌中性黏液。这两种黏液在 HE 染色有时较难区别，但用爱尔新蓝（pH 2.5）- 高碘酸 - 无色品红法（AB-PAS）法则很容易区分中性黏液物质和酸性黏液物质。

爱尔新蓝（pH 2.5）- 高碘酸 - 无色品红法（AB-PAS 法）
（根据 Mowry）

（一）试剂配制

1. 爱尔新蓝液（pH 2.5）

爱尔新蓝 8GX（alcian blue 8GX）	1g
蒸馏水	97ml
冰醋酸（glacial acetic acid）	3ml
麝香草酚（thymol）	50mg

2. 0.5% 的高碘酸（periodic acid）

3. 无色品红液［见本章　第一节　标题"一、高碘酸 - 无色品红法（PAS 法）"］

4. 0.5% 的偏重亚硫酸钠（sodium metabisulphite）

5. Mayer 苏木精液［见本章　第一节　标题"一、高碘酸 - 无色品红法（PAS 法）"］

（二）染色步骤

1. 组织固定于 10% 的甲醛液中，常规脱水包埋。

2. 切片厚 4μm，常规脱蜡至水。

3. 爱尔新蓝液（pH 2.5）滴染 15～20 分钟。

4. 稍水洗。

5. 0.5% 的高碘酸氧化 5～8 分钟。

6. 流水冲洗 2 分钟，再用蒸馏水浸洗 2 次，每次 1 分钟。

7. 浸入无色品红液（加盖）于暗处作用 15～20 分钟。

8. 0.5% 的偏重亚硫酸钠滴洗 2 次，每次 2 分钟。

9. 流水冲洗 5 分钟。

10. Mayer 苏木精浅染核 2～3 分钟。

11. 流水冲洗 10 分钟。

12. 常规脱水透明，中性树胶封固。

（三）结果

中性黏液物质呈红紫色，酸性黏液物质呈蓝色（图 3-38），混合黏液呈紫色。

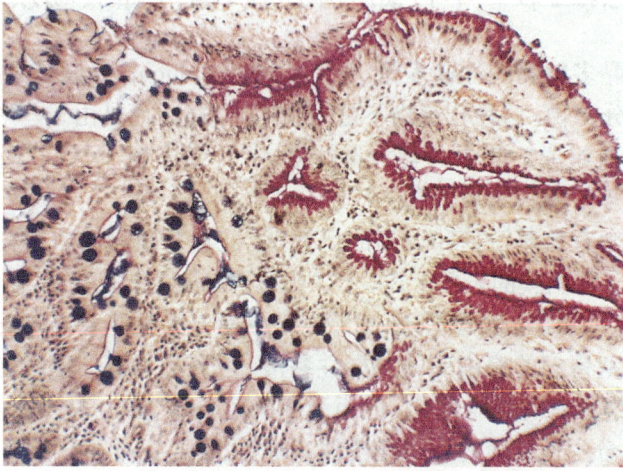

图 3-38 AB-PAS 法
胃黏膜，中性黏液物质呈红紫色，酸性黏液物质呈蓝色

（四）注意事项

1. 爱尔新蓝液内含 3% 的冰醋酸，使其 pH 相当于 2.5，麝香草酚作为防腐剂，防止真菌生长。该液配后置冰箱可保存使用约 1 年。

2. 此法不宜用 Ehrlich 苏木精染核，因其亦可淡染黏液而有所影响。

3. 苏木精染核应淡染，或可省去不染核。

4. 如单纯显示中性黏液物质、黏蛋白或糖脂，切片不经爱尔新蓝液染色，而由第 5 步 0.5% 的高碘酸氧化开始进行染色。

（五）染色机制

切片先用爱尔新蓝（pH 2.5）染一般酸性黏液物质［见第三节标题"三、爱尔新蓝（pH 1.0）法"的染色机制］，在染色的同时，阻断酸性黏液物质羧酸分子中的乙二醇基与高碘酸 - 无色品红液的反应，只有中性黏液物质的乙二醇基或氨羟基与高碘酸 - 无色品红液起反应，生成红紫色复合物［见本章 第一节 标题"一、高碘酸 - 无色品红法（PAS 法）"的染色机制］。

（六）应用

正常黏膜上皮细胞能分泌黏液，这些黏液的成分有两大类，一类是中性黏液，另一类是酸性黏液。在正常胃肠黏液中，胃黏膜的表面上皮、幽门腺、十二指肠腺等主要分泌中性黏液物质,而小肠及大肠黏膜的杯状细胞和肠腺主要分泌酸性黏液物质。这两种黏液物质在HE染色无法区分,但用爱尔新蓝-高碘酸-无色品红法染色,就能清楚地把中性黏液和酸性黏液物质显示出来。例如胃黏膜表面上皮染红紫色,胃黏膜肠上皮化生的细胞染蓝色;肠型胃癌癌细胞也分泌酸性黏液物质,因此被染成蓝色,胃型胃癌癌细胞分泌中性黏液物质,故被染成红紫色。

第三节　酸性黏液物质

酸性黏液物质(酸性黏多糖)是由氨基己糖和某些酸根组成。如含硫酸根的称硫酸化黏液物质,因其含量和所在位置不同,又分为强硫酸化结缔组织黏液物质和弱硫酸化上皮性黏液物质。如不含硫酸根而含羧基的唾液酸黏液称为非硫酸化黏液物质,因其含量和所在位置不同又分为含己糖醛酸的结缔组织黏液物质和含唾液酸的上皮性黏液物质。机体内很多上皮和结缔组织都可产生酸性黏液物质,此类酸性黏液物质在形态上似乎相似,但其化学组成不尽相同,有些还相当复杂。其不同的化学组成,反映它们的生理功能和病理改变。区分各种酸性黏液物质,对科研和医疗诊断都有一定的帮助。

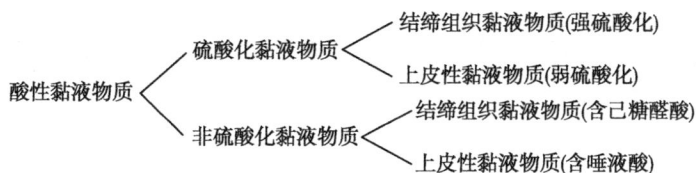

$$\text{酸性黏液物质}\begin{cases}\text{硫酸化黏液物质}\begin{cases}\text{结缔组织黏液物质(强硫酸化)}\\\text{上皮性黏液物质(弱硫酸化)}\end{cases}\\\text{非硫酸化黏液物质}\begin{cases}\text{结缔组织黏液物质(含己糖醛酸)}\\\text{上皮性黏液物质(含唾液酸)}\end{cases}\end{cases}$$

显示酸性黏液物质有多种不同的染色法,常用的有下列数种:

黏液胭脂红(mucicarmine)法:又称黏液卡红法,是一种较古老的方法。原法是由Mayer设计,后由Southgate改进。此法对一般的酸性黏液物质有较高的特异性,特别对上皮性的酸性黏液物质能很好地显示出来。此法也作为新型隐球菌的一种理想染色法。

爱尔新蓝(alcian blue,简称AB)法:爱尔新蓝是一种铜酞花青染料,其确切的化学结构仍不清楚。最早是由Steedman试用来染酸性黏液物质,取得较好结果。爱尔新蓝法染出的切片颜色鲜艳,操作简便。通常配成两种不同pH的染液。爱尔新蓝pH 2.5主要与含羧基黏液和弱硫酸根黏液结合呈蓝色;爱尔新蓝pH 1.0主要和含硫酸根黏液结合呈蓝色。有些学者(Scott和Dorling)提出用不等量的氯化镁配成各种不同电解质浓度的爱尔新蓝液以显示不同酸根的黏液物质。

爱尔新蓝-爱尔新黄(alcian blue-alcian yellow,简称AB-AY)法:爱尔新黄(alcian yellow)是一种单偶氮染料,pH 2.5的爱尔新黄同样可染羧基黏液,它配合爱尔新蓝(pH 0.5)染色可分别显示羧基化黏液和硫酸化黏液。Bancroft认为爱尔新黄的着染力会压倒爱尔新蓝,这样,我们见到的羧基化黏液物质将会比实际存在的量要多。即使如此,该方法仍是一种有用的鉴别方法。

醛品红-爱尔新蓝(aldehyde fuchsin-alcian blue 简称AF-AB)法:此法用以区分硫酸化黏液和羧基黏液,它把强硫酸化黏液物质染成深紫色,弱硫酸化黏液物质染紫色,非硫酸化黏液物质染成蓝色。

胶体铁(colloidal iron)法:胶体铁又称透析铁(dialysed iron),它首先由Hale介绍,与普鲁士蓝反应结合显示酸性黏液物质呈深蓝色。Bancroft认为此法的主要优点是有较高的敏感性,反映出的颜色较深,可超过爱尔新蓝。除可用核固红复染外,也可和高碘酸 - 无色品红结合染色来区分中性黏液物质和酸性黏液物质。自 Hale 介绍的胶体铁后,其后有 Abul-Haj 和 Rinehart 法、Müller 法、Mowry 法及 Nito-Stokes 等改良法。

高铁二胺 - 爱尔新蓝(high iron diamine-alcian blue,简称 HID-AB)法和高碘酸 - 硼氢化钠 - 氢氧化钾 - 高碘酸 - 无色品红(periodic acid-borohydride-KOH-PAS,简称 PB-KOH-PAS)法:这两种方法都是用以研究胃肠道肿瘤组织发生学和分类所常用的方法,尤以前者更为普遍采用。正常胃黏膜上皮分泌中性黏液,小肠分泌氮乙酰化唾液酸黏液(十二指肠腺分泌中性黏液),大肠分泌氧乙酰化唾液酸黏液和硫酸黏液。AB-PAS 法可区分中性黏液和酸性黏液物质,HID-AB 法区分硫酸化黏液和唾液酸黏液,而 PB-KOH-PAS 法则仅把氧乙酰化唾液酸黏液染成红色,其他黏液阴性。这样可以对胃肠道黏液组化加以分析,借以了解肿瘤细胞的来源。

酸性黏液物质由于所含酸根的不同,故染色方法也不同,常需行多种染色进行比较鉴别,才能得到满意的结果(表 3-4)。

表 3-4 胃肠黏液组化染色

黏液组化	胃	小肠	大肠	
	中性黏液	氮乙酰化唾液酸黏液	氧乙酰化唾液酸黏液	硫酸黏液
AB(pH 2.5)-PAS	红	蓝	蓝	蓝
AB(pH 1.0)	—	—	—	蓝
HID-AB(pH 2.5)	—	蓝	蓝	紫黑
PB-KOH-PAS	—	—	红	—

一、黏液胭脂红法
(根据 Southgate 改良 Mayer)

(一)试剂配制

1. Southgate 贮备液

胭脂红(Carmine)	1g
无水乙醇(absolute alcohol)	50ml
蒸馏水	50ml
氢氧化铝(aluminium hydroxide)	1g
无水氯化铝(aluminium chloride, anhydrous)	0.5g

取一个洁净三角烧瓶,先加入无水乙醇和蒸馏水,混合成 50% 的乙醇,然后依次加入胭脂红等,用玻璃棒搅拌混合,于水浴中煮沸 3 分钟并不断搅动。取出待冷至室温后过滤,并用 50% 的乙醇加至原总量 100ml,用小口砂塞瓶盛装,塞紧密封置 4℃的冰箱保存。

2. Southgate 工作液

Southgate 贮备液	1 份
蒸馏水	4 份

即配即用,不能保存。

3. Mayer 苏木精[见本章 第一节 标题"一、高碘酸 - 无色品红法(PAS 法)"]

(二) 染色步骤

1. 组织固定于 10% 的甲醛液中，常规脱水包埋。

2. 切片厚 5μm，常规脱蜡至水。

3. Mayer 苏木精染 5 分钟。

4. 流水冲洗 10 分钟。

5. Southgate 工作液（加盖）浸染 30 分钟。

6. 稍水洗。

7. 常规脱水透明，中性树胶封固。

(三) 结果

酸性黏液物质呈红色至深玫瑰红色，新型隐球菌荚膜也染红色至深玫瑰红色，胞核呈蓝色。

(四) 注意事项

1. 黏液胭脂红贮备液有时配得不理想，原因可能是所用的胭脂红不好，有时需试用不同的厂牌；其次是无水氯化铝易潮解变质，每次需要在通风柜内开瓶，取用后立即密封保存。

2. 胭脂红贮备液较稳定，置于 4℃ 的冰箱保存可使用约 6 个月。其工作液只能当天使用。

3. 应避免用 Ehrlich 苏木精染胞核，因它对黏液物质也能淡染，这就妨碍胭脂红着色。用 Harris 苏木精染胞核也可以，但需用盐酸乙醇稍分化。

(五) 染色机制

胭脂红与铝盐经煮沸后形成带阳性电荷的铝胭脂红复合物，它与酸性黏液物质的阴性电荷结合而显色。此染色对中性黏液物质与强硫酸化黏液为阴性或弱阳性，羧基黏液或弱硫酸化黏液呈阳性。

(六) 应用

用以证明一般的黏液物质，此染色对上皮性黏液的证明有较高价值，而对来源于结缔组织的黏液性变显示不够理想。此法又可作为诊断新型隐球菌的一种可靠染色法。

二、爱尔新蓝(pH 2.5)法
（根据 Steedman 及 Lison）

(一) 试剂配制

1. 爱尔新蓝液（pH 2.5）

爱尔新蓝 8GX（alcian blue 8GX）	1g
蒸馏水	97ml
冰醋酸（glacial acetic acid）	3ml
麝香草酚（thymol）	50mg

2. 核固红液

核固红（nuclear fast red）	0.1g
蒸馏水	100ml
硫酸铝（aluminum sulphate）	5g
麝香草酚（thymol）	50mg

取洁净三角烧瓶两只，一只盛蒸馏水 30ml，稍加热至约 50℃，倾入核固红，用玻璃棒轻

轻搅动使溶解。另一只盛蒸馏水 70ml，倾入硫酸铝，摇动下使完全溶解，与核固红液混合，过滤后加入麝香草酚。

（二）染色步骤

1. 组织固定于 10% 的甲醛液中，常规脱水包埋。

2. 切片厚 4μm，常规脱蜡至水。

3. 爱尔新蓝液（pH 2.5）滴染 15～20 分钟。

4. 流水稍洗。

5. 核固红液复染 5～10 分钟。

6. 稍水洗。

7. 常规脱水透明，中性树胶封固。

（三）结果

一般黏液物质染成蓝色（图 3-39），即含羧基黏液和弱硫酸化黏液物质呈蓝色，强硫酸化黏液物质淡染或不着色，胞核呈红色。

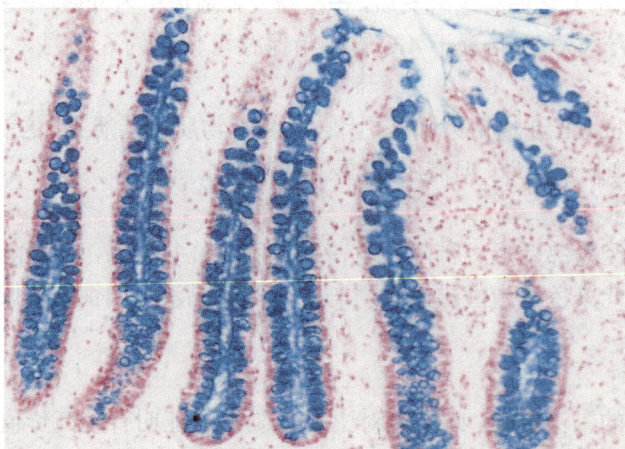

图 3-39　爱尔新蓝（pH 2.5）法
结肠黏膜，一般黏液物质呈蓝色

（四）注意事项

1. 爱尔新蓝液内含 3% 的冰醋酸，使其 pH 达到 2.5。

2. 该液配制后置于 4℃ 的冰箱可保存使用 1 年以上，麝香草酚作为防腐剂防止真菌生长。

3. 爱尔新蓝的商品有爱尔新蓝 8GX 和爱尔新蓝 8GS，两种皆可用，购买时以选用前者为佳。

4. 爱尔新绿 2GX 可以代替爱尔新蓝 8GX，结果是黏液物质呈绿色。

5. 染胞核若没有核固红，可用 0.1% 的沙红液代替，但效果没有核固红染的清晰。

三、爱尔新蓝（pH 1.0）法
（根据 Lev-Spicer）

（一）试剂配制

1. 0.1mol/L 盐酸（hydrochloric acid）

2. 爱尔新蓝液（pH 1.0）

    爱尔新蓝 8GX（alcian blue 8GX）   1g

    0.1mol/L 盐酸   100ml

（二）染色步骤

1. 组织固定于 10% 的甲醛液中，常规脱水包埋。

2. 切片厚 4μm，常规脱蜡至水。

3. 爱尔新蓝液（pH 1.0）染 20~30 分钟。

4. 0.1mol/L 盐酸稍洗。

5. 不经水洗，用滤纸吸干多余盐酸。

6. 常规脱水透明，中性树胶封固。

（三）结果

硫酸化黏液物质呈蓝色，非硫酸化黏液物质不着色。

（四）注意事项

1. 爱尔新蓝液（pH 1.0）不够稳定，配制后数周即出现沉淀而失效，不应多配。

2. 用 0.1mol/L 盐酸配制的爱尔新蓝液，其 pH 为 1.0。

3. 第 4 步用 0.1mol/L 盐酸洗后不再用水洗，否则会改变 pH 而出现非特异性染色。

（五）染色机制

    爱尔新蓝是一类铜酞花青染料，易溶于水，由于分子内含有铜，所以呈蓝色。爱尔新蓝为氯盐，带阳电荷，是一个碱性染料，与组织内含有的阴离子基团如羧基和硫酸根的酸性黏液物质形成不溶性复合物。即染料分子中带正电荷的盐键和酸性黏液物质中带负电荷的酸性基团结合而呈蓝色。其结合又与 pH 有关。常采用 pH 2.5 和 pH 1.0 的爱尔新蓝液。pH 2.5 时，含羧基和弱硫酸根的黏液物质染蓝色，强硫酸化黏液物质不着染或淡染；相反，pH 1.0 时，羧基不能离子化，无法与染料结合而不着染，而硫酸化黏液物质则可与染料结合而呈蓝色。

（六）应用

    用以区分羧基黏液还是硫酸化黏液物质，常用于黏液性上皮肿瘤的鉴别和证明肿瘤是否含有黏液物质。如爱尔新蓝（pH 2.5）法可用于区分黏液肉瘤和脂肪肉瘤，前者阳性而后者阴性。爱尔新蓝（pH 2.5）对诊断新型隐球菌很有帮助，只要能把新型隐球菌的荚膜染成蓝色即可确诊。爱尔新蓝（pH 1.0）是显示硫酸化黏液物质。显示一般性黏液物质，首先选用爱尔新蓝（pH 2.5）法。

四、胶 体 铁 法
（改良 Abul-Haj 和 Rinehart）

（一）试剂配制

1. 12% 的冰醋酸（glacial acetic acid）

2. 胶体铁贮备液

    三氯化铁（ferric chloride）   15g

    蒸馏水   50ml

    甘油（glycerin）   20ml

    氢氧化铵（ammonium hydroxide）   11ml

第一步配制：取一个 200ml 洁净三角烧瓶，先加入蒸馏水和三氯化铁（$FeCl_3 \cdot 6H_2O$），使其彻底溶解。然后加入甘油并充分混合后，再缓慢加入氢氧化铵。加入氢氧化铵时要分次进行：①先加入 5ml，此时即出现灰棕色沉淀，轻轻摇动使沉淀完全溶解；②再加入 2.5ml，摇动 2~3 分钟，至出现的沉淀又溶解；③然后加入 1.5ml，摇动约 5~6 分钟；④再加入 1ml，摇动约 7~8 分钟，最后加入剩余的氢氧化铵约 1ml，摇动 10 分钟左右。

第二步透析：将透析袋（dialysis bag）一段（长约 25cm）浸入清水中使之复软，用蒸馏水冲洗干净。把一端用线扎紧，然后将配制完毕的胶体铁溶液倾入袋内，把顶端也扎紧，置入一个盛有蒸馏水的大玻璃容器内，使之与蒸馏水对渗。由于透析过程中蒸馏水逐渐渗入袋内，袋内溶液将逐渐增多，为避免透析袋胀破，加入胶体铁溶液的量应为透析袋容积的 40% 左右。透析约需 72 小时，在此期间要换玻璃容器内的蒸馏水 8~10 次，每次约换透析液体积的 3~4 倍。透析完毕取出透析袋，把袋内的胶体铁溶液过滤后置于小口砂塞瓶内备用，即为胶体铁贮备液。

3. 酸化胶体铁

胶体铁贮备液	20ml
蒸馏水	12ml
冰醋酸（glacial acetic acid）	8ml

4. 2% 的亚铁氰化钾（potassium ferrocyanide）

5. 2% 的盐酸（hydrochloric acid）

6. 亚铁氰化钾盐酸液

2% 的亚铁氰化钾	1 份
2% 的盐酸	1 份

即配即用，不能保存。

7. 核固红液［见本节标题"二、爱尔新蓝法（pH 2.5）"］

（二）染色步骤

1. 组织固定于 10% 的甲醛液中，常规脱水包埋。

2. 切片厚 4μm，常规脱蜡至水。

3. 12% 的冰醋酸稍洗 2~3 秒。

4. 酸化胶体铁液作用 10 分钟。

5. 12% 的冰醋酸洗切片 3 次，每次约 2 分钟。

6. 亚铁氰化钾盐酸液作用 10 分钟。

7. 蒸馏水洗 2 次。

8. 核固红液复染 5~10 分钟。

9. 稍水洗。

10. 常规脱水透明，中性树胶封固。

（三）结果

酸性黏液物质呈深蓝色，胞核呈红色。

（四）注意事项

1. 配制好的胶体铁贮备液为深红棕色，较稳定，不需置冰箱保存，一般可保存 1~2 年。

2. 酸化胶体铁应于临用前少量配制，当天使用后即倾去；也可用滴染。

3. 原法的酸化胶体铁是用胶体铁贮备液 4 份加冰醋酸 1 份混合配成，但原配法较浓，故改为本法。

4. 切片经酸化的胶体铁和经酸水洗后,可减少切片内的非特异性染色。切片染色的深度,因酸性黏液物质的量和聚合程度而不同。

5. 组织内如存在含铁血黄素时,可出现假阳性。因此,必要时需用相同的连续切片作对照。

6. 除了用核固红液复染胞核外,也可于第 7 步后,按高碘酸 - 无色品红法进行 PAS 反应,结果酸性黏液呈深蓝色,中性黏液呈红紫色,混合黏液呈紫色。

(五)染色机制

三氯化铁加氨后,生成胶体氢氧化铁,经过透析使游离酸和可以电离的铁盐被透析出来。在酸性条件下,组织中酸性黏液物质内的酸性基团吸附胶体铁离子,形成一种聚合物,然后经普鲁士蓝反应而呈蓝色。

(六)应用

此方法能染爱尔新蓝(pH 2.5)阳性反应的同一类型酸性黏液物质,它比爱尔新蓝反应更敏感,显色更深。

五、醛品红 - 爱尔新蓝(pH 2.5)法
(根据 Spicer 等)

(一)试剂配制

1. 醛品红液

碱性品红(basic fuchsin)	0.5g
70% 的乙醇	100ml
浓盐酸(hydrochloric acid)	1ml
三聚乙醛(paraldehyde)	1ml

取洁净小口砂塞瓶,先把碱性品红和 70% 的乙醇倾入并轻摇使溶解,继续加入浓盐酸和三聚乙醛,轻轻摇动使均匀混合,塞紧密封于室温下置放 2～3 天,待转变为深紫色即成熟可用。置 4℃的冰箱存放,临用前取出恢复至室温用。此液保存期约 6 个月。

2. 爱尔新蓝液(pH 2.5)[见本节标题"二、爱尔新蓝法(pH 2.5)"]

(二)染色步骤

1. 组织固定于 10% 的甲醛液中,常规脱水包埋。

2. 切片厚 4μm,常规脱蜡至水。

3. 70% 的乙醇稍洗。

4. 醛品红液(加盖)浸染 20 分钟。

5. 70% 的乙醇洗去多余染液,并分化至无余色脱下。

6. 流水稍洗。

7. 爱尔新蓝液(pH 2.5)滴染 10 分钟。

8. 稍水洗。

9. 常规脱水透明,中性树胶封固。

(三)结果

强硫酸化酸性黏液物质染成深紫色,弱硫酸化黏液物质呈紫色,羧基化黏液物质呈蓝色。

（四）注意事项

1. 醛品红染色注意事项详见第三篇 第一章 第三节 标题"一、醛品红法"。

2. 爱尔新蓝染色见本节标题"二、爱尔新蓝（pH 2.5）法"。

3. 本法是先染醛品红，后染爱尔新蓝。而 Culling 法是先染爱尔新蓝，后染醛品红。两种方法均可采用。

（五）染色机制

见第三篇 第一章 第三节 标题"一、醛品红法"及本节标题"二、爱尔新蓝（pH 2.5）法"。

（六）应用

这是区分硫酸化黏液物质和羧基化黏液物质的一种较可靠的方法。切片内呈深紫色者为强硫酸化酸性黏液，呈紫色者为弱硫酸化酸性黏液，呈蓝色者为羧基化酸性黏液物质，常用于黏液性上皮肿瘤的鉴别。

六、爱尔新蓝（pH 0.5）- 爱尔新黄（pH 2.5）法
（根据 Ravetto）

（一）试剂配制

1. 0.2mol/L 盐酸（hydrochloric acid）

2. 爱尔新蓝液（pH 0.5）

爱尔新蓝 8GX（alcian blue 8GX）	1g
0.2mol/L 盐酸	100ml

3. 爱尔新黄液（pH 2.5）

爱尔新黄 GXS（alcian yellow GXS）	1g
蒸馏水	97ml
冰醋酸（glacial acetic acid）	3ml
麝香草酚（thymol）	50mg

4. 核固红液[见本节标题"二、爱尔新蓝（pH 2.5）法"]

（二）染色步骤

1. 组织固定于 10% 的甲醛液中，常规脱水包埋。

2. 切片厚 4μm，常规脱蜡至水。

3. 0.2mol/L 盐酸稍洗 2～3 秒。

4. 爱尔新蓝液（pH 0.5）染 30 分钟。

5. 0.2mol/L 盐酸稍洗 2～3 秒。。

6. 流水稍洗 3～5 秒。

7. 爱尔新黄液（pH 2.5）染 20 分钟。

8. 稍水洗 3～5 秒。

9. 核固红液复染 5～10 分钟。

10. 稍水洗。

11. 常规脱水透明，中性树胶封固。

（三）结果

硫酸化酸性黏液物质呈蓝色，羧基化黏液物质呈黄色，两者的混合黏液物质呈绿色；胞核呈红色。

（四）注意事项

1．爱尔新蓝（pH 0.5）染液不稳定，配制后数周会发生沉淀而不能使用。

2．有学者认为爱尔新黄的着染力强，染色时会盖过爱尔新蓝，即有可能爱尔新黄会代替部分爱尔新蓝。这样，我们见到的羧基化黏液将会比实际存在的量要多些。

（五）染色机制

该法是先用 pH 低的爱尔新蓝液染硫酸化酸性黏液物质，随后用 pH 高的爱尔新黄液染羧基化酸性黏液物质。这样，两种主要类型的酸性黏液物质就清晰地显示出来。

（六）应用

这是一种鉴别硫酸化酸性黏液物质和羧基化黏液物质的方法，常用于黏液性上皮肿瘤的鉴别诊断。

七、高铁二胺 - 爱尔新蓝（pH 2.5）法
（根据 Spicer）

（一）试剂配制

1．60% 的三氯化铁（ferric chloride）

2．高铁二胺液

N，N- 二甲基 - 间 - 苯二胺二盐酸盐

（N，N-dimethyl-meta-phenylenediamine dihydrochloride）　　120mg

N，N- 二甲基 - 对 - 苯二胺二盐酸盐

（N，N-dimethyl-para-phenylenediamine dihydrochloride）　　20mg

蒸馏水　　　　　　　　　　　　　　　　　　　　　　50ml

60% 的三氯化铁　　　　　　　　　　　　　　　　　　1.5ml

将两种二胺盐同时溶于蒸馏水，待彻底溶解后，加入 60% 的三氯化铁，用玻璃棒轻轻搅匀。此时溶液的 pH 应为 1.4～1.5 左右。

3．爱尔新蓝液（pH 2.5）［见本节标题"二、爱尔新蓝（pH 2.5）法"］

4．核固红液［见本节标题"二、爱尔新蓝（pH 2.5）法"］

（二）染色步骤

1．组织固定于 10% 的甲醛液中，常规脱水包埋。

2．切片厚 4μm，常规脱蜡到水。

3．浸入高铁二胺液（加盖）于室温作用 18～24 小时。流水冲洗 1～2 分钟。

4．爱尔新蓝液（pH 2.5）染 20 分钟。

5．稍水洗。

6．核固红液染 5～10 分钟。

7．稍水洗。

8．常规脱水透明，中性树胶封固。

（三）结果

硫酸化酸性黏液物质呈紫棕色至紫黑色，唾液酸黏液物质呈蓝色（图 3-40），胞核呈红色。

（四）注意事项

1．两种二胺盐皆为灰色或灰白色粉末，宜密封置于 4℃的冰箱保存，如颜色变深灰色至灰紫色，说明已受潮或氧化，用其染色时特异性降低，背景也着染，不应使用。

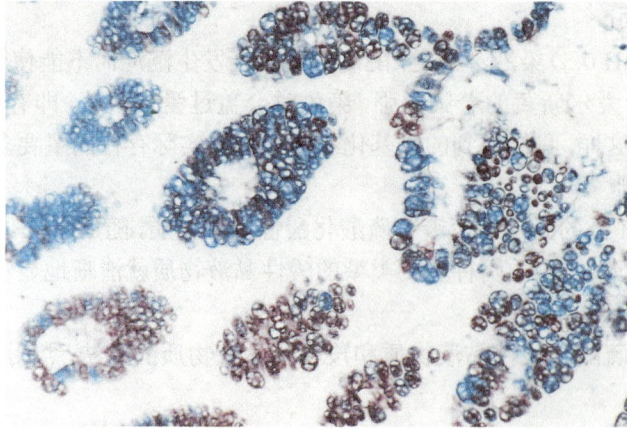

图 3-40 高铁二胺 - 爱尔新蓝（pH 2.5）法
胃黏膜，硫酸化酸性黏液物质呈紫棕色至紫黑色，唾液酸黏液
物质呈蓝色

2. 高铁二胺盐宜临用前配制，使用一次后弃去。若用后放冰箱保存，翌日尚可再用一次，但背景已开始稍着色，特异性会降低。

3. 配制高铁二胺液时，原法是用 60% 的三氯化铁（$FeCl_3 \cdot 6H_2O$）1.4ml，我们考虑三氯化铁在储存中易潮解，吸水性强，就改用 1.5ml。

4. 浸入高铁二胺液作用时的合适温度为 20～25℃，若室温太低，反应时间需延长。温度过高，如在 37℃ 时，可能是唾液酸内的羟基被酯化，原本应呈蓝色的唾液酸黏液就会与二胺盐结合呈紫黑色，这样，在镜下所见的含唾液酸黏液物质细胞数量减少，造成唾液酸黏液假阴性的结果。

5. 二胺盐有毒性，操作时应避免接触皮肤，用过的高铁二胺盐应小心倾弃。

（五）染色机制

N, N- 二甲基 - 间 - 苯二胺二盐酸盐和 N, N- 二甲基 - 对 - 苯二胺二盐酸盐均为胺盐，离解后都带阳电荷。二胺盐与硫酸化酸性黏液物质结合成复合物而被显示，该反应很慢，需加入三氯化铁作催化剂。三氯化铁的作用有两方面，一是使二胺盐氧化形成棕黑色的阳离子色原，从而加快染色；二是使染色液的 pH 降至 1.4，在此 pH 时，切片上的羧基不能与二胺盐结合而仅是硫酸化酸性黏液与二胺盐起反应形成紫棕色至紫黑色复合物。但铁也带阳电荷，有竞争性抑制作用，因此，铁的浓度对染色的特异性关系极大。加铁多，称高铁二胺法，主要显示硫酸化黏液物质；加铁少，称低铁二胺法，它不仅染上硫酸化黏液，也能把一部分的非硫酸化黏液物质也着染，故应用高铁二胺为佳。其后，爱尔新蓝（pH 2.5）把羧基化的唾液酸黏液染成蓝色。这样，两种主要基团的酸性黏液物质就分别显示出来。

（六）应用

见本节标题"八、高碘酸 - 硼氢化钠 - 氢氧化钾 - 高碘酸 - 无色品红法"。

八、高碘酸 - 硼氢化钠 - 氢氧化钾 - 高碘酸 - 无色品红法
（根据 Culling 等）

（一）试剂配制

1. 1% 的高碘酸（periodic acid）

2．2.45% 的硼酸（boric acid）

3．1.89% 的硼氢化钠（sodium borohydride）

4．硼酸 - 硼氢化钠液

2.45% 的硼酸 　　　　　　　　　　　　　　　　　　　100ml

1.89% 的硼氢化钠 　　　　　　　　　　　　　　　　　167ml

取一个 300ml 的高身烧杯，加入 2.45% 的硼酸 100ml，放入切片，即把烧杯置入一个直径约 12cm 的搪瓷口盅内，在烧杯周围放冰块，然后在 30 分钟内向硼酸水溶液内慢慢加入 1.89% 的硼氢化钠液 167ml（加入硼氢化钠时，烧杯内的液体开始沸腾出现气泡，此时最好放在一个通风柜内进行），加入后继续作用 30 分钟（共 1 小时）。

5．0.5% 的氢氧化钾乙醇液

氢氧化钾（potassium hydroxide） 　　　　　　　　　　0.5g

70% 的乙醇 　　　　　　　　　　　　　　　　　　　100ml

6．0.5% 的高碘酸（periodic acid）

7．无色品红液［见本章 第一节 标题"一、高碘酸 - 无色品红法（PAS 法）"］

8．0.5% 的偏重亚硫酸钠（sodium metabisulphite）

9．Mayer 苏木精液［见本章 第一节 标题"一、高碘酸 - 无色品红法（PAS 法）"］

（二）染色步骤

1．组织固定于 10% 的甲醛液中，常规脱水包埋。

2．切片厚 4μm，常规脱蜡至水。

3．1% 的高碘酸氧化 30 分钟。

4．流水冲洗 2 分钟。

5．切片于硼酸 - 硼氢化钠液内还原 1 小时。

6．取出切片流水洗 10 分钟。

7．0.5% 的氢氧化钾乙醇液处理 30 分钟。

8．70% 的乙醇稍浸洗。

9．流水稍洗 1～2 分钟。

10．0.5% 的高碘酸氧化 5～8 分钟。

11．流水冲洗 2 分钟，再用蒸馏水稍洗 2 次，每次 2～3 秒。

12．浸入无色品红液（加盖）于暗处作用 15～20 分钟。

13．0.5% 的偏重亚硫酸钠滴洗 2 次，每次 2 分钟。

14．流水冲洗 5 分钟。

15．Mayer 苏木精染胞核 3 分钟。

16．流水冲洗 10 分钟。

17．常规脱水透明，中性树胶封固。

（三）结果

氧乙酰化唾液酸黏液物质呈红紫色。其他黏液物质不着染。胞核呈蓝色。

（四）注意事项

1．此方法的关键是切片在硼酸 - 硼氢化钠和氢氧化钾乙醇液内处理要彻底，在前一步骤必须将 PAS 阳性物质完全消除。

2．切片在硼酸 - 硼氢化钠液内还原的步骤较复杂，不易掌握。可以在第 5 步改用 1%

的磷酸氢二钠（内含 0.1% 的硼氢化钠）处理 30 分钟，其他步骤同上法，也可获得满意效果。1% 的磷酸氢二钠（内含 0.1% 的硼氢化钠）应于临用前配制，配好后立即使用。

3．本法用氢氧化钾乙醇处理，容易导致切片脱落。因此，在操作时要小心细致。

4．在操作过程中，硼氢化钠不能接近明火。

（五）染色机制

切片经高碘酸、硼氢化钠后，消除含有相邻乙二醇基的基团，PAS 染色阴性。经氢氧化钾皂化后，氧乙酰化唾液酸中的氧乙酰基转变为羟基，同时恢复部分相邻的乙二醇基，再经 PAS 染色而呈红紫色。如果在硼氢化钠或氢氧化钾两步处理不充分，均可影响染色结果。

（六）应用

高铁二胺 - 爱尔新蓝法用于鉴别硫酸化酸性黏液物质或唾液酸黏液物质；高碘酸 - 硼氢化钠 - 氢氧化钾 -PAS 法用于证实氧乙酰化唾液酸黏液。小肠上皮产生氮乙酰化唾液酸黏液，大肠上皮产生氧乙酰化唾液酸黏液和硫酸黏液。这两种方法配合爱尔新蓝 - 高碘酸 - 无色品红法用来鉴别肠上皮化生的类型以及研究胃肠道肿瘤细胞的性质，对转移性肿瘤发生黏液类型的鉴定，也可协助确定原发肿瘤是否属于大肠。

第四节 黏 蛋 白

黏蛋白是由多糖与蛋白质结合的复合物，含氨基己糖超过 4%。黏蛋白见于基膜、结肠和支气管上皮的杯状细胞等。PAS 反应阳性。

基膜旧称基底膜（basement membranes），是指位于表面上皮或腺上皮与其支持结缔组织之间的一薄层同质化物质。在病理上，以肾小球基膜的研究较为重要。肾小球毛细血管壁、球囊壁及肾小管的基膜是一层高度含水性凝胶体的衬膜，具有渗透性，常与纤细的结缔组织纤维密切结合。在肾小球疾病中，常导致肾小球基膜的改变，这对病理诊断具有一定意义。

HE 染色不能把基膜清楚地显示出来，而多采用高碘酸 - 无色品红法和六胺银浸染法显示基膜，肾穿组织经常要作此两种染色。

一、高碘酸 - 无色品红法（PAS 法）
（根据 McManus）

（一）试剂配制

1．0.5% 的高碘酸（periodic acid）

2．无色品红液［见本章 第一节 标题"一、高碘酸 - 无色品红法（PAS 法）"］

3．0.5% 的偏重亚硫酸钠（sodium metabisulphite）

4．Mayer 苏木精液［见本章 第一节 标题"一、高碘酸 - 无色品红法（PAS 法）"］

（二）染色步骤

1．组织固定于 10% 的甲醛液中，常规脱水包埋。

2．切片厚 4μm，常规脱蜡至水。

3．0.5% 的高碘酸氧化 5～8 分钟。

4．流水稍洗 2 分钟，再用蒸馏水浸洗 2 次，每次 2～3 秒。

5．切片浸入无色品红液（加盖）于暗处作用 15～20 分钟。

6. 0.5% 的偏重亚硫酸钠滴洗 2 次，每次 2 分钟。

7. 流水冲洗 2 分钟。

8. Mayer 苏木精浅染胞核约 3 分钟。

9. 流水冲洗 10 分钟。

10. 常规脱水透明，中性树胶封固。

（三）结果

肾小球囊基膜、肾毛细血管球基膜和肾小管上皮基膜呈红紫色（图 3-41）。中性黏液物质和真菌等也呈红紫色。胞核呈蓝色。

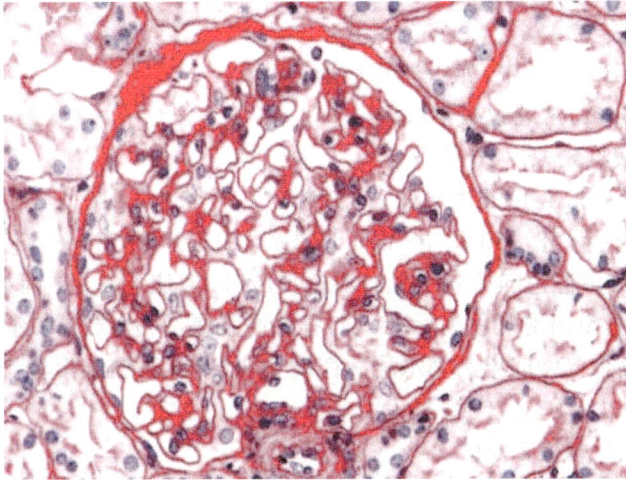

图 3-41 PAS 法
肾组织，基膜呈红紫色

（四）注意事项

1. 本法的组织是用 10% 的甲醛液固定，甲醛为水溶液，因此，不稳定性的肝糖原基本被溶解，PAS 染色应阴性。

2. 其他注意事项详见本章 第一节 标题"一、高碘酸 - 无色品红法（PAS 法）。

二、六 胺 银 法
（改良 Grocott）

（一）试剂配制

1. 1% 的高碘酸（periodic acid）

2. 5% 的硝酸银（silver nitrate）

3. 3% 的六次甲基四胺（hexamethylene tetramine）

4. 六胺银贮备液

5% 的硝酸银	5ml
3% 的六次甲基四胺	100ml

取 5% 的硝酸银 5ml，慢慢加入到 100ml 的 3% 的六次甲基四胺内，即形成乳白色沉淀，在慢慢摇动中沉淀溶解，溶液变清，用棕色小口砂塞瓶盛装，置于 4℃ 的冰箱，约可保存 6 个月。

5.5% 的四硼酸钠（sodium tetraborate）

6.六胺银工作液

六胺银贮备液	15ml
蒸馏水	20ml
5% 的四硼酸钠	2ml

依次加入，混合后即可使用。

7.0.1% 的氯化金（gold chloride） 先用棕色小口砂塞瓶配成 1% 的氯化金贮存液，再以小滴瓶配制 0.1% 的氯化金，即取 1% 的氯化金贮存液与蒸馏水 1∶9 稀释即成 0.1% 的氯化金。

8.5% 的硫代硫酸钠（sodium thiosulphate）

（二）染色步骤

1.组织固定于 Bouin 液中，常规脱水包埋。

2.切片厚 2～3μm，常规脱蜡至水。

3.1% 的高碘酸氧化 15～20 分钟。

4.流水冲洗 5 分钟，再用蒸馏水洗 2～3 秒。

5.切片浸入预热至 58～60℃六胺银工作液内（加盖），于 58～60℃恒温箱内作用 60～90 分钟，直至切片在黄棕色的背景中见有黑色反应时，取出切片，蒸馏水洗后在镜下观察，以肾小球毛细血管基膜出现黑色为标准。如着色不够深，可用蒸馏水冲洗后再置入六胺银工作液内，以后每隔数分钟取出蒸馏水洗后在镜下观察，至毛细血管基膜显色满意为止。

6.蒸馏水稍洗。

7.0.1% 的氯化金调色 2 分钟。

8.蒸馏水稍洗 1～2 分钟。

9.5% 的硫代硫酸钠处理 2 分钟。

10.流水冲洗 5 分钟。

11.HE 染色。

12.常规脱水透明，中性树胶封固。

（三）结果

肾小球囊基膜、肾毛细血管球基膜和肾小管上皮基膜呈黑色（图 3-42）。真菌、弹性纤维和网状纤维也呈灰黑色或棕黑色。胞核呈蓝色，胞质呈淡红色。

（四）注意事项

1.本法所用的玻璃器皿，应预先用硫酸洗液浸泡过并冲洗干净。

2.六胺银贮备液配妥后应置于 4℃的冰箱内，一般可保存 6 个月，如置室温仅可保存 2 周。六胺银工作液仅能使用一次。

3.这是改良的 Grocott 法，原法是用铬酸氧化真菌内多糖而暴露醛基，本法用 1% 的高碘酸氧化以暴露醛基。此法适宜于显示肾毛细血管球基膜。

4.肾基膜比真菌等较难显色，因而所配制的六胺银工作液比显示真菌的六胺银工作液要浓些，在 60℃的温箱内作用时间也较长。

5.如用水浴箱代替电恒温箱孵育，温度可调低至 48～50℃，若调至 60℃时，则作用较快，切片很快变黑而难以掌握，染色缸壁有时也出现银镜反应，导致六胺银工作液变灰黑色而失效。

6.此法是进行性银浸染，因而应经常取出用蒸馏水洗后在显微镜下观察。肾小管基膜

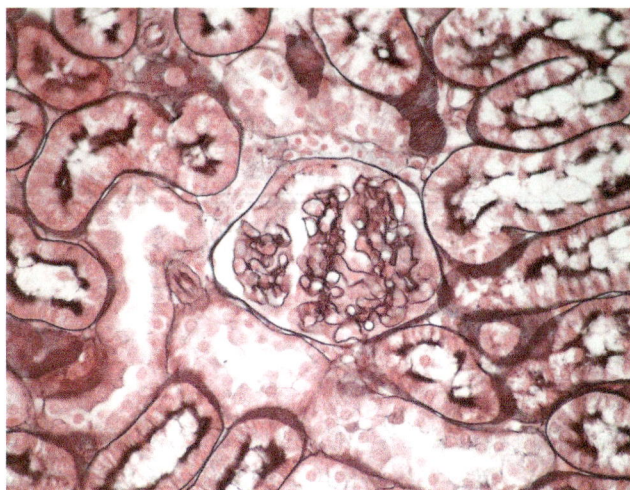

图 3-42　六胺银法
肾组织，基膜呈黑色

一般比肾毛细血管球基膜显色早，但应以后者作为标准，肾毛细血管球基膜呈黑色而背景呈淡棕黄色为宜。

7. 本法以用 Bouin 液固定为佳，但用 10% 的甲醛液固定也可。后者在六胺银工作液作用的时间需长些，底色也没有前者清晰。

（五）染色机制

组织经高碘酸氧化，基膜内的多糖暴露出醛基，游离的醛基把与基膜结合的六胺银（银离子）还原为黑色金属银。氯化金可使金属银转变为更稳定的金属金，同时使背景更清晰。硫代硫酸钠对已显色的银盐起固定作用，并除去未反应的银离子。

（六）应用

在光镜下用 HE 染色难以观察肾毛细血管球基膜的改变。利用高碘酸-无色品红法、六胺银法结合免疫荧光、电镜等技术是全面正确诊断和研究肾小球疾病的常规方法。在膜性肾小球肾炎，用六胺银法可见肾血管球毛细血管基膜上有许多与基膜表面垂直，并向外突出呈嗜银性黑色的钉状突起，称为"钉突"。这是由于免疫复合物在内皮下沉积，刺激基膜，使基膜样的物质从基膜向外突出像钉突。其染色反应和基膜相同，均呈黑色。基膜连同其钉状突起形如梳齿。而在膜性增生性肾小球肾炎，可见毛细血管基膜"分裂"成双层，形似火车轨状，称"双轨"。在硬化性肾小球肾炎，可见硬化的肾小球主要由嗜银性的基膜样物质组成。此外，通过浸银染色，还可观察肾小球毛细血管或球囊壁基膜在炎性损伤如断裂、增生、折叠等变化的形态改变。这些都是在 HE 染色甚至 PAS 染色所不易见到的。

第五节　糖　蛋　白

糖蛋白是由多糖与蛋白质结合的复合物，含氨基己糖少于 4%。糖蛋白见于脑垂体的嗜碱性细胞、甲状腺滤泡腔内胶质、胶原纤维和网状纤维、血清蛋白和球蛋白等。PAS 反应阳性。

脑垂体内嗜碱性细胞、嗜酸性细胞和嫌色细胞，可通过高碘酸-无色品红-橙黄 G 法染色很容易区分这三种细胞，这在本篇 第五章 第一节"脑垂体细胞"内介绍。

第十章

酶 类

酶（enzyme）是生物体内具有催化作用的特殊蛋白质，在细胞各个部位都有酶的存在。人体内不断地新陈代谢反应，都要靠酶的作用。动物体内无数的化学反应，包括合成和分解反应都是由酶来催化的，如果没有酶的存在，体内生物化学反应就不能进行。

酶具有胶体性质，不耐热，容易被强酸或强碱灭活。根据构成酶的蛋白质不同，酶分为两类，一类是单纯蛋白的酶，如各种水解酶；另一类是复合蛋白的酶，如线粒体内的氧化还原酶。复合蛋白的酶是由酶蛋白和辅酶结合而成，酶蛋白与辅酶两者同时存在时才能起到酶的作用。

酶对孵育液的作用有较严格的选择性，即一种酶只能对一种底物起催化作用，如琥珀酸脱氢酶只能催化琥珀酸钠的脱氢过程。有些酶特异性较低，可以催化同一种化合物，如水解酶中的碱性磷酸酶和酸性磷酸酶都可催化 β- 甘油磷酸钠，分解出磷酸，但在催化时各有不同的最适 pH。

许多因素都可以影响酶的活性，如：①温度：酶活性有它的最适温度。所谓最适温度，就是在此温度范围内可以达到最大的酶反应。酶反应最适温度约为 37℃，若温度增高，反应速度加快；温度降低，反应则减慢。但若温度高达 60℃时，大部分的酶会变性而失活。②底物浓度：酶所催化的化学反应速度与参加反应的物质浓度成正比，即所作用的底物浓度越高，反应越快，但达到一定浓度后，如再增加其浓度，反应速度也趋于恒定。③ pH：大部分酶的活性受孵育液 pH 所影响，在适宜的 pH 范围内，酶反应具有最大速度。高于或低于此值，反应速度都会下降，通常称此 pH 为酶反应的最适 pH。每一种酶只有在最适 pH 范围内活性最大。例如碱性磷酸酶的最适 pH 为 9.2～9.4，酸性磷酸酶的最适 pH 为 4.8～5.2。其他各种酶的最适 pH 为 7.2～7.6。

能使酶的活性增高的物质称为激活剂（activator），某些金属离子或其他基团可作为酶的激活剂，例如镁离子可激活碱性磷酸酶，钙离子可激活酯酶。能使酶活性降低的物质称为抑制剂（inhibitor），某些金属离子或氧化还原试剂都是酶的抑制剂，如显示酸性磷酸酶时，在孵育液内加入 0.01mol/L 的氟化钠即可抑制该酶活性。又如显示乙酰胆碱酯酶，在孵育液内加入 10^{-5}mol/L 的四异丙基焦磷酰胺（tetra-isopropyl pyrophosphoramide）即可抑制假性胆碱酯酶而显示乙酰胆碱酯酶。

一、酶 的 分 类

酶的种类很多，分布复杂。国际酶学会议根据酶所催化反应的性质把酶分为六类，其分类如下：

1. 氧化还原酶（oxido-reductases） 这是一类转移电子，催化作用物的氧化还原反应的酶。属这类的有脱氢酶，如琥珀酸脱氢酶、乳酸脱氢酶等。氧化酶如 DOPA 氧化酶和细胞色素氧化酶等。

2. 转移酶（transferases） 是一类催化不同物质分子间某种基团的交换或转移的酶。如 γ-谷氨酰转肽酶和磷酸化酶。

3. 水解酶（hydrolases） 是一类增加或除去水，催化水解反应的酶。属这类酶的有碱性磷酸酶和酸性磷酸酶等。

4. 裂合酶（lyases） 是催化一种化合物分裂为两种化合物，或由两种化合物合成一种化合物的酶。如亮氨酸氨基肽酶和碳酸酐酶。

5. 异构酶（isomerases） 是催化同分异构体相互转化的酶。如 6-磷酸葡萄糖异构酶。

6. 合成酶（ligases） 是催化两分子化合物相互结合，同时使三磷酸腺苷分子（或其他三磷酸核苷）中的高能磷酸键断裂的酶。如三磷酸胞苷合成酶等。

二、酶的显示方法

显示酶的组织化学方法常用以下几种：

1. 金属沉淀法 此法一般应用于磷酸酶的显示，其原理是切片上的酶水解底物 β-甘油磷酸钠，释放出磷酸，磷酸与相应的金属阳离子如钙或铅结合而产生不溶性的金属磷酸盐沉淀。此磷酸盐沉淀通常是无色的，但用硫化铵处理后使它转变为棕黑色的硫化物而显色。如显示碱性磷酸的 Gomori 钙钴法。

2. 同时偶联法 此法是显示各种酶类最重要的方法，其原理是同时使用一种适宜的底物和一种重氮盐（或六偶氮对品红），由于切片上的酶在水解底物时，生成无色的初级反应产物（primary reaction product），后者立即与重氮盐（或六偶氮对品红）偶联，生成最终反应产物（final reaction product），这最终产物是有颜色的不溶性沉淀。例如显示酸性磷酸酶的萘酚 AS-TR 磷酸酯法，偶联后所形成的沉淀牢固，颜色鲜艳。

同时偶联法的反应如下：

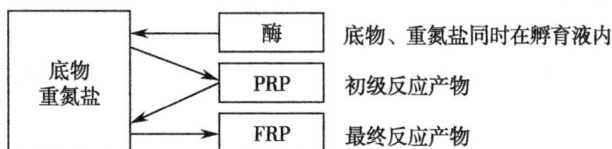

3. 电子传递法 该法多用于氧化酶和脱氢酶的显示。根据氧化还原的原理，在酶的作用下使底物氧化，从底物释放出的氢，传递给受氢体（如四唑盐），受氢体接受氢而被还原为有色的不溶性双甲䐶沉淀。

第一节　碱性磷酸酶

碱性磷酸酶（alkaline phosphatase）。此酶在碱性环境下催化醇或酚类磷酸酯的水解，它的最适 pH 为 9.2～9.4。它被许多金属阳离子如镁、锰离子所激活，也可被某些氨基酸所激活。而氰化物、砷酸盐等则可抑制碱性磷酸酶。

碱性磷酸酶广泛存在于机体组织，常见于具有活跃转运功能的细胞膜内，如毛细血管及小动脉的内皮,肝细胞毛细胆管膜,肾近曲小管的刷毛缘,小肠上皮的纹状缘以及肾上腺等,是细胞膜的标志酶之一。

显示碱性磷酸酶常用方法有两类,一是金属沉淀的钙钴法,此法是 Gomori 最先提出,以后有各种改良方法。另一是同时偶联法,此法也是 Gomori 利用 α-萘基磷酸钠为底物与重氮盐偶联。随后 Burstone 用萘酚 AS-BI 磷酸酯或萘酚 AS-TR 磷酸酯与六偶氮对品红偶联,以后又有多种的偶联改良法。钙钴法所需试剂较便宜易购,操作简便,但会出现假阳性。偶联法所需试剂难购价昂,但方法较灵敏,而且在正常组织内不存在萘酚,因此不会出现假阳性。

一、钙 钴 法
(改良 Gomori)

(一)试剂配制

1. 2% 的 β-甘油磷酸钠(sodium β-glycerophosphate)

2. 2% 的巴比妥钠(sodium barbitone)

3. 2% 的氯化钙(calcium chloride)

4. 2% 的硫酸镁(magnesium sulphate)

5. 孵育液

2% 的 β-甘油磷酸钠	2.5ml
2% 的巴比妥钠	2.5ml
2% 的氯化钙	4.5ml
2% 的硫酸镁	0.2ml
蒸馏水	0.3ml

依次混合后,pH 应为 9.4,必要时可用 0.1mol/L 的盐酸或 0.1mol/L 的巴比妥钠调整至 pH 9.4。

6. 2% 的硝酸钴(cobalt nitrate)

7. 1% 的硫化铵(ammonium sulphide)

即配即用,不能保存。

(二)染色步骤

1. 新鲜组织低温恒冷切片(用液氮快速冷冻效果更佳),厚 6μm,贴于玻片,取出风扇吹干 30 分钟后用冷丙酮固定 10 分钟。

2. 切片浸入孵育液(预热至 37℃)于 37℃ 的恒温箱内孵育 10~60 分钟。

3. 蒸馏水洗 2 次,每次 1 分钟。

4. 2% 的硝酸钴处理 5 分钟。

5. 蒸馏水洗 2 次,每次 1 分钟。

6. 1% 的硫化铵处理 1 分钟。

7. 流水冲洗 5 分钟。

8. 常规脱水透明,中性树胶封固。

(三)结果

碱性磷酸酶活性处呈棕黑色。

(四)对照方法

1. 配制孵育液时,用等量蒸馏水代替 2% 的 β-甘油磷酸钠,结果应为阴性。

2．将切片浸入 80～90℃的热水中处理 10 分钟后再进行孵育，结果应为阴性。

（五）注意事项

1．为了节约底物试剂，使用盖玻片（22mm×22mm）染色缸，容积为 10ml，冷冻切片贴于盖玻片，一次可孵育 4 片。如用载玻片贴片和用载玻片染色缸孵育，则需配制 30ml 量孵育液，即用原法的 3 倍。

2．配制碱性磷酸酶孵育液的各试剂可配成一定量用小瓶盛装，塞紧保存于 4℃的冰箱，可保存约半年，用前取出按比例混合，提前半小时置入 37℃的恒温箱预热。

3．1%的硫化铵配后不久会自行分解而失效，因此，每次要临时小量配制，一般取蒸馏水 4ml 加入硫化铵 1 滴充分混合即可。硫化铵用后要塞紧保存，否则容易挥发而失效。

4．如需复染胞核，可在第 7 步脱水透明前把切片晾干，用 1%的甲基绿复染 10 分钟即可。

5．钙钴法对组织内的含铁血黄素与钙盐也可形成棕黑色沉淀，与碱性磷酸酶的阳性反应相似，容易混淆，必要时作铁反应和钙盐证明来鉴别。

6．不纯的二甲苯对硫化钴有分解作用，导致阳性结果慢慢褪色，因此，用于最后透明的二甲苯应选用 AR 级或以上级别。

7．用于固定冷冻切片的冷丙酮一般放在低温恒冷切片机箱内。

（六）染色机制

碱性磷酸酶在 pH 9.4 的环境下，以镁离子为激活剂，把 β- 甘油磷酸钠水解出磷酸，磷酸与高浓度的钙盐结合形成无色的磷酸钙，磷酸钙再和硝酸钴作用形成磷酸钴，磷酸钴也是无色的，需用硫化铵处理变成棕黑色的硫化钴沉淀在酶活性处。

二、α- 萘基磷酸酯法
（根据 Gomori）

（一）试剂配制

1．5%的四硼酸钠（sodium tetraborate）

2．10%的硫酸镁（magnesium sulphate）

3．孵育液

α- 萘基磷酸钠（sodium α-naphthyl phosphate）	2.5mg
蒸馏水	10ml
5%的四硼酸钠	0.8ml
10%的硫酸镁	1 滴
固蓝 B 盐（fast blue B salt）	10mg

先把 α- 萘基磷酸钠溶于蒸馏水，然后顺序加入其余各试剂，用玻璃棒搅动使溶解混合，过滤后立即使用。

4．1%的冰醋酸（glacial acetic acid）

（二）染色步骤

1．新鲜组织低温恒冷切片（用液氮快速冷冻效果更佳），厚 6μm，贴于玻片，取出风扇吹干 30 分钟后用冷丙酮固定 10 分钟。

2．浸入孵育液于室温孵育 5～20 分钟。

3．流水冲洗 2 分钟。

4. 1%的冰醋酸浸洗1分钟。

5. 流水冲洗,再用蒸馏水洗3～5秒。

6. 甘油明胶封盖。

(三)结果

碱性磷酸酶活性处呈紫黑色。

(四)对照方法

1. 配制孵育液时,省去α-萘基磷酸钠,然后进行孵育,结果应为阴性。

2. 将切片浸入80～90℃的热水中处理10分钟后再进行孵育,结果应为阴性。

(五)注意事项

1. 加入固蓝B盐的孵育液,过滤后应立即放入切片进行孵育,否则固蓝B盐会很快分解而失效。孵育时室温不宜过高,因室温越高,固蓝B盐分解越快。

2. 可用固红TR代替固蓝B作为偶联剂,其结果呈红色。

(六)染色机制

碱性磷酸酶在碱性条件下将α-萘基磷酸钠水解出α-萘酚,随后α-萘酚与固蓝B盐在酶活性的部位偶联,形成紫红色至紫黑色的不溶性沉淀。

(七)应用

某些肿瘤用HE染色其组织学形态相似而难以鉴别时可用碱性磷酸酶法染色,如骨的尤文(Ewing)肉瘤和骨的恶性淋巴瘤,除用糖原染色鉴别外,还可应用本法。尤文肉瘤呈强阳性而骨的恶性淋巴瘤呈阴性。此外,急性单核细胞白血病呈阳性,粒细胞白血病呈弱阳性或阴性。通常呈阳性反应的还有成骨肉瘤和滑膜肉瘤等,阴性反应的有神经母细胞瘤和组织细胞性淋巴瘤等。

第二节　酸性磷酸酶

酸性磷酸酶(acid phosphatase)在酸性条件下催化醇或酚类磷酸酯的水解,它的最适pH为4.8～5.2。酸性磷酸酶抑制剂因组织差异而不同。前列腺来源的酸性磷酸酶可被酒石酸盐和氟化物抑制,但不被0.5%的甲醛液抑制;肝源性的酸性磷酸酶均可被上述三种抑制剂抑制;红细胞性酸性磷酸酶不被酒石酸盐抑制,而被氟化物轻微抑制,但可被甲醛液全部抑制。

酸性磷酸酶广泛分布于机体各组织,它主要位于溶酶体内,是溶酶体的标志酶。正常时见于空肠上皮的纹状缘、肾近曲小管刷毛缘、前列腺上皮和脾、肝等,吞噬细胞胞质内含有丰富的酸性磷酸酶。

显示酸性磷酸酶也有金属沉淀法和同时偶联法两种,前者不够灵敏和常出现沉淀,故均采用同时偶联法。该法以萘酚或其衍生物作为底物,与六偶氮对品红偶联,形成不溶性沉淀,沉淀物色彩鲜艳,定位清晰,效果良好。

萘酚 AS-TR 磷酸酯法
(根据 Leder 和 Stutt)

(一)试剂配制

1. 2mol/L 盐酸(hydrochloric acid)

2. 4%的对品红盐酸液

对品红（pararosaniline）	1g
2mol/L 盐酸	25ml

混合后轻轻摇动使对品红完全溶解，第2天过滤后塞紧置于4℃的冰箱保存待用。

3. 4%的亚硝酸钠（sodium nitrite）

4. Michaelis 巴比妥醋酸盐缓冲液（pH 7.6）

5. 六偶氮对品红液

4%的对品红盐酸液	6滴
4%的亚硝酸钠	6滴
巴比妥醋酸盐缓冲液（pH 7.6）	30ml

取一洁净烧杯，先滴入4%的对品红盐酸液6滴，随后慢慢逐滴滴入4%的亚硝酸钠液6滴，边滴边充分摇动，静置2分钟使其充分偶氮化，再加入巴比妥醋酸盐缓冲液（pH 7.6）30ml，充分混合后用2mol/L 盐酸调至 pH 5.0～5.1。

6. 萘酚 AS-TR 磷酸酯液

萘酚 AS-TR 磷酸酯（naphthol AS-TR phosphate）	10mg
二甲基甲酰胺（dimethyl formamide）	1ml

轻轻摇动使其彻底溶解。

7. 孵育液

萘酚 AS-TR 磷酸酯液	1ml
六偶氮对品红液	30ml

充分混合后过滤即可使用。

8. Mayer 苏木精染液

苏木精（hematoxylin）	0.1g
蒸馏水	100ml
碘酸钠（sodium iodate）	20mg
硫酸铝铵（aluminum ammonium sulphate）	5g
柠檬酸（citric acid）	0.1g
水合氯醛（chloral hydrate）	5g

取一只200ml洁净三角烧瓶盛蒸馏水，加入苏木精并轻轻摇动使完全溶解（可稍加温至约50℃），再加入碘酸钠及硫酸铝铵，用玻璃棒轻轻搅动使硫酸铝铵完全溶解，最后加入柠檬酸与水合氯醛，此时溶液呈淡红紫色，过滤于小口砂塞瓶内，置4℃的冰箱可保存1年左右。

（二）染色步骤

1. 新鲜组织低温恒冷切片（用液氮快速冷冻效果更佳），厚6μm，贴于玻片，取出风扇吹干30分钟，置入冷丙酮固定10分钟。

2. 切片浸入孵育液（预热至37℃）于37℃恒温箱孵育30～90分钟。

3. 流水冲洗1分钟。

4. Mayer 苏木精液浅染胞核2～3分钟。

5. 流水冲洗10分钟。

6. 常规脱水透明，中性树胶封固。

（三）结果

酸性磷酸酶活性处呈红色（图3-43），胞核呈蓝色。

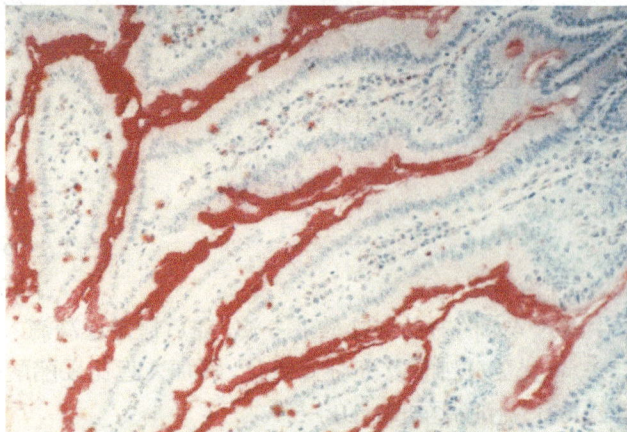

图3-43 萘酚 AS-TR 磷酸酯法
小鼠空肠组织，黏膜上皮纹状像酸性磷酸酶活性处呈红色

（四）对照方法

1. 将切片浸入 80～90℃的热水中处理 10 分钟后再进行孵育，结果为阴性。

2. 取孵育液 10ml，加入 0.01mol/L 的酒石酸钠；另取孵育液 10ml，加入浓甲醛液 0.13ml。两孵育液分别孵育相同的连续切片，若前者阴性，而后者阳性，则该酸性磷酸酶来源于前列腺。

（五）注意事项

1. 可用萘酚 AS-BI 磷酸酯（naphthol AS-BI phosphate）代替萘酚 AS-TR 磷酸酯（naphthol AS-TR phosphate）。

2. 孵育时间因组织而不同，肠上皮孵育 20～30 分钟即可，脾脏孵育 50～60 分钟，肝脏约需 70～80 分钟，如酶出现弥散即停止孵育。

3. 4% 的对品红盐酸配制后置 4℃的冰箱保存，可使用一年以上。4% 的亚硝酸钠则应于临用前配制。

4. 当萘酚 AS-TR 磷酸酯液与六偶氮对品红混合时呈粉红色透明液体，有时会出现轻微红色絮状混浊，这是未酯化的游离萘酚 AS 与六偶氮对品红偶联形成的，当过滤后溶液转清微带红色即可用。

5. 萘酚类有多种，以萘酚 AS-TR 磷酸酯和萘酚 AS-BI 磷酸酯为佳，两者作为底物，其结果都是相同的。Barka 等认为，在显示人类血细胞的酸性磷酸酶时，用后者更佳。

6. 用上述两种萘酚衍生物显示酸性磷酸酶定位精确，反应产物不溶于有机溶剂，正常组织中无萘酚，故一般不需作阴性对照片，阳性产物图像清晰，并可控制深度。

（六）染色机制

酸性磷酸酶在酸性条件下水解萘酚 AS-TR 磷酸酯为萘酚 AS-TR 和磷酸，萘酚 AS-TR 和六偶氮对品红偶联，形成红色的不溶性复合物，沉淀在酸酶活性的部位而显示出来。

（七）应用

酸性磷酸酶在前列腺含量最高，前列腺癌和其他脏器的转移性前列腺癌为强阳性。

霍奇金淋巴瘤、多核巨细胞瘤的瘤细胞胞质强阳性；而尤文肉瘤、成骨肉瘤等酸性磷酸酶阴性。

第三节　三磷酸腺苷酶

三磷酸腺苷酶（adenosine triphosphatase）为一种水解酶，它水解底物三磷酸腺苷为二磷酸腺苷和磷酸，同时产生能量。碱性磷酸酶也能催化这种反应，但所需的 pH 不同，这可避免碱性磷酸酶存在所引起的非特异性染色。经甲醛液固定的组织，酶活性受到一定抑制甚至灭活。三磷酸腺苷酶根据所用激活剂和抑制剂的不同以及酶定位的不同分为以下三类：

1. 膜性三磷酸腺苷酶又称钠 / 钾离子激活三磷酸腺苷酶（sodium/potassium-activated ATPase），是较常显示的一种酶，其最适 pH 为 7.2～7.5，被镁、钠、钾离子激活，被钙离子和毒毛花苷 G（ouabain）等抑制。膜性三磷酸腺苷酶常与物质转运功能活跃的细胞膜结合，因此，常存在于细胞膜，特别是分泌功能活跃的细胞膜，并被认为是同钠、钾离子泵连接，把钠离子排出细胞外而把钾离子运入细胞内。此酶可见于肝的毛细胆管、肾近曲小管刷毛缘以及毛细血管内皮细胞，分泌期子宫内膜间质细胞等。

2. 肌球蛋白三磷酸腺苷酶（myosin ATPase），最适 pH 为 9.2～9.4，被钙离子激活而被镁离子抑制。它分解三磷酸腺苷时所产生的能量，供肌肉收缩之用。此酶定位于骨骼肌，常用来区分两型肌纤维。骨骼肌纤维分Ⅰ型肌和Ⅱ型肌。Ⅰ型肌（又称红肌）是"慢"纤维，即肌纤维的收缩较慢而活动持久，其酶活性高，染色深；Ⅱ型肌（又称白肌）是"快"纤维，即肌纤维的收缩快，但活动不持久，其酶活性低，染色淡。

3. 线粒体三磷酸腺苷酶（mitochondrial ATPase），此酶在心肌最丰富，肝脏次之，但较难显示出来。心肌细胞腺粒体 ATPase 与肌球蛋白 ATPase 相反，被镁离子激活而被钙离子抑制；肝细胞线粒体 ATPase 均可被镁、钙离子激活。心肌细胞和肝细胞线粒体 ATPase 均可被对 - 氯汞苯甲酸（p-chloromercuribenzoate）所抑制。有些学者认为孵育液中铅离子浓度过高，对此酶也有抑制作用。

一、镁 激 活 法
（根据 Wachstein 和 Meisel）

（一）试剂配制

1. 0.125% 的三磷酸腺苷二钠盐（adenosine-5'-triphosphate，disodium salt）

2. 0.1mol/L 三羟甲基氨基甲烷 / 失水苹果酸缓冲液（pH 7.2）

3. 0.1mol/L 硫酸镁（magnesium sulphate）

4. 2% 的硝酸铅（lead nitrate）

5. 孵育液

0.125% 的三磷酸腺苷二钠盐	4ml
0.1mol/L 三羟甲基氨基甲烷 / 失水苹果酸缓冲液（pH 7.2）	4.4ml
0.1mol/L 硫酸镁	1ml
2% 的硝酸铅	0.6ml

依次充分混合，必要时用 0.2mol/L 氢氧化钠调至 pH 7.2，用前过滤。

6. 1%的硫化铵（ammonium sulphide）

即配即用，不能保存。

（二）染色步骤

1. 新鲜组织低温恒冷切片（用液氮快速冷冻效果更佳），厚 6μm，贴于玻片，取出风扇吹干 30 分钟。

2. 切片浸入预温至 37℃的孵育液于 37℃恒温箱孵育 10～60 分钟。

3. 蒸馏水洗 2 次，每次 1 分钟。

4. 1%的硫化铵处理 1 分钟。

5. 流水冲洗 5 分钟。

6. 常规脱水透明，中性树胶封固。

（三）结果

镁激活的三磷酸腺苷酶活性处呈棕黑色（图 3-44），在肝毛细胆管该酶呈树枝状分布。

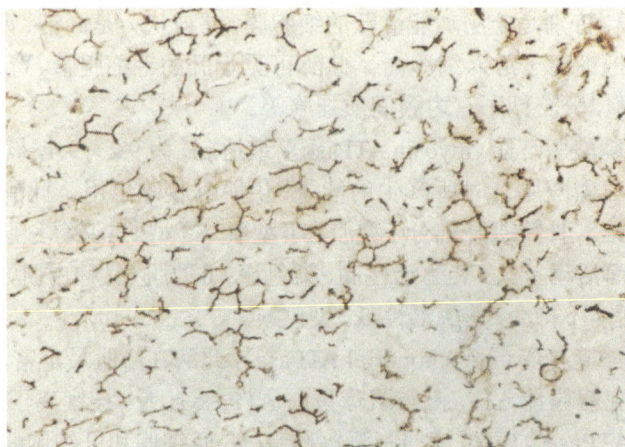

图 3-44 镁激活法
肝组织，毛细胆管内三磷酸腺苷酶活性处呈棕黑色

（四）对照方法

配孵育液时，用等量蒸馏水代替 0.125%的三磷酸腺苷二钠盐，结果应为阴性。

（五）注意事项

1. 三磷酸腺苷酶经固定后活性大受影响，因而切片不经固定。

2. 配制孵育液时，当最后加入硝酸铅液后会形成乳样混浊，过滤后如澄清则可以使用。

3. 孵育时间动物组织一般孵育 10～30 分钟，人体组织需延长孵育时间至 60 分钟甚至120 分钟。

4. 1%的硫化铵配后不久会自行分解而失效，因此每次要临时小量配制，一般取蒸馏水 4ml 加入硫化铵一滴即可。硫化铵用后要塞紧保存，否则容易失效。

（六）染色机制

三磷酸腺苷酶水解三磷酸腺苷为二磷腺苷和磷酸，并放出能量。磷酸与铅离子结合，在酶活性处形成无色的磷酸铅，磷酸铅经硫化铵处理，便转化成棕黑色的硫化铅沉淀在酶活性处显色。

二、钙激活法
（根据 Dubowitz 和 Brooke）

（一）试剂配制

1. 0.1mol/L 巴比妥钠（sodium barbitone）

2. 0.18mol/L 氯化钙（calcium chloride）

3. 碱性前孵育液（pH 10.4）

0.1mol/L 巴比妥钠	2ml
0.18mol/L 氯化钙	2ml
蒸馏水	6ml

用 0.1mol/L 氢氧化钠调至 pH 10.4。

4. 酸性前孵育液　0.2mol/L 醋酸盐缓冲液（pH 4.6）

5. 底物孵育液（pH 9.4）

0.1mol/L 巴比妥钠	2ml
0.18mol/L 氯化钙	1ml
蒸馏水	7ml
三磷酸腺苷二钠盐（adenosine-5′-triphosphate，disodium salt）	25mg

依次混合溶解后用 0.1mol/L 氢氧化钠调至 pH 9.4。

6. 2% 的氯化钴（cobalt chloride）

7. 1% 的氯化钙（calcium chloride）

8. 0.01mol/L 巴比妥钠（sodium barbitone）

9. 1% 的硫化铵（ammonium sulphide）

即配即用，不能保存。

（二）染色步骤

1. 新鲜组织低温恒冷切片（用液氮快速冷冻效果更佳），厚 6μm，连续切片分别贴于 2 张玻片上，风扇吹干 30 分钟。

2. 先取 1 张切片，浸入碱性前孵育液（pH 10.4）室温孵育 15 分钟。

3. 后取另 1 张切片，浸入酸性前孵育液（pH 4.6）室温孵育 5 分钟，然后再浸入碱性前孵育液（pH 10.4）洗 30 秒。

4. 将上述两张切片转入底物孵育液（pH 9.4）于室温孵育 30～45 分钟。

5. 1% 的氯化钙浸洗 3 次，每次约 3 分钟。

6. 2% 的氯化钴处理 3 分钟。

7. 0.01mol/L 巴比妥钠充分洗 4～5 次，每次 1～2 分钟。

8. 流水冲洗 1 分钟。

9. 1% 的硫化铵处理 1 分钟。

10. 充分水洗 10 分钟。

11. 常规脱水透明，中性树胶封固。

（三）结果（图 3-45）

肌纤维类型	前孵育液	
	pH 10.4	pH 4.6
I	淡	深
II_A	深	淡
II_B	深	中度

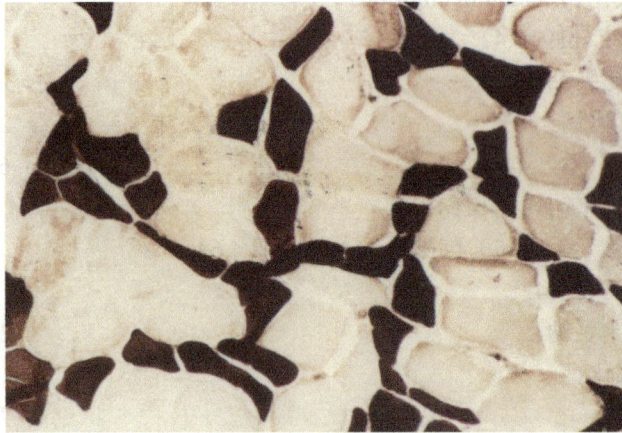

图 3-45 钙激活法
肌肉组织,三磷酸腺苷酶呈黑色

(四)注意事项

1. 肌肉组织切片用异戊烷 - 液氮冷冻法较佳,方法是:把液氮倾入保温瓶内(约半瓶),将异戊烷(isopentane)倒入一个 50ml 烧杯内(约半烧杯),烧杯事前应以铁线箍牢并具一柄以利握持。把烧杯置于液氮内(以浸过半烧杯为准),用镊子搅动异戊烷约半分钟,见烧杯底部出现一层白色黏结物时,即把标本置入异戊烷内,并稍搅动约 10 秒钟,然后取出放入低温恒冷箱内准备切片。如不立刻切片,可把标本贮于液氮内备用,用后的液氮和异戊烷可倒回原瓶存放。

2. 前孵育液和底物孵育液的 pH 必须准确,这样才能获得满意的结果。

3. 切片在置入底物孵育液前或从底物孵育液取出时,均不要用水冲洗。

4. 1% 的硫化铵配后不久会自行分解而失效,因此每次要临时小量配制,一般取蒸馏水 4ml 加入硫化铵 1 滴即相当于 1%。硫化铵用后要塞紧保存,否则容易挥发失效。

(五)染色机制

三磷酸腺苷酶水解三磷酸腺苷为二磷酸腺苷和磷酸,并放出能量。磷酸与钙离子结合,在酶活性处形成无色的磷酸钙,磷酸钙经氯化钴处理形成磷酸钴,再经硫化铵处理便形成棕黑色的硫化钴沉淀在酶活性部位。此酶利用酸或碱作前孵育处理,用碱作前孵育处理时,仅白肌纤维出现阳性反应,这对肌球蛋白 ATP 酶来说是特异性的。然而,用酸作前孵育处理,则红肌纤维却首先被着染。

(六)应用

镁激活法的 ATP 酶在正常肝定位于毛细胆管,因此,对毛细胆管的显示特别清晰。在肝癌或肝组织早期受损,毛细胆管被破坏,ATP 酶即下降或消失,因此,可作为肝细胞受损的征象。有作者介绍用此法代替免疫组化鉴定 B 淋巴细胞,称它是 B 淋巴细胞的一种标记酶,B 淋巴细胞及其肿瘤细胞的胞膜 ATP 酶阳性,T 淋巴细胞及其肿瘤细胞的胞膜阴性。用此法也可显示皮肤表皮内的朗格汉斯细胞。

钙激活法的 ATP 酶主要用来区分红肌纤维和白肌纤维,这对神经性肌萎缩和肌源性肌萎缩的诊断有一定价值。

第四节　葡萄糖 -6- 磷酸酶

葡萄糖 -6- 磷酸酶(glucose-6-phosphatase)分解糖原为葡萄糖进入血流,称为肝糖原的糖化作用。此酶对维持血糖浓度的相对恒定有非常重要的作用,因此是糖代谢的关键酶。当血糖降低时,葡萄糖 -6- 磷酸酶可促进肝糖原转变为血糖。当葡萄糖 -6- 磷酸酶缺乏时,会造成糖原分解障碍,使糖原积累在肝、肾及心等器官,这种情况称为肝糖原储积病。最常见的为糖原储积病 I 型。

葡萄糖 -6- 磷酸酶最适 pH 为 6.5,但 pH 在 6.0～8.0 范围内也可进行。若 pH 低于 5.0 时,酶就会变性。此酶在反应中不像大多数磷酸酶需要二价金属阳离子作激活剂,但被氟化物、锌和氰离子抑制。此酶是一种膜结合酶,定位于粗面内质网,在肝、肾和小肠黏膜含量最多,是内质网的主要标志酶。需采用新鲜组织低温恒冷切片,如组织经甲醛短时固定,酶即可失活。

硝 酸 铅 法
(根据 Wachstein 和 Meisel)

(一)试剂配制

1. 0.125% 的 6- 磷酸葡萄糖二钠盐(glucose-6-phosphate,disodium salt)

2. 0.1mol/L 三羟甲基氨基甲烷 / 失水苹果酸缓冲液(pH 6.7)

3. 2% 的硝酸铅(lead nitrate)

4. 孵育液

0.125% 的 6- 磷酸葡萄糖二钠盐	4ml
0.1mol/L 三羟甲基氨基甲烷 / 失水苹果酸缓冲液(pH 6.7)	4ml
2% 的硝酸铅	0.6ml
蒸馏水	1.4ml

依次混合后过滤。

5. 1% 的硫化铵(ammonium sulphide)　即配即用,不能保存。

6. 10% 的中性甲醛

(二)染色步骤

1. 新鲜组织低温恒冷切片(用液氮快速冷冻效果更佳),厚 5μm,贴于玻片,取出风扇吹干 30 分钟。

2. 切片入预温的孵育液于 37℃ 的恒温箱孵育 10～20 分钟。

3. 蒸馏水浸洗 2 次,每次 1 分钟。

4. 1% 的硫化铵处理 1 分钟。

5. 流水冲水 5 分钟。

6. 10% 的中性甲醛固定 10 分钟。

7. 流水冲洗 5 分钟，再用蒸馏水稍洗。

8. 甘油明胶封盖。

（三）结果

葡萄糖 -6- 磷酸酶活性部位呈黄棕色至棕黑色颗粒状沉淀。

（四）对照方法

1. 配孵育液时，用等量的蒸馏水代替 0.125% 的 6- 磷酸葡萄糖二钠盐，结果应为阴性。

2. 切片固定于 10% 的甲醛液中 1 小时后再进行孵育，酶被灭活，结果为阴性。

（五）注意事项

1. 6- 磷酸葡萄糖的钡盐在储存中较钠盐或钾盐稳定。如使用钡盐，需将钡盐转换为钠盐或钾盐，方法如下：取 6- 磷酸葡萄糖钡盐 125mg，溶于蒸馏水 5ml，加 2mol/L 盐酸 2～3 滴，使钡盐完全溶解。再加入硫酸钠或硫酸钾 60mg，此时溶液呈乳白色，于电磁搅拌器搅拌 1 小时，然后离心 15 分钟，取其上清液，加入硫酸钠或硫酸钾 1 小粒，如未出现乳白色混浊，即用蒸馏水稀释至 15ml，用 1mol/L 氢氧化钠调至 pH 6.7。如加入硫酸钠或硫酸钾 1 小粒后，仍出现乳白色混浊，表明对钡盐转换不够，需再加入适量硫酸钠或硫酸钾，然后再搅拌、离心，如无乳白混浊出现即可使用。

2. 1% 的硫化铵配后不久会自行分解而失效，因此每次要临时小量配制，一般取蒸馏水 4ml 加入硫化铵 1 滴即相当于 1%。硫化铵用后要塞紧保存，否则容易失效。

（六）染色机制

葡萄糖 -6- 磷酸酶分解底物 6- 磷酸葡萄糖，释放出磷酸，磷酸与铅离子结合，在酶活性部位形成磷酸铅，后者经硫化铵处理，形成棕黑色的硫化铅沉淀在酶活性处。

（七）应用

常用于确诊冯吉尔克（Von Gierke）病，即糖原储积病 I 型，此病由葡萄糖 -6- 磷酸酶缺乏引起。如缺乏此酶，糖原的分解就发生障碍，结果使过多的糖原积累在各组织中，特别是肝、肾组织，使这些脏器显著增大。

第五节　非特异性酯酶

酯酶可分为三类：非特异性酯酶（non-specific esterase）、脂酶（lipase）和胆碱酯酶（cholin-esterase）。一般来说，非特异性酯酶能水解短链脂肪酸（C_2～C_4）的酯，脂酶能水解长链脂肪酸（C_8 以上）的酯，胆碱酯酶能水解胆碱的酯键。狭义的酯酶多指非特异性酯酶，广义的酯酶有时包括脂酶和胆碱酯酶。

每一种酯酶常能水解许多不同的底物，而多种不同的酯酶又能水解相同的底物（如乙酸 -α- 萘酯）。因此这些酯酶称为非特异性酯酶。非特异性酯酶的最适 pH 为 5.0～8.0，此酶定位于溶酶体和内质网，在肝、肾、胰和小肠具有较高的酶活性。单核 - 吞噬细胞系统的单核巨噬细胞、树状突细胞均含有丰富的非特异性酯酶。此外，应用酸性乙酸 -α- 萘酯 - 六偶氮对品红法（ANAE）可以在 T 淋巴细胞的胞质内见到含有红棕色至深棕色点状的局限性阳性。

显示非特异性酯酶的方法有多种，如乙酸 -α- 萘酯 - 固蓝 B 盐法，溴吲哚酚法及酸性乙酸 -α- 萘酯 - 六偶氮对品红法，其中后者较为敏感。

酸性乙酸-α-萘酯-六偶氮对品红法
（根据 Mueller，Ranki 等）

（一）试剂配制

1. 2mol/L 盐酸（hydrochloric acid）

2. 4% 的对品红盐酸液

对品红（pararosaniline）	1g
2mol/L 盐酸	25ml

将对品红倾入 2mol/L 盐酸内，轻轻摇动使对品红充分溶解，第 2 天过滤后密塞置于 4℃的冰箱保存备用。

3. 4% 的亚硝酸钠（sodium nitrite）

4. 2% 的乙酸-α-萘酯液

乙酸-α-萘酯（α-naphthyl acetate）	200mg
乙二醇单甲醚（ethylene glycol monomethyl ether）	10ml

5. 六偶氮对品红液

4% 的对品红盐酸液	0.75ml
4% 的亚硝酸钠	0.75ml

取刻度吸管吸取 4% 的对品红盐酸液 0.75ml，置于一洁净小烧杯内，然后慢慢滴入 4% 的亚硝酸钠 0.75ml，边滴边摇动，混合后静置 2 分钟使其充分偶氮化，即成为六偶氮对品红液。

6. 1/15mol/L 磷酸盐缓冲液（pH 7.6）

7. 孵育液

六偶氮对品红液	1.5ml
1/15mol/L 磷酸盐缓冲液（pH 7.6）	23ml
2% 的乙酸-α-萘酯液	0.63ml

先把六偶氮对品红液慢慢滴入 1/15mol/L 磷酸盐缓冲液内，边滴入边摇动，充分混合后再把 2% 的乙酸-α-萘酯液慢慢滴入，边滴边摇动，充分混合后过滤。pH 应为 6.1 左右。

8. 1% 的甲基绿（methyl green） 甲基绿为绿色粉末，属三苯甲烷染料，这种染料是由氯化甲烷作用于结晶紫而形成的一种化合物。由于甲基化作用，甲基绿就比甲紫多引进了一个甲基。结晶紫在形成甲基绿后，所引进的甲基连接的并不牢固，容易从甲基绿中脱失。另一方面，在甲基化过程中，还有一部分结晶紫并没有生成甲基绿，因此，在商品的甲基绿中，常有少量的甲紫或结晶紫成分。但是，也有人认为甲紫乃是甲基绿的衰败产物，甲基绿在储存过程中，会不断产生甲紫。因此，在配制试剂时，必须先将甲基绿所含的甲紫或结晶紫抽提出来，才能使细胞核染成绿色。

甲基绿液的抽提：抽提方法是取 2% 的甲基绿水溶液 20ml（或更多些）倾入洁净分液漏斗，加入三氯甲烷 20ml（可相应多些）充分摇荡混合，使其内部甲紫溶于三氯甲烷中而呈紫红色。因三氯甲烷的比重大，下沉于底部。旋动分液漏斗下部的砂塞，慢慢地下沉带紫红色的三氯甲烷移去，再加入新的三氯甲烷 20ml，如此反复更换三氯甲烷，直到三氯甲烷无紫红色为止，即可得到提纯的 2% 的甲基绿液，再以蒸馏水 1:1 稀释成 1% 的甲基绿液。

（二）染色步骤

1. 新鲜组织低温恒冷切片（用液氮快速冷冻效果更佳），厚 6μm，贴于玻片，取出用风扇吹干 30 分钟,于冷 10% 的甲醛钙固定 10 分钟,蒸馏水洗 2 次,每次 1 分钟。

2. 切片浸入孵育液于室温孵育 10～60 分钟。

3. 流水冲洗 1 分钟,晾干或用风扇吹干。

4. 1% 的甲基绿染核 5 分钟。

5. 流水稍洗 10～20 秒。

6. 无水乙醇稍脱水 3 次,每次 3～5 秒,二甲苯透明,中性树胶封固。

(三)结果

胞核绿色,非特异性酯酶活性部位呈红棕色至深棕色,单核巨噬细胞胞质内呈弥漫强阳性(即胞质内出现棕红色至深棕色反应,遍布于胞质,有时将核遮盖)。T 淋巴细胞呈局限性点状阳性(即胞质内出现一个至数个棕红色至深棕色小球状或细颗粒状反应产物)。

(四)注意事项

1. 如仅显示单核细胞,孵育 10 分钟已足够,如显示 T 淋巴细胞,则需 1～2 小时,至肉眼见切片呈淡棕色时取出于镜下观察效果。

2. 4% 的对品红盐酸配制后塞紧置 4℃ 的冰箱保存,可使用 1 年以上。4% 的亚硝酸钠不能保存,应于临用前配制,需多少配多少。

3. 用 1% 的甲基绿染胞核前,切片应晾干,湿的切片不易着染甲基绿。

(五)染色机制

切片内的非特异性酯酶在酸性环境下(pH 5.8～6.2)将乙酸 -α- 萘酯水解,分解出 α- 萘酯和乙酸,前者与六偶氮对品红偶联生成棕红色至深棕色的不溶性复合物沉淀在酶活性部位而显示出来。

(六)应用

单核巨噬细胞含非特异性酯酶最丰富,其胞质呈弥漫性强阳性,故可用以检测单核巨噬细胞。也可用以区分 T 淋巴细胞和 B 淋巴细胞,T 淋巴细胞及其肿瘤细胞呈局限性点状阳性,B 淋巴细胞呈阴性。在实验室未开展免疫组化和无单克隆抗体时,用此法有一定实用价值。

第六节 胆 碱 酯 酶

胆碱酯酶(cholinesterase)属特异性酯酶,可分两大类。一类为乙酰胆碱酯酶(acetyl cholinesterase,简称 AChE),又称真性胆碱酯酶;另一类为胆碱酯酶,又称假性胆碱酯酶(pseudo cholinesterase,简称 PsChE)。胆碱酯酶属神经系统中的羧基酯酶。乙酰胆碱酯酶能水解乙酰胆碱;假性胆碱酯酶能水解胆碱的酯,而不是水解乙酰胆碱酯。乙酰胆碱是由胆碱能神经释放出的一种神经介质,正常的神经冲动常引起乙酰胆碱过量积聚,而乙酰胆碱酯酶则起生理的调节作用。

乙酰胆碱酯酶主要存在于神经元的胞质内、神经与肌肉接头处即所谓运动终板处;胆碱酯酶主要存在于血浆、胰腺和唾液腺内,其生理功能尚不明确。两者的化学性质很不相同。胆碱酯酶常用的抑制剂是 10^{-5}mol/L 毒扁豆碱(eserine),它可抑制乙酰胆碱酯酶和胆碱酯酶,而每 10ml 孵育液中加入 0.2ml 的 0.004mol/L 四异丙基焦磷酰胺(tetraisopropyl pyrophosphoramide)可抑制胆碱酯酶而不抑制乙酰胆碱酯酶,是一种较理想的胆碱酯酶抑制剂。

显示乙酰胆碱酯酶的方法有多种，如 Koell 法、Snell 和 Garrett 法、Gerebtzoff 改良的 Snell 和 Garrett 法、Karnovsky 和 Roots 法等，但后两种方法较为可靠。特别是 Karnovsky 和 Roots 的亚铁氰化铜法，虽然其底物对组织的渗透性较差，但操作简便，酶的扩散又少，是一种较好的方法。

亚铁氰化铜法
（根据 Karnovsky 和 Roots）

（一）试剂配制

1. 0.1mol/L 醋酸盐缓冲液（pH 5.5）

2. 0.1mol/L 柠檬酸钠（sodium citrate）

3. 0.03mol/L 硫酸铜（copper sulphate）

4. 0.005mol/L 铁氰化钾（potassium ferricyanide）

5. 0.004mol/L 四异丙基焦磷酰胺（tetraisopropyl pyrophosphoramide）

6. 孵育液

碘化乙酰硫代胆碱（acetylthiocholine iodide）	5mg
蒸馏水	1ml
0.1mol/L 醋酸盐缓冲液（pH 5.5）	6.5ml
0.1mol/L 柠檬酸钠	0.5ml
0.03mol/L 硫酸铜	1ml
0.005mol/L 铁氰化钾	1ml
0.004mol/L 四异丙基焦磷酰胺	0.2ml

先把碘化乙酰硫代胆碱溶于蒸馏水，再加入醋酸盐缓冲液，待完全溶解后，依次加入其余各试剂，每加入一种试剂后轻轻摇动使充分混合。

7. Mayer 苏木精液（见本章 第二节 标题"萘酚 AS-TR 磷酸酯法"）

（二）染色步骤

1. 新鲜组织低温恒冷切片（用液氮快速冷冻效果更佳），厚 6μm，贴于玻片，取出风扇吹干 30 分钟。置于冷 10% 的甲醛钙中固定 10 分钟，蒸馏水洗 3 次，每次 1 分钟。

2. 切片浸入预温的孵育液于 37℃ 孵育 1～2 小时，至切片呈淡棕色时取出，蒸馏水洗后于镜下观察，如阳性产物颜色仍较淡，可于蒸馏水洗后再进行孵育，至反应合适为止。

3. 流水冲洗 5 分钟。

4. Mayer 苏木精染胞核 3 分钟。

5. 流水冲洗 10 分钟。

6. 常规脱水透明，中性树胶封固。

（三）结果

乙酰胆碱酯酶活性部位呈红棕色（图 3-46）至深棕色，细胞核蓝色。

（四）对照方法

在孵育液内加入 10^{-5}mol/L 的毒扁豆碱，可同时抑制乙酰胆碱酯酶（AChE）和胆碱酯酶（ChE）活性。

（五）注意事项

1. 配好后的孵育液应为澄清透明的淡绿色，如出现混浊则应重配。

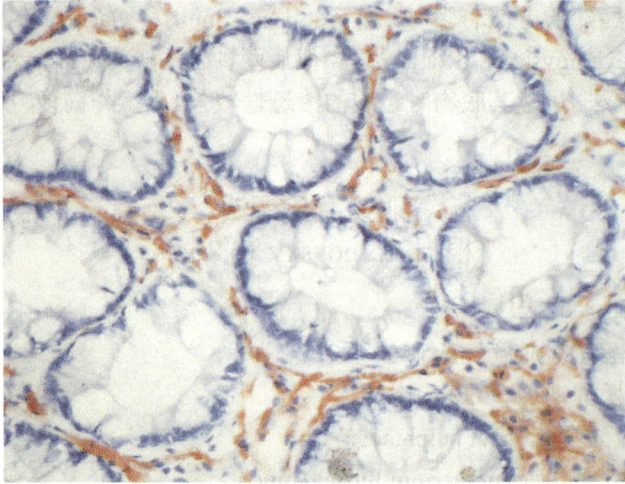

图 3-46 亚铁氰化铜法
结肠黏膜，乙酰胆碱酯酶活性部位呈红棕色

2. 在配制孵育液时，各试剂称量要准确，过多或过少对结果都有影响。

3. 本法各种试剂加入的顺序是重要的，特别是硫酸铜，只能跟在柠檬酸钠后加入，否则会降低孵育液内铜离子的浓度。

4. 如要显示假性胆碱酯酶，可用碘化丁酰硫代胆碱（butyrylthiocholine iodide）6mg 代替碘化乙酰硫代胆碱 5mg 作为底物配制孵育液，并省去四异丙基焦磷酰胺。

5. 假性胆碱酯酶抑制剂四异丙基焦磷酰胺配成 0.004mol/L 溶液放冰箱保存。其他试剂如 0.1mol/L 醋酸盐缓冲液，0.1mol/L 柠檬酸钠，0.030mol/L 硫酸铜均密塞放 4℃的冰箱可保存约半年，0.005mol/L 铁氰化钾放 4℃的冰箱可保存约 2～3 个月。

（六）染色机制

乙酰胆碱酯酶水解碘化乙酰硫代胆碱，释放出硫代胆碱和乙酸。硫代胆碱中的硫氢基（—SH）把铁氰化钾还原为亚铁氰化钾，后者与铜离子结合形成不溶性的红棕色至深棕色的亚铁氰化铜沉淀在酶活性部位而显示出来。

（七）应用

在中枢神经和周围神经纤维都有乙酰胆碱酯酶的存在，因此，可利用乙酰胆碱酯酶染色观察该酶在疾病时的改变，有助于巨结肠症（Hirschsprung 病）和肠神经元发育异常的诊断。有机农药中毒时可使该酶受抑制，酶的活性下降而呈阴性反应。

第七节 多巴氧化酶

多巴氧化酶（DOPA oxidase）又称酪氨酸酶（tyrosinase），是催化酪氨酸氧化为 3，4- 二羟基苯丙氨酸（dihydroxyphenylalanine，简称 DOPA），并通过各种中间产物氧化 DOPA 成黑色素。多巴氧化酶参与各种各样的黑色素形成过程，见于表皮的黑色素细胞，某些神经节细胞和黑色素瘤细胞中。如有此酶存在，表明这种细胞能产生黑色素。在活体皮肤组织内，只有一种多巴阳性细胞，这种细胞就是位于表皮基底细胞之间的树状突细胞，或称为黑色素细胞。

黑色素细胞胞突内的细小黑色素颗粒被邻近的表皮细胞和真皮的巨噬细胞通过胞饮作用所摄取，使这些细胞胞质内出现粗大的色素颗粒，这些细胞称为黑色素载运细胞，后者不含有氧化酶，不能产生黑色素。

多巴氧化酶孵育时，其 pH 是重要的。在 pH 较高时（pH 8.0 以上），DOPA 可快速发生自动氧化出现假阳性。在 pH 较低时（pH 6.8 以下），氧化反应又明显降低。所以，一般采用 pH 7.4 左右进行孵育。氰化物能明显抑制此酶活性。

二羟基苯丙氨酸法
（根据 Diengdoh）

（一）试剂配制

1. 0.1mol/L 磷酸盐缓冲液（pH 7.4）

2. 孵育液

DL- 二羟基苯丙氨酸（DL-dihydroxyphenylalanine）	10mg
0.1mol/L 磷酸盐缓冲液（pH 7.4）	10ml

3. Mayer 苏木精液（见本章 第二节 标题"萘酚 AS-TR 磷酸酯法"）

（二）染色步骤

1. 新鲜组织低温恒冷切片（用液氮快速冷冻效果更佳），厚 6μm，贴于玻片，取出风扇吹干 30 分钟。

2. 浸入预温的孵育液于 37℃的温箱孵育 2 小时。

3. 蒸馏水浸洗 2 次，每次 1 分钟。

4. Mayer 苏木精液浅染胞核。

5. 常规脱水透明，中性树胶封固。

（三）结果

多巴氧化酶活性部位呈棕黑色，胞核呈淡蓝色。

（四）对照方法

切片在孵育前用含 10^{-3}mol/L 氰化钾的 0.1mol/L 磷酸盐缓冲液（pH 7.4）于 37℃孵育 30 分钟，然后再加入 10^{-3}mol/L 氰化钾的孵育液内于 37℃孵育，结果为阴性。

（五）注意事项

1. 切片中原有的黑色素沉着，易与酶活性相混淆，因此要注意区别。

2. 使用二羟基苯丙氨酸作底物不表明此酶的特异性，因为其他有活性的氧化酶系如过氧化物酶有时可引起非特异性的染色反应，在形态上要注意区别。

（六）染色机制

二羟基苯丙氨酸为一种酚的复合物，组织内的多巴氧化酶将孵育液内的二羟基苯丙氨酸氧化，在酶活性部位生成棕黑色的醌复合物而显示出来。

（七）应用

多巴氧化酶反应，可使有形成黑色素能力的黑色素细胞呈阳性反应，而对于不形成黑色素的细胞则为阴性。对无黑色素性黑色素瘤，如能证明有多巴氧化酶存在，则具有诊断意义。

第八节 琥珀酸脱氢酶

琥珀酸脱氢酶（succinate dehydrogenase）是最普通的酶类之一，属三羧酸循环中一个很重要的酶。它不需辅酶的存在便可催化琥珀酸盐脱氢后转变为延胡索酸。琥珀酸脱氢酶存在于所有有氧呼吸的细胞，其中以心肌、肾曲管上皮细胞及肝细胞含量最丰富，它牢固结合于线粒体膜内，是线粒体的标志酶；其最适 pH 为 7.6。此酶对固定剂很敏感，因此，要求新鲜组织低温恒冷切片。若加入二甲基亚砜于孵育液内，可使线粒体膜的通透性增加，作用快而底色清。丙二酸钠可抑制此酶的活性。

显示琥珀酸脱氢酶最常用 Nachlas 法或 Pearson 法以及它们的改良法。用琥珀酸钠作为底物，四唑盐类作为氢的受体，氢从底物传递给作为氢受体的四唑盐而显色。

硝基蓝四唑法
（根据 Pearson）

（一）试剂配制

1. 0.1mol/L 磷酸盐缓冲液（pH 7.6）

2. 0.1mol/L 琥珀酸钠（sodium succinate）

3. 孵育液

硝基蓝四唑（nitro blue tetrazolium）	10mg
二甲基亚砜（dimethyl sulfoxide）	1ml
0.1mol/L 磷酸盐缓冲液（pH 7.6）	5ml
0.1mol/L 琥珀酸钠	5ml

先把硝基蓝四唑加入二甲基亚砜溶解，然后加入其余两液并充分混合。

4. 10% 的中性甲醛液

5. 80% 的乙醇

（二）染色步骤

1. 新鲜组织低温恒冷切片（用液氮快速冷冻效果更佳），切片厚 6μm，贴于玻片，风扇吹干 30 分钟。

2. 置于 −18℃ 冷丙酮固定 10 分钟。

3. 浸入预热于 37℃ 温箱的孵育液孵育 10～30 分钟，定时观察切片蓝色不再加深为止。

4. 蒸馏水稍洗 2 次，每次 2～3 秒。

5. 10% 的中性甲醛液处理 10 分钟。

6. 80% 的乙醇处理 5 分钟。

7. 流水冲洗 3 分钟。

8. 常规脱水透明，中性树胶封固。

（三）结果

琥珀酸脱氢酶活性部位处呈蓝紫色颗粒。

（四）对照方法

1. 配孵育液时，用等量的蒸馏水代替 0.1mol/L 琥珀酸钠，结果应为阴性。

2. 在孵育液内加入 0.05mol/L 丙二酸钠（sodium malonate），结果应为阴性。

（五）注意事项

1．取材要迅速，立即低温冷冻，否则容易引起酶的扩散。

2．磷酸盐缓冲液易发霉，置冰箱也不能久存，不宜多配，如有絮状沉淀或发霉则不能使用。如放冰箱有结晶析出，可用温水浸片刻使结晶溶解后仍可用。

3．二甲基亚砜可促进硝基蓝四唑溶解，使线粒体膜的通透性增强，作用快，酶定位清晰。也可用二甲基甲酰胺（dimethyl formamide）代替，两者皆不影响琥珀酸脱氢酶的活性。

4．硝基蓝四唑法也可用于显示横纹肌的两型肌纤维。Ⅰ型肌呈强阳性，Ⅱ型肌呈弱阳性或中度阳性。

5．四唑盐有多种，如氯化三苯四唑（2, 3, 5-triphenyl tetrazolium chloride，简称 TTC）、蓝四唑（blue tetrazolium，简称 BT）、新四唑（neotetrazolium，简称 NT）、溴化二甲基噻唑基二苯基四唑［3-（4, 5-dimethyl-thiazolyl-2）-2, 5-diphenyl tetrazolium bromide，简称 MTT］、硝基蓝四唑（nitro blue tetrazolium，简称 nitro-BT）及四硝基蓝四唑（tetranitro blue tetrazolium，简称 TNBT）等，但以后两种最佳。这两种四唑盐均较稳定，生成蓝紫色的双甲臜沉淀，不溶于水及有机溶剂。

（六）染色机制

此法是利用琥珀酸脱氢酶的脱氢作用，从底物琥珀酸钠中释放的氢与硝基蓝四唑作用，还原硝基蓝四唑为蓝紫色的双甲臜而定位于酶活性的部位。

（七）应用

琥珀酸脱氢酶是三羧酸循环中的标志酶，根据此酶的活性情况，可测知细胞内的呼吸功能状况。心肌内的缺血改变或早期心肌梗死，此酶消失，但在细胞的自行分解过程中此酶较稳定，故可用于尸解组织的心肌，通过琥珀酸脱氢酶的分布情况以鉴定是否存在心肌梗死。又可用以区分横纹肌的两型肌纤维即红肌和白肌。红肌（Ⅰ型肌）着色深，呈强阳性；白肌（Ⅱ型肌）着色淡，呈弱阳性。琥珀酸脱氢酶活性在肿瘤组织中一般较低，但在某些肿瘤，如唾液腺、甲状腺和肾上腺皮质等的嗜酸性细胞腺瘤，巨细胞瘤的巨细胞与破骨细胞可显示最强的酶活性。

第九节　细胞色素氧化酶

细胞色素氧化酶（cytochrome oxidase）是动物细胞中最重要的一种酶，它在细胞的有氧呼吸中起重要作用，是线粒体内氧化磷酸化链的最后一个酶环节。大多数细胞色素氧化酶都在线粒体内，并和其内膜紧密结合。因此，细胞色素氧化酶被当做线粒体内典型的酶。

细胞色素氧化酶所需的 pH 为 7.2～8.2。组织不能经固定，否则会失去活性。常用的抑制剂是氰化钾和叠氮化钠。凡具有活跃的有氧氧化代谢作用的细胞如心肌、舌肌、胃黏膜上皮的壁细胞、肝、肾和甲状腺等组织均具有较高的细胞色素氧化酶活性。

细胞色素氧化酶最初由 Moog 采用 α-萘酚和二甲基-对-苯二胺作为底物显示出来，其后 Burstone 用新的酚类和新的胺类来显示获得较好的效果。后来，Butcher 等又在这基础上应用苯基-对-苯二胺等进行了一些改进。Seligman 又提出 DAB 法，该法还可用于电镜标本的制备。

一、苯基 - 对 - 苯二胺法
（根据 Butcher 等）

（一）试剂配制

1. 0.05mol/L 三羟甲基氨基甲烷 / 盐酸缓冲液（pH 7.4）
2. Weigert 碘液

碘片（iodine）	1g
碘化钾（potassium iodide）	2g
蒸馏水	100ml

先把碘化钾溶于 10ml 蒸馏水，溶解后再加入碘片，轻轻摇动数分钟使碘片完全溶解，再把余下的蒸馏水加入。

3. 5% 的硫代硫酸钠（sodium thiosulphate）
4. 10% 的甲醛液
5. 10% 的醋酸钴甲醛液

醋酸钴（cobalt acetate）	1g
10% 的甲醛液	10ml

6. 孵育液

1- 羟 -2- 萘甲酸（1-hydroxy-2-naphthoic acid）	2mg
N- 苯基 - 对 - 苯二胺（N-phenyl-p-phenylenediamine）	2mg
无水乙醇	0.1ml
0.05mol/L 三羟甲基氨基甲烷 / 盐酸缓冲液（pH 7.4）	3ml
蒸馏水	7ml

先把上述两种试剂用无水乙醇溶解，然后加入缓冲液和蒸馏水，充分混合后过滤。

（二）染色步骤

1. 新鲜组织低温恒冷切片（用液氮快速冷冻效果更佳），厚 6μm，贴于玻片，取出风扇吹干 30 分钟。
2. 切片浸入孵育液于室温孵育 30～60 分钟。
3. Weigert 碘液处理 2 分钟。
4. 5% 硫代硫酸钠处理 3 分钟。
5. 流水冲洗 2 分钟。
6. 10% 的醋酸钴甲醛液处理 60 分钟。
7. 流水冲洗 5 分钟。
8. 常规脱水透明，中性树胶封固。

（三）结果

细胞色素氧化酶活性部位为褐蓝色颗粒沉淀，只定位于线粒体内。

（四）对照方法

在孵育液内加入 0.01mol/L 氰化钾或叠氮化钠（sodium azide），酶活性即受抑制，结果为阴性。

（五）注意事项

1. 孵育宜于室温（20～25℃）进行，若置于 37℃ 的温箱孵育，虽可促进酶的反应，但同时也会促使靛酚的自然生成而影响结果。

2. 孵育后切片经 Weigert 碘液处理,可增强和稳定反应的颜色。5% 的硫代硫酸钠使除去碘的背景着色。

3. 切片最后经醋酸钴甲醛液处理,钴盐与生成的有色物质螯合,甲醛则起固定作用,使切片不易褪色。10% 的醋酸钴甲醛液应于使用当天小量配制。

4. 孵育时间因组织而异,心肌和肾孵育约 20～30 分钟,肝约 50～60 分钟,甲状腺滤泡上皮需 2 小时左右。

(六)染色机制

细胞色素氧化酶是通过氧化细胞色素 C 间接氧化酚类和胺类,在有酶活性的地方生成一种有色的靛酚蓝而显示出来。

二、二氨基联苯胺法
(根据 Seligman)

(一)试剂配制

1. 0.05mol/L 磷酸盐缓冲液(pH 7.4)

2. 孵育液

3,3'- 二氨基联苯胺四盐酸盐(3,3'-diamino benzidine 4HCl)	5mg
0.05mol/L 磷酸盐缓冲液(pH 7.4)	10ml
过氧化氢酶(catalase)	1mg
细胞色素 C(cytochrome C)	10mg
蔗糖(sucrose)	750mg

3. Mayer 苏木精液(见本章 第二节 标题"萘酚 AS-TR 磷酸酯法")

(二)染色步骤

1. 新鲜组织低温恒冷切片(用液氮快速冷冻效果更佳),厚 6μm,贴于玻片,取出风扇吹干 30 分钟。

2. 切片浸入孵育液于室温孵育 30～60 分钟。

3. 蒸馏水稍洗 3～5 秒。

4. Mayer 苏木精液浅染胞核 2～3 分钟。

5. 流水冲洗 10 分钟。

6. 常规脱水透明,中性树胶封固。

(三)结果

细胞色素氧化酶活性部位呈棕色颗粒沉淀,胞核染蓝色。

(四)对照方法

同本节标题"一、苯基 - 对 - 苯二胺法"。

(五)注意事项

1. 孵育液内加入过氧化氢酶,目的是除去切片内的过氧化氢。因为 DAB 除在细胞色素氧化酶存在下被氧化外,也能被组织内生成的过氧化氢氧化,造成人工假象。

2. 孵育时间因组织而异,详见本节标题"一、苯基 - 对 - 苯二胺法"的注意事项。

(六)染色机制

细胞色素氧化酶催化 3,3'- 二氨基联苯胺(DAB)使其侧链上的氨基氧化,进行反复的氧化性聚合（oxidative polymerization）和氧化性环化（oxidative cyclization）形成不溶性的棕色吩嗪（phenazine）聚合物。在孵育液中加入细胞色素 C，其作用是加速反应产物的形成，增强颜色的深度，对酶活性较低的组织，还可加快其反应。

（七）应用

细胞色素是参与细胞内有氧代谢的一种主要的酶，细胞色素氧化酶的强弱反映细胞功能的变化。有大量线粒体的细胞，该酶活性较强，呼吸过程旺盛。因此，该酶活性可作为细胞有氧代谢程度的指标。恶性肿瘤细胞大多数主要以无氧分解葡萄糖，最后产生乳酸，其呼吸功能较弱。所以，肿瘤细胞的细胞色素氧化酶活性都比其起源细胞明显下降。例如原发性肝癌，转移性肝癌其细胞色素氧化酶活性只有正常肝脏的30%。

第十节 γ- 谷氨酰转肽酶

γ- 谷氨酰转肽酶（γ-glutamyl transpeptidase）又称谷胱甘肽酶，此酶能从还原型谷胱甘肽分解 γ- 谷氨酰基，并使其与氨基酸或肽结合，从而合成新的 γ- 谷氨酰肽。在生理状态下，还原型谷胱甘肽是 γ- 谷氨酰转肽酶的底物，现已能人工合成多种萘酰胺衍生物作为底物，如 γ-L- 谷氨酰 -α- 萘酰胺、γ-L- 谷氨酰 -β- 萘酰胺和 γ- 谷氨酰 -4- 甲氧基 -β- 萘酰胺等，这些底物均可在 γ- 谷氨酰转肽酶作用下生成萘酰胺，后者与重氮盐或六偶氮对品红形成较稳定的偶氮染料。γ- 谷氨酰转肽酶为细胞的一种膜结合酶，与组织内的氨基酸和肽的调节、分泌、吸收、转运和合成有关，硫酸铜可抑制此酶活性。

γ- 谷氨酰转肽酶见于肾曲小管上皮、胰腺细胞、肝胆管上皮、睾丸曲细精管上皮以及小肠上皮的纹状缘等。

萘 酰 胺 法
（根据 Lojda）

（一）试剂配制

1. 1mol/L 氢氧化钠（sodium hydroxide）
2. 底物溶液

γ-L- 谷氨酰 -α- 萘酰胺（γ-L-glutamyl-α-naphthylamide）	12mg
二甲基甲酰胺（dimethyl formamide）	0.15ml
1mol/L 氢氧化钠	0.15ml
蒸馏水	4.7ml

依次加入，充分溶解混合，置于 4℃ 的冰箱内可保存 1 周。

3. 2mol/L 盐酸（hydrochloric acid）
4. 4% 的对品红盐酸液

对品红（pararosaniline）	1g
2mol/L 盐酸	25ml

充分溶解后于第 2 天过滤，置于 4℃ 的冰箱约可保存使用 1 年。

5. 4% 的亚硝酸钠（sodium nitrite）

即配即用，不能保存。

6. 0.1mol/L 醋酸盐缓冲液（pH 6.5）

7. 缓冲六偶氮对品红液

4% 的对品红盐酸液	0.25ml
4% 的亚硝酸钠液	0.25ml
0.1mol/L 醋酸盐缓冲液（pH 6.5）	8.5ml

取洁净烧杯一只，先滴入对品红盐酸液，然后慢慢滴入 4% 亚硝酸钠液，边滴边充分摇匀，混合后放置 2 分钟，使充分偶氮化，最后加入 0.1mol/L 醋酸盐缓冲液（pH 6.5），混合后用 1mol/L 氢氧化钠调至 pH 6.5。

8. 孵育液

底物溶液	1ml
缓冲六偶氮对品红液	9ml
甘氨酰替甘氨酸（glycylglycine）	5mg

9. 2% 的硫酸铜（copper sulphate）

10. Mayer 苏木精液（见本章　第二节　标题"萘酚 AS-TR 磷酸酯法"）

（二）染色步骤

1. 新鲜组织低温恒冷切片（用液氮快速冷冻效果更佳），厚 6μm，贴于玻片，取出风扇吹干 30 分钟后入冷丙酮固定 10 分钟。

2. 切片浸入孵育液于室温（20～25℃）孵育 15～45 分钟。

3. 蒸馏水洗。

4. 2% 的硫酸铜处理 5 分钟。

5. 蒸馏水洗。

6. 10% 的甲醛液固定 1 小时。

7. 流水冲洗 5 分钟。

8. Mayer 苏木精液浅染胞核 2～3 分钟。

9. 流水冲洗 10 分钟。

10. 常规脱水透明，中性树胶封固。

（三）结果

酶活性部位呈棕色至棕黄色（图 3-47），胞核呈蓝色。

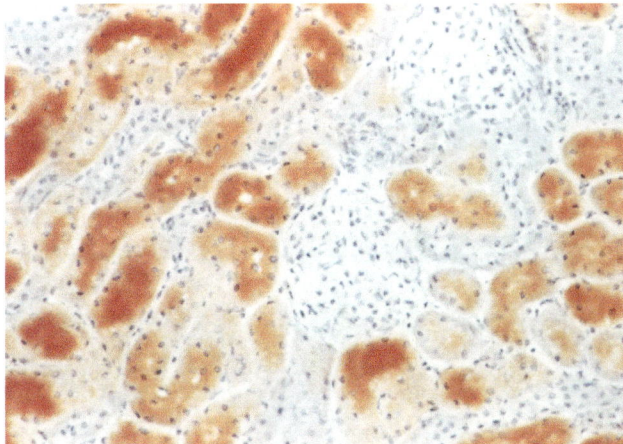

图 3-47　萘酰胺法

肾组织，γ- 谷氨酰转肽酶活性部位呈棕黄色

（四）对照方法

1. 配孵育液时，用等量蒸馏水代替底物溶液，结果为阴性。

2. 在孵育液内加入 0.001mol/L 的硫酸铜，结果为阴性。

（五）注意事项

1. 甘氨酰替甘氨酸作为激活剂，有增强酶反应的强度，尤其适合于酶活性低的组织。

2. 底物 γ-L- 谷氨酰 -α- 萘酰胺可用 γ-L- 谷氨酰 -β- 萘酰胺代替，但以前者更易溶解，水解也较快，定位好。

3. 本法以采用醋酸盐缓冲液为佳，如用其他缓冲液，可使酶活性减弱。

4. γ- 谷氨酰转肽酶最适 pH 约为 8.8，但因本法使用六偶氮对品红作偶联剂。使用六偶氮对品红作偶联，其 pH 不宜高于 6.5，否则六偶氮对品红液容易发生降解而失效。

（六）染色机制

γ-L- 谷氨酰 -α- 萘酰胺在 γ- 谷氨酰转肽酶的催化下生成 γ-L- 谷氨酰 -γ-L- 谷氨酰 -α- 萘酰胺和 α- 萘胺，后者与六偶氮对品红偶联形成一种稳定的偶氮染料，该偶氮染料再与铜离子螯合形成棕黄色的复合物在酶活性部位显色。甘氨酰替甘氨酸的作用是提高 γ- 谷氨酰转肽酶的活性。

（七）应用

在胎儿和刚出生的新生儿，其肝细胞中的 γ- 谷氨酰转肽酶活性很高，但在出生后即迅速降低。在成年人正常肝，γ- 谷氨酰转肽酶活性仅见于胆管上皮细胞，正常肝细胞则为阴性。但在变异肝细胞灶和肝癌细胞中该酶大量出现。因此，此酶可作为癌前和肝癌细胞的标志酶，无论在原发性部位或转移灶，均呈阳性反应。

第四篇
免疫组织化学和原位杂交技术

第一章

免疫组织化学技术

免疫组织化学技术是在常规 HE 染色和组织化学染色的基础上，根据抗原抗体反应原理而发展起来的染色技术，广泛应用于病理学研究和临床病理诊断，是临床病理诊断中重要的辅助技术之一，对于判断肿瘤的来源、分类、预后和鉴别诊断以及指导和评估临床治疗起着重要作用。许多在常规 HE 染色和组织化学染色难以诊断的疾病，通过应用免疫组织化学技术大部分可得到确诊。故免疫组织化学技术的应用，有助于提高临床病理诊断水平。

第一节　免疫组织化学概论

免疫组织化学技术（immunohistochemistry technique）又称免疫细胞化学技术（immunocytochemistry technique），简称免疫组化，是把组织学、细胞学、生物化学和免疫学结合起来的一门技术，利用免疫学反应和化学反应在组织切片或细胞涂片上原位显示组织细胞中的抗原以及抗原的分布和含量，以了解相关抗原在组织和细胞中的变化及其意义，即将形态和功能结合起来研究组织细胞的生理和病理改变及其机制。

一、抗　　原

1. 抗原（antigen，Ag）　抗原是指一种引起免疫反应的物质，即能刺激人或动物机体产生特异性抗体或致敏淋巴细胞（具有抗原性），并且能够与由它刺激所产生的这些产物在体内或体外发生特异性反应的物质（具有反应原性）。完全抗原的基本性质是具有免疫原性和反应原性；只具有反应原性而没有免疫原性的物质，称为半抗原。

正常和病变的组织细胞中存在各种不同的抗原，在临床病理诊断中用特异性的抗体通过免疫组织化学技术检测这些相应的抗原是否表达，通过观察检测结果和分析比较来辅助病理诊断。

2. 抗原决定簇（antigenic determinant）　抗原决定簇是抗原表面特有的具有活性的分子结构，与相应抗体结合引起免疫反应，是抗原抗体特异性结合的基础。一种抗原可以有多个抗原决定簇，抗原决定簇多少，决定与抗体结合的多少。充分暴露组织细胞的抗原决定簇是提高抗原抗体结合敏感性的重要手段之一。

二、抗　　体

1. 抗体（antibody）　抗体是指人或动物机体在抗原物质诱导下产生的，并能够与相应抗原特异性结合发生免疫反应的免疫球蛋白。所有抗体都是免疫球蛋白，但并非所有的免疫球蛋白都是抗体。每种抗体仅识别特定的目标抗原。

2. 抗体的种类 在临床病理诊断中，免疫组织化学技术主要是用特异性抗体在组织切片或细胞涂片中检测组织细胞内相应的抗原，这些特异性抗体直接与组织细胞中的抗原结合，称为第一抗体，都是人工制备和商品化的抗体。虽然很多抗体都能自己制备和标记，但其特异性和敏感性常引起怀疑而很少应用在病理诊断中，通常采用的是商品化抗体。

克隆（clone）是指由一个细胞分裂增殖形成具有相同遗传特征的细胞群。常用的商品化抗体主要是单克隆抗体和多克隆抗体。

（1）单克隆抗体（monoclonal antibody，MAb）：是来源于一个 B 淋巴细胞克隆的抗体，是应用细胞融合杂交瘤技术，用抗原免疫动物（小鼠）通过体外培养制备出来的。单克隆抗体仅与抗原的其中一个决定簇结合，因此，其免疫反应更具特异性。过去由于制备单克隆抗体是免疫小鼠制备的，所以几乎所有的单克隆抗体是小鼠单克隆抗体（monoclonal mouse anti-）。每一种单克隆抗体都有克隆号，如抗体 GFAP 的克隆号是 6F2，抗体 CD57 的克隆号是 NK-1；同一种抗体也分不同的克隆号，所标记的细胞也有所不同，如克隆号为 UCHL1 的 CD45RO 抗体标记绝大多数胸腺细胞静止期及成熟活动期 T 细胞、成熟的单核细胞等，而克隆号是 OPD4 的 CD45RO 抗体与 UCHL1 相似，但不标记单核细胞。

（2）多克隆抗体（polyclonal antibody，PAb）：是用抗原直接免疫动物产生抗血清而成，是由多个 B 淋巴细胞克隆产生的抗体（多种单克隆抗体的混合）。多克隆抗体可与抗原中的多个不同决定簇结合，因此，其免疫反应比单克隆抗体更具敏感性而特异性差。过去由于制备多克隆抗体通过免疫兔制备的，所以绝大多数的多克隆抗体是兔多克隆抗体（polyclonal rabbit anti-）。多克隆抗体则没有克隆号。

近年来已经成功地通过在转基因兔中获得骨髓瘤样肿瘤并建立稳定的兔杂交瘤融合细胞系，生产出兔单克隆抗体（monoclonal rabbit anti-）。由于兔产生的抗体能识别更多的抗原决定簇，因此，兔单克隆抗体和小鼠单克隆抗体相比具有更高的敏感性。此外，兔产生的抗体比小鼠等其他动物产生的抗体具有更高的亲和力。研究发现，兔的免疫系统能够对小鼠不能识别的小的抗原决定簇产生亲和力。因此，兔单克隆抗体和兔多克隆抗体相比具有更高的特异性。可以说兔单克隆抗体集中鼠单克隆抗体（特异性高）和兔多克隆抗体（敏感性高）的优点，应用更加广泛。

3. 免疫组化检测系统 为了提高检测抗原的敏感性，在特异性抗体与组织细胞中的抗原结合后，往往再加入另外一种抗体称为第二抗体（二抗），与抗原-抗体结合物中的第一抗体结合。接着也可以继续加入第三种抗体（三抗）与二抗结合，以进一步放大抗体与抗原结合物，达到提高检测抗原敏感性的目的。免疫组化检测系统（试剂盒）就是配有这些二抗、三抗试剂和其他一些辅助试剂的试剂组合。

三、免疫组织化学技术的基本概念

免疫组织化学技术是利用免疫学抗原抗体反应的原理，用标记的特异性抗体（或抗原）对组织细胞内相应的抗原（或抗体）进行检测的一种技术，借助光学显微镜（免疫酶组织化学技术）、荧光显微镜（免疫荧光组织化学技术）和电子显微镜（免疫电镜技术）可观察组织细胞内标记物显示出的特异性的抗原-抗体结合物即阳性反应。在临床病理诊断中应用的免疫组织化学技术主要是免疫酶组织化学技术和免疫荧光组织化学技术。

四、免疫组织化学技术的特点

1. 特异性强 免疫组织化学技术具有较高的特异性,因为抗原抗体反应是特异性最强的反应之一,商品化的单克隆和多克隆抗体特异性较强,具有较高识别抗原的能力。

2. 敏感性高 免疫组织化学技术具有较高的敏感性。不同的免疫组织化学技术方法可以不同程度地把抗原 - 抗体结合物特异性地放大;或者采用各种增加敏感性的方法,可以检测出组织细胞中极少量的抗原。此外,不断研发出的检测试剂盒使得免疫组织化学技术更具敏感性。

3. 定性、定位、定量准确 免疫组织化学技术可以将组织细胞中相应的抗原进行定性、定位和定量。通过观察染色结果阳性或阴性来定性抗原;通过观察染色结果呈色的强弱来定量抗原;通过观察阳性结果呈色的位置来确认抗原的定位是在细胞膜、细胞质、细胞核或在基质。应用细胞光度计和荧光显微光度计(对含荧光染料的染色)可以准确地测定抗原的含量,应用组织细胞图像分析仪更可以对组织细胞中的目的抗原进行阳性细胞数量、分布、含量等多项指标的统计分析。

4. 方法相同 免疫组织化学技术中,检测组织细胞中各种不同的抗原,均可采用同一种检测方法和操作步骤。

5. 应用范围广 应用免疫组织化学技术,可以检测组织石蜡切片、组织冷冻切片、细胞涂片、细胞印片和培养细胞中的相应抗原。

五、免疫组织化学技术的局限性

作为临床病理诊断的辅助技术,免疫组织化学技术有利也有弊,高质量的免疫组化染色结果能辅助病理医师更准确地进行病理诊断,提过病理诊断水平;非特异性的免疫组化染色结果可能会引起漏诊和误诊甚至造成错误的病理诊断。因此,正确掌握免疫组织化学技术,严格按照规程操作,重视染色质控,使做出的每一张免疫组化染色片都符合诊断要求尤为重要。

虽然随着免疫组织化学技术的发展和应用,逐步代替了许多特殊染色和组织化学技术方法,但无法完全取代。在临床病理诊断中,在诊断神经纤维的脱髓鞘、淀粉样变等病变,糖原的积聚以及卵巢的卵泡膜细胞瘤和纤维瘤的鉴别诊断需要脂肪染色等,都难以用免疫组化技术来解决。

病理诊断主要是依据常规 HE 染色切片,免疫组化技术只是一种辅助手段。是否需要加作免疫组化染色、选择哪一种抗体和选择哪一个组织蜡块切片染色,由病理医师根据需要来决定。许多免疫组化染色结果有助于病理诊断,有些结果对临床治疗或预后有重要的指导意义。

目前还没有一种抗体能作为某一种肿瘤或某种疾病的特异性标记,也就是说抗体不具备绝对的特异性。随着免疫技术的不断发展,基因工程抗体将是解决抗体特异性不高的一种有效途径。

六、常用的免疫组织化学技术及其机制

在临床病理诊断中应用的免疫组织化学技术主要有以下两种:

1. 免疫酶组织化学技术 通过酶标记抗体或酶与抗体结合→与相应组织抗原结合→

通过酶组化反应来显色定位→显微镜观察。

2. 免疫荧光技术　将抗体标记上荧光素→抗体与相应组织抗原结合→形成有荧光素的抗原 - 抗体结合物→激发光（荧光）照射荧光素发出可见荧光→荧光显微镜观察。

第二节　免疫酶组织化学技术

在临床病理诊断中应用的免疫组织化学技术主要是免疫酶组织化学技术，首先用酶或荧光素标记特异性第一抗体（一抗）或连接抗体（二抗或三抗），然后使这些抗体与组织细胞中相应的抗原或抗原 - 抗体结合物结合，再通过酶参与显色剂的化学反应或激发荧光素而使抗原 - 抗体结合物呈色，在显微镜下可观察到这些呈色，从而能在组织切片或细胞涂片中检测组织细胞内相应的抗原。

一、抗体标记酶及其性质

免疫酶组织化学技术中酶标抗体就是将特定的酶与抗体稳定的结合。酶标记的抗体有特异性第一抗体，更多的是标记第二抗体或第三抗体。理论上选择标记抗体的酶时应考虑组织细胞中最好不存在相同或同类型的内源性酶，但实际中并非如此，这需要在免疫组化染色中采取一些措施避免这些内源性酶的干扰。用于标记抗体的酶有很多，一般要符合以下要求：

1. 分子量不大，容易获得，是商品化的试剂。

2. 能够与抗体牢固结合，结合后不容易解离，而且与抗体结合后不会抑制抗体的活性。

3. 催化的底物是容易获得和保存的试剂。

4. 催化底物发生反应所形成的反应物必须具有一定的颜色，该颜色越鲜艳、越深越好，容易被观察到；反应物要稳定，不容易褪色或被染色所显示出来的物质要具有稳定性，尽可能不被制片过程中所用的化学试剂和封片剂等溶解，不会在反应部位向周围扩散。

二、常用的抗体标记酶

1. 辣根过氧化物酶（horseradish peroxidase，HRP）　属于过氧化物酶类的酶，来源于深根性植物辣根。由于辣根过氧化物酶存在于植物，具有活性高、分子量小、稳定和纯酶容易制备出高纯度酶的特点，所以在免疫组化技术中最常用于标记抗体。但是辣根过氧化物酶和存在于人体和动物的其他过氧化物酶一样具有相同催化某些化学反应的性质，而且这些过氧化物酶能耐受甲醛固定、乙醇和二甲苯以及石蜡的浸泡，在石蜡切片中酶的活性依然很高。因此，辣根过氧化物酶的催化反应会受到人体或动物中存在的内源性过氧化物酶的干扰。内源性过氧化物酶主要存在于血细胞、甲状腺、乳腺和唾液腺等。氰化物可抑制过氧化物酶的活性。利用过氧化物酶能催化 H_2O_2 把联苯胺氧化成蓝色或棕褐色产物。

2. 碱性磷酸酶（alkaline phosphatase，AKP，ALP，AP）　属于水解酶类的酶，容易分离纯化稳定。在免疫组化技术中常用于标记抗体。广泛存在于人体和动物的组织中，常见于具有活跃运转功能的细胞中，如毛细血管内皮、肝、骨骼、肾皮质和肾上腺等。因此，碱性磷酸酶的催化反应会受到人体或动物中存在的内源性碱性磷酸酶的干扰。在石蜡切片制片过程中，受各种因素影响，酶将部分或全部失去活性。氰化物、砷酸盐、左旋咪唑等可作为碱性磷酸酶抑制剂。

第三节　免疫酶组织化学技术染色操作准备

免疫酶组织化学技术染色操作与常规的制片技术有许多相同之处,但在操作上也有其特殊性。免疫组化染色操作包括组织切片制备的各个环节都会成为影响免疫组化染色结果的因素。这些环节不管哪一个出现失误都会影响染色结果的准确性,从而可能影响病理诊断的准确性。因此,在免疫组化技术中作好前期准备工作,并进行规范操作和质量控制极其重要。

一、检测标本选择

免疫组织化学技术适用于检测组织细胞的冷冻切片和石蜡切片以及细胞涂片;部分抗体只能用于冷冻切片和细胞涂片,大部分抗体可用于石蜡切片;而适用于石蜡切片的抗体也适用于冷冻切片和细胞涂片。冷冻切片能很好地保存组织抗原,抗原丢失少,但形态结构差,定位不很清晰;石蜡切片组织形态结构好,定位清晰,但在组织的固定、脱水、包埋等过程中容易破坏组织抗原,使抗原的免疫活性有所降低。因此,在检测石蜡切片组织抗原时,尽可能保存组织抗原的免疫活性十分重要。

二、组　织　固　定

1. 组织取材　无论用于冷冻切片还是石蜡切片的组织,取材越新鲜越好。组织离体以后应及时取材并立即进行冷冻切片,切片可于 −20℃或 −80℃保存,如行石蜡切片应立即进行固定,尽可能保存组织细胞内的抗原成分和原有的形态结构,防止组织抗原弥散。肿瘤组织取材应避开坏死灶。

2. 组织细胞固定　最常用的固定方法是用固定液浸泡组织。固定液有多种,不同的固定液具有不同的作用,至今还没有一种固定液能用于所有染色的组织固定。常用的固定液有:甲醛液:最常用、用途最广的是甲醛(formaldehyde)液又称福尔马林(formalin)液,它是甲醛气溶于水的饱和液,最大饱和度为 36%～40%,但配制一定浓度的甲醛液时,以 100%浓度计算,按甲醛和蒸馏水 1:9 的比例配成浓度为 10% 的甲醛固定液。甲醛液对组织的固定作用是它与蛋白质分子进行交联而成。甲醛作用于蛋白质,使蛋白质变性,破坏了蛋白质的立体结构,改变蛋白质的生物活性,从而达到固定的目的。因甲醛易氧化成甲酸,因此多会偏酸性,所以最好是配成中性甲醛液,这可用中性磷酸盐缓冲液代替蒸馏水来配制,也可在 10% 的甲醛液内加入碳酸钙至饱和。目前公认最适合用于免疫组化染色的组织固定液为 10% 的中性缓冲甲醛液(pH 7.2～7.4),固定时间为 4～6 小时,一般不超过 24 小时。固定时间不足,组织结构不佳,组织抗原弥散;固定时间过长,可封闭或破坏组织抗原。甲醛液适合于制作石蜡切片的制作固定。冷冻切片和细胞涂片常用的固定液为冷无水丙酮(4℃)、95% 的乙醇和纯甲醇,固定时间为 10～20 分钟。

10% 的中性甲醛液的配制:

(1) 10% 的中性缓冲甲醛液

浓甲醛	100ml
0.01mol/L PBS 缓冲液(pH 7.2)	900ml

（2）10%的中性甲醛液

浓甲醛	100ml
蒸馏水	900ml
碳酸钙	加至饱和

三、组织石蜡切片制备

在临床病理诊断中，是否需要进行免疫组化染色，要根据组织细胞的 HE 染色片的观察结果而定，如果需要，则将制作 HE 片的蜡块重新切片来进行免疫组化染色。也就是说免疫组化染色组织石蜡切片的制备就是常规 HE 组织石蜡切片的制备，但是组织固定是否采用10% 的中性缓冲甲醛液，组织浸蜡温度是否过高等都会影响免疫组化染色结果。石蜡切片厚度为 3～4μm。

四、载玻片处理

组织切片贴在载玻片上进行免疫组化染色，由于染色过程操作步骤及洗片次数较多，容易出现脱片现象，因此将载玻片硅化或涂胶是必要的。较常用效果较好操作简便的是进行玻片硅化。

（一）硅化玻片的制备

1. 材料准备　需要的材料包括载玻片、玻片架（染色抽）、试剂缸、氨丙基三乙氧基硅烷（3-aminopropyltriethoxy-silane，APES，SIGMA 产品）、无水乙醇和蒸馏水。

2. 操作步骤

（1）载玻片经酸洗，冲洗干净后烤干，插在玻片架上。

（2）将载玻片浸泡在 2% 的 APES 无水乙醇溶液 1～2 分钟。

（3）分别在无水乙醇（Ⅰ）和（Ⅱ）浸洗 1～2 分钟。洗去未结合的 APES。

（4）烤干备用。

配好后的 APES 液最好一次使用完，如有沉淀则不能再用。一般要浸泡而不能涂抹玻片。制备好的硅化玻片应看不到 APES 的痕迹，因此，可在玻片侧面用铅笔画线做记号，与普通载玻片区别。传统的硅化玻片制备方法是用丙酮配制 APES 液，第 3 步浸洗玻片也是用丙酮。用无水乙醇代替丙酮，硅化玻片的效果一样，可避免丙酮气味大和挥发性强的缺点。

（二）多聚赖氨酸玻片的制备

1. 材料准备　需要的材料包括载玻片、玻片架（染色抽）、试剂缸、多聚赖氨酸（poly-L-lysine，SIGMA 产品）和蒸馏水。

2. 操作步骤

（1）载玻片经酸洗，冲洗干净后烤干，插在玻片架上。

（2）将载玻片浸泡在 0.01% 的多聚赖氨酸水溶液中 30 秒。

（3）取出烤干或室温晾干备用。

商品化的多聚赖氨酸有粉剂和水溶液两种，大多是购买 0.1% 的水溶液，临用前按 1∶9 稀释成 0.01% 的水溶液使用，配好后最好一次使用完，如有沉淀则不能再用。多聚赖氨酸可以浸泡玻片，也可以涂抹玻片，但涂抹容易引起不均匀。制备好的多聚赖氨酸玻片应看不到多聚赖氨酸的痕迹，因此，可在玻片侧面用铅笔画线做记号，与普通载玻片区别。

五、组 织 切 片

免疫组化染色组织切片要求薄切,一般为 3~4μm,如淋巴结等细胞密集的组织,要切 3μm 厚。一个组织蜡块要做多种抗体染色,则应做连续切片,使每张切片的组织细胞成分尽可能相同,利于观察相同组织细胞结构不同抗原表达。切片贴在防脱片的硅化载玻片上, 62~65℃烤片 60~120 分钟。

六、缓冲液的应用

在免疫组化染色过程中,用缓冲液浸洗切片是不可少的操作步骤,充分浸洗切片是增强特异性染色和减少非特异性染色的重要手段之一。

(一)缓冲液的作用

1. 使抗原抗体反应在合适的 pH 环境中进行。抗体的酶标记、抗体的稀释和抗原抗体的结合反应等过程都在一定的 pH 环境中进行,因此,在加入抗体前用合适 pH 的缓冲液浸洗组织切片,有助于组织细胞中抗原抗体或抗体之间牢固结合,从而提高抗原检测的敏感性。

2. 除去组织细胞中抗原抗体或抗体之间的非特异性结合。在免疫组化染色时,组织细胞中所含的蛋白质容易与抗体进行蛋白质相互间的连接,此外,抗体和组织中存在的电荷也容易引起相互间的吸附,这些都是非特异性的结合,是造成非特异性背景染色的原因之一,但这些非特异性结合并不牢固。在切片中加入抗体反应后通过用缓冲液反复多次浸洗切片,可以洗去这些非特异性结合,减少非特异性染色。过度浸洗切片或缓冲液使用不当也会引起抗原抗体或抗体之间的非特异性结合,或造成抗体标记酶的解离。

(二)常用缓冲液的配制

在免疫组化染色中,最常用、配制简单的首选缓冲液是磷酸盐生理盐水缓冲液 PBS (phosphate buffer saline),用于稀释抗体和浸洗切片,配制如下:

0.01mol/L PBS(pH 7.2~7.4)	
$Na_2HPO_4 \cdot 12H_2O$	4.6g
$NaH_2PO_4 \cdot 2H_2O$	0.26g
NaCl	8.5g
蒸馏水	加至 1000ml

配制时要注意磷酸盐试剂所含的结晶水,结晶水含量不同,所需重量就不同。各种试剂称量准确,充分溶解,必要时,可用 1mol/L NaOH 水溶液或 1mol/L HCl 水溶液调整 pH。

吐温 20(tween 20)具有扩散和抗静电的作用,也是一种非离子表面活性剂。用含 0.05% 吐温 20 的 PBS 浸洗组织切片后再滴加抗体,有助于加入的抗体在切片的组织面上均匀扩散分布,避免由于静电和张力的作用,使抗体在组织面中隆起,引起组织边缘非特异性染色的现象。

七、抗 原 修 复

经甲醛液固定,石蜡包埋的组织在固定过程中,组织中的抗原蛋白与甲醛产生交联,组织蛋白和抗原蛋白也会产生蛋白之间的相互连接,使组织中抗原的决定簇被封闭,抗体难以和抗原充分结合。因此,要进行组织切片前处理即抗原修复(antigen retrieval, AR),目的是打开组织抗原蛋白与甲醛的交联和蛋白之间的相互连接,充分暴露出组织抗原,以提高组织抗原的检出率。但是否会引起假阳性,主要是依据阳性的准确定位、内外对照的结果、组织细胞形态学的观察和具有丰富经验的判断。是否需要进行抗原修复,首先要参照第一抗体说明书的要求进行新抗体或新批次抗体的预实验对照,更重要的是在预实验和平时操作的基础上建立实验室的操作标准,严格执行。抗原修复通常可以提高免疫组化染色的阳性率,但并非所有的抗体染色前都需要进行。不当的抗原修复会引起假阳性或假阴性的结果。

常用的抗原修复方法主要有以下几种:

(一) 蛋白酶消化

用于蛋白酶消化的蛋白酶有多种,包括胰蛋白酶、胃蛋白酶、链酶蛋白酶和蛋白酶 K。抗原修复的效果与所用的蛋白酶、酶的浓度、消化的时间和温度密切相关。过度的消化会破坏组织结构,使阳性定位不明确,也达不到抗原修复的目的。应用蛋白酶消化的抗原种类较少,其抗原修复的作用可以被热修复代替而较少应用。常用的是胰蛋白酶消化。

1. 0.1% 胰蛋白酶消化液(pH 7.8)的配制

胰蛋白酶(trypsin)　　0.1g
0.1% 的氯化钙水溶液(pH 7.8)　　100ml

必要时可用 0.1mol/L NaOH 水溶液调 pH 至 7.8。

2. 胰蛋白酶消化操作　将切片置入预热 37℃的胰蛋白酶消化液消化 30 分钟。胰蛋白酶消化液新鲜配制,当天可重复使用。

(二) 热处理

用于抗原修复的热处理方法很多,包括一般(电炉、电磁炉)加热、微波炉加热和高压锅加热。用于热处理的液体有多种,包括蒸馏水、柠檬酸缓冲液、EDTA 液等。抗原修复的效果与所用的加热方式、缓冲液的种类、修复的时间和温度密切相关。

1. 常用的抗原修复液

(1) 0.01mol/L 柠檬酸缓冲液(pH 6.0)

柠檬酸($C_6H_8O_7 \cdot H_2O$)　　0.38g
柠檬酸钠($Na_3C_6H_5O_7 \cdot 2H_2O$)　　2.41ml
蒸馏水　　加至 1000ml

必要时可用 0.01mol/L 柠檬酸水溶液或 0.01mol/L 柠檬酸钠水溶液调 pH 至 6.0。

(2) Tris-EDTA 液(pH 8.0)

a: 1mol/L Tris-HCl 缓冲液(pH 8.0)

Tris　　121.14g
蒸馏水　　990ml

用约 4.2ml 浓盐酸调 pH 至 8.0,最后用蒸馏水补足 1000ml。

b: 0.5 mol/L EDTA(pH 8.0)

EDTA　　18.61g
蒸馏水　　90ml

用 1mol/L NaOH 调 pH 至 8.0,最后用蒸馏水补足 100ml。

c: EDTA 储备液

1mol/L Tris-HCl 缓冲液(pH 8.0)　　100ml

| 0.5mol/L EDTA（pH 8.0） | 20ml |
| 蒸馏水 | 880ml |

d: Tris-EDTA 液（pH 8.0）

| EDTA 储备液 | 1 份 |
| 蒸馏水 | 9 份 |

2. 常用的抗原修复法

（1）微波加热法：将切片浸泡在抗原修复液如 0.01mol/L pH 6.0 的柠檬酸缓冲液内，用微波炉最大功率（850～1000W）加热 10 分钟，停止加热后自然冷却。

（2）高压加热法：用高压锅加热抗原修复液如 0.01mol/L pH 6.0 的柠檬酸缓冲液至沸腾，放入切片，切片完全浸泡在修复液内，盖紧高压锅盖，继续加热至减压阀喷气，开始计时 90～120 秒，停止加热后自然冷却。

八、内源性酶消除

在免疫组化技术中，选择标记抗体的酶时，很难找到一些完全符合要求的酶。辣根过氧化物酶和碱性磷酸酶最常用于标记抗体，这些酶容易标记抗体，与抗体结合牢固，一直广泛应用于免疫组化技术中，唯一的缺点是会受组织细胞中内源性过氧化物酶和碱性磷酸酶的干扰，但可以采取一些简单措施加以排除，保证免疫组化染色结果的可靠性。

（一）消除内源性过氧化物酶

组织中的粒细胞、单核细胞及红细胞等存在内源性过氧化物酶，这些酶和辣根过氧化物酶一样，可与显色剂 DAB、AEC 起反应而造成假阳性，因此，在显色前需除去这些内源性过氧化物酶。

消除内源性过氧化物酶的方法是用 3% 的过氧化氢水溶液作用 15 分钟，或用 0.3% 的过氧化氢水溶液作用 30 分钟，也可用过氧化氢甲醇液来处理，但甲醇有一定的毒性，也容易挥发，因此，采用过氧化氢水溶液即可。消除内源性过氧化物酶的操作可以在加一抗之前，也可以在加一抗之后进行。

（二）消除内源性碱性磷酸酶

碱性磷酸酶广泛存在于人体和动物的组织中，这些酶也容易和显色剂固红、固蓝和 NBT/BCIP 起反应而造成非特异性染色。因此，用于标记抗体的碱性磷酸酶其催化反应会受到人体或动物中存在的内源性碱性磷酸酶的干扰。但在石蜡切片制片过程中，受甲醛固定和浸蜡等各种因素影响，尤其是经过加热抗原修复处理后，碱性磷酸酶部分或全部失去活性。

一般不需要特别进行消除内源性碱性磷酸酶，常在显色剂中加入左旋咪唑来抑制内源性碱性磷酸酶。在商品化的固红、固蓝和 NBT/BCIP 显色剂中一般会含有碱性磷酸酶的抑制剂左旋咪唑。

九、内源性生物素消除

人体组织细胞中存在着内源性生物素，在肝肾等组织中含量丰富。免疫组化技术常用的一些检查系统如 ABC 和 LSAB 含有卵白素（avidin）和生物素（biotin）。在应用这些免疫组化检测系统检测组织细胞中的抗原时，内源性生物素容易与其中的卵白素和链霉菌抗生物素蛋白（streptavidin）结合，引起假阳性，这些假阳性在细胞质内定位清晰，一般没有背景染色,因此,更容易造成错误的判断。组织经甲醛液固定后其内源性生物素一般都会被封闭,但组织石蜡切片经热修复以后,不仅被封闭的抗原而且内源性生物素也被重新暴露出来,因此,未经固定的冷冻切片和进行抗原修复后的石蜡切片在使用含卵白素和生物素的免疫组化检测试剂盒进行免疫组化染色时,都容易因内源性生物素的干扰而引起非特异性染色。因此,在加一抗之前或在加一抗之后需要消除内源性生物素。方法是用 15% 的鸡蛋清 -PBS(鸡蛋清 15ml 加 PBS 至 100ml)或 0.05% 的卵白素处理切片 15～30 分钟。最好的方法还是采用目前常用的不含卵白素或生物素的酶标聚合物(labelled dextran polymer, LDP)免疫组化检测试剂盒,如 EnVision 等。这样既不需要另外进行封闭内源性生物素的操作,又可以避免内源性生物素的干扰。

十、内源性色素消除

组织中经常会出现一些色素,有机体自身产生的内源性色素如黑色素、含铁血黄素、脂褐素和胆色素等;有来自体外的外源性色素如肺的炭尘等;也有人为的色素如甲醛色素等。这些色素在组织细胞内或细胞间往往呈黄棕色、棕褐色或棕黑色,容易与 DAB 显色结果相混淆,需要进行鉴别。一些色素难以去除如含铁血黄素、脂褐素、胆色素和炭尘等,这需要借助特殊染色或根据其形态鉴别,常见的黑色素和甲醛色素可以在免疫组化染色前除去。

(一)甲醛色素的消除

1．切片常规脱蜡至水。

2．浸泡在苦味酸饱和于 95% 的乙醇液处理 10～30 分钟,镜下观察甲醛色素消失为止。

3．流水冲洗 10 分钟,除去切片上苦味酸的黄色。

(二)黑色素的消除

1．切片常规脱蜡至水。

2．0.25% 的酸化高锰酸钾水溶液(0.5% 的高锰酸钾水溶液和 0.5% 的硫酸以 1∶1 混合)处理 1～4 小时。水洗去高锰酸钾液。

3．2% 的草酸水溶液漂白 1～2 分钟,除去高锰酸钾的颜色,水洗后镜下观察色素是否除去,如还没有完全除去,重复第 2 步和第 3 步。

也可以用 10% 的过氧化氢水溶液去除黑色素,同时也可以消除内源性过氧化物酶,但去除黑色素效果没有用酸化高锰酸钾好。

十一、实验对照设立

免疫组化染色结果受多种因素的影响,因此,在染色过程中,设立对照非常必要,以确保染色结果的可靠性。加入对照片染色是免疫组化实验室质量控制的重要手段。对照主要有阳性对照和阴性对照。

1．阳性对照　阳性对照的意义主要是要证实第一抗体和检测试剂盒效价是否可靠,染色操作是否正确,抗体敏感性的高低,以避免试剂失效或操作失当而出现假阴性和假阳性,确保染色结果的可靠。可选用已知染色中度阳性以上的组织切片染色,阳性切片应呈阳性。每一种抗体染色都要用一张阳性片作为对照,最好是选择含多种肿瘤组织的组织芯片作为阳性对照,可观察到不同肿瘤组织的阳性表达,这样比每一种抗体用一种相应的阳性组织效果更好。同时组织中的内对照也是很好的阳性对照,可作为阳性对照的依据。

2．阴性对照　阴性对照的意义主要是确保没有非特异性染色的假阳性结果。可选用已知染色阴性的组织切片染色，或采用空白对照实验即用 PBS 代替一抗，其结果应为阴性。一般来说，阴性对照和阳性对照应同时进行，其中阳性对照呈阳性时，阴性染色结果才有意义。在用同一种条件如同一种抗原修复方法、同一种检测试剂盒染色时，即使对不同的组织进行不同的抗原检测，一般都只需要用一张阴性片，而不需要对每种抗体配多张相应的阴性片。

十二、血清封闭

在免疫组化染色时，加入的一抗（蛋白质）容易被带电荷的结缔组织所吸附，造成非特异性背景染色。避免这种现象的办法是在加一抗前，用正常的非免疫动物血清封闭组织中能和抗体吸附结合的位点，阻止组织对抗体的非特异性吸附，减少非特异性背景染色。使用的正常血清与所用的二抗密切相关，如果使用的二抗是羊抗兔的 IgG，则需要用正常羊血清；如果使用的二抗是兔抗鼠的 IgG，则需要用正常兔血清，一般试剂盒都会提供合适的配套血清。常用的二抗主要有羊抗兔和羊抗鼠 IgG，所以，正常的羊血清可以满足鼠抗人和兔抗人的单克隆抗体和多克隆抗体。实际上，目前所用的商品化一抗尤其是单克隆抗体特异性和纯度较高，不会与组织细胞中非抗原决定簇结合，因此，一般不需要进行血清封闭处理，但为了避免抗体不纯或自行配制一抗稀释液等因素，尤其是多克隆抗体染色，往往会用血清封闭步骤。许多检测试剂盒如 EnVision 等没有配备正常血清，因此，在加一抗前也就不需要加正常血清封闭。

要注意的是在滴加血清封闭后，甩去组织片的血清即可，不用 PBS 洗，直接滴加第一抗体孵育切片。因封闭血清和组织的结合不牢固，所以滴加血清孵育切片后，用 PBS 洗去血清，再加一抗，则血清与组织的结合会因 PBS 洗涤而解离，失去血清封闭的作用。

十三、抗体使用

（一）一抗与检测试剂盒的配套

临床病理诊断中常用的第一抗体主要是鼠和兔的单克隆抗体及兔的多克隆抗体，一般试剂瓶标签上都有标示，如 monoclonal mouse anti-human（鼠抗人单克隆抗体）、monoclonal rabbit anti-human（兔抗人单克隆抗体）和 polyclonal rabbit anti-Human（兔抗人多克隆抗体）。单克隆抗体还有相应的克隆号，如 Clone：UCHL1（克隆号：UCHL1）。不同动物种属来源的抗体，要与相应动物种族的二抗相匹配，如鼠单克隆抗体就要选择抗鼠免疫球蛋白二抗的试剂盒相配套，如 EnVision K4001 HRP/Mouse 试剂盒；兔单克隆抗体和兔多克隆抗体就要选择抗兔免疫球蛋白二抗的试剂盒相配套，如 EnVision K4002 HRP/Rabbit 试剂盒。目前大多数的检测试剂盒其二抗既有抗鼠免疫球蛋白也有抗兔免疫球蛋白，如 EnVision K5007 HRP/Rabbit/Mouse 试剂盒，这样不管是鼠抗还是兔抗的第一抗体，都可以使用同一个试剂盒，操作十分方便。

（二）抗体染色前抗原修复的条件

商品化的一抗说明书上都有介绍该抗体染色前是否需要进行抗原修复，如果需要，一般也只说明是热修复还是酶消化，没有进一步详细说明抗原修复的条件。因此，实验室使用新品牌或新批号的抗体前，应参考说明书要求进行预实验，确定抗原修复的条件，如用热修复还是酶消化，加热条件是微波炉还是高压锅，使用哪一种抗原修复缓冲液，缓冲液的 pH 是多少等。

（三）抗体的稀释

不同的第一抗体都有不同的最佳工作浓度，因此，使用新品牌或新批号的浓缩抗体前，应根据说明书要求的稀释度或自行用连续的组织阳性片或组织芯片，不同梯度稀释度的抗体进行染色，通过观察比较不同稀释度抗体的染色结果的特异性和敏感性，选择出最佳一抗稀释度，然后对抗体进行稀释。梯度稀释度的设计一般参照抗体说明书，如说明书建议稀释度为 1:100，则抗体稀释度的梯度为 1:50、1:100、1:200、1:400 和 1:800。一般来说，抗体的实际最佳稀释度要比说明书要求的要高。使用新品牌或新批号的即用型抗体前同样需要用连续的组织阳性片或组织芯片进行染色，通过观察染色结果的特异性和敏感性来判断其效价是否最佳。浓缩型抗体保存的时间较长，反之稀释后的抗体保存的期限较短，即用型抗体效价不如浓缩型抗体稳定，即用型抗体经过一定时间后应注意其效价是否有所降低，以避免抗体的敏感性降低而出现假阴性染色结果。最好使用浓缩型抗体，如日常工作量不多时，可将抗体按 1:20～1:5 稀释保存，染色前再稀释成工作液。抗体稀释液可用商品化的抗体稀释液，也可以用 0.01mol/L PBS（pH 7.4），在 PBS 中加入 1% 的 BSA 和 10% 的正常血清后稀释抗体，对减轻非特异性背景染色有所帮助。最好使用商品化的抗体稀释液，使用和一抗同一公司生产的抗体稀释液。

（四）抗体的保存

抗体应于低温保存，第一抗体可分成小包装于 −20℃ 保存，使用时存放在 4℃，不宜反复存放于 4℃ 和 −20℃ 之间。检测试剂盒一般存放于 4℃，不宜于 −20℃ 保存，如长时间不用可存放于 −20℃，解冻使用后则不要再存放于 0℃ 以下，因为反复冻融会使与抗体结合的抗体标记酶容易离解，导致检测的敏感度降低。应每天对存放抗体冰箱的温度进行检查，避免因停电或冰箱故障造成抗体失效。

十四、显色与显色剂

（一）显色

免疫组化染色在抗原抗体结合后，抗原 - 抗体结合物是无色的，无法在显微镜下看到抗原 - 抗体结合物，需要利用抗体中标记的酶催化显色剂的化学反应（氧化还原反应），使显色剂被氧化或还原成有颜色的难溶性沉淀，即显色反应。由于抗原 - 抗体结合物中的抗体连接有标记酶，显色的氧化还原反应是在抗体标记酶的部位发生形成有色的沉淀物，即在抗原 - 抗体结合物中形成有色的沉淀物，沉淀物的部位就是抗原抗体结合的部位，从而可以确定抗原存在的位置。

（二）显色剂

一般来说，凡能直接或间接被抗体标记酶催化形成有颜色的不溶性沉淀的物质（底物）都可以用做显色剂。在免疫组化染色中，用于显色的显色剂有多种，常用的显色剂有 3, 3'-二氨基联苯胺四盐酸盐（3, 3'-diaminobenzidine tetrahydrochloride，DAB）、3- 氨基 -9- 乙基咔唑（3-amino-9-ethylcarbazole，AEC）、固红（fast red TR salt）、固蓝（fast blue BB salt）、新复红（new fuchsin）和 5- 溴 -4- 氯 -3- 吲哚基磷酸酯二钠盐（5-bromo-4-chloro-3-indolyl phosphate disodium salt，BCIP）/ 硝基四氮唑蓝（nitroblue tetrazolium，NBT）即 BCIP/NBT 等。这些显色剂可以自行配制，也可以选用商品化的显色剂，商品化的显色剂包括有底物和底物缓冲液，不同的显色剂，所用的底物缓冲液有所不同。如 DAB 显色剂包含有液体的 DAB 和含过氧化氢的底物缓冲液，使用前只需要按一定的比例和实际用量将两者混合即可，使用方便,也不会造成浪费。

在临床病理诊断免疫组化染色中,常用 DAB 做显色剂,在多重染色中,增加选用 AEC (红色)和固蓝(蓝色)已足够。

常用显色剂的配制:

1. DAB 显色液

(1)试剂准备:DAB,过氧化氢,0.05mol/L Tris-HCl 缓冲液(pH 7.6)。

(2)配制方法

DAB	2mg
0.05mol/L Tris-HCl 缓冲液(pH 7.6)	10ml
30% 的 H_2O_2 水溶液	10μl

先用 0.05mol/L Tris-HCl 缓冲液(pH 7.6)溶解 DAB,再加入 H_2O_2 水溶液,固体 DAB 试剂为灰白色粉剂,容易被空气氧化成棕色颗粒,因此,DAB 宜密封于 4℃的冰箱保存。配好的 DAB 显色剂应是无色澄清液体,如果带有棕色或混浊,应用滤纸过滤后使用。DAB 显色液需要新鲜配制,用后不能再保存。一般显色 3~10 分钟,在镜下控制,阳性结果呈深浅不一的棕色。如果免疫染色定位在细胞核,用苏木精复染时要浅染,避免盖住阳性细胞核 DAB 的颜色。DAB 显色后,组织片可经二甲苯透明,用中性树胶封片,可长期保存。DAB 是最常用的显色剂,但其可能会致癌,故要避免接触皮肤和污染环境。用剩的 DAB 显色液应集中回收处理,不能直接排到生活污水中。

2. AEC 显色液

(1)试剂准备:AEC,二甲基甲酰胺(N,N-dimethylformamide),过氧化氢,0.02mol/L 醋酸盐缓冲液(pH 7.4)。

(2)配制方法

AEC	2mg
0.02mol/L 醋酸盐缓冲液(pH 7.4)	10ml
30% 的 H_2O_2	10μl

AEC 不容易溶解,可先用二甲基甲酰胺溶解 AEC,再加入醋酸盐缓冲液和 H_2O_2。AEC 显色液需要新鲜配制,用后不能再保存,一般显色 3~10 分钟,在镜下控制,阳性结果呈深浅不一的红色。用苏木精复染要浅染,避免盖住 AEC 的颜色。AEC 显色后,组织片不能经二甲苯透明,因此,只能用水溶性胶封片。

在 1 滴 DAB 或 AEC 显色液中加入 1μl 二抗,如果混合液呈棕色(DAB)或红色(AEC),则显色液正常;如果混合液仍然澄清,则显色液不能用。最大的原因可能是显色液中没有加 H_2O_2,也有可能二抗的标记酶不是 HRP。

(三)显色机制

1. 辣根过氧化物酶是一种过氧化物酶,能催化多种物质被过氧化氢氧化。DAB 的显色反应是在 HRP 的催化下,H_2O_2 将 DAB 氧化成还原型的 DAB,还原型的 DAB 呈棕色的不溶性沉淀(图 4-1)。

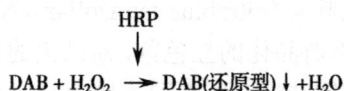

$$\text{DAB} + H_2O_2 \xrightarrow{\text{HRP}} \text{DAB(还原型)}\downarrow + H_2O$$

图 4-1 DAB 的显色反应

2．碱性磷酸酶是一种水解酶，可催化水解萘酚磷酸酯释放出萘酚和重氮盐偶联而显色。固蓝/固红的显色反应是在 AP 的催化下，萘酚 AS-MX 磷酸酯被水解为萘酚，萘酚和固蓝/固红起偶联反应，在 AP 的活性部位形成蓝色/红色的不溶性沉淀（图 4-2）。

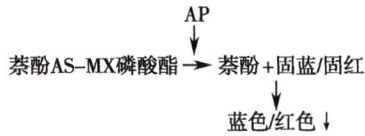

$$AP$$
$$\downarrow$$
萘酚 AS-MX 磷酸酯 $\longrightarrow$ 萘酚+固蓝/固红
$$\downarrow$$
蓝色/红色↓

图 4-2　固蓝/固红的显色反应

选用不同的显色剂需要配套使用不同的酶标抗体检测试剂盒，不同的显色剂可呈不同的颜色（表 4-1）。免疫组化检测试剂盒标识是 LSAB/HRP/Rabbit，表示 LSAB 法，抗体标记酶是辣根过氧化物酶，二抗为兔免疫球蛋白，用于检测兔单抗或兔多抗的第一抗体；EnVision/AP/Mouse 则表示 EnVision 法，抗体标记酶是碱性磷酸酶，二抗为鼠免疫球蛋白，用于检测鼠单抗的第一抗体。

表 4-1　不同显色剂免疫组化检测结果的颜色

显色剂	所用检测系统中抗体的标记酶	阳性结果颜色
DAB	HRP	棕色
AEC	HRP	红色
固蓝	AP	蓝色
固红	AP	红色
新复红	AP	红色
BCIP/NBT	AP	紫蓝色

合理选用酶标抗体检测系统和显色剂，可进行多重免疫组化染色，在同一切片上清晰地显示组织细胞中多种抗原呈多种不同颜色的表达。如图 4-3 示 DAB 显色，结果呈棕色；如图 4-4 示 AEC 和固蓝显色，结果分别为红色和蓝色；如图 4-5 示 DAB、固蓝和固红显色，结果分别为棕色、蓝色和红色。

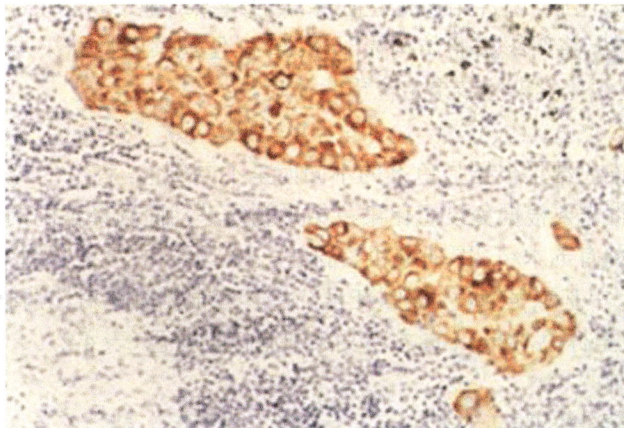

图 4-3　DAB 显色

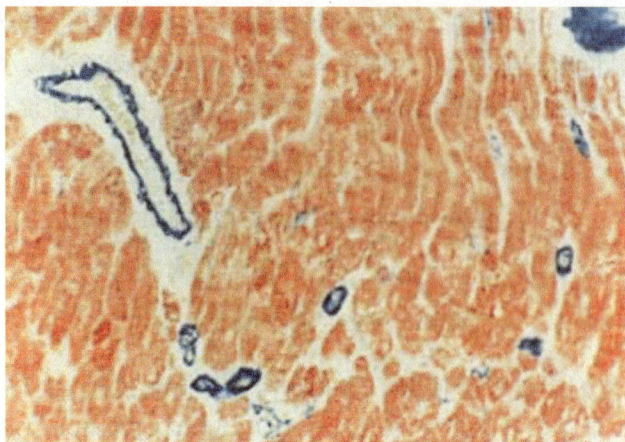

图 4-4　AEC 和固蓝显色

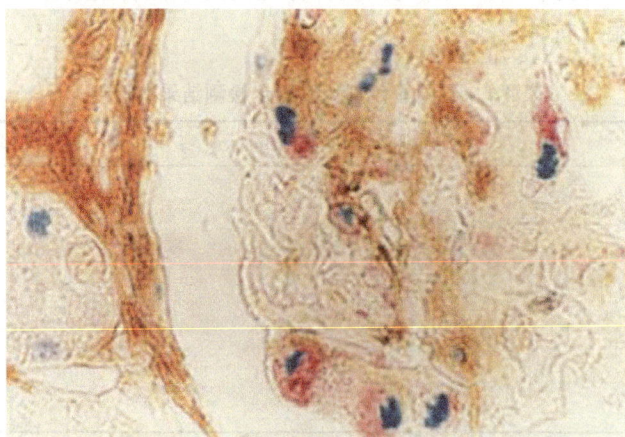

图 4-5　DAB、固蓝和固红显色

十五、背景复染与复染试剂

（一）背景复染

免疫组化染色显色后，阳性结果定位在相应的组织细胞中，这时需要将阳性结果周围的组织细胞进行染色，将组织细胞结构显示出来，以便观察阳性结果与周围的组织细胞成分的关系，使免疫组织化学染色结果定位更为清晰。

（二）复染试剂

免疫组织化学染色结果根据显色剂的不同而呈不同颜色，有棕色、蓝色和红色。因此，复染细胞核的颜色也需要根据免疫组化染色结果颜色不同而选择不同的细胞核复染剂。常用的细胞核复染试剂有苏木精、甲基绿和核固红三种，不同的复染试剂染色结果颜色不同，其中苏木精呈蓝色，甲基绿呈绿色，核固红呈红色。应根据颜色对比清晰的原则进行搭配，常用的是 DAB 显色呈棕色，Mayer 苏木精复染细胞核呈蓝色（表 4-2）。

复染试剂的配制：

1. Mayer 苏木精染色液

苏木精（hematoxylin）　　　　　　　　　　　　　　　　　　0.1g

蒸馏水	100ml
碘酸钠（sodium iodate）	20mg
硫酸铝铵（aluminum ammonium sulphate）	5g
柠檬酸（citric acid）	0.1g
水合氯醛（chloral hydrate）	5g

表 4-2　显色剂与复染剂的正确配套使用

显色剂与染色结果颜色	复染剂与细胞核颜色
DAB- 棕色	苏木精 - 蓝色，甲基绿 - 绿色
AEC- 红色	苏木精 - 蓝色
固蓝 - 蓝色	核固红 - 红色
固红 - 红色	苏木精 - 蓝色

取一个洁净三角烧瓶，内盛蒸馏水 100ml，稍加热至 50℃，加入苏木精 0.1g，轻轻摇动使完全溶解，再加入碘酸钠 20mg 和硫酸铝铵 5g，用玻璃棒轻轻搅动使硫酸铝铵彻底溶解。最后加入柠檬酸 0.1g 和水合氯醛 5g，此时染液呈淡紫红色，过滤于小口砂塞瓶内，放置 4℃的冰箱可保存 1～2 年。此染液无氧化膜形成，对细胞核染色很清晰，不着染胞质和纤维成分，故染色后不需盐酸乙醇分化，染色时间约 3～8 分钟。

2．核固红染色液

核固红（nuclear fast red）	0.1g
硫酸铝（aluminum sulphate）	5g
蒸馏水	100ml
麝香草酚（thymol）	50mg

取洁净三角烧瓶两只，一只盛蒸馏水 30ml，稍加热至约 50℃，加入核固红，用玻璃棒轻轻搅动使其溶解。另一只盛蒸馏水 70ml，加入硫酸铝，待完全溶解后与核固红液混合，待恢复至室温后过滤，再加入麝香草酚。室温保存，如存放太久出现沉淀，可过滤后使用。

3．甲基绿染色液

| 甲基绿（methyl green） | 1g |
| 蒸馏水 | 100ml |

甲基绿为绿色粉末，在商品的甲基绿中，常有少量的甲紫或结晶紫成分。但是，也有人认为甲紫乃是甲基绿的衰败产物，甲基绿在储存过程中，会不断产生甲紫。因此，在配制试剂时，必须先将甲基绿所含的甲紫或结晶紫抽提出来，才能使细胞核染成绿色，否则细胞核也呈蓝色。

抽提方法是将甲基绿溶于蒸馏水，倾入分液漏斗，加入与甲基绿水溶液体积相当的三氯甲烷（也可相应多些）充分摇荡混合。甲紫和结晶紫溶于三氯甲烷中而呈紫蓝紫红色，甲基绿不溶于三氯甲烷。因三氯甲烷的比重大，连带溶解其中的甲紫和结晶紫下沉于分液漏斗底部。旋动分液漏斗下部的砂塞，慢慢把下沉带紫红色的三氯甲烷移去，再加入新的三氯甲烷，如此反复更换三氯甲烷，直到三氯甲烷无紫红色为止，再次移去三氯甲烷即可得到提纯的甲基绿液，于 4℃ 的冰箱保存。

甲基绿复染细胞核，颜色鲜艳，特别适用于显微照相，但容易褪色。

十六、封片与封片剂

免疫组化染色后需要进行封片,才能在镜下观察。免疫组化染色中,DAB 显色形成的沉淀物较稳定和不易褪色,染色后切片可按常规脱水透明,中性树胶封片。AEC、固蓝、固红和 BCIP/NBT 等显色所形成的反应物容易褪色,因此,一般显色后不能用乙醇脱水,二甲苯透明,中性树胶封片,而是直接用水溶性胶封片,染色结果可以保存数天或数周。水溶性胶可自行配制如甘油明胶等,效果最好的是用商品化的水溶性胶。与中性树胶封片相比,水溶性胶封片的缺点是透光率低,切片保存时间短。

甘油明胶配制方法:

明胶(gelatie)	10g
苯酚(phenol)	0.5ml
蒸馏水	50ml
甘油(glycerin)	50ml

先将明胶加入到蒸馏水,于 37℃的温箱或水浴箱加热使明胶完全溶解,加入甘油,最后加入经加热溶解为液体的苯酚,充分混合后 4℃保存,用前加热溶解后使用。

十七、染色结果的观察

(一)对照片结果的观察

观察染色结果时,首先要观察阳性对照片和被检测组织内对照的结果是否有相应抗原的正常表达,阴性对照或被检测组织内纤维结缔组织是否没有显色反应;如果是,则表示染色结果可靠。否则,要考虑染色结果不可靠,有假阴性和假阳性的可能。一般来说,阴性对照和阳性对照同时进行,或其中有阳性染色结果时才有意义。要特别注意的是染色结果呈阴性并非都是抗原不表达,要考虑是否与组织中的抗原受到破坏有关。

(二)阳性结果定位的观察

免疫组化染色阳性结果应定位在细胞中相应的部位,如在细胞膜表达的抗原阳性结果应定位在细胞膜上,在其他部位的阳性反应均为非特异性染色。阳性结果可定位于细胞膜、细胞质、细胞核或基质中,也有同时定位在两个部位如细胞膜和细胞质。不同的抗原在组织细胞中的定位有所不同,如 LCA 和 UCHL1 等定位在细胞膜,Keratin 和 Lysozyme 等定位在细胞质等,PCNA 和 ER、PR 等定位在细胞核,C-erbB-2 定位在细胞膜和细胞质。

(三)非特异性结果的观察

组织的周边、刀痕、皱折等部位往往呈阳性反应,但绝大多数都是非特异性染色,组织内纤维结缔组织也往往呈成片的非特异性染色。血管内的红细胞如果呈 DAB 反应,则染色受内源过氧化物酶的影响。过度的抗原修复会导致抗原在组织细胞中定位发生改变,常常表现为细胞核的非特异性着色。

第四节　常用的免疫组织化学染色方法

免疫组化染色方法有多种,临床病理诊断要求使用敏感性高和特异性强的免疫组化技术方法。近年来,由于抗体制备技术不断地改进和提高,不同公司生产的检测试剂盒,在特异性和敏感性方面各有特点,各实验室可以根据自己的实际情况,合理选用。

一、免疫组化染色方法的分类

（一）免疫组化染色方法

根据所加抗体的次数分为一步法、二步法和三步法。一步法属于直接法，而二步法和三步法为间接法。一般来说，抗体与抗体的连接步骤少，干扰染色结果的因素少，染色特异性高，但由于没有将抗原 - 抗体结合物放大，所以染色敏感性低；二步法和三步法，连接抗体步骤多，能把抗原 - 抗体结合物进行特异性放大，因此敏感性高，但由于在放大抗原 - 抗体结合物过程中，影响染色结果的因素增多，因此，染色特异性相对低。

1. 一步法　抗体标记酶直接标记在第一抗体上，染色时，滴加第一抗体与组织细胞抗原结合，形成抗原 - 抗体结合物，然后加入显色剂显色。常用的一步法为 EPOS 一步法（图 4-6）。

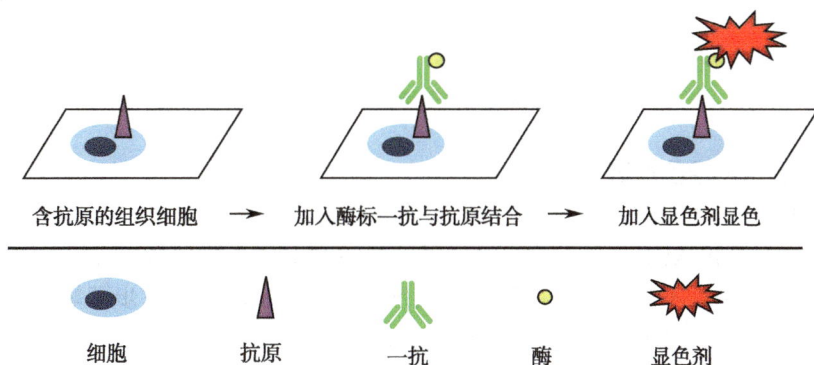

图 4-6　一步法示意图

2. 二步法　抗体标记酶标记在第二抗体上，染色时，滴加第一抗体与组织细胞抗原结合，形成抗原 - 抗体结合物，然后加入第二抗体与第一抗体结合，把抗原 - 抗体结合物放大，最后加入显色剂显色。二抗上的标记酶与显色剂起反应，形成有色沉淀定位在组织细胞中。常用的二步法有 LDP 法（图 4-7）。

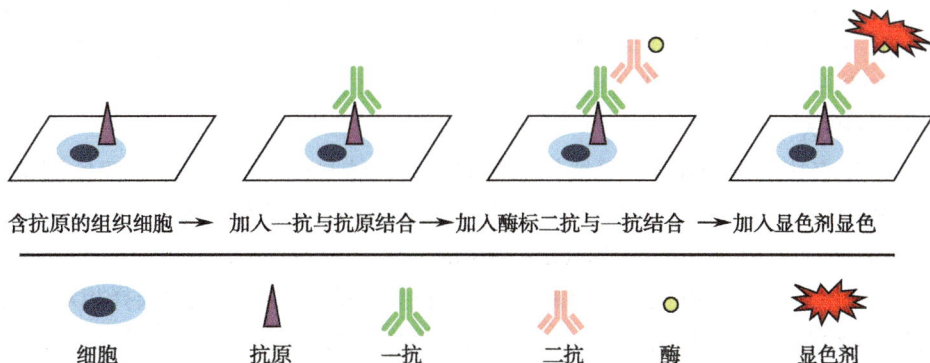

图 4-7　二步法示意图

3. 三步法　第二抗体标记有生物素（biotin），第三抗体为链菌素（streptavidin），抗体标记酶标记在第三抗体上。染色时，滴加第一抗体与组织细胞抗原结合，形成抗原 - 抗体结合物，然后加入第二抗体与第一抗体结合，把抗原 - 抗体结合物放大，再加入第三抗体，三抗链菌素通过生物素与二抗连接,把一抗和二抗结合物放大,最后加入显色剂显色。三抗上的标记酶与显色剂起反应,形成有色沉淀定位在组织细胞中。常用的三步法有 LSAB 法等(图 4-8)。

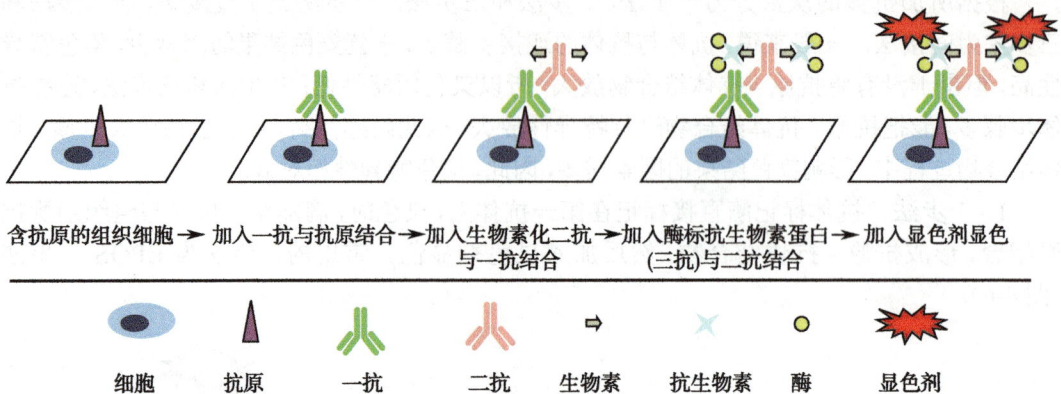

含抗原的组织细胞 → 加入一抗与抗原结合 → 加入生物素化二抗 与一抗结合 → 加入酶标抗生物素蛋白 (三抗)与二抗结合 → 加入显色剂显色

细胞　　抗原　　一抗　　二抗　　生物素　　抗生物素　　酶　　显色剂

图 4-8　三步法示意图

(二)免疫组化染色方法

免疫组化染色方法还根据使用不同的检测系统命名有多种不同的方法,早期使用的是 PAP 法、APAAP 法和 ABC 法。目前常用的有 EPOS 法、LDP 法、LSAB 法(S-P 法)和 CSA 法等。采用同类技术,不同厂商生产的检测试剂盒在染色机制和操作步骤等方面基本类似,各有特点,可根据自己的实际情况,合理选用。

二、免疫组化染色方法采用的技术

随着免疫组化技术不断的发展,新技术日益被广泛应用。在众多免疫组化技术中,要在组织细胞中检测某一种抗原,都是首先选择目的抗体与组织细胞中相应的抗原结合,在直接法中抗体与抗原结合后就可以显色观察。为了增加检测抗原的敏感性,使组织细胞中含量较低的抗原也能被检测出来,需要用放大技术(间接法)将抗原 - 抗体结合物进一步放大。该放大技术就是抗原抗体结合后不直接加显色剂显色,而是利用一种或多种抗体和复合物(泛指二抗和三抗)与抗原 - 抗体结合物连结,形成抗原 - 一抗 - 二抗 - 三抗结合物再进行显色。在临床病理诊断中所用的免疫组化染色方法多采用以下技术。

(一)直接法

免疫组化直接法较为简单,用抗体标记酶标记在特异性一抗上,不需要检测试剂盒。染色时用酶标一抗直接与抗原特异性结合,然后就可以加显色剂显色。常用的是使用 EPOS 一步法的一抗如 monoclonal mouse anti-human actin、EPOS、HRP 以及一些荧光一抗抗体。由于 EPOS 一步法中抗体与抗原结合后,根据一抗所用的标记酶选择相对应的显色剂进行显色,没有再加入其他抗体连接,连接的抗体和操作步骤少,因此,比间接法具有更高的特异性。EPOS 一步法虽然是一步法,没有将抗原 - 抗体结合物进一步放大,但是由于采用了先进的聚合物技术,增加其敏感性。但生产这类酶标一抗的厂商不多,抗体种类较少,抗体标记酶也主要是 HRP,所以很少使用。

(二)间接法

1. PAP/APAAP 复合物技术　PAP(过氧化物酶抗过氧化物酶, peroxidase anti-peroxidase)

复合物技术是在抗酶抗体中加入过量的辣根过氧化物酶（HRP），使 HRP 充分结合在抗酶抗体上形成可溶性的 PAP 复合物，HRP 不是通过标记抗体的方法标记在抗体上，因此，PAP 法为非标记抗体法。用于制备 PAP 复合物的免疫动物主要是鼠和兔，所以制备出的 PAP 复合物分别为鼠（mouse）PAP 复合物和兔（rabbit）PAP 复合物。因此，PAP 法检测试剂盒主要有两种，分别与鼠的一抗（mouse anti-）和兔的一抗（rabbit anti-）配套使用，试剂盒含有正常马血清或羊血清，抗鼠 IgG 或抗兔 IgG 的第二抗体和鼠或兔的 PAP 复合物。第二抗体中的 IgG 有两个 Fab 片段，一个首先与特异性第一抗体结合形成特异性的抗原 - 抗体结合物，另外一个与后加入的 PAP 复合物结合，PAP 复合物结合的 HRP 催化最后加入的 DAB 或 AEC 显色剂的显色反应。要注意的是一抗和试剂盒的正确配套使用，按马血清 - 鼠一抗 - 马抗鼠二抗 - 鼠 PAP 或羊血清 - 兔一抗 - 羊抗兔二抗 - 兔 PAP 配套使用。否则，抗原抗体连接不上，而使染色失败。

APAAP（碱性磷酸酶 - 抗碱性磷酸酶，alkaline phosphatase anti-alkaline phosphatase）复合物技术与 PAP 的机制和操作步骤基本相同，所不同的是 APAAP 法是用碱性磷酸酶代替 PAP 法的辣根过氧化物酶，在染色前无需用 H_2O_2 处理组织切片消除内源性过氧化物酶，另外需要选用固蓝，固红和 BCIP/NBT 等作为显色剂。

2. 抗生物素蛋白 - 生物素技术

（1）抗生物素蛋白 - 生物素（avidin-biotin）技术：抗生物素蛋白（avidin）和生物素（biotin）具有很强的亲和力，结合速度快，相互结合牢固而不容易解离，其生物活性也不会受到影响。抗生物素蛋白除了能和生物素结合外，还能与抗体标记酶和荧光素等结合。利用抗生物素蛋白和生物素这些特点，发展了抗生物素蛋白 - 生物素技术，具有代表性的是 ABC 法（avidin-biotin complex，ABC），ABC 法比 PAP 法更加敏感，因此，取代 PAP 法一直被广泛应用。ABC 法属于三步法，检测试剂盒主要包含正常血清及二抗、抗生物素蛋白（试剂 A）和生物素化酶（试剂 B），使用前将试剂 A 和试剂 B 等量混合配制成 AB 复合物。二抗体为生物素化的抗鼠或抗兔 IgG，能分别和鼠或兔一抗特异性结合，AB 复合物是用生物素与酶（辣根过氧化物酶或碱性磷酸酶）结合获得的生物素化酶，生物素化酶再和抗生物素蛋白形成抗生物素蛋白 - 生物素 - 酶复合物而成。染色时二抗中的 Fab 片段和第一抗体结合，生物素和 AB 复合物中的抗生物素蛋白结合，最后通过 ABC 复合物上的酶参与显色反应而形成有色的不溶性沉淀物。根据结合在 AB 复合物上的酶选用合适的显色剂。

（2）链菌抗生物素蛋白 - 生物素（streptavidin-biotin）技术：链菌抗生物素蛋白（streptavidin，SA）是从链霉菌属蛋白分离出来的一种蛋白质，性质与抗生物素蛋白类似，与生物素具有很强的亲和力，除了能和生物素结合外，还能与抗体标记酶和荧光素等结合。SA 比 AB 复合物有更多的结合点，它仅标记过氧化物酶或碱性磷酸酶而本身没有与生物素结合，SA 分子相互间并不连接，因而分子量较少；AB 复合物分子之间会互相连接，形成一种具有三维结构类似晶体的大分子量复合物，由于 SA 分子量较小，穿透组织的能力比 AB 复合物大，反应的速度快。AB 复合物中抗生物素蛋白有四个和生物素亲和力极高的结合点，其中一部分与生物素酶结合物的生物素连接，只留下一部分结合点与第二抗体上的生物素连接。SA 也有四个和生物素亲和力极高的结合点，其本身没有连接生物素，四个结合点都可以与第二抗体上的生物素连接，这样 SA 比 AB 复合物更容易和更多的与第二抗体上的生物素结合，因而 SA 的敏感性比 ABC 高，反应所需的时间比 ABC 短。用链菌抗生物素蛋白代替抗生物素蛋白建立了链菌抗生物素蛋白 - 生物素技术，具有代表性的是 LSAB （labelled streptavidin-biotin）法，LSAB 法比 ABC 法更加敏感，因此，近年来 LSAB 法取代 ABC 法被广泛应用。LSAB 法属于三步法，检测试剂盒主要包含正常血清，生物素化二抗、链菌抗生物素蛋白（三抗）。二抗体为生物素化的抗鼠或抗兔或抗羊 IgG，能分别和鼠或兔或羊一抗特异性结合，SA 标记的酶有辣根过氧化物酶，也有碱性磷酸酶。染色时二抗和第一抗体结合，SA 与二抗的生物素结合，使抗原 - 一抗 - 二抗 - 三抗形成一个标记有 HRP 或 AP 的复合物，最后通过 SA 上的酶参与显色反应而形成有色的不溶性沉淀物。根据结合在 SA 上的标记酶选用合适的显色剂。LSAB 不需 ABC 法那样临用前配制 AB 复合物，操作更简便。不同厂商都有生产基于链菌抗生物素蛋白 - 生物素技术的检测试剂盒，但名称有所不同，如 LSAB 试剂盒，SP 试剂盒。

3. CSA（催化信号放大，catalyzed signal amplification）法采用链菌抗生物素蛋白 - 生物素技术，应用生物素化酪胺作为放大试剂来放大检测信号。第二代的 CSA II 为非生物素系统，用荧光素化酪胺代替生物素化酪胺作为放大试剂，不受内源性生物素干扰，操作步骤更少，所以目前多采用第二代的 CSA II 检测系统。二抗与抗原 - 抗体结合物连接后，加入荧光素化酪胺，在标记 HRP 抗鼠 / 兔二抗附近，由过氧化物酶作用下形成大量的荧光素沉积物，这些沉积物与再加入的抗荧光素 -HRP 抗体结合形成更大的复合物，最后 HRP 参与 DAB 显色反应而显色。由于 CSA 法加入了催化信号放大试剂，使信号不断放大，因此敏感性特别高。

4. 聚合物技术　聚合物（polymer）技术是新发展的一种免疫组化技术，利用一种名为多聚葡萄糖聚合物的独特结构，将辣根过氧化物酶或碱性磷酸酶和鼠 / 兔的免疫球蛋白一起结合在葡聚糖骨架上，形成酶标二抗复合物，称为酶标聚合物技术（labelled dextran polymer，LDP）。由于葡聚糖骨架可以连接多个二抗，使每个聚合物有超过 20 个位点与第一抗体结合，每个聚合物上也能标记上多达 100 个分子的酶，使二抗可充分和一抗特异结合，形成较大分子的抗原 - 一抗 - 二抗结合物，在显色时也有充足的酶参与显色反应，如 EnVision 试剂盒。因此，LDP 技术的染色法是二步法，但敏感性高于 ABC、LSAB 等三步法。如 EnVision 试剂盒，其中只有一瓶二抗，染色时，不需要用正常血清封闭，二抗只需孵育切片 10～30 分钟，比 ABC、LSAB 等方法二抗和三抗各孵育 30 分钟节省了时间，染色步骤少，操作简便。此外，LDP 技术中的第二抗体不存在生物素，克服抗生物素蛋白 - 生物素技术中检测系统内含有的生物素与组织细胞中内源性生物素起交叉反应的现象，非特异性背景染色极低。应用聚合物技术的二步法还有 EnVision 和 PowerVision 等检测试剂盒。由于 LDP 技术具有操作步骤少，染色时间短和不含生物素等优点，已经成为临床病理诊断免疫组化染色的主流技术，被广泛应用。

EPOS 一步法（增强聚合物一步法，enhanced　polymer one step）也是利用聚合物技术，将辣根过氧化物酶标记在葡聚糖聚合物上，然后再与一抗连接而形成 EPOS 一抗。染色时，直接用 EPOS 一抗特异性和组织细胞抗原结合后，连接在一抗上的辣根过氧化物酶参与 DAB 的显色反应。由于聚合物葡聚糖的骨架上能连接多个分子一抗，标记上的酶数量也较多。因此，EPOS 一抗能充分和组织细胞中相应的抗原结合，在显色时有充足数量的酶与显色剂起反应；并且 EPOS 一步法克服了直接法不敏感的缺点，具有较高敏感性，也有直接法高特异性的特点。此外，EPOS 一抗没有生物素的存在，不存在与组织中内源性生物素起交叉反应的现象，染色背景清晰。

三、常用免疫组织化学染色方法操作

用于临床病理诊断的免疫组化染色方法很多,但考虑到方法的特异性和敏感性、操作简单方便和价格等因素,多采用的是 LSAB(S-P)法和 EnVision(EnVision/PowerVision)法。而 EPOS 一步法染色步骤少,操作更简单;CSA 法最为敏感,适合检测抗原含量低的组织标本。

(一) EnVision 法

1. 特点　EnVision 法为采用聚合物技术的二步法,是非生物素检测系统,可避免内源性生物素干扰,不需要进行封闭内源性生物素操作,加一抗前也不需用正常血清封闭,具有敏感性高,操作简便和非特异性染色少的优点,已成为最常用的方法之一(图4-9)。

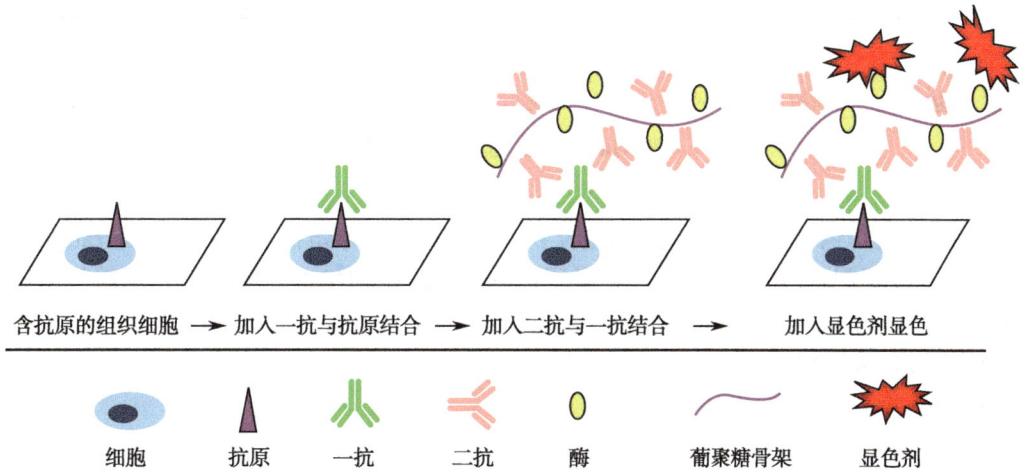

含抗原的组织细胞　→　加入一抗与抗原结合　→　加入二抗与一抗结合　→　加入显色剂显色

| 细胞 | 抗原 | 一抗 | 二抗 | 酶 | 葡聚糖骨架 | 显色剂 |

图 4-9　EnVision 法示意图

2. 试剂盒　只有 EnVision/HRP/ 抗鼠 / 抗兔二抗工作液。不同编号的试剂盒有所不同,有的还配有过氧化物酶阻断剂和显色剂。也可选择 EnVision/AP/ 抗鼠 / 抗兔二抗。

3. 染色步骤

(1)石蜡切片脱蜡至水。冷冻切片和细胞涂片固定后蒸馏水洗。

(2)必要时进行抗原修复,修复后蒸馏水洗。

(3)3% 的 H_2O_2 水溶液处理 10 分钟,蒸馏水洗,PBS 洗 5 分钟。

(4)滴加一抗工作液,孵育 30~60 分钟,37℃;或孵育过夜(约 16 小时),4℃。

(5)PBS 洗 5 分钟,3 次。

(6)滴加 EnVision/HRP/ 鼠 / 兔二抗,孵育 10~30 分钟,37℃。

(7)PBS 洗 5 分钟,3 次。

(8)DAB-H_2O_2 显色 1~5 分钟,蒸馏水洗终止显色。

(9)Mayer 苏木精染色液复染细胞核 3~5 分钟,蒸馏水洗 5~10 分钟。

(10)常规脱水透明,中性树胶封片。

4. 结果　阳性结果呈深浅不一的棕色,细胞核呈蓝色。

(二) LSAB(S-P)法

1. 特点　LSAB 法采用链菌抗生物素蛋白 - 生物素技术,其中链菌抗生物素蛋白与生物素具有很强的亲和力,三步法染色,加入的二抗和三抗可将抗原 - 抗体结合物不断放大,敏感性较高。高纯化的抗体技术,使背景更加清晰。为含生物素检测系统,需注意封闭内源性生物素。二抗含有抗鼠、抗兔和抗羊免疫球蛋白,适用于与鼠抗、兔抗和羊抗等一抗配套使用。价格较便宜(图4-10)。

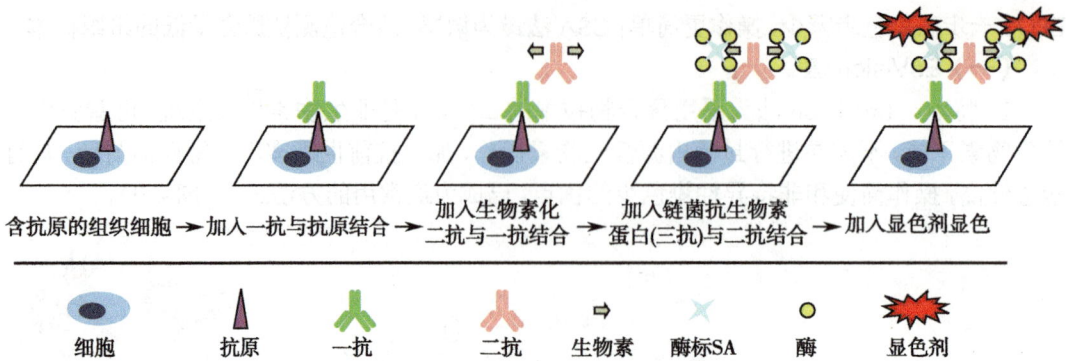

图4-10 LSAB(S-P)法示意图

2. 试剂盒 包含生物素标记的抗鼠/抗兔/抗羊免疫球蛋白(biotin-mouse/rabbit/goat IgG)工作液,标记HRP的链菌抗生物素蛋白(streptavidin/HRP)工作液。不同编号的试剂盒有所不同,有的还配有过氧化物酶阻断剂和显色剂。也可选择标记AP的链菌抗生物素蛋白(streptavidin/AP)。

3. 染色步骤

(1)石蜡切片脱蜡至水。冷冻切片和细胞涂片固定后蒸馏水洗。

(2)必要时进行抗原修复,修复后蒸馏水洗。

(3)3%的H_2O_2水溶液处理10分钟,蒸馏水洗,PBS洗5分钟。

(4)正常血清封闭后直接滴加一抗工作液,孵育30~60分钟;或孵育过夜(约16小时),4℃。

(5)PBS洗5分钟,3次。

(6)滴加鼠/兔/羊二抗,孵育20~30分钟,37℃。

(7)PBS洗5分钟,3次。

(8)滴加链菌抗生物素蛋白/HRP(三抗),孵育20~30分钟,37℃。

(9)PBS洗5分钟,3次。

(10)DAB-H_2O_2显色1~5分钟,蒸馏水洗终止显色。

(11)Mayer苏木精染色液复染细胞核3~5分钟,蒸馏水洗5~10分钟。

(12)常规脱水透明,中性树胶封片。

4. 结果 阳性结果呈深浅不一的棕色,细胞核呈蓝色。

(三)EPOS法

1. 特点 EPOS法采用聚合物技术的一步法,敏感性高。一抗不含生物素,可避免内源性生物素干扰,不需要进行封闭内源性生物素操作,加一抗前也不需用正常血清封闭。最大的优点是操作步骤少,染色快速,几乎没有非特异性背景染色。缺点是抗体种类不多,一抗只有标记HRP(图4-11)。

2. 试剂盒 不用检测试剂盒,只需要选用EPOS一抗即可。

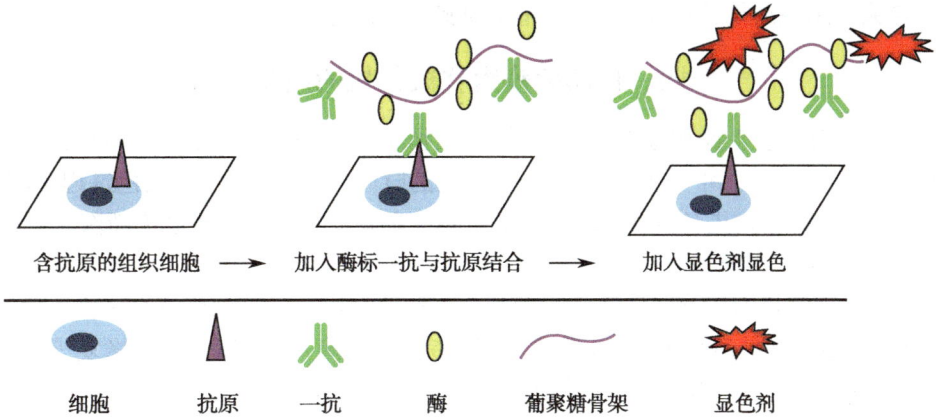

图 4-11　EPOS 法示意图

3. 染色步骤

（1）石蜡切片脱蜡至水。冷冻切片和细胞涂片固定后蒸馏水洗。

（2）必要时进行抗原修复，修复后蒸馏水洗。

（3）3% 的 H_2O_2 水溶液处理 10 分钟，蒸馏水洗，PBS 洗 5 分钟。

（4）滴加一抗工作液，孵育 45 分钟，37℃。

（5）PBS 洗 5 分钟，3 次。

（6）DAB-H_2O_2 显色 1～5 分钟，蒸馏水洗终止显色。

（7）Mayer 苏木精染色液复染细胞核 3～5 分钟，蒸馏水洗 5～10 分钟。

（8）常规脱水透明，中性树胶封片。

4. 结果　阳性结果呈深浅不一的棕色，细胞核呈蓝色。

（四）CSA Ⅱ法

1. 特点　CSA Ⅱ法应用荧光素化酪胺作为放大试剂，使抗原 - 抗体结合物信号不断放大，因此，有极高的敏感性，比 EPOS 一步法、Envision 二步法和 LSAB（S-P）法都高。特别适用于检测较弱的组织抗原。但操作步骤较多。

2. 试剂盒　过氧化物酶阻断剂 3% 的 H_2O_2，无血清蛋白阻断剂，抗鼠 Ig/HRP（二抗），荧光素化酪胺（放大试剂），抗荧光素 /HRP 抗体（三抗），DAB 原液和 DAB 稀释液。

3. 染色步骤

（1）石蜡切片脱蜡至水。冷冻切片和细胞涂片固定后蒸馏水洗。

（2）必要时进行抗原修复，修复后蒸馏水洗。

（3）3% 的 H_2O_2 水溶液处理 5 分钟，蒸馏水洗，PBS 洗 5 分钟。

（4）滴加无血清蛋白阻断剂孵育 5 分钟，甩去阻断剂，不洗切片。

（5）滴加一抗工作液孵育 5 分钟，PBS 洗 5 分钟，3 次。

（6）滴加抗鼠 Ig/HRP 二抗孵育 15 分钟，PBS 洗 5 分钟，3 次。

（7）滴加荧光素化酪胺孵育 15 分钟，PBS 洗 5 分钟，3 次。

（8）滴加抗荧光素 /HRP 抗体孵育 15 分钟，PBS 洗 5 分钟，3 次。

（9）DAB-H_2O_2 显色 1～5 分钟，蒸馏水洗终止显色。

（10）Mayer 苏木精染色液复染细胞核 3～5 分钟，蒸馏水洗 5～10 分钟。

（11）常规脱水透明，中性树胶封片。

4. 结果 阳性结果呈深浅不一的棕色,细胞核呈蓝色。

四、自动免疫组化染色机的应用

免疫组化染色手工操作存在着一定的局限性,从第一张片开始滴加试剂到最后一张,很难保证每张片子的时间一样,特别是染片量大的时候,而且免疫组化染色过程步骤繁多,一旦误加试剂,就导致染色结果的错误,甚至由于假阴性的结果,造成诊断医师的错误判读,影响病理诊断的准确性。

免疫组化染色机的发展经历由半自动到全自动的过程。半自动免疫组化机一般是从滴加抗体孵育开始,到最后显色复染,都在机器上完成,而烤片、脱蜡及抗原修复等操作仍然需要人工或由其他机器完成。全自动染色机具有独立加热模块,能够完成从烤片开始,到苏木精复染的免疫组化染色全过程,自动化程度高,操作人性化。

自动免疫组化机的加液方式主要有以下几种:

1. 开放式加液 液体直接滴加在组织表面,较容易干片,或染色不均匀。

2. 油膜覆盖 油膜浮在试剂表面,防止液体挥发,但清洗油膜时需要较多液体。

3. 高分子盖片 如 Bond 免疫染色机上使用 Covertile 覆盖在组织上,通过真空吸引,加液轻柔,抗体覆盖组织均匀,不容易产生气泡,而且对组织保护效果较好。

有些自动免疫组化机对抗体的使用有一定的限制,主要有以下两种方式:

1. 开放式 一抗和二抗检测系统及其他机载试剂全部开放,试剂选择自由度高,但是染色过程中影响因素较多,需要作好染色预实验,选择合适的一抗与检测系统组合以及合适的抗体孵育时间等。

2. 半封闭式 一抗和部分相关试剂开放,可以自由选择相应一抗,但检测系统和部分相关试剂只能由厂商配套提供,较适合于染色机的配套程序,可以更好地保证染色机操作的染色质量以及染色结果的稳定性和重复性。

全自动免疫组化机染色操作过程中人为因素更少,操作简便,染色程序编辑灵活,实现对每张玻片能够个性化染色,满足科室对免疫组化个性化染色的要求,染色质量稳定可靠,试剂使用与消耗能够实时追踪管理。功能上可以随着用户染色要求实现功能的扩展,如进行免疫组化双重染色和多重染色以及原位杂交检测等。

自动免疫组化染色机的应用有利于规范化和标准化操作和染色质量控制,保证染色结果的准确性,也减轻技术人员的工作负担。染色机通过连接实验室信息化管理系统可以实现科室与医院临床科室间的信息共享,这也是未来病理科室发展趋势之一。

五、免疫组织化学染色质量控制

免疫组织化学染色从组织取材固定到染色后封片,经过多个步骤的操作,每一个步骤操作不当都会影响染色结果,进而影响病理诊断的准确性。因此,有必要对染色进行质量控制,确保有高质量的染色结果。

1. 组织离体后应及时固定,最理想的固定液为 10% 的中性缓冲甲醛液(pH 7.2～7.4),固定时间为 4～6 小时,不超过 24 小时。固定不足或过度固定都不利于免疫组化染色。

2. 石蜡切片脱蜡要彻底,脱蜡不干净会造成局灶性阳性等染色不均匀的现象,甚至染色失败。

3. 是否进行抗原修复,可参考一抗说明书或实验室预实验结果来定。许多抗原检测进行抗原修复时,可以用热处理方法替代蛋白酶消化方法。不当的抗原修复会导致抗原定位发生改变,即应该细胞质阳性的则出现细胞核阳性等;也会引起假阳性或假阴性的结果。

4. 使用的二抗为 HRP/鼠/兔,不需要考虑所用的一抗是鼠抗还是兔抗。

5. 在临床病理学诊断时,是否需要行免疫组化染色作为辅助诊断,如需要,选用多少种抗体,用哪一种抗体和哪一种克隆的抗体由诊断医师来决定。但技术员应了解和记录同一种抗体中染色效果最好的厂牌和批号,每次使用新批次的抗体,都应该先做预实验来检测抗体的效价。如果更换不同类型的检测试剂盒,因敏感性不同,一抗的稀释度或一抗的孵育时间有可能不同,即使是即用型一抗都有可能需要稀释。一抗稀释度越大,背景染色越少,所以应选用较敏感的检测试剂盒,以提高一抗的稀释度。

6. 不同试剂盒标记的酶可能不同,应合理选用,与一抗和显色剂的配套使用。在 HRP 系统,可用 AEC 代替 DAB 显色,阳性结果呈深浅不一的红色。在 AP 系统可选用固蓝或固红显色剂,阳性结果呈深浅不一的蓝色或红色。除 DAB 显色外,用其他显色剂显色后,都不能用乙醇脱水,二甲苯透明和中性树胶封片,只能用水溶性胶封片,而且不能长时间保存切片。除非行双重染色,一般应首选 DAB 为显色剂(表4-3)。

表 4-3　不同试剂盒与一抗和显色剂的配套使用

试剂盒	配套使用的一抗	所用显色剂
HRP/鼠	鼠源单克隆抗体	DAB, AEC
AP/鼠		固蓝,固红,BCIP/NBT
HRP/兔	兔源单克隆抗体和兔源多克隆抗体	DAB, AEC
AP/兔		固蓝,固红,BCIP/NBT
HRP/鼠/兔	鼠源单克隆抗体,兔源单克隆抗体和兔源多	DAB, AEC
AP/鼠/兔	克隆抗体	固蓝,固红,BCIP/NBT

7. 手工染色时,抗体孵育切片应在 37℃进行,使每次染色抗体孵育都能在恒定的温度下进行,不受室温的影响。在低温如 4℃进行第一抗体孵育切片,时间可以延长至 16~24 小时,通常是过夜,更有利于与抗原抗体充分结合。

8. 滴加抗体要完全覆盖组织。在加抗体前用含 0.05% 吐温的 PBS 浸洗切片,可有效避免由于抗体表面张力的作用,在组织表面隆起而引起组织边缘出现假阳性的现象。

9. 加抗体前后均应用 PBS 充分浸洗切片,不必担心过多浸洗使抗原-抗体结合物解离。一般用 3 缸 PBS,并保证第 3 缸 PBS 是新的,有利于减少非特异性染色。

10. 加抗体前要尽可能甩干切片上的 PBS,残留的 PBS 对加入的抗体稀释度是很高的,会直接影响染色结果。

11. 在整个染色操作过程中,应避免切片完全干燥,否则会增加背景色和导致染色失败。

12. 染色过程中设立阳性和阴性对照非常重要,以验证抗体和检测试剂系统效价是否稳定,实验操作是否正确,从而确保染色结果的可靠性。用于阳性对照的组织蜡块和组织切片要注意经常更新,组织蜡块和组织切片保存一段时间后,有可能会出现组织抗原的丢失现象。

13. Mayer 苏木精染色液仅着染细胞核,所以不用酸分化。如果阳性定位在细胞核,复染要稍浅。如果用甲基绿复染,细胞核呈绿色。滴加甲基绿前要将切片上的水分甩干,有利于细胞着染。

14. 组织切片背景深与下列因素有关,应注意避免。

(1) 第一抗体浓度太高

(2) 抗体孵育时间过长。

(3) 抗体孵育温度过高。

(4) DAB 显色剂中 DAB 浓度过高或 H_2O_2 太多。

(5) 正常血清封闭之后、滴加第一抗体之前用了 PBS 洗切片。

(6) 抗体纯度不高。

(7) 抗体孵育切片后洗不干净。

(8) 内源性过氧化物酶的干扰。

(9) 内源性生物素的干扰。

(10) 在染色过程中发生干片现象。

15. 使用自动免疫组化染色机,可使染色操作自动化和标准化。但要注意对机器的维护和保养,使机器保持在正常的状态下工作。

第二章
免疫荧光技术

免疫荧光技术(immunofluorescence technique)和免疫组织化学技术相类似,也是把组织学、细胞学和免疫学结合起来的一门技术,利用免疫学反应在组织切片或细胞涂片上原位显示组织细胞中的抗原以及抗原的分布和含量,以了解相关抗原在组织和细胞中的变化及其意义。所不同的是免疫荧光染色技术所用的抗体标记物是荧光素而不是酶,不需要显色剂和显色反应,通过激发抗原 - 抗体结合物上结合的荧光素发出可见荧光,用荧光显微镜观察这些可见荧光来确定是否有抗原表达。眼睛在暗视场观察抗原部位发出的荧光比在明视场观察阳性结果的颜色要敏感。

第一节　荧光与荧光素

在免疫荧光技术中,荧光显微镜电光源发出激发光,将标记在抗体上的荧光素激发出荧光,通过荧光显微镜观察荧光图像。

一、荧　　光

在一定波长的光如紫外光等照射后,某些物质吸收照射光后被激发出的比照射光波长更长的可见光,称为荧光(fluorescence)。荧光寿命很短,一般约为 $10^{-9} \sim 10^{-8}$ 秒,所以当紫外光停止照射后荧光便马上消失,但这种消失并非为荧光淬灭现象。荧光淬灭是指标记了抗体的荧光素或与组织细胞结合的荧光染料,在染色过程中与各种试剂的作用,长时间保存尤其是在高温环境或经过长时间紫外光照射后,使荧光素被激发出荧光的能力减弱,甚至消失。因此,免疫荧光染色结果难以长时间保存。荧光可分为以下两种:

(一)诱发荧光

一些物质本身不能发出荧光,但经过标记荧光素或经荧光染料染色后,经过紫外光照射激发荧光素或经荧光染料发出的荧光称为诱发荧光。经免疫荧光染色后观察到的组织细胞中的荧光属于诱发荧光。

(二)自发荧光

一些物质如血红蛋白等本身在紫外光照射后,能发出荧光,这种荧光称为自发荧光。自发荧光相对较弱,但也是造成免疫荧光非特异性染色的原因之一。

二、激　　发　　光

激发光是由荧光显微镜光源发出,激发引起荧光最有效的是波长较短的紫外光和蓝紫光,而荧光的亮度与光源发出的激发光强度成正比。因此,荧光显微镜所用的激发光源要求强度大,常用高压汞弧灯或高压氙弧灯为激发光源。用激光作为激发光源,可获得更加明亮的荧光,如使 FITC 发出的荧光比汞弧灯强上百倍。

三、荧 光 素

能吸收一定波长的光(如紫外光)的照射光后,被激发出可见光的物质称为荧光素(fluorescein)。许多物质都能产生荧光,但在免疫荧光技术可用做荧光素的物质需要满足以下要求:

1. 性质稳定,安全无毒性。
2. 能与抗体蛋白牢固结合。
3. 标记抗体后不影响抗体的活性。
4. 标记抗体简单,方便。
5. 被激发出的荧光鲜艳,明亮。
6. 标记抗体后,荧光淬灭缓慢。

用于标记抗体的荧光素有异硫氰酸荧光素(FITC)、四甲基异硫氰酸罗丹明(TRITC)、四乙基罗丹明(RB200)和某些镧系螯合物(如 3 价稀土镧系元素铕和铽)等。常用的有以下两种:

1. 异硫氰酸荧光素(fluorescein isothiocyanate,FITC) 能与各种抗原蛋白结合,不影响结合后的抗体与抗原结合的特异性。被波长为 490～495nm 的激发光激发,发出的荧光呈明亮的黄绿色。由于人眼观察黄绿色较敏感、舒适,所以是最常用的荧光素。

2. 四甲基异硫氰酸罗丹明 B(tetramethyl rhodamine B isothiocyanate,TRITC) 为荧光染料,也用于标记抗体。被波长为 550nm 的激发光激发,发出的荧光呈橙红色荧光。荧光没有黄绿色明亮,但荧光淬灭较缓慢。

第二节　荧光素标记的抗体

一、抗体的标记

荧光素异硫氰酸荧光素和四甲基异硫氰酸罗丹明 B 均含有硫碳胺键(—NCS),在标记抗体时硫碳胺键与抗体蛋白的氨基(—NH$_2$)结合,形成较为牢固和稳定的荧光素 - 蛋白质结合物(荧光抗体)。一个抗体免疫球蛋白分子可与 3～8 个分子的 FITC 结合。在临床病理诊断中,主要使用商品化的荧光抗体。

二、标记抗体的类型

荧光素可以标记一抗,也有标记二抗,标记一抗用于直接法,标记二抗用于间接法。商品化的荧光一抗的抗体标记荧光素主要是 FITC,大都是用于肾脏和皮肤组织病理诊断的兔多克隆抗体。标记二抗抗体的荧光素有 FITC 和 TRITC,所标记的二抗有抗鼠 Ig 和抗兔 Ig 两种,与鼠源和兔源一抗配套使用。利用两种荧光素 FITC 和 TRITC 发出两种不同颜色的荧光(黄绿色和橙红色),可配合使用进行免疫荧光双重染色(表4-4)。

表 4-4　荧光标记二抗的配套使用

商品化二抗	标记抗体的荧光素	配套使用的一抗	荧光颜色
Rabbit anti-Mouse Ig/FITC	FITC	鼠源抗体(Mouse)	黄绿色
Rabbit anti-Goat Ig/FITC	FITC	羊源抗体(Goat)	黄绿色
Swine anti-Rabbit Ig/FITC	FITC	兔源抗体(Rabbit)	黄绿色
Rabbit anti-Mouse Ig/TRITC	TRITC	鼠源抗体(Mouse)	橙红色
Swine anti-Rabbit Ig/TRITC	TRITC	兔源抗体(Rabbit)	橙红色

第三节　免疫荧光技术染色操作准备

免疫荧光技术染色操作和免疫组织化学技术在很多方面相同,但也有所不同。

一、组 织 切 片

(一)组织及组织切片的保存

用直接法进行免疫荧光染色的组织切片通常为冷冻切片,因此,组织不需要固定,组织离体后应该马上取材,用低温恒冷切片机切片。组织如果不马上进行冷冻切片,或冷冻切片后不马上染色,应将组织或冷冻切片放 −30℃冰箱保存,如果保存时间超过 1 天,最好放 −80℃冰箱保存。在冰箱保存时,应将组织或冷冻切片密封,防止干涸。在免疫荧光染色间接法中,组织切片可以用冷冻切片,也可以用石蜡切片。

(二)组织切片厚度的要求

组织切片的厚度为 4~5μm;肾穿刺组织切片要薄,3~4μm。切片太厚,除了在染色过程中容易脱片和细胞重叠影响观察诊断外,还会造成激发光过多消耗在标本下面,标本上面照射不足等,造成上下不均匀的现象。

二、组织细胞固定

作冷冻切片的组织不用固定,经冷冻切片后切片用冷丙酮(4℃)固定 10 分钟;细胞涂片固定和冷冻切片固定相同。石蜡切片组织固定与免疫组化染色相同。

三、玻 片 选 择

常用的普通玻片或多或少都会产生自发荧光,如果玻片清洗干净,影响不会很大。理想的是选用专用的无荧光载玻片和干涉盖玻片,干涉盖玻片的作用是选择性让荧光通过,避免其他光通过干扰荧光图像。切片时应贴在硅化或涂胶玻片上,防止染色时脱片。

四、缓冲液选择

在免疫荧光染色中,最常用、配制简单的首选缓冲液是 pH 7.4 的磷酸盐生理盐水缓冲液 PBS(phosphate buffer saline),用于稀释抗体和浸洗切片;最好选用与抗体同一生产厂家生产的抗体稀释液稀释抗体。

五、实验对照设立

与免疫组化染色相同。

六、抗原修复

用冷冻切片进行免疫荧光直接法染色一般不需要行抗原修复处理。如果是石蜡切片用间接法进行免疫荧光染色，是否行抗原修复，则按照每一种不同的抗体说明书要求来进行，并非所有的抗体染色前都需要进行抗原修复。

七、血清封闭

直接法染色一般不需用血清封闭；间接法染色时，需要根据二抗的种类选择相应的正常非免疫血清封闭组织。

八、抗体选择

荧光素标记的二抗大多是含单一种动物的免疫球蛋白，或鼠或兔或羊，因此，需要根据一抗的动物源性来选择相应的二抗配套使用，如选择不对，则抗体连接不上，染色就失败。

九、组织背景复染

免疫荧光染色后一般不需要行组织背景的复染。如果 FITC 标记抗体染色有非特异性荧光背景染色，可用伊文思蓝试剂作复染，背景呈红色荧光。伊文思蓝复染适用于结果为亮黄绿色荧光的 FITC 标记抗体的染色，而不适合结果为橙红色荧光的 TRITC 标记抗体的染色。伊文思蓝复染是在抗体孵育经 PBS 洗后进行，复染后再经 PBS 洗，然后封片。

伊文思蓝试剂的配制：

伊文思蓝（evans blue）	0.01g
0.01mol/L PBS（pH 7.4）	100ml

十、封片与封片剂

切片染色后不需要脱水透明，可以直接用缓冲甘油封片剂封片。最好选用商品化的专用荧光染色封片胶，可避免封片剂内自发荧光的干扰。

缓冲甘油的配制：

1. 0.5mol/L 碳酸盐缓冲液（pH 9.0）

Na_2CO_3	0.53g
$NaHCO_3$	3.78g
H_2O	100ml

必要时用 1mol/L HCl 或 1mol/L NaOH 调至 pH 9.0。

2. 缓冲甘油

0.5mol/L 碳酸盐缓冲液（pH 9.0）	1 份
甘油（丙三醇）	9 份

用 FITC 标记抗体时，常用 0.5mol/L 碳酸盐缓冲液（pH 9.0）来溶解荧光素和稀释抗体，FITC 在 pH 8.5～9.5 的碱性环境下发出荧光效果最好，所以一般用碳酸盐缓冲液（pH 9.0）

来配制缓冲甘油,也可以用 0.01mol/L PBS(pH 7.4)配制。

十一、标 本 保 存

经免疫荧光染色后应及时观察,否则荧光会慢慢减弱,如果不马上观察,染色片应放冰箱(低温、暗处)保存,可延缓荧光衰减。

第四节　免疫荧光染色方法及其操作

一、免疫荧光染色方法

(一)直接法

用荧光素标记的一抗直接与组织细胞特异性结合,即可在荧光显微镜下观察结果。直接法中只有抗原抗体特异性结合,没有连接其他抗体,所以特异性极高,非特异性染色少。但由于没有将抗原 - 抗体结合物放大,所以敏感性不及间接法。

(二)间接法

先用目的一抗与抗原特异性结合,再加入荧光素标记的二抗与一抗连接,然后在荧光显微镜下观察结果。间接法中加入二抗,将抗原 - 抗体结合物进一步放大,所以敏感性较高。

二、免疫荧光染色方法操作

(一)直接法

将抗体标记上荧光素→荧光抗体与组织细胞抗原结合→形成有荧光素的抗原 - 抗体结合物→激发光(紫外光)照射,荧光素发出可见荧光→荧光显微镜观察。

1. 特点　最大的优点是操作步骤少,染色快速,几乎没有非特异性背景染色;缺点是抗体种类不多。目前荧光一抗主要用于肾穿刺和皮肤的病理诊断,多数是兔源抗体,标记 FITC。

2. 检测试剂盒　不需检测试剂盒,只需要选择目的荧光标记的一抗。

3. 染色步骤

(1)冷冻切片和细胞涂片固定后蒸馏水洗,PBS 洗。

(2)滴加荧光标记一抗工作液孵育 45 分钟,37℃。

(3)PBS 洗 5 分钟,3 次。

(4)晾干或甩去 PBS 用缓冲甘油封片。

4. 结果　阳性结果荧光呈明暗不一的亮黄绿色(FITC 标记抗体)或橙红色(TRITC 标记抗体)(图 4-12)。

(二)间接法

将第二抗体标记上荧光素→第一抗体与组织抗原结合→第二抗体与第一抗体结合→形成有荧光素的抗原 - 抗体结合物→激发光(紫外光)照射荧光素发出可见荧光→荧光显微镜观察。

1. 特点　在染色中加入荧光素标记的二抗与一抗结合,使抗原 - 抗体结合物不断放大,敏感性较高。一抗不需标记荧光素,和免疫组化染色一样可选择的一抗种类多,用一个检测试剂盒就可以分别检测各种抗原。间接法除了用冷冻切片外,还可以用石蜡切片。

2. 测试剂盒　没有专门做免疫荧光染色的检测试剂盒,通常是根据所用的一抗选择单一的荧光素标记二抗。目前可供选择的主要有标记 FITC 的羊抗兔、兔抗羊和兔抗鼠二抗

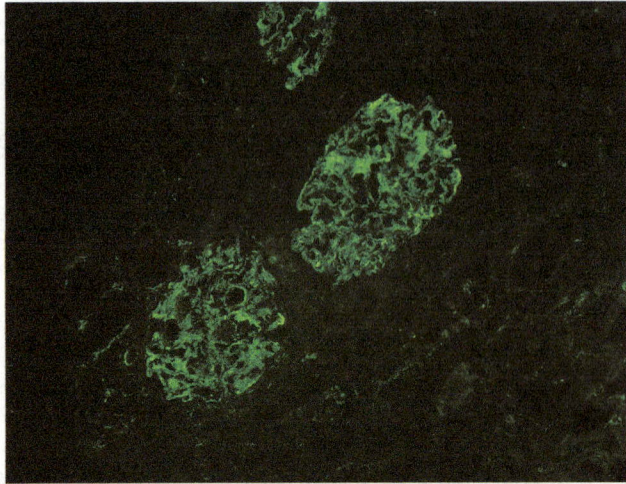

图 4-12　FITC 标记抗体免疫荧光染色
肾组织,阳性结果荧光呈明暗不一的亮黄绿色荧光(荧光镜观察)

以及 TRITC 标记的抗兔和抗鼠二抗。必要时还可以选择非免疫正常血清,可供选择的封闭用正常血清有羊、兔和马血清。

3. 染色步骤

(1) 石蜡切片脱蜡至水。冷冻切片和细胞涂片固定后蒸馏水洗。

(2) 必要时石蜡切片进行抗原修复,修复后蒸馏水洗。

(3) 必要时进行正常血清封闭 10 分钟,甩去血清,不洗。

(4) 滴加一抗工作液孵育 30~60 分钟,37℃;或孵育过夜(约 16 小时),4℃。

(5) PBS 洗 5 分钟,3 次。

(6) 滴加荧光素标记二抗孵育 30 分钟,37℃。

(7) PBS 洗 5 分钟,3 次。

(8) 晾干或甩去 PBS 用缓冲甘油封片。

4. 结果　阳性结果荧光呈明暗不一的亮黄绿色(FITC 标记二抗)或橙红色(TRITC 标记二抗)。

三、免疫荧光染色质量控制

免疫荧光染色质量控制与免疫组织化学染色质量控制基本相同。此外,免疫荧光染色后,染色片放置时间长荧光会慢慢衰减,因此,应及时观察,否则荧光衰减会导致阳性强度的错误判断或出现假阴性。观察时,光源长时间照射标本,会加快荧光淬灭,应避免长时间观察同一标本。如果用石蜡切片行免疫荧光染色,则必须彻底脱蜡,否则石蜡会有青色荧光发出,影响观察。

第五节　荧光图像观察与荧光显微镜

免疫荧光染色后,染色结果需要通过荧光显微镜观察来进行病理诊断。荧光显微镜是免疫荧光技术中重要的工具,光源给出特定波长的激发光激发标本发出荧光,通过物镜和目镜观察组织细胞中的荧光图像。激发滤片是荧光显微镜的重要部件,不同的激发滤片可让不同范围波长的激发光通过,所以选择不同的激发滤片可获得一定波长范围的激发光。因此,需要根据抗体所标记的荧光素来选择合适的激发滤片,以获得合适的激发光。

显微镜的分辨率与光源波长的长短成反比,荧光显微镜光源为紫外光的波长比可见光短,所以比普通光学显微镜分辨率高。

一、激发滤片的选择

一般的荧光显微镜配有紫外、蓝色、绿色和紫色激发荧光滤光片组。激发滤片也有厚、薄两种,厚激发滤片可使荧光显微镜观察视场为暗视场,薄激发滤片为较明亮视场。激发滤片的选择要使荧光明亮而背景适中,背景太亮,会影响荧光的观察;背景太暗,则看不到组织细胞结构。

1. UV(ultraviolet excitation)　激发滤片通过的激发光波波长为330～400nm。

2. V(violet excitation)　激发滤片通过的激发光波波长为395～415nm。

3. B(blue excitation)　激发滤片通过的激发光波波长为420～485nm,主要用于FICT荧光素标本的观察。

4. G(green excitation)　激发滤片通过的激发光波波长为460～550nm,主要用于TRICT荧光素标本的观察。

由于FITC和TRITC为最常用的抗体标记荧光素,所以,一些牌子的显微镜专门生产配套有FITC专用激发滤板如KP490滤板和TRITC专用激发滤板如S546滤板。

二、荧光显微镜的使用

1. 要提前打开荧光显微镜电源,超压汞灯开启15分钟后光源稳定,适合观察。开启光源后每次使用不超过2小时,超过2小时光亮强度逐渐下降,观察到的荧光也会变弱。关闭光源后需要等灯泡冷却后才能再次开启,否则影响灯泡寿命。

2. 荧光显微镜应安装紫外光挡板或在观察时戴上防护眼镜,防止紫外光损害眼睛。

3. 用高倍油镜观察时,应选用无荧光镜油,避免非特异性荧光干扰。

4. 拍摄荧光图像时,应选用较高的ISO感光度模式。

第三章

分子病理学技术

分子病理学技术（molecular pathology technique）是新兴的病理学诊断辅助技术之一，在肿瘤的早期诊断、鉴别诊断以及指导和评估临床治疗有着重要作用。许多常规技术和免疫组织化学技术难以诊断的疾病，可通过分子病理学技术进一步确诊。随着技术的稳定，必将越来越广泛应用于临床病理诊断，成为临床病理诊断中不可缺少的辅助技术，有助于提高临床病理诊断水平。

分子病理学技术通常是指在病理组织学的基础上，将分子生物学和细胞遗传学的一些技术，在分子水平上检测组织细胞中的生物性标志物来辅助病理学诊断。这些分子生物学技术主要有原位杂交技术、荧光原位杂交技术、聚合酶链反应和流式细胞分析技术等。

在临床病理诊断中，最常用的是原位杂交技术。

第一节　原位杂交技术概论

原位杂交技术（in situ hybridization technique，ISH）简称原位杂交，是把组织学、细胞学和生物化学结合起来的一门技术，利用探针在组织切片或细胞涂片上原位检测细胞中核酸，以了解组织细胞中基因（核酸）的变化（基因扩增、丢失、易位以及点突变）及其意义，从而研究组织细胞的生理和病理改变及其机制。目前日益广泛应用在临床病理学诊断中。

一、原位杂交的基本概念

原位杂交技术是临床病理诊断中最常用的分子病理学技术，随着技术日趋成熟和广泛应用，在临床病理诊断中起着越来越重要的作用。原位杂交是核酸杂交的一部分。

（一）核酸

核酸（nucleic acid）位于细胞核内，是基本的遗传物质。核酸的基本组成单位是核苷酸，核苷酸是由碱基、核糖和磷酸构成。其中碱基主要有：腺嘌呤（adenine，A）、鸟嘌呤（guanine，G）、胞嘧啶（cytosine，C）、胸腺嘧啶 9thymine，T）和尿嘧啶（uracil，U）。

核酸分为脱氧核糖核酸（DNA）和核糖核酸（RNA）。

1. 脱氧核糖核酸（deoxyribonucleic acid，DNA）　是储存、复制和传递遗传信息的主要物质基础，呈双螺旋结构，绝大部分的遗传信息都储存在 DNA 中。受温度和某些试剂的作用可使 DNA 变性，双螺旋结构解离成单链。DNA 分子含有腺嘌呤（A）、鸟嘌呤（G）、胞嘧啶（C）和胸腺嘧啶（T），A-T、G-C 严格配对。

基因是 DNA 链上的一个结构单位，是带有遗传信息的 DNA 片段。不同的基因各有其独特的 DNA 结构。

染色体的主要化学成分为 DNA，是细胞核内 DNA 分子与核蛋白结合形成的复合物，是基因（遗传信息）的载体。

2. 核糖核酸（ribonucleic acid，RNA） 是遗传信息的中间载体，参与蛋白质合成，并和蛋白质一起共同参与基因的表达和调控，通常呈单链结构。RNA 分子中的碱基主要是腺嘌呤 A、鸟嘌呤 G、胞嘧啶 C 和尿嘧啶 U，A-U、G-C 配对。

参与蛋白质合成的 RNA 主要有 3 类：mRNA、tRNA 和 rRNA，它们的分子量、结构和功能都不相同。

（1）核糖体 RNA（ribosomal RNA，rRNA）：是核糖体的主要组成部分，与核糖体蛋白质结合形成核糖体。核糖体是细胞合成蛋白质的主要场所。

（2）信使 RNA（messenger RNA，mRNA）：在细胞质进行的蛋白质合成过程中，负责将 DNA 上调控蛋白质合成的遗传信息传递到细胞质，使这些遗传信息在合成的蛋白质中表达。

（3）转运 RNA（transfer RNA，tRNA）：在蛋白质合成过程中识别并按照 mRNA 传递的遗传密码，负责把特定的氨基酸转运到核糖体上。

（二）探针

原位杂交技术中的探针（probe）为核酸探针，是带有标记物的已知序列的 DNA 或 RNA 片段，用于与细胞中的靶 DNA 或 RNA 杂交结合。

1. 核酸探针的种类 用于原位杂交的探针有 DNA 探针、cDNA 探针、RNA 探针、cRNA 探针和人工合成的寡核苷酸探针。根据所用探针的不同以及所检查核酸的不同，原位杂交的方式分为 DNA-DNA 杂交、cDNA-RNA 杂交、RNA-RNA 杂交和寡核苷酸探针与 DNA 或 RNA 杂交等。

（1）DNA 探针：是经过克隆的特定 DNA 片段，分单链和双链探针，用于检测 DNA，是较为常用的一种探针。

（2）cDNA 探针：互补 DNA（complementary DNA，cDNA）探针是以 mRNA 为模板复制的单链 DNA，具有与某一 RNA 链的碱基序列呈互补，用于检测 RNA。但 cDNA 探针不容易获得，所以用途不广。

（3）RNA 探针：为单链的核酸探针，杂交效率较高，可用于检查 DNA 和 mRNA。

（4）cRNA 探针：互补 RNA（complementary RNA，cRNA）探针是以 cDNA 为模板转录获得的单链探针，用于检测 RNA，与 RNA 的杂交比较稳定，所以应用广泛。

（5）寡核苷酸探针：以核苷酸为原料，使用 DNA 合成仪，人工合成预设相应序列的探针，用于检测核酸，具有特异性强的优点。

2. 探针的标记物 用于标记探针的标记物有放射性核素如 ^{3}H、^{35}S、^{32}P 和非放射性物质如荧光素、生物素、地高辛等。非放射性物质不及放射性物质敏感，但具有稳定、无放射污染、标记和检查操作简便等优点，随着技术的完善其特异性和敏感性不断提高，应用越来越广泛。

二、原位杂交技术的机制和特点

（一）机制

原位杂交技术是用标记的特异探针与组织细胞中相应的核酸杂交（特异结合）成杂交

体,再通过杂交体上标记物的免疫学反应和化学反应,形成有颜色的稳定的沉淀而显色,或荧光素标记物被激发光激发而发光,从而通过显微镜观察,将靶核酸进行定性、定位和定量。所使用的探针是已知碱基序列的核酸探针,探针与组织细胞中的靶核酸杂交结合是按照碱基互补原则,依靠DNA变性(双链的DNA解聚为单链)和复性(单链又聚合成双链)的性质。

(二)特点

原位杂交技术是在分子水平上检测组织细胞中的核酸,而免疫组化是在蛋白质表达水平上检测组织细胞中的抗原,前者更有优势。在相同的石蜡切片上,用免疫组化技术检测不到HPV抗原,用原位杂交技术可以检测出HPV-DNA,有助于对尖锐湿疣的病理诊断。

三、原位杂交技术操作

原位杂交技术操作与免疫组化技术操作有许多相同之处,但也有其特殊性,影响检测结果的因素更多。每种因素都可能会影响染色结果的准确性,从而影响病理诊断的准确性。因此,需要在原位杂交技术中进行规范操作和质量控制。

(一)检测标本的处理

1. 原位杂交技术 适用于检测组织细胞的冷冻切片和石蜡切片以及细胞涂片,但部分项目只能用于冷冻切片和细胞涂片,大部分的项目可用于石蜡切片。冷冻切片能很好地保存某些核酸,但形态结构差,定位不很清晰;石蜡切片组织形态结构好,定位清晰,但在组织的固定、脱水、包埋等过程中容易破坏组织细胞中的核酸,因此,尽可能保存组织细胞中的核酸十分重要。组织细胞在甲醛固定液固定时间过长会影响探针的穿透力,降低杂交效率。固定液宜用10%的中性缓冲甲醛液,适宜的固定时间为6～48小时。

病理诊断中是否需要做原位杂交检测,往往是根据HE切片观察基础上所决定的,因此,组织来源主要为甲醛固定的组织石蜡切片。液基细胞学技术的应用,能够有充足的细胞量作原位杂交检测。

2. 组织的固定

(1)组织取材:无论用于冷冻切片还是石蜡切片的组织,取材越新鲜越好。组织离体以后应及时取材并立即进行冷冻切片,切片可保存于-20℃或-80℃;如做石蜡切片应立即进行固定,尽可能保存组织细胞内的核酸不被降解,保存原有的形态结构。

(2)组织细胞固定:最常用的固定方法是用固定液浸泡组织。固定液有多种,不同的固定液具有不同的作用,目前没有一种固定液都能适用于各种核酸的固定。由于临床送检标本难以使用特殊固定液,故目前主要使用的是甲醛固定液。因此,应要求临床送检标本时使用10%的缓冲中性甲醛液。

(3)组织石蜡切片准备:是否进行原位杂交检测以石蜡切片HE诊断为依据。如需行原位杂交检测,应选用与该HE片相同的蜡块行连续石蜡切片。因此,在常规石蜡切片的过程中,要尽可能避免对组织细胞中核酸的破坏。切片厚度通常为4μm,组织切片贴在硅化玻片上,65℃烤片2～4小时。

(4)载玻片的要求:载玻片的使用和免疫组化染色一样,由于原位杂交实验过程中,操作步骤及洗片次数较多,容易出现脱片现象,因此,将载玻片硅化或涂胶是必要的。常用的是硅化玻片。如果是做RNA检测,还应该将载玻片高温处理,如160℃烤4～6小时,或通过高压以灭活玻片上的RNA酶。

（二）实验操作

在原位杂交实验中，主要的操作步骤包括以下方面：

1. 蛋白酶消化　石蜡切片在杂交前需要用蛋白酶进行消化，目的是将交联的组织细胞与蛋白质分开，将核酸表面的蛋白质消化掉，使组织细胞的通透性增加，探针的穿透力加强，易于探针与核酸杂交，提高杂交率。常用的蛋白酶是胃蛋白酶和蛋白酶K，浓度为1μg/ml，37℃消化30分钟。酶的浓度和消化时间需要根据组织所用不同的固定液、不同的固定时间、不同类型的组织和不同的切片厚度等因素做相应调整。

2. 变性　通过加热将双链的探针和靶核酸解链成单链。

3. 预杂交　在杂交前加入不含探针和硫酸葡聚糖的杂交液处理，以封闭非特异性杂交位点，减少非特异性杂交结合，使背景更加清晰，利于阳性结果的观察。

4. 杂交　加入特异探针，与组织细胞中的靶核酸结合形成稳定的杂交体。

5. 杂交体的显示　利用杂交体上标记物的免疫学反应和化学反应，形成有颜色的稳定的沉淀物而显色，或用激发光激发荧光素标记物使杂交体部位发出可见的荧光。

第二节　常用原位杂交技术

原位杂交技术是最为常用的分子病理学技术，是目前重要的临床病理诊断辅助技术之一；其技术操作简单，结果稳定可靠、具有较高的特异性和敏感性。随着探针的商品化和试剂盒的推广，该技术越来越多的应用于日常临床病理诊断。

在临床病理诊断中，常用是原位杂交技术和荧光原位杂交技术。前者主要利用某些底物在杂交体部位显色，通过光学显微镜来观察杂交结果；后者利用荧光素标记探针，通过荧光显微镜观察杂交体上发出的荧光来确定杂交结果。

一、原位杂交技术

原位杂交技术（ISH）是用特定的标记物如地高辛或生物素标记特异核酸探针，按照核酸序列的互补原则，探针与被检测样本中的靶核酸杂交形成特异性的杂交体，杂交体上的地高辛与鼠抗地高辛抗体结合，再用辣根过氧化物酶标记的抗鼠抗体与鼠抗地高辛抗体结合，最后通过辣根过氧化物酶和DAB的反应而显色。在显微镜观察杂交体上的棕色的信号，从而确定组织中存在靶核酸。

原位杂交技术主要利用底物，通过化学反应在杂交体部位显色，通过光学显微镜来观察杂交结果，因此，也称显色原位杂交（chromogenic in situ hybridization，CISH）。通过使用银离子等作为底物，通过化学反应在杂交体部位产生银沉淀而显色，称为银染原位杂交技术（silver in situ hybridization，SISH）。

原位杂交技术操作简单，用DAB或银显色其阳性结果可长时间保存；在观察结果的同时，也可以看到组织细胞结构。实验一般不需要特殊的仪器设备。

（一）EBV原位杂交检测操作

1. 主要实验仪器设备

（1）杂交仪或电热烤箱和恒温水浴培养箱，用于组织切片变性和杂交等。

（2）光学显微镜，用于染色结果观察。

2. 主要试剂　EBER-DNA检测试剂盒一般提供以下试剂，如果不是即用型试剂，需要按说明书要求进行稀释和配制。

（1）胃蛋白酶消化液。

（2）生物素标记的 EBV-DNA 探针。

（3）辣根过氧化物酶标记的链菌抗生物素蛋白。

（4）DAB 显色剂。

3. ISH 操作步骤

（1）组织石蜡切片厚 4μm 贴在硅化载玻片上，65℃烤片 60 分钟。

（2）常规脱蜡至蒸馏水。在脱蜡过程中将胃蛋白酶消化液从冰箱取出预热至 37℃。

（3）滴加胃蛋白酶消化液，37℃孵育 10～15 分钟，蒸馏水洗。

（4）80% 的乙醇、95% 的乙醇和 100% 的乙醇各脱水 2 分钟。

（5）室温或 37℃干燥约 5～10 分钟。

（6）滴加生物素标记的 EBV-DNA 探针液 10～20μl，盖上盖玻片，用专用的橡皮胶在盖玻片四周封边，放在电热烤箱 95℃变性 10 分钟，再放在 37℃的恒温箱杂交过夜（约 16 小时）。也可以放在杂交仪进行变性和杂交。

（7）用 PBS 浸泡切片，并上下移动，使盖玻片自然脱下。

（8）缓冲液洗 2 分钟。

（9）用 3% 的 H_2O_2 水溶液处理 5 分钟，蒸馏水洗，PBS 洗。

（10）滴加封闭液孵育 10 分钟。

（11）将封闭也甩走，直接滴加辣根过氧化物酶标记的链菌抗生物素蛋白孵育 30 分钟。

（12）PBS 洗 5 分钟，3 次。

（13）DAB 显色剂显色 15 分钟，37℃。

（14）流水冲洗 10 分钟。

（15）Mayer 苏木精染色液复染细胞核 3～5 分钟，流水冲洗 10 分钟。

（16）常规脱水透明，中性树胶封片。

4. 结果　阳性结果呈棕色，定位在细胞核，其他细胞核呈蓝色（图 4-13）。

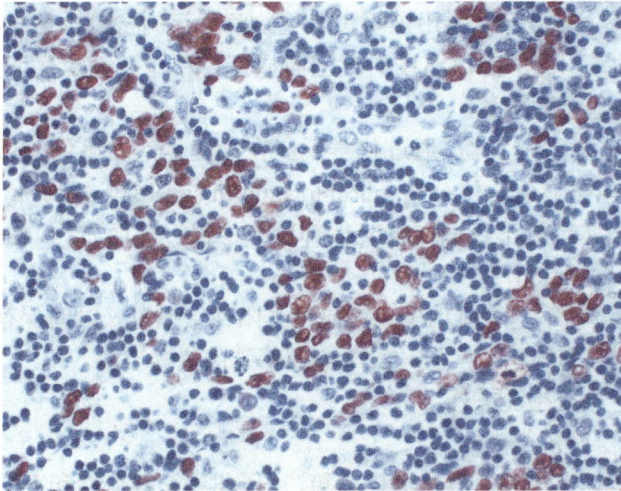

图 4-13　ISH 检测
鼻咽癌，EBV 阳性结果呈棕色，定位在细胞核

（二）HER2基因显色原位杂交（CISH）检测

1. 主要实验仪器设备

（1）电磁炉，用于组织片热修复。

（2）杂交仪或电热烤箱或恒温水浴培养箱，用于组织切片变性和杂交等。

（3）显微镜，用于染色结果观察。

2. 主要试剂 商品化的检测试剂盒一般提供以下试剂，如果不是即用型试剂，需要按说明书要求进行稀释和配制。

（1）热修复液（pH 7.0）。

（2）胃蛋白酶消化液。

（3）地高辛标记的HER2探针。

（4）SSC洗液。

（5）封闭血清。

（6）鼠抗地高辛抗体。

（7）过氧化物酶标记的抗鼠抗体。

3. CISH操作步骤

（1）石蜡切片厚4μm贴在硅化载玻片上，65℃烤片60～120分钟。

（2）切片常规脱蜡至蒸馏水。在脱蜡过程中加热修复液并将胃蛋白酶消化液从冰箱取出恢复至室温。

（3）切片放入煮沸的热修复液中保持98～100℃，15分钟，冷却后蒸馏水洗5分钟。

（4）滴加胃蛋白酶消化液室温孵育5～10分钟，蒸馏水洗。

（5）切片依次分别用80%的乙醇、95%的乙醇和100%的乙醇脱水各3分钟后，室温自然干燥20分钟。

（6）滴加HER2探针液15～20μl并盖上盖玻片，用专用的橡皮胶在盖玻片四周封边，放于杂交仪95℃变性5分钟后于37℃杂交过夜（10～15小时）。也可以放在电热烤箱进行变性和杂交。

（7）将切片浸泡在室温SSC洗液，并上下移动，使盖玻片自然脱下。

（8）放入预热的SSC洗液中，70℃浸泡5分钟，蒸馏水洗。

（9）用3%的H_2O_2水溶液处理5分钟，蒸馏水洗，PBS洗。

（10）滴加封闭血清10分钟。

（11）甩去血清滴加鼠抗地高辛抗体室温孵育30分钟，PBS洗5分钟，3次。

（12）滴加辣根过氧化物酶标记的抗鼠抗体室温孵育30分钟，PBS洗5分钟，3次。

（13）DAB-H_2O_2显色1～5分钟，蒸馏水洗终止显色。

（14）Mayer苏木精染色液复染细胞核3～5分钟，蒸馏水洗10分钟。

（15）常规脱水透明，中性树胶封片。

4. 结果 阳性结果呈细颗粒状或簇状粗颗粒状或团块状的棕色，定位在细胞核，细胞核呈蓝色。浸润癌细胞核内HER2平均拷贝数>6为扩增（图4-14）。

（三）HER2基因银染原位杂交（SISH）检测

1. 主要实验仪器设备

（1）全自动组织切染色机BenchMark XT（罗氏）。

（2）光学显微镜，用于染色结果观察。

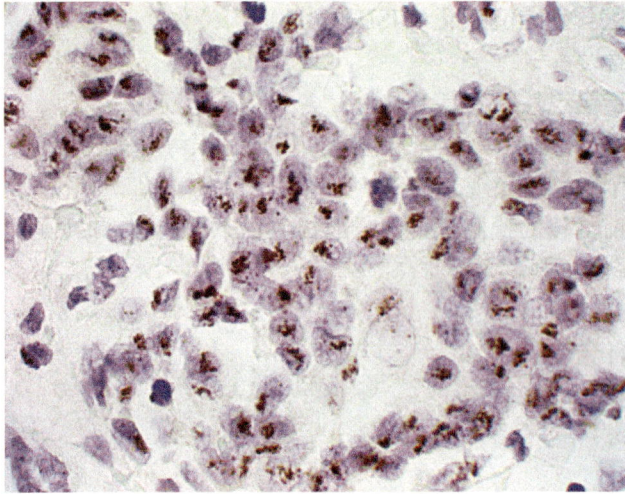

图 4-14 CISH 检测
乳腺癌，核内 HER2 杂交结果呈棕色

2．主要试剂

（1）蛋白酶 3。

（2）二硝基苯（DNP）标记的 HER2-DNA 探针。

（3）二硝基苯（DNP）标记 17 号染色体 DNA 探针。

（4）兔抗 DNP 抗体。

（5）羊抗兔抗体。

（6）DNP 多聚体。

（7）银染染色液。

（8）快红色显色液。

（9）清洗缓冲液。

3．SISH 主要操作步骤（厂家不提供手工操作试剂盒，只能在染色机上按照预设的程序进行操作）

（1）烤片：石蜡切片厚 4μm 贴在硅化载玻片上，56℃烤片过夜（约 16 小时）。

（2）脱蜡：使用不含酒精、不含二甲苯的环保脱蜡液脱蜡约 8 分钟。

（3）预处理：用冲洗缓冲液高温修复约 20 分钟，蛋白酶消化 4 分钟。

（4）变性：94℃ 5 分钟。

（5）杂交：HER2 DNA 探针杂交 6 小时，17 号染色体探针杂交 3 小时。

（6）探针标记物检测：用抗 DNP 抗体检测探针标记物 DNP。

（7）显色：银染染色液显色和快红溶液显色。

（8）复染：苏木精和靛蓝染色液染细胞核。

（9）封片：不含二甲苯的中性树胶封片。

4．结果　阳性结果呈细颗粒状或成簇的状粗颗粒状或团块状的黑色，定位在细胞核，细胞核呈蓝色；对照 17 号染色体探针杂交为红色信号点。30% 的肿瘤细胞中，HER2 阳性信号点≥6 个，或信号点成簇分布为扩增（图 4-15）。

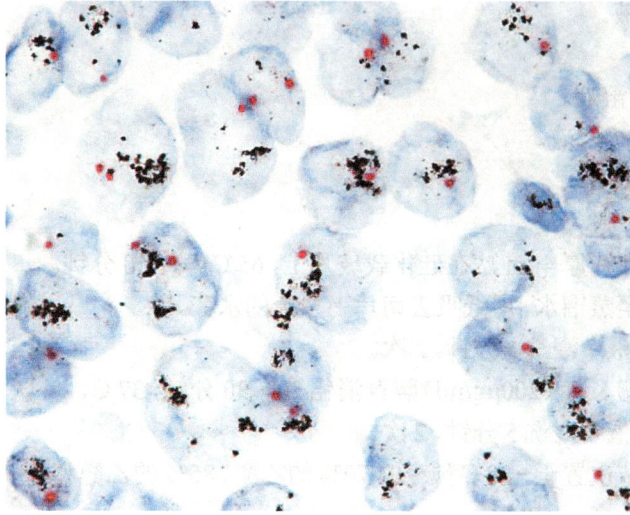

图4-15　SISH检测
乳腺癌，HER2杂交结果呈黑色颗粒，对照17号染色体针杂交
结果呈红色颗粒

二、荧光原位杂交技术

　　荧光原位杂交技术（fluorescence in situ hybridization，FISH）是采用荧光素标记的特异DNA探针，按照DNA序列的互补原则，探针与被检测样本中的靶DNA杂交形成特异性的杂交体，通过荧光显微镜观察杂交体上的荧光信号，从而确定组织中存在靶DNA。

　　FISH技术主要是检测细胞的DNA，尤其是常用于检测基因在染色体的定位，了解基因的扩增、缺失或突变。使用的探针包括由一个或多个克隆已知序列组成的位点特异性探针、简单重复序列探针和由一条染色体或染色体上某一段核苷酸片段所组成的全染色体或染色体区域特异性探针。通常探针用异硫氰酸荧光素（fluorescein isothiocyanate，FITC）和四甲基罗丹明（tetramethylrhodamine）等荧光素标记。

　　FISH技术操作简单快速，敏感性和特异性高，结果容易观察；可检测冷冻切片和石蜡切片，且可同时检测多种基因（结果呈多种颜色）。但结果不能长时间保存，一般需要尽快将结果拍摄保存。

　　HER2基因FISH检测：

　　1. 主要实验仪器设备

　　（1）杂交仪或烤片机，用于组织切片或细胞涂片预热、变性和杂交等。

　　（2）恒温水浴箱，用于试剂加热，探针变性，组织细胞片的处理如消化、杂交等。

　　（3）荧光显微镜，用于观察荧光结果，需要在暗房条件下进行。

　　（4）电脑及其图像采集和分析软件系统，用于实验结果的分析和报告。

　　2. 主要试剂　商品化的检测试剂盒一般提供以下试剂，如果不是即用型试剂，需要按说明书要求进行稀释和配制。

　　（1）荧光素标记的HER2-DNA探针。

　　（2）杂交缓冲液。

　　（3）SSC溶液。

（4）蛋白酶 K 液。

（5）变性液。

（6）NP40/SSC 溶液。

（7）甲酰胺 /SSC 溶液。

（8）DAPI 复染剂。

3. FISH 操作步骤

（1）组织石蜡切片厚 4μm 贴在硅化载玻片上，65℃烤片 60 分钟。

（2）常规脱蜡至蒸馏水，用纸吸去切片上多余的水分。

（3）2×SSC 溶液中浸洗 5 分钟，2 次。

（4）滴加蛋白酶 K 液（200μg/ml）孵育消化 20～30 分钟，37℃。

（5）2×SSC 溶液中浸洗 5 分钟，2 次。

（6）组织切片依次置于 −20℃预冷的 70% 的乙醇、85% 的乙醇和 100% 的乙醇中各 3 分钟脱水。

（7）浸入丙酮溶液中 2 分钟，自然干燥玻片。

（8）加热组织切片至 56℃。

（9）将组织切片浸泡在变性液中变性 5 分钟，73～75℃。

（10）组织切片在预冷 4℃的 70% 的乙醇、85% 的乙醇和 100% 的乙醇中各 3 分钟进行梯度脱水后自然干燥。

（11）将组织切片放在 45～50℃烤片机上预热 2～5 分钟。

（12）将装有探针混合物的试管置于 73～75℃水浴箱中变性 5 分钟，后置于 45～50℃水浴箱中备用。

（13）滴加 HER2 探针液 15～20μl 并盖上盖玻片，再用专用的橡皮胶在盖玻片四周封边，放于杂交仪或湿盒中于 42℃杂交过夜（10～15 小时）。

（14）用 50% 的甲酰胺 /2×SSC 溶液浸洗组织片，并轻轻上下移动组织切片将盖玻片洗脱，再浸洗 5～10 分钟后取出组织切片。

（15）50% 的甲酰胺 /2×SSC 溶液洗 5～10 分钟，2 次。

（16）2×SSC 溶液浸洗 10 分钟。

（17）2×SSC/0.1% 的 NP-40 溶液浸洗 5 分钟。

（18）70% 的乙醇洗 3 分钟，自然干燥。

（19）滴加 DAPI 复染剂，盖上盖玻片在暗处染色 10～20 分钟，在荧光显微镜下选用合适的滤光片观察结果。

4. 结果　在黑暗的背景下阳性部位呈红色、绿色等不同颜色的荧光，呈细颗粒状或簇状粗颗粒状或团块状，定位在细胞核，细胞核呈蓝色。红色信号总数与绿色信号总数比值＞2.2 时为 HER2 基因有扩增（图 4-16）。

三、质 量 控 制

1. 组织固定要及时，并应使用 10% 的中性甲醛液固定，固定时间为 6～24 小时。

2. 建议使用商品化的试剂盒，实验操作参照试剂盒说明书指南进行，可根据各自实验室条件和经验作适当调整。

3. 是否需要组织切片热修复要根据不同的试剂盒或所用的探针的不同而定，一般试剂

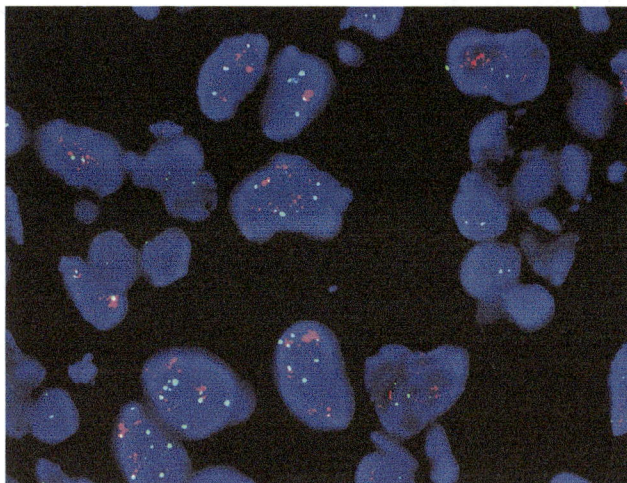

图 4-16 FISH 检测
乳腺癌组织, HER2 杂交结果呈红色荧光信号, 对照探针 CSP17
杂交结果呈绿色荧光信号

盒说明书会有具体说明。

4. 蛋白酶消化液通常配成储备液冰箱保存, 用前用稀释液稀释成工作液。蛋白酶消化十分重要, 组织采用不同的固定液、固定时间不一、组织类型的不同和切片厚度的不同等因素都会影响消化效果, 过度消化或消化不足又会影响实验结果。如需观察组织细胞消化情况, 可在镜下观察, FISH 实验则自然干燥组织切片, 滴加 DAPI 复染剂后盖上盖玻片, 于暗处放置 10~20 分钟, 在荧光显微镜下观察。如果消化过度, 则终止实验, 重新切片进行实验, 消化时要适当减低蛋白酶浓度或缩短消化时间, 如果消化不足, 可继续滴加蛋白酶继续消化。

5. 没有杂交仪可将组织片放电热烤箱变性, 然后放入恒温水浴培养箱杂交。要确保电热烤箱和恒温水浴培养箱温度准确恒定, 否则会影响变性和杂交效果。

6. 探针液用前一般需要用杂交缓冲液和蒸馏水稀释, 可参考说明书按比例稀释。

7. 滴加的杂交液后盖上盖玻片时应避免产生气泡, 气泡部位会出现假阴性。

8. 用橡皮胶在盖玻片四周封边, 是为了防止长时间杂交过程中杂交液蒸发掉。

9. 不同的检测试剂盒提供的浸洗液有所不同, 有 SSC 溶液、PBS 液和 TBS 液等, 浸洗组织片所需的温度也有所不同, 要参照说明书进行操作。

10. 杂交后用 SSC 溶液浸洗组织片, 温度过高, 时间过长会减弱杂交信号; 温度不足, 时间过短, 难以洗去非特异性结合, 导致背景着色。

11. 细胞核要浅染, 染色过深会妨碍阳性结果的观察。

12. 探针、蛋白酶消化液和 DAPI 复染剂等需在 −20℃ 保存, 封闭血清、抗体以及快红、BCIP/NBT 和 DAB 显色剂在 4℃ 保存。探针、显色剂和 DAPI 复染剂还需要避光保存。

13. 每次实验应采用已知阳性和阴性的组织片作对照, 以保证实验结果的可靠性。

14. 探针和组织细胞杂交后, 是通过免疫组化方法将杂交信号进一步放大和显色, 除了采用辣根过氧化酶标记的抗体, DAB 显色呈棕色或 AEC 显色呈红色外, 还可以选择碱性磷酸酶标记的抗体, 用固蓝显色呈蓝色, 快红显色呈红色, BCIP/NBT 显色呈紫蓝色。除了

DAB 显色外,用其他显色剂显色染色后不能使用乙醇和二甲苯进行脱水透明,并应采用水溶性胶封片。

15. 用荧光显微镜观察结果时要根据标记探针的荧光素来选用合适的滤光片,使用 100× 的油镜观察。

16. 染色后的组织片置于 −20℃ 避光保存,以减慢荧光减弱的速度。

第三节 原位杂交技术在病理诊断中的应用

随着商品化的原位分子杂交检测试剂盒不断增多,在临床病理诊断中开展原位分子杂交技术检测的项目也越来越多。

一、EB 病毒检测

EB 病毒检测有助于鼻咽癌等与 EB 病毒相关疾病的辅助性诊断。

二、人类乳头状瘤病毒检测

免疫组化对人类乳头状瘤病毒(HPV)检出率较低,采用原位分子杂交技术可提高其检出率,有助于尖锐湿疣和 HPV 感染疾病的病理诊断。

三、癌基因检测

检测肿瘤组织中相关基因的扩增和蛋白产物过表达,对肿瘤早期诊断、临床治疗和预后判断均有一定意义。如检测 hTERC 基因扩增可进行子宫颈癌的筛查和早期诊断;检测乳腺浸润性导管癌 HER2 基因的扩增,是采用曲妥珠单抗(赫赛汀)药物治疗的重要依据。

第五篇
临床细胞学技术

第一章

临床细胞学检查技术概论

细胞病理学或称临床细胞学，简称为细胞学，是病理学的一个分支学科和重要组成部分。细胞学诊断通过细致地观察细胞的变化来诊断疾病。

第一节　细胞学检查技术基本概念

细胞学制片技术，包括标本的收集、涂片、固定、染色、脱水、透明、封固等。良好的制片是细胞学诊断的重要条件，高度的责任感和严格的操作流程，以及新技术的应用是提高细胞学制片质量的重要保证。

一、细胞学检查范畴

细胞病理学可分两大部分：脱落细胞学和针吸细胞学。

1. 脱落细胞学　采集人体中管腔器官表面脱落的细胞，其标本可来自与外界相通的脏器；如胃肠道、呼吸道、泌尿道、女性生殖道等；其次来自于与外界不相通的腔隙、脏器表面，如胸腹腔、颅脑腔、关节腔等积液。

2. 针吸细胞学　通过细针吸取的方法吸取组织中的活细胞，如乳腺、甲状腺、淋巴结、前列腺等穿刺。除了进行一般细胞形态学诊断外，尚可以进行细胞培养，细胞 DNA 检测。

二、细胞学检查程序

标本采集→涂片制作→涂片固定→涂片染色→涂片封固→涂片阅片→报告打印→玻片归档。

三、细胞学检查的特点和意义

1. 准确性　通常以阳性率来表示（诊断率、符合率、准确率）。目前国际统一标准，即用敏感性及特异性来表示。前者显示除去假阴性后的阳性率，后者显示除去假阳性后的诊断准确性。

2. 敏感性　细胞学诊断以子宫颈癌检查效果最佳，敏感性达 90% 以上。痰及尿液脱落细胞阳性率较低 50%～60%，细胞学诊断的特异性较高 98%～99%，即假阳性很低，只占 1%～2%，可疑细胞只占 5%。一个可靠的诊断技术应为敏感度越高越好，即假阳性和假阴性率越低越好。

3. 实用性　操作简便、创伤性小、安全性高，且费用少。有利于疾病的早期发现，早期诊断和早期治疗。细胞学检查技术已不再是一种单纯的诊断方法,对观察癌前期病变的演变,指导临床用药和随访观察的重要指标。

4. 局限性 细胞学诊断有许多优点,但阳性率较低,时有漏诊和误诊。这主要由于取材局限性,制片方法不当有关;此外,缺乏组织结构也是影响诊断准确性的因素。

四、细胞学标本制作质量控制

细胞学制片是涂片技术重要的基本技能,质优的细胞制片直接关系到诊断的准确率和阳性率高低。

细胞学送检标本大概可分为以下三大类:

一类标本是临床医师取材后马上制成涂片固定后送细胞学检查(如妇科的宫颈涂片、纤支镜刷片涂片);另一类是临床医师抽取标本后未经固定直接送到细胞室行细胞制片检查(如浆膜腔积液、痰液、尿液等);第三类主要是妇科液基细胞学标本,临床医师用特殊的刷子取材后,将刷子上的细胞放入细胞保存液中送到细胞室行细胞制片检查。

细胞学涂片制作前质控要求如下:

1. 涂片前应准备好各种用具,如干净的载玻片、固定液、吸管、玻璃棒、小镊子。

2. 各类标本要新鲜制作,4℃冰箱保存的标本不超过4小时。

3. 涂片制作要轻巧,以免损伤细胞。

4. 涂片制作要均匀,厚薄要适度,掌握细胞量与溶液比例的稀释度。细胞量多的标本制片宜薄,细胞量少的标本制片宜集中。

5. 细胞应有效固定在载玻片的位置上,各类涂片制作后原则上应湿固定为佳,特殊情况下涂片亦可半湿干固定。

细胞学制作中的质控要求,详见制片流程中相关部分。

第二节 细胞学标本采集原则和方法

一、标本采集原则

1. 采集标本必须保持新鲜,以免细胞自溶,影响细胞着色和正确诊断。

2. 采集方法应简便,以减轻患者痛苦,且不至于引起严重的"并发症"或促使肿瘤扩散。

3. 正确选择取材部位,尽可能由病区直接采取细胞并获取丰富有效的细胞成分。

4. 绝对避免错号和污染(器具和玻片干净、固定液及染液过滤、每份标本一瓶)。

5. 针吸穿刺操作时有两人配合完成采集标本较好,并了解病情和影像学资料,选择恰当的体位及穿刺点(详细见本篇 第三章"细针吸取细胞学涂片制作技术")。

二、标本采集前准备

1. 所有细胞学送检标本容器清洁并要求即采集即送检。

2. 送检标本必须填写细胞送检申请单,每份标本一瓶并写明患者姓名、性别和年龄。

3. 临床送检血性胸水、腹水、心包液为防止标本凝固,应在容器中加入抗凝剂。可用商品化的肝素抗凝试管或用100g/L浓度的乙二胺四乙酸钠(EDTA-Na),亦可用3.8%的柠檬酸钠,与标本量之比为1:10。

三、标本采集方法

1. 标本采集方式

（1）直观采集外阴、阴道、宫颈、穹窿、鼻腔、鼻咽、眼结膜、皮肤、口腔、肛管等部位，可用刮片、吸管吸取、擦拭或刷洗的方法。

（2）宫颈细胞采集从早期棉棒阴道后穹窿分泌物法、木制宫颈刮片法到现代的专用扫帚状刷取样法。

（3）用纤维光束内镜带有的微型网刷直接在食管、胃、十二指肠、气管、肺内支气管等部位的病灶处刷取细胞涂片。

（4）体表可触及的原发病变和体内脏器标本收集可采用针刺抽吸收集方式，用穿刺针准确刺穿皮肤进入病区域后，通过提插针方式，使针尖斜面部对病变组织进行多次切割；并同时借助针管内的持续负压将切割获得的标本吸入针芯及针管内（详见本篇 第三章"细针吸取细胞学涂片制作技术"）。

2. 分泌液收集法　细胞学检查收集的分泌液包括自然分泌液：尿液、痰液、前列腺液、乳头分泌液等。

（1）尿液：男性用自然排尿，女性采取中段尿。尿量不应少于 50ml，标本要新鲜，尿液排出后 1～2 小时内制成涂片。如不能立即制片，可在标本内加 1/10 尿量的浓甲醛液或等量的 95% 的乙醇。但尿内加入上述的固定液可使细胞变形或影响制片，因此，尽可能新鲜尿液离心沉淀制成涂片。

（2）痰液：指导患者漱口、深咳痰液，约 3 口量的痰液。挑选来自肺、支气管内的带铁锈色的血丝痰，或透明黏液痰及灰白色颗粒状痰等有效成分进行薄层均匀的涂片，每例患者制片 2～3 张。

（3）前列腺液：采用前列腺按摩取分泌物直接涂片。

3. 灌冲洗收集法　此法常用于采集胃脱落细胞，例如用于胃肠、腹腔、卵巢肿瘤术后向空腔器官灌冲。冲洗一定数量的生理盐水，使肿瘤细胞脱落，然后将冲洗液抽取离心沉淀后取细胞层直接涂片。

4. 浆膜积液收集法　此法常用于胸腔、腹腔、心包腔等器官内积液的抽取，抽取胸腹水送检，通常由临床医师操作完成。送检胸腹水的容器瓶必须事前加入抗凝剂（3.8% 的柠檬酸钠），送检浆膜腔积液的量为 20～200ml 较合适。因特殊原因不能马上制片的标本，应放入 4℃ 的冰箱内保存，时间不应超过 16 小时（见本篇 第二章 第一节"浆膜腔积液细胞涂片制作"中的介绍）。

第三节　细胞学涂片固定

一、固 定 目 的

细胞离体后如果不及时固定，就会释放出溶酶体酶将细胞溶解，导致组织自溶，丧失原有结构。因此，细胞采集后应选用合适的固定液进行固定，使细胞内的蛋白质凝固、沉淀成不溶性，并使细胞尽可能保持原有的形态结构和所含的各种物质成分。细胞涂片的固定在细胞学制片中极为关键。细胞固定的好坏会直接影响后续的涂片和染色，进而影响细胞学诊断的准确性。

通过乙醇能迅速凝固细胞内的蛋白质、脂肪和糖类，使其保持与活细胞状态相仿的成分和结构，使细胞各部分尤其是细胞核染色后能清楚地显示细胞的内部结构。进行经典的巴氏染色，用乙醇和乙醚或甲醇固定细胞涂片是极为重要的。假如乙醇浓度不够细胞核固定不佳，易造成人为的假阴性报告。

二、固定液种类

乙醇是细胞涂片常用的固定液，可使细胞内的蛋白质、核蛋白和糖类等迅速凝固，产生不溶于水的沉淀。乙醇很少单独使用，通常与冰醋酸、乙醚等混合使用。在巴氏染色中，乙醇类固定液更是首选的固定液。

常用的固定液如下：

1. 95%的乙醇-冰醋酸固定液

95%的乙醇	100ml
冰醋酸	1ml

常用的细胞涂片固定液，冰醋酸渗透力强，可加快细胞的固定。

2. 乙醇-乙醚固定液

无水乙醇	49.5ml
乙醚	49.5ml
冰醋酸	1ml

常用的细胞涂片固定液，固定快速，尤其是作巴氏染色，为首选的固定液。乙醚容易挥发，气味较大，应密封保存。

3. Carnoy固定液

无水乙醇	60ml
三氯甲烷	30ml
冰醋酸	10ml

适用核酸、糖原、黏蛋白等特殊染色；也适合固定含血较多的细胞标本，冰醋酸能够加强胞核染色，也能溶解红细胞，并可减低细胞由于乙醇引起的收缩。一般固定3～5分钟，再用95%的乙醇继续固定15分钟。

4. 甲醇固定液　用于干燥固定的涂片（血片）和某些免疫细胞化学染色。

5. 丙酮固定液　冷丙酮常用于酶的细胞化学染色和免疫荧光染色。

6. 10%的中性缓冲甲醛固定液　主要用于固定细胞沉渣制作细胞蜡块。如果用于固定细胞涂片，固定较慢，也容易引起细胞脱落，因此，不适宜直接固定细胞涂片。

三、固 定 方 法

1. 浸泡湿固定法

（1）固定操作：将细胞涂在玻片上后，应稍晾干，但不能完全干燥，在涂片快干且还湿润时，立即浸泡在固定液中固定15～20分钟。这种固定方法也称为湿固定。

（2）注意事项：①玻片标本固定时应将玻片垂直置入固定液，避免涂片相互摩擦；②各种细胞涂片均应及时用湿固定法进行固定，否则涂片干燥后会严重影响染色效果。

2. 喷雾固定法　将采集的细胞涂好片后，平放在架子上，将乙醇等固定液喷洒在涂片上进行固定,干燥后保存或待染色。染色前需要在蒸馏水中浸泡约 10 分钟。优点是简单快速,缺点是容易固定不均匀。

四、质 量 控 制

1.制作标本要新鲜 送检标本要新鲜制作,在室温下不能停留超过 2 小时,脑脊液更不能超过 1 小时。胸腹水、心包积液、痰液可在冰箱内放置 12~24 小时。尿液在冰箱中停放不超过 2 小时。

2.湿固定的原则 制片后标本玻片尾部最易干燥,干燥后的玻片会引起细胞核膨胀和着色不清,胞质干燥后巴氏伊红、亮绿着色不鲜艳,诊断受影响。

3.固定液要过滤 每天每次使用后的固定液要用滤纸或棉花过滤后才能重复使用,但乙醇浓度不能低于 90% 的含量,否则要更换新固定液,主要是防止交叉细胞污染。

第四节 细胞学常规染色技术

一、染色的作用

没有经过染色的细胞,难以通过显微镜观察到细胞核和细胞质内部各种细微的结构。因此,需要用不同的染料将细胞的形态结构及不同的成分显示出来,以便在显微镜下进行观察。

二、染 色 机 制

细胞染色机制比较复杂,一般认为细胞染色主要是通过物理吸附作用和化学结合作用来使细胞核和细胞质染上不同的颜色,并且产生不同的折射率,从而能通过显微镜来观察。

1.物理吸附作用 染料的色素成分被吸附进入组织和细胞间隙内而显色。

2.化学结合作用 染料的助色团具有与组织细胞很强的亲和力,能够与细胞及其细胞内相应物质结合生成有色的不溶性的化合物沉淀而显色。

三、染 料 分 类

1.染料根据其来源可分为天然染料如苏木精和人工合成染料如结晶紫等。

2.根据染料所含有的发色团分为硝基染料、偶氮染料、醌亚胺染料、呫吨染料、苯甲烷染料、蒽醌染料、重氮盐和四重氮盐类和四唑盐类染料等。

3.根据染料所含有的助色团性质分为酸性染料、碱性染料和中性染料等。

四、常规染色方法

细胞学染色方法有多种,主要有常规染色、特殊染色(或称细胞化学染色)和免疫细胞化学染色。可根据不同的检验要求和研究目的加以选择应用;特殊染色和免疫组织化学染色方法见本篇 第一章 第五节"其他细胞学染色技术"。

常规染色法有巴氏(Papanicolaou)法、HE 法和迈格林华 - 吉姆萨染色(MGG 染色)法等。

(一)巴氏(Papanicolaou)染色

巴氏染色起初仅用于阴道上皮雌激素水平的测定以及检测生殖道念珠菌、滴虫等病原体的感染。染色方法经过不断改良后,胞质染色液分别有 EA36、EA50 和 EA65。目前主要用于妇科细胞学涂片染色,多采用 EA36 和 EA50 染色液,是用来筛查宫颈癌及癌前病变的常用细胞学染色方法。巴氏染色也适合胸、腹水、痰液等非妇科标本的染色,常采用 EA65 染色液。

巴氏染色法染液中含有阳离子、阴离子和二性离子,具有多色性染色效能。因此,染出的细胞质具有色彩多样、鲜艳、透明性好及细胞核的核膜、核仁、染色质结构清晰的特点。巴氏染色主要有两组染液,胞核染液如苏木精和胞质染液如 EA36,以达到核质对比清晰鲜艳的目的。

1. 试剂配制

(1) 改良 Lillie-Mayer 苏木精染液

苏木精(hematoxylin)	5g
无水乙醇(absolute alcohol)	50ml
硫酸铝钾(aluminium potassium sulphate)	50g
蒸馏水	650ml
碘酸钠(sodium iodate)	500mg
甘油(glycerine)	300ml
冰醋酸(glacial acetic acid)	20ml

分别将苏木精溶于无水乙醇,硫酸铝钾溶于蒸馏水(可加热至 40～50℃使硫酸铝钾更容易溶解),用玻璃棒轻轻搅动使彻底溶解,待恢复至室温后,与苏木精无水乙醇液充分混合,再加入碘酸钠,最后加入甘油和冰醋酸。

(2) 碳酸锂水溶液

碳酸锂(lithium carbonate)	1g
蒸馏水	100ml

(3) 橘黄 G 染液

橘黄 G(Orange G)	0.5g
蒸馏水	5ml

用橘黄 G 0.5g 溶于 5ml 蒸馏水,再加无水乙醇 95ml,然后加 0.015g 磷钨酸,使用前过滤。存储在深棕色瓶中。

(4) 0.5% 的淡绿乙醇储备液

淡绿(light green)	0.5g
95% 的乙醇	100ml

(5) 0.5% 的伊红 Y 乙醇储备液

伊红 Y(eosin Y)	0.5g
95% 的乙醇	100ml

(6) 1% 的伊红 Y 乙醇储备液

伊红 Y(eosin Y)	1g
95% 的乙醇	100ml

(7) 0.5% 的俾斯麦棕乙醇储备液

俾斯麦棕(Bismarck brown)	0.5g
95% 的乙醇	100ml

（8）EA36 染液配方

0.5% 的淡绿乙醇储备液	45ml
0.5% 的伊红 Y 乙醇储备液	45ml
0.5% 的俾斯麦棕乙醇储备液	10ml
磷钨酸（phosphotungstic acid）	0.2g

（9）EA50 染液配方

0.5% 的淡绿乙醇储备液	6ml
1% 的伊红 Y 乙醇储备液	40ml
纯甲醇	25ml
冰醋酸	2ml
95% 的乙醇	21ml
磷钨酸	2g

2. 染色操作流程

（1）涂片用 95% 的乙醇 - 冰醋酸固定液固定 10～15 分钟。

（2）95% 的乙醇、80% 的乙醇、70% 的乙醇、蒸馏水分别浸泡 1 分钟。

（3）改良 Lillie-Mayer 苏木精染液染色 5～10 分钟

（4）自来水中冲洗多余染液。

（5）1% 的盐酸乙醇液分化约 4 秒。

（6）1% 的碳酸锂水溶液蓝化 1 分钟，自来水洗 5 分钟。

（7）依次置入 70% 的乙醇、80% 的乙醇、95% 的乙醇（Ⅰ）和 95% 的乙醇（Ⅱ）各 1 分钟。

（8）橘黄 G 液染色 1～2 分钟（此步可省略）。

（9）依次在 95% 的乙醇（Ⅰ）、95% 的乙醇（Ⅱ）漂洗去掉多余橘黄 G 染液。

（10）EA36 染液染色 3～5 分钟。

（11）依次用 95% 的乙醇（Ⅰ）、95% 的乙醇（Ⅱ）、无水乙醇（Ⅰ）和无水乙醇（Ⅱ）脱水各 1 分钟。

（12）二甲苯透明，中性树脂封片。

3. 结果　角化细胞胞质呈粉红色，全角化细胞胞质呈橘黄色，角化前细胞胞质呈浅蓝色或浅绿色，细胞核呈蓝紫色，核仁呈橘红色，白细胞核呈蓝色，胞质呈淡蓝淡绿，红细胞呈橙红色（图 5-1）。

（二）苏木精 - 伊红（HE）染色方法

1. 试剂配制

（1）改良 Lillie-Mayer 苏木精液。

（2）0.5% 的伊红 Y 乙醇液。

2. 染色操作

（1）涂片从 95% 的乙醇 - 冰醋酸固定液内取出，80% 的乙醇浸泡 1 分钟。

（2）蒸馏水洗 1 分钟。

（3）改良 Lillie-Mayer 苏木精染液染色 5～10 分钟。

（4）自来水冲洗 1 分钟。

（5）0.5% 的盐酸乙醇液分化 3～5 秒。

（6）自来水冲洗促蓝 10 分钟，80% 的乙醇浸洗 1 分钟。

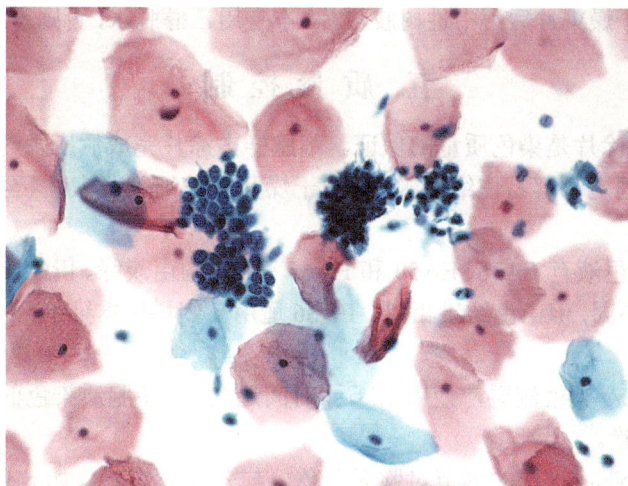

图5-1　宫颈脱落细胞，巴氏染色

（7）0.5%的伊红Y乙醇液染色1分钟。

（8）80%的乙醇浸洗1分钟。

（9）依次用95%的乙醇（Ⅰ）、95%的乙醇（Ⅱ）、100%的乙醇（Ⅰ）和100%的乙醇（Ⅱ）脱水各1分钟。

（10）二甲苯透明，中性树胶封片。

3. 结果　胞质呈淡红色，胞核呈紫蓝色，核仁呈红色。

（三）迈格林华-吉姆萨染色（MGG染色）法

1. 染液配制

（1）迈格林华染液

迈格林华（May-Grünwald）原液	1ml
蒸馏水	9ml

新鲜配制，不能保存。

（2）吉姆萨染液

吉姆萨（Giemsa）原液	1ml
蒸馏水	9ml

新鲜配制，不能保存。

2. 染色操作

（1）涂片固定后蒸馏水洗2ml。

（2）迈格林华染液滴染15分钟。

（3）倒弃涂片上的染液，用自来水冲洗干净。

（4）吉姆萨染液滴染15分钟。

（5）倒弃涂片上的染液，用自来水冲洗干净。

（6）甩干水分，镜检。必要时干燥后用中性树胶封片。

3. 结果　细胞核呈紫红色，细胞质和核仁呈深浅不同的蓝色。

4. 注意事项

（1）适用于淋巴造血系统（血片）或胸、腹水等标本。

（2）必要时可干燥染片后用中性树胶封片，不宜用乙醇脱水，否则容易脱色。

五、质量控制

1. 固定好细胞涂片是染色质量的保证。细胞样本涂片完成后应及时固定，但要注意涂片含水太多，立即固定时容易使细胞脱落；太干燥又会使细胞胀大，甚至溶解，导致胞核染色不佳、结构模糊。

2. 常用 EA 染色液有 EA36、EA50 和 EA65 三种，均由淡绿、伊红 Y、俾斯麦棕和磷钨酸组成，各自比例不同，但染色结果相似。EA36 适用于妇科标本染色，而 EA65 比较适合于非妇科的标本。

3. 橘黄 G 和 EA 类染液通常使用 15 天，时间过久，会使胞质染色的颜色不够鲜艳，应根据染片量定期更换。

4. 配制 EA 染液时，pH 的调节对胞质分色好与差较大影响。如 pH 偏高，则上皮细胞质染色偏红，可加少许的磷钨酸降低其 pH；如 pH 偏低，则上皮细胞质染色偏蓝或绿色，可加少许饱和碳酸锂溶液调高其 pH。

5. 细胞核在盐酸分化时要把握好时间和盐酸的浓度，着色浅或过深对细胞学的诊断都会造成严重的影响。

6. 血液多和蛋白质多的液体标本，容易造成核染色过深或背景复杂，应先用缓冲液或标本清洗液处理后再制作标本涂片。

7. 可选用商品化的染色试剂，建立规范的操作流程。

8. 染色时应控制好苏木精染色时间，掌握盐酸 - 乙醇的浓度及分化时间避免核染色过深或太浅。苏木精质量较差或使用过久的苏木精染液，会导致核浅染或核染色质不清，也会出现蓝染的结晶颗粒。

9. 应及时更换脱水透明的 100% 乙醇，或在其后增加一道苯酚 - 二甲苯脱水透明剂（在南方潮湿天气尤其适合选用），避免脱水不彻底引起片子出现雾状，使细胞轮廓模糊不清，不利于镜下观察。如果细胞片封片不及时，吸入空气中的水分，鳞状上皮细胞胞质出现深褐色斑点。

10. 细胞涂片中的细胞较容易脱落，不同病例的细胞片应分开固定，避免样本之间的交叉污染；涂片中有皱褶而且重叠的细胞，应考虑到在染色中有可能发生的交叉污染。

11. 涂片量较多时选用分多次染色，应该先染脑脊液和尿液等细胞量较少的标本，如其次是宫颈脱落细胞标本，最后染痰、支气管冲洗、纤支镜毛刷和体液等细胞涂片；并每天过滤染色所用的试剂和染色液。

第五节　其他细胞学染色技术

在临床细胞学诊断中，许多在常规巴氏染色和 HE 染色难以诊断的疾病，需要通过应用其他一些细胞学染色技术进一步确诊。

一、特殊染色和组织化学染色技术

在细胞学诊断中，用常规的染色方法很难观察到细胞中的一些物质如细菌、黏液和色素等，需要用特殊染色方法来将这些特殊的物质显示出来。因此，通过应用特殊染色和组织化学染色技术,可使一些细胞学常规染色难以诊断的疾病得到进一步确诊,有助于提高细胞病理诊断水平。

细胞学特殊染色方法有很多种,显示不同的物质可选用相应的染色方法,其试剂配制和染色操作和组织的特殊染色操作相似,具体操作可参照第三篇"特殊染色和组织化学染色技术"。

二、免疫细胞化学技术

免疫细胞化学技术是在常规染色和细胞化学染色的基础上,根据抗原抗体反应原理而发展起来的染色技术,广泛应用于临床病理诊断,也是细胞诊断中重要的辅助技术之一。尤其是对于判断肿瘤细胞的来源、分类和鉴别诊断起着重要作用。许多在常规染色依靠细胞形态学难以诊断的疾病,通过应用免疫组织化学技术大部分可得到确诊。

细胞涂片的免疫细胞化学技术染色操作和组织的免疫组化技术染色操作相似,但也有其不同之处,如固定液的选用,是否需要抗原修复等会有所差异;尤其是细胞涂片中细胞膜完整,抗原抗体要通过细胞膜浸入,往往需要进行增加细胞膜通透性等处理。而细胞蜡块切片的染色操作和组织切片的染色相同。具体操作可参见第四篇 第一章"免疫组织化学技术"。

三、分子病理学技术

细胞学分子生物学技术是新兴的病理学诊断辅助技术之一,是指在细胞学的基础上,将分子生物学和细胞遗传学的一些技术,在分子水平上检测细胞中的生物性标志物来辅助细胞学诊断。在肿瘤的早期诊断、鉴别诊断以及指导和评估临床治疗有着重要作用。随着技术的稳定,也越来越广泛地应用于临床细胞学诊断,成为临床细胞学诊断中不可缺少的辅助技术,有助于提高细胞学诊断水平。在临床细胞学诊断中,主要应用显色原位杂交技术和荧光原位杂交技术。细胞学原位杂交和组织学原位杂交相似,但也有所不同。目前大多采用商品化检查试剂盒,不同的试剂盒操作步骤不同,应按试剂盒说明书进行操作。其他详见第四篇 第三章"分子病理学技术"。

四、涂片重染方法

常规涂片染色一般都有 2 张或 2 张以上的涂片,当诊断需要再行其他特殊染色或免疫细胞化学染色时,需要将其中一张片脱色来重新染色;一些旧片因褪色,或染色错误,也需要将其脱色后再进行重染。

1. 去除盖玻片 将片子先轻微加热,使中性树胶软化,然后浸入二甲苯并经常上下移动玻片,直到盖玻片自然脱下。不能人为将盖玻片移除,否则容易一起把细胞脱下。

2. 水化 脱去盖玻片后,再用二甲苯完全洗去中性树胶,用 95% 的乙醇洗去二甲苯,80% 的乙醇洗 1 分钟,蒸馏水洗 2 分钟。

3. 胞核褪色 将涂片浸入 1% 的盐酸乙醇液浸泡 15～30 分钟,或更长时间,在镜下观察,直至将苏木精完全脱去。流水冲洗 10～15 分钟完全除去盐酸。

4. 胞质褪色 将细胞核脱色后的涂片浸泡在 80% 的乙醇中,至胞质颜色脱去,蒸馏水洗 2 分钟。

5. 完全脱色的涂片根据需要重新染色。

第六节 细胞蜡块制作技术

一、细胞蜡块制作意义

由于细胞涂片数量有限,未经染色的涂片后难以长期保存,而且每张涂片中细胞一致性没有组织连续切片好,因此,如果采集到的细胞样本较多,可将涂片后剩余的细胞样本制作成细胞蜡块,既可以需要时多切连续切片,用于作多项其他的检查,尤其是需要进一步作特殊染色或免疫细胞化学染色或原位杂交等,也可以长期保存。但是,如果采集到的细胞样本的细胞量少,则没有足够的细胞量来制作细胞蜡块。

二、细胞蜡块制作步骤

1. 细胞样本放入 15ml 离心管内,2000 转 / 分离心 5～10 分钟。
2. 弃去上清液,加入 50% 的乙醇至 10ml,2000 转 / 分离心 5～10 分钟。
3. 弃去上清液,加入 10% 的缓冲中性甲醛液至 10ml,2000 转 / 分离心 5～10 分钟。
4. 弃去上清液,将细胞沉淀块取出,用包埋纸包裹好和组织块一起固定、脱水、石蜡包埋、切片,然后进行各种染色。

三、质 量 控 制

1. 加入 50% 的乙醇离心,可起到溶解红细胞,固定和沉淀细胞的作用,如果细胞样本含血较多,可加入 1% 的冰醋酸溶解红细胞。
2. 如果细胞量不多,难以沉淀成细胞团,可在沉淀物中加入 200U/ml 的凝血酶溶液和血浆各 1 滴,使其凝固;也可以在细胞沉淀物中加入 0.1% 的鸡蛋清液使其凝固。
3. 离心时间适当延长,尽可能使细胞沉淀紧密成团,易于取出包裹。
4. 沉淀的细胞块用 10% 的缓冲中性甲醛液固定不少于 5 小时。

第二章

脱落细胞涂片制作技术

脱落细胞包括浆膜腔积液细胞、痰液细胞、尿液细胞、乳腺分泌物细胞及阴道和宫颈细胞等,不同的细胞在涂片制作过程中都有一些不同之处。

第一节　浆膜腔积液细胞涂片制作

一、标本采集和处理

1. 离心沉淀　将标本液体上半部轻轻倒掉,保留底部沉淀物 20ml。摇匀后注入 2～4 支锥形离心管内,平衡后中速(2000 转 / 分),离心 5～10 分钟。

2. 标本取材　将离心后上清液用毛细吸管吸出弃掉,若为血性胸、腹腔积液则吸取红细胞沉淀层与上清液接触液面的灰白色薄层液进行混匀涂片,此灰白色层为有效细胞成分,是涂片制作的材料。若非血性积液则将上清液吸出后留少许约 0.2ml 与离心管底的沉渣混匀涂片。

二、涂 片 制 作

常用推片涂片法(图 5-2):

1. 取离心沉淀标本,用毛细吸管滴 1 小滴位于载玻片 1/3 处,即置于载玻片的一侧端。

2. 然后取一玻片与载玻片呈 30°的夹角,将标本液夹在两玻片之间向前推进,涂片形成头、体、尾三部分,肿瘤细胞多数集中在尾部。

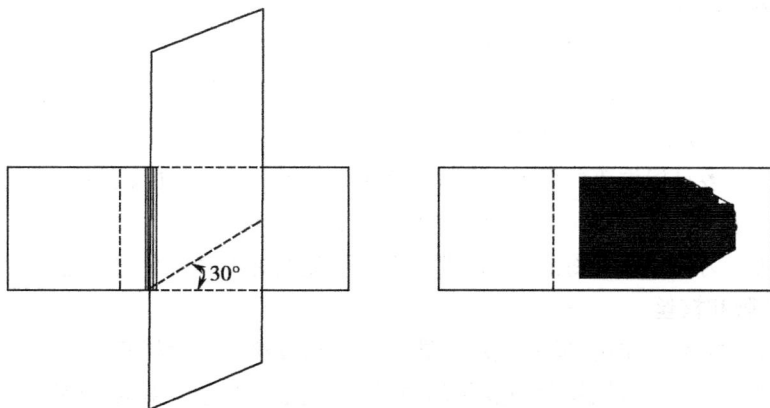

图 5-2　推片涂片法

三、涂 片 固 定

1. 固定液选择　细胞涂片以高浓度的固定液为佳,常用乙醇 - 乙醚固定液。高浓度的固定液无论是细胞形态的保存,还是细胞在玻片上的黏附都优于其他固定剂。

2. 固定方法　涂片制作完成后应立即垂直投进细胞固定液内固定,固定液必须浸泡整个涂片。

3. 固定时间　10～15 分钟。

四、涂 片 染 色

染色前先按次序整理申请单,并与玻片核对名字、编号及玻片数量。细胞学常规染色方法首选巴氏染色法,大量妇科宫颈细胞学检查或穿刺涂片亦可用常规 HE 染色。血液细胞学涂片检查可用瑞氏染色、吉姆萨染色(本文未作介绍)。

五、质 量 控 制

1. 细胞样本离心后,如果细胞数量较多,制作涂片时,除了吸取底层细胞外,还应吸取小许上层液体混合后再涂片,避免细胞过多重叠,引起细胞脱落。

2. 用做推片的载玻片与液体接触的角度大小,直接影响涂片的均匀与细胞成分分布的厚度。推片夹角角度小涂片的厚度显示薄,相反推片夹角角度大涂片的厚度显示厚,合适的夹角度数为30°。

3. 细胞量多的标本制片宜薄,细胞量少的标本制作时涂片宜集中偏厚。

第二节　痰液细胞涂片制作

一、标本采集和处理

耐心向患者讲解"验痰须知",指导和观察患者咳痰。痰液质量的好坏直接影响阳性率的检测,痰液的制作必须做到以下三点基本要求:

1. 痰液必须十分新鲜。

2. 痰液必须是从肺部咳出。

3. 痰液标本以晨痰为好(1 小时内作涂片固定)。

送检标本必须有一定数量痰液可供选材,以 2～3ml 为宜(2～3 口痰)。应仔细观察痰液的性状,按其性状可分为下列几种:

1. 黏液痰　多见慢性支气管炎、哮喘和肺癌。痰液透明、无色、黏稠,其中可见乳白色的颗粒状,往往提示有肺癌的可能,应取此部分作涂片检查。

2. 脓性痰　为黄色或黄绿色痰液,常见气管、支气管和肺部化脓性感染。涂片中可见大量中性粒细胞和核丝。

3. 泡沫痰　痰呈泡沫状,除去泡沫后选其中的黏液丝作涂片检查。

4. 血丝痰　痰内带有铁锈色或少量的血丝,常见于支气管结核或肺癌。应将带有血丝或颗粒部分痰液取材涂片检查。

二、涂 片 制 作

1. 涂片选材　选取痰液的有效成分制成涂片,用眼科镊子选取痰丝放至载玻片上,首选部分是血丝及附近的痰液,鲜血旁的黏液,灰白色的痰丝,透明状黏液痰或是颗粒状、血块状、黑色胶冻状成分进行制片。

2. 涂片方法　每次痰检查选有效部分涂于2~3张载玻片上,每片0.2~0.5ml,用镊子牵开来回拉平,或玻片对玻片拉开摊平,面积约24mm×45mm。涂片厚度要适中,过厚细胞重叠,过薄细胞数量太少。

三、涂 片 固 定

1. 涂片制作完成后应立即垂直投进等量的乙醇 - 乙醚固定液固定。

2. 固定液必须浸泡整个涂片,固定时间不少15分钟。

四、涂 片 染 色

痰液细胞涂片染色方法首选巴氏染色法,选用EA36染液或EA50染液对细胞着色较牢靠和鲜艳,而且染色时间要适当延长。

五、质 量 控 制

痰液细胞涂片制作时,要记牢以下三点选材要素:

1. 多次收集标本检查比特殊的收集方法重要。

2. 从痰液的不同部位取材比单个部位要准。

3. 检查时的规范操作比经验更重要。

第三节　尿液细胞涂片制作

一、标本采集和处理

1. 尿液的采集最好用清晨第一次尿。男性患者可自行排尿,收集中、后段排出尿;女性患者一般采用导管尿,或收集中、后段尿。

2. 标本收集后在1~2小时内完成制片,否则细胞易发生腐败自溶。

3. 不能及时制片时可在尿液中加入1/10尿量的浓甲醛溶液或95%的乙醇,尿量不应少于100ml。

二、涂 片 制 作

1. 将尿液倒去上清液,留下50~100ml底层尿液分别注入2支30ml离心管内。

2. 经平衡配置后放入离心机以2000转/分,离心7分钟,2次。

3. 倾去标本的上清液,或用毛细玻璃吸管吸去上清液。

4. 将沉渣用玻璃棒或吸管搅匀沉淀物。

5. 吸取1~2滴沉淀物在玻片上进行推片或抹片(涂片),根据沉淀物的多少和细胞的数量来决定制片张数,通常制1~2张玻片。如果离心沉淀物少,则细胞成分少,应制成厚片,反之则制成薄涂片。

三、涂片固定

1. 涂片制作完成后应立即垂直投进等量的乙醇 - 乙醚固定液固定。

2. 细胞成分少标本可潮干或半潮干固定。

四、涂片染色

尿液细胞涂片染色方法首选巴氏染色法,选用 EA36 染液或 EA50 染液,细胞核和胞质着色鲜艳、染色质清晰。

五、质量控制

1. 尿液第一次离心后,如果沉淀物较多,可直接涂片而不必作第二次离心。

2. 为了防止细胞在固定和染色时的脱落可在载玻片上先涂血清液或甘油蛋白,或在涂片制作完成后待涂片呈半干后再置入固定液中固定。但要防止细胞干涸以免影响细胞核着色。

3. 尿内碰到有冻胶样物或大量盐类结晶时,可在尿液内滴加 0.5mol/L 的氢氧化钠溶解冻胶样物或滴加盐酸溶解盐类结晶,然后再作离心沉淀。

第四节 乳腺分泌物细胞涂片制作

一、标本采集和处理

乳腺细胞学的检查,主要是采集真性的乳头溢液,即非妊娠或哺乳和感染病变的渗出液,而是自发持续性的乳头分泌液,乳腺分泌物大概可分为以下六种类型,以血性(或浆液血性)溢液为常见。

1. 血性溢液 以红褐色为多,其中血性意义较大,常见于导管内乳头状癌和导管内乳头状瘤。

2. 浆液性溢液 透明黄色,大部分为乳头下部的乳头状瘤所致,亦可见于乳腺组织增生。

3. 水样溢液 溢液稀薄无色如清水样。大约有 50% 的患者不排除有患癌的可能,阳性率极高。

4. 乳汁样溢液 颜色和性状如乳汁,乳腺增生症或泌乳素分泌过多及服用过多的激素类药所致。

5. 黏稠溢液 溢液黏稠,可有多种颜色,常见于双侧导管和乳腺导管扩张症以及更年期或妇女性腺功能低下者。

6. 脓性溢液 多为绿色或黄色,脓样可带血液,见于乳腺感染和导管扩张症。

标本采集时可用手指顺导管引流方向轻轻按摩和挤压,当溢液外流时,用玻片承接 1~2 滴。

二、涂片制作

1. 用食指腹侧由患处乳腺导管向乳头方向轻轻按摩乳房,将溢出的分泌物直接与预先涂有血清或甘油蛋白的载玻片接触。

2. 将载有分泌物的玻片直接推片和抹片，制成 2～3 张涂片。

三、涂 片 固 定

1. 涂片制作完成后应立即垂直投进乙醇 - 乙醚固定液固定。

2. 固定液必须浸泡整个涂片，固定时间不少于 15 分钟。

四、涂 片 染 色

乳腺分泌液细胞涂片染色方法首选巴氏染色法，选用 EA50 染液比 EA36 染液对细胞着色较牢靠和鲜艳。

五、质 量 控 制

1. 若乳腺分泌液很多，又含血液，则须收集在生理盐水中，然后按液体标本处理，离心沉淀后，取离心管沉淀物的细胞成分制片。

2. 若按摩后仍得不到乳液标本，必要时可用吸乳器轻轻吸引。

3. 如有乳房肿块又无法获得分泌物者，则考虑用细针穿刺抽吸方法。

第五节　阴道和宫颈细胞涂片制作

一、标本采集和处理

1. 子宫颈刮片法　宫颈外口为子宫颈管的柱状上皮与子宫颈外部的鳞状上皮交界处，是癌症好发部位。采集细胞时必须充分暴露子宫颈外口，以木制宫颈小刮板的小脚端或用特制的塑料毛刷作圆周形搜刮 2～3 圈，有针对性的采取宫颈病变（上皮内病变及早期癌）采到的细胞既有表层和中层细胞，也有外底层和内底层细胞。

2. 阴道后穹窿液吸取法　子宫体、子宫颈管、阴道部子宫颈以及阴道的上皮或肿瘤细胞均可脱落而汇集于阴道后穹窿。采集时应将玻璃吸管伸到后穹窿吸取分泌物，但此处的细胞数量相对较少，细胞亦有退行性改变，而且炎症细胞多，给诊断造成一定的困难。采集的分泌物要轻轻涂在载玻片上，涂片不能太厚。

3. 子宫颈管、宫腔吸取法　用塑料吸管或用金属等其他吸管插入子宫腔底部，然后慢慢推出，边退边吸，将吸出的细胞涂在玻片上，根据吸出标本多少可多涂 2～3 张涂片备用。该法常用于诊断子宫颈管内膜、子宫腔内肿瘤。

二、涂 片 制 作

1. 标本取材多数情况是由妇科医师或是社区医院的护士或助产士完成采集标本。

2. 所取的分泌物直接涂在载玻片上，涂片要均匀，不能太厚。

3. 涂片制作数量视所取分泌物量而定，约 1～2 张玻片即可。

4. 标本固定好后可邮寄或直接送细胞学检查室。

5. 液基细胞采集后将标本放入保存液后送检。

三、涂 片 固 定

1. 涂片可采用直接投入各类细胞固定液内固定,或喷洒乙醇固定液固定。
2. 需作巴氏染色,涂片要在未干涸以前投入固定液固定10分钟。

四、涂 片 染 色

染色方法首选经典的巴氏染色方法,其他染色法有HE染色、甲苯胺蓝染色等,可根据诊断需要选择。

五、质 量 控 制

1. 送检玻片标本必须编好号码或写上姓名,与送检申请单一起送检。
2. 大量宫颈细胞普查,不能当天送检染色的标本,应先用95%的乙醇固定10分钟,再用甘油乙醇(5ml甘油+95ml 70%的乙醇)溶液封固1分钟后,晾干待日后送检(此法可以保持送检玻片标本15天内不干燥)。

第六节　液基薄层细胞制作技术

巴氏染色涂片作为宫颈癌细胞学的经典检查方法,已有半个多世纪的历史。该技术的应用使宫颈癌中晚期发病率明显下降,死亡率降低了70%。但到20世纪80年代以来,根据统计宫颈癌的死亡率未有下降。在实践中人们发现造成这种现象的原因不是参与宫颈癌筛查人数减少,而是传统的巴氏涂片方法本身技术原因的限制所致。由于巴氏方法制作的涂片厚薄不均,血液和炎症细胞过多掩盖了某部分异常细胞。过于简单的取材制片技术,导致细胞涂片制作不佳,细胞数量有限,取样器上的细胞成分不能有效地转移到载玻片上,造成大量的细胞随检查取样器丢弃,严重降低异常细胞的检出率。

为了解决和提高宫颈癌筛查方法的特异性和诊断准确率。新的筛查方法应运而生:如:①微孔薄膜过滤技术;②一次性病变细胞采集器技术;③液基薄层细胞学技术等。

具有代表性的液基薄层细胞制作技术是沉降式液基薄层细胞制片技术和膜式液基薄层细胞制作技术。液基薄层细胞制作技术制作的细胞涂片,细胞在玻片上的特定区域均匀单层分布,克服传统细胞涂片制片的细胞太厚及重叠受到血液、黏液和炎症细胞干扰等问题,在镜下更容易观察和确认异常细胞。

一、沉降式液基薄层细胞制片染色技术

1. 制片机制　LBP沉降式液基薄层细胞制片染色技术的制片机制主要有两方面:其一在前期处理过程中利用分离提取原理去除杂质成分,其二在制片染色过程中利用重力自然沉降原理优先捕获病变细胞(图5-3～图5-5)。

(1)分离提取原理:标本前期处理时,离心管中预先加入分离提取液(密度液),含有样本的保存液由于比重轻,加入后置于分离提取液上层。样本中的所有细胞成分受到一定的离心力后向下沉降,到达两种液面的交界处后,只有自身比重大,能克服下层分离液阻力的细胞才能继续下降,从而被收集。样本中的黏液,红细胞比重轻,无法透过分离提取液,被分层在上部,继而被去除;上皮细胞,肿瘤细胞及部分炎症细胞则被收集用来制片。

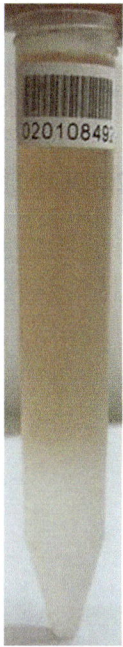

图 5-3　第一次离心前，血性
样本显示明显

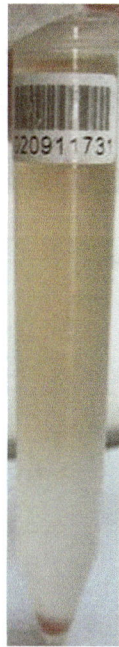

图 5-4　细胞成分下降，杂质
停留在上层，可被吸除

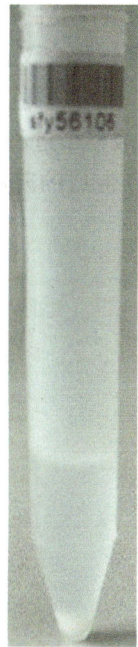

图 5-5　除去上层液，第二次
离心后，细胞聚集在管底

（2）自然沉降原理：前期处理完毕的样本，被振荡混匀后转移至制片染色舱中，样本中的细胞成分在重力作用下自然沉降。由于病变细胞表现为核质比增大，比重大于正常细胞，沉降速度快，因此，优先被特殊处理后的载玻片捕获，形成薄层制片（图 5-6，图 5-7）。

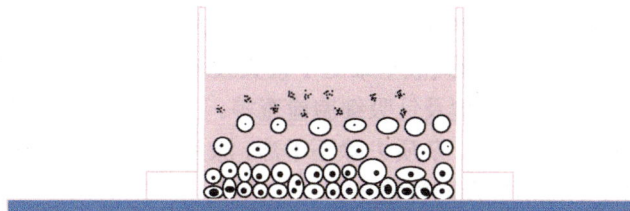

图 5-6　细胞在重力作用下自然沉降

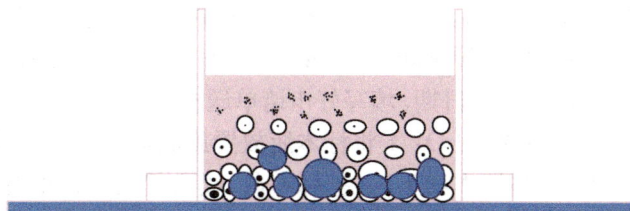

图 5-7　比重大的肿瘤细胞能先沉降下层

2. 技术特点

（1）标本采集：宫颈细胞刷取材后直接放入保存瓶中，保证细胞刷收集到的细胞 100% 用于制片，避免丢弃采样刷而导致刷上有用细胞丢失的情况。

（2）标本制片：通过设备运行，批量制片，全自动完成整个制片染色过程。

（3）自动独立染色，每份样本都在独立的染色舱中完成整个染色过程，染液一次性使用，避免出现交叉污染现象。一批次可完成16~48份标本。

（4）制片染色过程由电脑专用监控软件控制，设定好相应的参数后，即可标准化、程序化地完成整个过程。

（5）制成的薄片为直径13mm的细胞区域，细胞总数可调控在5000~120 000个（图5-8）。

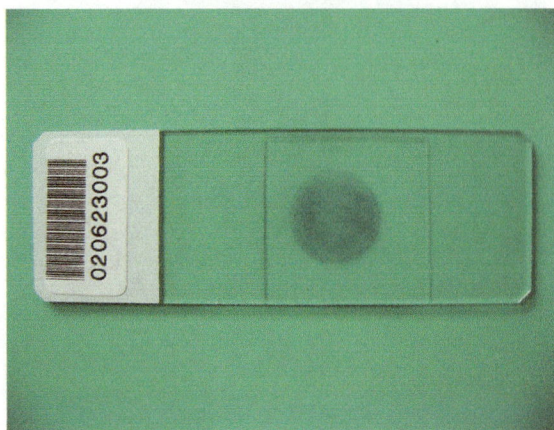

图5-8 涂片制成直径13mm的细胞区域

3．临床应用 沉降式液基薄层细胞制片染色技术可以在临床应用于宫颈和非宫颈脱落细胞学检测。

（1）妇科标本的检查：沉降式液基细胞学技术，用细胞刷取材能100%获得宫颈全面细胞，取得的细胞被立即固定，不变形萎缩；通过一系列的试剂和专用设备能去除标本中的血液黏液等干扰成分制成细胞薄层涂片，使诊断的准确性大为提高。

（2）非妇科标本的检测：沉降式液基细胞学检查技术在非妇科方面的应用，主要包括：痰液、尿液、浆膜腔积液、内镜刷检及针吸细胞检查等。采用沉降式液基细胞学检查技术能避免传统涂片检查时细胞量过少，杂质去除不干净，涂片过厚等诸多影响制片及阅片的因素，可以显著提高诊断的准确性及阳性检出率。

4. LBP沉降式液基薄层细胞学技术操作流程 使用不同的仪器设备，操作流程可能有所不同。

（1）标本的采集、保存、标记、送检：将宫颈取样刷中间细长的部分插入宫颈口，两侧缘抵住宫颈外口，力度适中地顺时针旋转3~5圈，将取好样的刷头放进保存瓶中，在瓶壁上填写好受检者的姓名、年龄、取样日期，填写好申请单送检。

（2）样本处理（图5-9~图5-14）：①将标本瓶放置旋涡混合器上振荡约30秒；②将标本瓶、离心管对应放置于妇科标本架上，并把标本瓶、离心管及申请单对应写上编号；③在12ml离心管中注入4ml分离提取液；④在妇科标本架上插入注射移液器，放上自动样本转移机转移8ml样本；⑤第一次离心：200G，2分钟，吸去8ml上清液；⑥第二次离心：800G，10分钟，弃上清液；⑦置旋涡混合器上振荡约30秒。

（3）染色：①将处理好的载玻片放置在染色板上并扣上制片染色舱，在载玻片上注上相应编号；②将装有处理好样本的离心管放置在制片染色机的离心管架上，检查离心管编号次序与摆放位置一致；③染液管道插入相应的试剂瓶，检查试剂量足够完成整批制片；④在

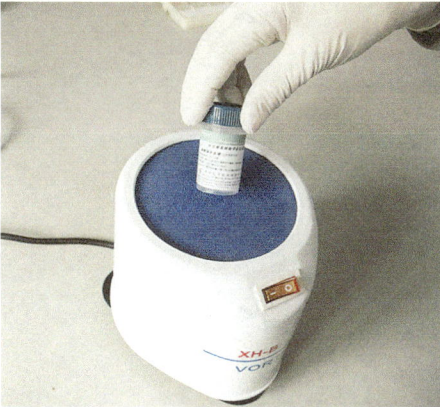

图 5-9　标本瓶放在旋涡混合器上振荡

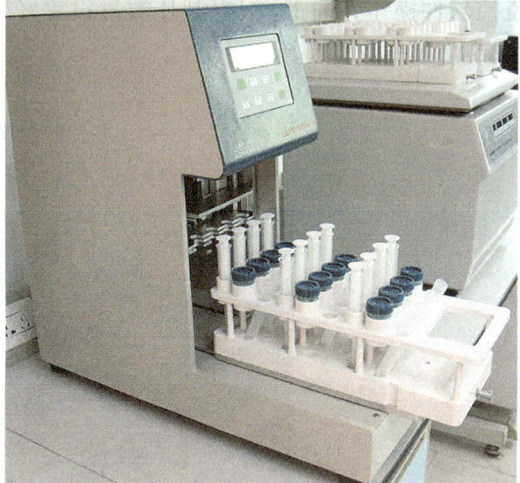

图 5-10　将标本瓶、离心管对应放置于妇科标本架上

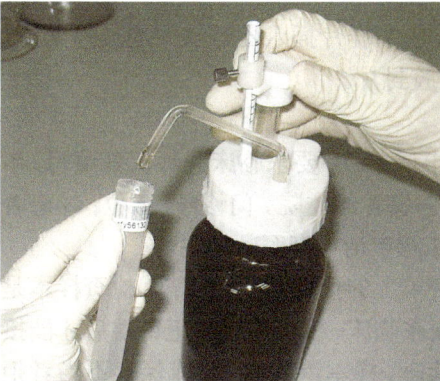

图 5-11　在离心管中注入 4ml 提取液

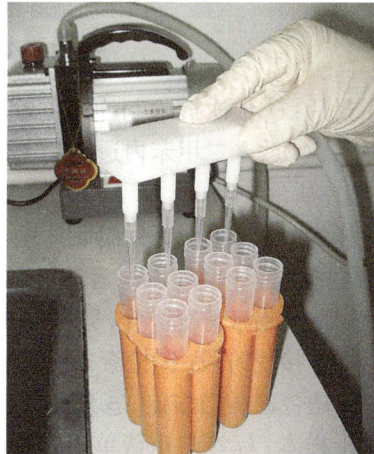

图 5-12　第一次离心后,吸去上清液

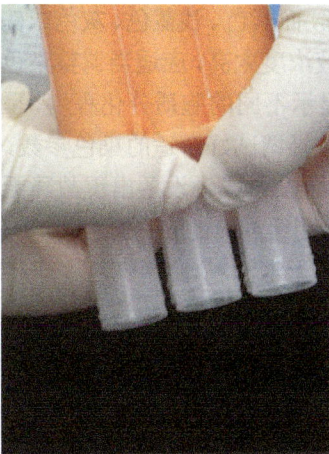

图 5-13　第二次离心后,弃去上清液

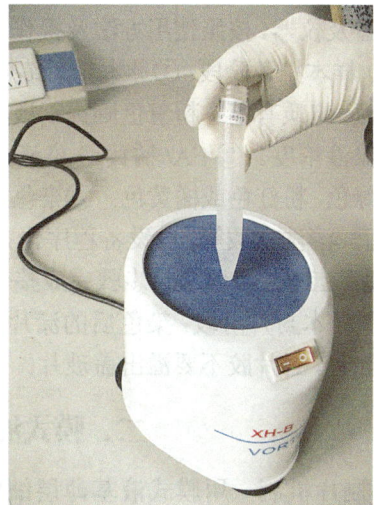

图 5-14　置旋涡混合器上振荡

监控软件操作界面上，根据制片数量设置好染色参数；⑤设备自动完成整个制片染色过程（图 5-15）。

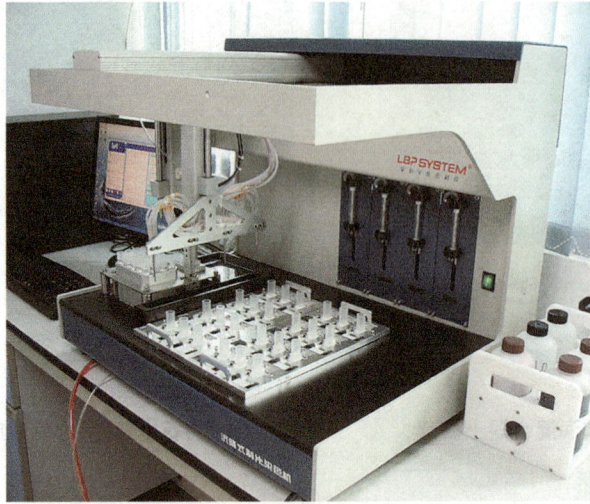

图 5-15 LBP 沉降式涂片染色系统

（4）封片：①依次拆除制片染色舱，将完成制片染色的样片插入乙醇缸中的玻片架上，脱水约 5 秒；②放入二甲苯内透明约 5 分钟；③中性树胶封片。

5. 制片质量控制

（1）样本收集阶段：提供给临床医师设计合理的申请单，并要求临床医师认真填写，申请单必须包括以下内容：①患者的姓名、性别、年龄；②患者的住院 / 门诊号，床位；③患者的联系方式；④临床情况简介，既往病史；⑤末次月经；⑥申请检查医师的签名。

（2）样本接受阶段：①检查每份送检的样本及申请单上的信息是否相符；②检查样本是否有漏出，是否已适当固定；③任何疑问之处应及时联系临床，核实或者纠正错误后才能接受；④对于样本，标签与申请单内容不符合，字迹不清晰，样本渗漏，污染或保存不当者拒收并作好记录。

（3）样本制备阶段：①严格按照制片步骤进行制片操作（详见操作流程）；②制片过程中使用设备及仪器，按照使用方法及操作步骤进行。

（4）样本染色阶段：①苏木精后细胞核染成蓝色为满意，而紫色、浅蓝色、灰色或棕色均为不满意；胞质有苏木精着色则提示核染色时间太长或染液浓度太高，应适当调整染色时间或稀释染液浓度。② EA/ 橘黄 G 染液染胞质时要能清晰显示不同的胞质分化程度，呈现出应有的绿色、粉红色或橘黄色。③染色过程中要按照染色效果调试好合适的染色参数，包括染色时间、清洗次数等，由设备程序化完成整个染色步骤；无设备或者设备出现故障无法运作时，用手工方法按照染色步骤完成整个流程。④应常规监测缓冲液的 pH 是否为 7.4～8.0。

（5）样本封片阶段：染色后的涂片应采用湿式封片，经无水酒精，二甲苯后，直接用中性树胶封片，封片胶不要溢出盖玻片。

二、膜式液基薄层细胞制作技术

1. 制片机制　用膜式液基薄层细胞制作技术制片，主要是通过过滤膜将细胞样本过滤，使细胞贴附在滤膜上，再通过负压作用将滤膜上的细胞转移到载玻片上，最后将细胞涂片放入固定液中固定。整个过程在制片机自动完成。

2．技术特点　制片机中的过滤器是一个直径为 25mm 的真空柱状容器，下面为过滤膜，滤膜孔径大小通常为 5μm 和 7μm，分别用于非妇科细胞样本和较大的妇科细胞样本，可以制成直径 2mm 的细胞薄层，方便在直径 2mm 区域进行观察。

3．细胞采集

（1）非黏液性的表层细胞样本，如口腔黏膜、乳头分泌物和皮损伤口等标本直接放到含保存液的样本瓶中。

（2）胸水、腹水、尿液、脑脊液、心包积液等体液以及针吸细胞样本，加入 1/10 样本体积的 3% 柠檬酸钠抗凝剂，离心后取沉淀物加入到含保存液的样本瓶中。

（3）妇科阴道、宫颈脱落细胞样本用取样器（刷子）采集后，尽快将刷子浸泡在样本瓶的保存液中，不断转动，尽可能将细胞从刷子转移到保存液中。

4．制片操作

（1）根据所采集细胞样本的类型，选择对应的运行程序，机器进行自检。

（2）机器进入程序后自动检测细胞样本和保存液混合液的量，液体过多或不足，程序将自动停止操作并显示错误信息。如果液体不足，可用保存液补足；液体过多，可吸走部分液体，如果细胞样本不多，应取出稍作离心再吸走部分上清液。

（3）过滤器自动插入样本瓶里旋转，混匀细胞样本，打散黏液。过滤器通过负压作用，将细胞吸附在过滤器的滤膜上。当滤膜上覆盖一定数量的细胞时，就自动停止过滤，避免细胞过多相互重叠，但保证有足够数量的细胞吸附在玻片上。

（4）将吸附了细胞在过滤器底端的滤膜贴向载玻片，通过过滤器正压的作用，将细胞转移到玻片上。载玻片经过特殊处理，能牢固吸附细胞。

（5）细胞片自动移到含 95% 的乙醇固定液的瓶中存放。需要手工取出细胞片集中到另一含有固定液的容器存放待染色，然后继续下一例样本制片操作。

5．染色　将取出的涂片进行染色，染色方法是首选经典的巴氏 EA36、EA50、EA65 染色方法。

6．临床应用　膜式液基薄层细胞学技术主要应用于妇科阴道、宫颈脱落细胞学标本的制作，也可以用于非妇科标本。

7．制片质量控制

（1）血性的细胞标本，在上机前应先行去红细胞处理：①经平衡后放入离心机以 2000 转 / 分，离心 10 分钟；②吸出清液后将 5ml 1% 的冰醋酸加入到沉渣，振荡 5 分钟；③弃去冰醋酸后将原标本上清液加到沉渣里，混匀后即可放入制片机制片。

（2）若标本量较少则直接将其倒入标本瓶内，静止 15 分钟后制片。

（3）痰液等黏液性标本可加入消化液进行消化处理。

（4）对于胸腹水标本应在取样时加入抗凝剂，若标本量较多，在前期处理时应取自然沉淀后底部的标本 10～15ml。

（5）制片之前必须检测是否装载好样本瓶、过滤器和载玻片，根据样本类型选择合适孔径的滤膜。

（6）95% 的乙醇固定液需每天更换。

第三章

细针吸取细胞学涂片制作技术

细针吸取细胞学（fine needle aspiration cytology，FNAC）也称细针穿刺细胞学，其方法简便、安全、快速、敏感性好、确诊率高、微创伤性，已成为临床肿瘤疾病快速确诊的重要方法之一。针吸细胞标本采集的基本原理是用穿刺针准确刺破皮肤进入病变区域后，通过提插针方式，使尖斜面部对病变组织进行多次抽提切割，并同时借助针管内的持续负压将切割获得的标本吸入针芯及针筒内，从而获得细胞标本。

第一节 细针吸取细胞学技术应用和操作

一、细针吸取细胞学技术的应用范围

1. 体表可触及的肿块，包括皮肤、黏膜及软组织、骨组织等肿块和淋巴结、甲状腺、乳腺、前列腺等器官的肿块。

2. 一些深部器官如肝、肾等的肿块，需要在影像学的协助下行细针吸取细胞。

3. 可疑的转移性病灶，如皮下结节、手术瘢痕结节、颈及腋窝淋巴结、骨质破坏性肿块等。

4. 疑为肿瘤破裂出血、感染、癌瘤播散等不适宜手术切除，或取活检有困难而又必须获取形态学依据诊断的患者。

5. 经皮和借助影像学设备对颅脑、胸腔、腹腔和盆腔内各深部脏器病变的术前或术中快速诊断。

6. 对肿瘤患者放疗、化疗的监测及预后判断。

二、针吸器械的选用

1. 针头　细针吸取细胞学采用的是外径 0.6～0.9mm 的针头。国产的针头用号数表示，号数与针头外径相一致，如 7 号或 8 号针头分别表示 0.7mm 或 0.8mm 外径。国际穿刺针头外径以 Gauge（G）表示，如 21G、22G 等。G 数越大，针头外径越细。7 号、8 号针头分别对应为 22G 和 21G。

7 号、8 号针头通常用于淋巴结、唾液腺、甲状腺等体表可及的肿块。8 号、9 号针头通常用于较硬的肿块，纤维组织多，实质细胞不易被抽吸出来的肿瘤。要根据病变大小、部位、性质、硬度、深度等选择适当外径的针头，才能有效地获得足够的细胞学诊断材料。

2. 注射器　大多数实验室选用 10～20ml 的一次性无菌塑料注射器（配 7 号针头），可以满足对多数肿块取材的需要。

三、针吸方法的选择

1. 徒手针吸法 操作者一手固定肿块，另一手执行完成穿刺及抽吸过程，也可以在确认刺入肿块后，用左手固定针头与注射器前部，右手完成抽吸操作过程（图5-16）。

2. 无负压针吸方法 穿刺过程中不使用负压抽吸，而是借提插穿刺方式，使少量插切下的病变标本进入针芯内，这种方法通常仅限用于血管丰富的组织（如甲状腺等），该方法特点是出血少，细胞学标本量通常不多（图5-17）。

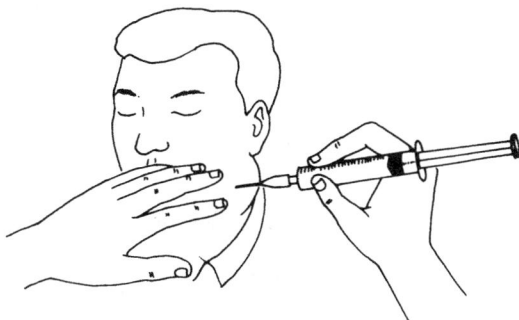

图5-16 徒手针吸法

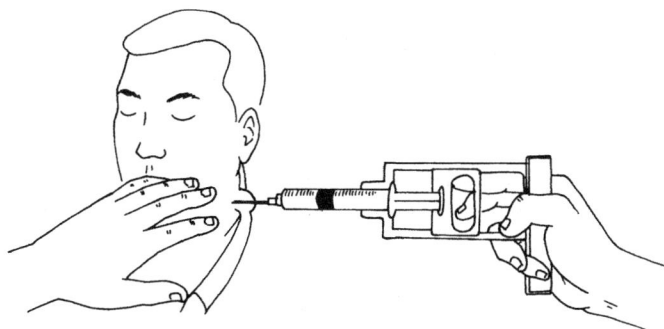

图5-17 无负压针吸方法

四、穿刺点与肿块的固定

1. 通常采取坐位针吸，但甲状腺肿块有时也可采用仰卧位，并抬高头部。

2. 穿刺点尽量避开大血管、神经及要害组织器官。

3. 同时有原发灶与转移灶的病变首选转移灶实施穿刺。

4. 对直径＜2cm的肿块通常应刺入其中心部位；而＞5cm的肿块，应针吸取病变组织靠边缘的部分，以避免其中心部位可能发生的出血与坏死。

5. 对囊性肿块，除尽量吸尽液体外，还应对其边缘部位（或囊壁部分）穿刺取材，以获得有代表性的诊断细胞。

6. 固定肿物，为了防止刺入抽插时滑脱或针头穿过肿块，所采用的固定方法有以下几种：

（1）捏提法：用左手拇指与其他手指捏起肿物，右手持针刺入肿块。此法适用于活动的小肿块（图5-18）。

（2）指压法：单指固定，用拇指或示指压住肿物，使其固定于皮下或被推向一边而不滑动，针头在指尖上方刺入肿块，双指固定，对直径>3cm的肿块，可用拇指与示指捏压肿块固定，小于1cm小肿物用单指固定法，用示指与中指行加压固定（图5-19）。

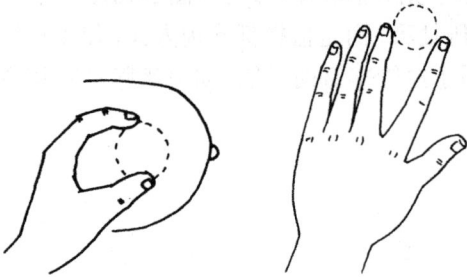

图5-18　拇指和示指固定法与示指和中指固定法　　　　**图5-19　单指固定法**（拇指或示指固定）

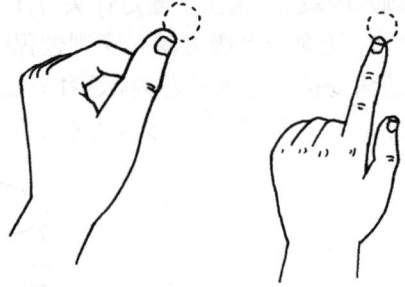

五、针吸细胞操作

1．穿刺前先用3%～5%的碘酒对局部皮肤行常规消毒，口腔黏膜可采用复方红汞液消毒。

2．固定肿块后，手持预先装好的注射器或针吸器，迅速刺入病灶或肿物内，针筒保持无气状态抽吸3～4次。保持负压，并在不同方向抽吸几次，去负压后用消毒棉球或棉签压迫针吸点，并迅速拔针，继续压迫局部数分钟即可。

3．从针筒推出吸出物于载玻片上，然后用推片法进行涂片。

六、注　意　事　项

1．进针要迅速，部分肿物或器官丰富的毛细血管或薄壁血管，针吸时极容易出血，标本常被血液稀释，影响诊断，为了避免上述情况，可选用无负压针吸法，通常提插移动4～5次即可拔针。

2．获取有效的细胞成分，为确保涂片中有足够于诊断的细胞含量，应尽量在避免出血的基础上，对肿块实质至少向两个方向迅速进退针刺。

七、针吸并发症与肿瘤播散

针吸细胞可能出现的并发症很少，少数患者因血管神经性反应导致头昏、心悸、恶心等虚脱症状；也可能会出现穿刺点局部出血和红肿或感染等情况。如果多加注意，一般不会出现。国内外文献报道，针吸细胞引起肿瘤播散的几率极低。

第二节　涂片制作技术

针吸细胞涂片制作技术是指将获得的细胞学样品材料涂抹在载玻璃上，以便染色诊断用。不论是脱落细胞制片，还是针吸细胞制片，除了传统的直接涂片以外，还有新技术的制片方法。包括：针吸取样后针吸现场立即制作的涂片技术，这是最经典、最基本的制片技术；在细胞学实验室用细胞离心涂片机（cytospin）直接在玻片上涂片；在细胞学实验室用液基薄层制片机直接将单层细胞涂抹在玻片上；细胞学和组织学实验室联合制作的细胞蜡块，作组织切片技术。

一、涂 片 方 法

1. 针头直接涂抹法

（1）拔针后卸下针头，回抽注射器，将空针吸入空气，再套上针头，左手稳住针，针孔斜面向下，快速推动注射器活塞，将吸取的组织粒和液喷射至载玻片上。

（2）平放针头将细胞标本在载玻片均匀涂抹开，要多次轻盈来回涂抹，以免细胞变形或破碎。

2. 玻片直接涂抹法

（1）对部分穿刺物细胞量少的标本，可选用推片与载玻片呈 45°角顺向将标本匀速推动，使细胞均匀分布。

（2）推片与载玻片的角度小，涂片标本制作薄；推片与载玻片的角度大，涂片标本制作厚。

（3）由于病变细胞一般体积较大，常位于抹片的尾部及末端，因此，推片时切忌将尾部推出玻片外，标本应涂抹于载玻片的一端，一般不超过 2/3，另一端留作贴标签用。

（4）如吸取的标本量满意，应尽量制成两张以上的涂片，以供不同方法染色用。

二、涂 片 固 定

1. 所有的细胞学穿刺涂片制备完成后，应趁标本湿润时，立即置于固定液中 10～30 分钟。

2. 固定后即可实施巴氏或 HE 等其他染色。

3. 在涂片制作过程中，应避免发生标本干燥现象，否则，会使涂片细胞肿胀、变形，甚至自溶，导致细胞着色性差、结构模糊，影响对细胞的识别诊断。

4. 反之若涂片标本水分过多，易造成标本在固定液中脱落，或细胞过度收缩和浓染，影响显示细胞结构的清晰度。

三、涂 片 染 色

针吸细胞检查不仅要准确，并且要迅速，特别是在患者针吸尚未结束时，就要明确检材是否足够或符合诊断的要求，或者穿刺样品给医师的印象是阴性还是阳性。此时不论是检材是否足够或即刻印象的诊断问题，都需要立即染色读片来回答。所以，快速染色在针吸穿刺中显得特别有价值。下面分别介绍四种快速染色方法供选择：Diff-Quik 染色法；甲苯胺蓝染色法；快速 HE 染色法；快速巴氏染色法。

1. Diff-Quik 染色法　　Diff-Quik 染色法常用来染精子，也广泛用于血涂片和针吸细胞涂片，这种染色要求涂片在固定之前，先在空气中干燥，干燥后的涂片细胞可在不染色状态下保存下来。Diff-Quik 染色法的最大优点是步骤简单、迅速，一般在 1～2 分钟内完成，但细胞结构显示粗糙。因此，常用于快速检查采集到的细胞质量，确定是否需要重新采集细胞，而不用于诊断染色。

（1）染液配制

1）1% 的伊红 Y 水溶液

2）亚甲蓝乙醇染液

亚甲蓝　　　　　　　　　　　　　　　　　　　　　　　　　3g

95% 的乙醇　　　　　　　　　　　　　　　　　　　　　　　30ml

| 0.01% 的氢氧化钾水溶液 | 70ml |

（2）染色方法：①涂片用甲醇固定 20 秒；② 1% 的伊红 Y 水溶液染 5 秒；③亚甲蓝乙醇染液染色 5 秒；④水洗后立即趁湿片在显微镜下观察。观察后如认为有价值需要保存，可带回实验室用二甲苯透明、封片。

（3）染色结果：细胞核呈蓝色，胞质呈深蓝色，淋巴细胞核呈紫蓝色。

2. 甲苯胺蓝染色法（toluidine blue stain） 甲苯胺蓝是目前最广泛用于评价针吸穿刺涂片的快速染色法。其固定液仍为 95% 的乙醇或其他细胞学固定液，染料只有一种，即甲苯胺蓝。

（1）染液配制

甲苯胺蓝	0.05g
95% 的乙醇	20ml
蒸馏水	80ml

充分混合，用前过滤。

（2）染色方法：①涂片制作好后立即放入 95% 乙的醇液中固定 15 秒，取出在纸巾上；②加 1～2 滴甲苯胺蓝染液染色 10～15 秒，加盖片，让染料渗透到细胞中；③将玻片立起，稍加压力，使多余染料被纸巾吸去；④趁湿即可镜检，判断取样材料是否足够，也能观察细胞类型及是否有恶性肿瘤细胞；⑤乙醇能将甲苯胺蓝从细胞中除去，然后可用巴氏法重新染色。

（3）结果：细胞核呈深蓝色，核仁呈紫红色，细胞质呈浅蓝色，红细胞呈淡黄红色，淋巴细胞呈深蓝色，单核细胞呈浅蓝色。

3. 苏木精 - 伊红（HE）染色法

（1）试剂配制（见第一章 第四节）：①改良 Lillie-Mayer 苏木精染液；② 0.5% 的伊红 Y 乙醇液。

（2）操作步骤：①涂片从 95% 的乙醇 - 冰醋酸固定液内取出，80% 的乙醇浸泡 1 分钟；②蒸馏水洗 1 分钟；③改良 Lillie-Mayer 苏木精染液染色 5～10 分钟；④自来水冲洗 1 分钟；⑤ 0.5% 的盐酸乙醇液分化 3～5 秒；⑥自来水冲洗促蓝 10 分钟，80% 的乙醇浸洗 1 分钟；⑦ 0.5% 的伊红 Y 乙醇液染色 1 分钟；⑧ 80% 的乙醇浸洗 1 分钟；⑨依次用 95% 的乙醇（Ⅰ）、95% 的乙醇（Ⅱ）、100% 的乙醇（Ⅰ）和 100% 的乙醇（Ⅱ）脱水各 1 分钟；⑩二甲苯透明，中性树胶封片。

（3）结果：胞质呈淡红色，胞核呈紫蓝色，核仁呈红色。

4. 巴氏快速染色法

（1）染色方法：①干燥的涂片生理盐水 30 秒；② 95% 的乙醇 2 秒；③乙醇 / 乙醚 10 秒；④水洗 5 秒；⑤苏木精染液染色 5 秒；⑥水洗 5 秒；⑦ 95% 的乙醇 5 秒；⑧ EA36 或 EA50 染色 5 秒；⑨ 95% 的乙醇，无水乙醇（Ⅰ）和无水乙醇（Ⅱ）各 5 秒；⑩二甲苯（Ⅰ）和二甲苯（Ⅱ）各 5 秒（染色约 1 分半钟完成）。

（2）染色结果：细胞核呈蓝色，细胞质呈绿色或浅红色。

（3）注意事项：①将各步骤的时间相应缩短；②将常规巴氏染色中染细胞质的两染料合并为一，不仅缩短时间，并且简化步骤；③简化步骤，取消冲水碱化程序，浸水和脱水取消渐进方式，采用跨越式，即取消 80%、70%、50% 等梯度乙醇处理；④涂片干燥后放在生理盐水中，其作用使涂片上的红细胞全部溶解。

第三节 针吸细胞涂片制作质量控制

针吸细胞学的质量保证首先应贯穿于标本的取材、制备、固定和染色技术等过程。应严格把握各类标本制备的相关环节，以排除任何影响标本制作的不良因素。

一、取 材 涂 片

1. 标本取材的满意程度是影响细胞学诊断的最重要因素之一。

2. 涂片内最具有诊断价值的细胞太少或标本被血液严重稀释均可造成假阴性的诊断。

3. 临床上大多数假阴性的细针穿刺诊断结果均因取材或选材不足所致。因此，作为一份合格的标本，应是镜下可见足够数量的细胞成分。

4. 标本要均匀地涂抹于载玻片上，尽量避免来回推拉标本而导致细胞受损伤。

5. 涂片不宜太厚或太薄，太厚会使细胞过多而重叠，以致影响镜下观察；太薄则导致细胞数量太少，影响检出率。

6. 合格的细胞涂片，应在镜下每个视野内可见均匀分布有效诊断性细胞。

二、固 定

1. 标本涂片完成后，如作湿片固定，应立即放入95%的乙醇或其他固定液内固定，使细胞形态能保存完好，应避免长时间在空气中干燥，造成细胞退化而影响诊断。

2. 固定不佳所引起的细胞退化，可能会影响对细胞正确识别，从而导致假阳性或假阴性诊断。

3. 固定液的浓度一般应以高浓度固定液为佳，以乙醇 - 乙醚固定液效果最佳，无论是细胞形态的保存，还是细胞在玻片上的固贴都优于其他固定剂。

三、染 色

1. 关于细针穿刺的标本染色可以视诊断者工作习惯而定，一般最好以干、湿片的两种染色方法对照观察为宜。

2. 干片涂片可选择MGG法染色。此法可以较清楚地显示细胞的结构，但细胞透明差，而成群或成团分布的细胞则在巴氏染色或HE染色下更容易分辨细胞的染色质和胞膜结构。

3. 巴氏或HE染色最重要的是苏木精染液和EA类染液的配制，苏木精染液应经常进行过滤，防止苏木精沉渣黏附于涂片而影响镜下观察。

4. 配制EA36、EA50等染液关键是pH酸碱的平衡。

5. 染液的质量和染色时间应予以保证和规范，否则，细胞核和染色质会受到影响。

6. 如胞核染色过深，难以观察其结构或引起误诊，染色过浅又容易导致低估病变。

7. 不能等几张涂片作好后再一起固定。如果喷雾剂固定，也要求涂片一旦制成，立即喷固定剂。

8. 用于细胞离心涂片机，液基薄层制片机制作的玻片如要作巴氏染色也应立即固定。

附　录

一、常用固定液

1. 10% 的中性缓冲甲醛液
   浓甲醛　　　　　　　　　　　　　　　　　　　　100ml
   0.01mol/L PBS 缓冲液（pH 7.0）　　　　　　　　　900ml
   常用的组织固定液，尤其适合于免疫组化染色的组织固定。

2. 乙醚 -95% 的乙醇液
   乙醚　　　　　　　　　　　　　　　　　　　　　50ml
   95% 的乙醇　　　　　　　　　　　　　　　　　　50ml
   用于冷冻切片固定。

3. 95% 的乙醇 - 冰醋酸液
   95% 的乙醇　　　　　　　　　　　　　　　　　　100ml
   冰醋酸　　　　　　　　　　　　　　　　　　　　1ml
   常用的细胞涂片固定液，冰醋酸渗透力强，可加快细胞的固定。

4. 乙醇 - 乙醚固定液
   无水乙醇　　　　　　　　　　　　　　　　　　　49.5ml
   乙醚　　　　　　　　　　　　　　　　　　　　　49.5ml
   冰醋酸　　　　　　　　　　　　　　　　　　　　1ml
   常用的细胞涂片固定液，固定快速，尤其是作巴氏染色，为首选的固定液。乙醚容易挥发，气味较大，应密封保存。

5. Gendre 液
   苦味酸饱和乙醇液　　　　　　　　　　　　　　　85ml
   甲醛液　　　　　　　　　　　　　　　　　　　　10ml
   冰醋酸　　　　　　　　　　　　　　　　　　　　5ml
   用于糖原染色，组织固定 3~6 小时后，转入 95% 的乙醇脱水。

6. Bouin 液
   苦味酸饱和水溶液　　　　　　　　　　　　　　　75ml
   甲醛液　　　　　　　　　　　　　　　　　　　　25ml
   冰醋酸　　　　　　　　　　　　　　　　　　　　5ml
   用于胶原纤维、基膜等染色，组织固定后，流水冲洗 15 分钟，转入 80% 的乙醇脱水。

7. Carnoy 液
   无水乙醇　　　　　　　　　　　　　　　　　　　60ml

三氯甲烷	30ml
冰醋酸	10ml

用于糖原、肌纤维、核酸等染色，组织固定 2～6 小时后，转入 95% 的乙醇脱水。

8. Regaud 固定液

3% 的重铬酸钾	80ml
浓甲醛液	20ml

临用前把两液混合，混合 24 小时后开始失效。

二、常用染色液

1. 改良 Lillie-Mayer 苏木精染液

苏木精	5g
无水乙醇	50ml
硫酸铝钾	50g
蒸馏水	650ml
碘酸钠	500mg
甘油	300ml
冰醋酸	20ml

分别将苏木精溶于无水乙醇，硫酸铝钾溶于蒸馏水（可加热至 40～50℃使硫酸铝钾更容易溶解），用玻璃棒轻轻搅动使彻底溶解，待恢复至室温后，与苏木精无水乙醇液充分混合，再加入碘酸钠，最后加入甘油和冰醋酸。

2. Harris 苏木精液

苏木精	5g
无水乙醇	50ml
硫酸铝钾	100g
蒸馏水	1000ml
氧化汞	2.5g

分别将苏木精溶于无水乙醇，硫酸铝钾溶于蒸馏水（加热煮沸溶解），然后将两液均匀混合，此时染液为淡红色。继续加热煮沸后即取出，待 30 秒后慢慢加入氧化汞（不要一下子全部倾入，否则会引起染液向上喷溅伤人），此时染液呈深紫色，立即置入冰水中（要事前准备好），使染液迅速冷却，目的是防止氧化汞在高温中过度氧化苏木精，待冷却至室温后过滤即可用。

3. Mayer 苏木精染液

苏木精	1g
蒸馏水	1000ml
碘酸钠	0.2g
硫酸铝铵	50g
柠檬酸	1g
水合氯醛	50g

将蒸馏水稍加热至 40～50℃，加入苏木精使彻底溶解，再加入碘酸钠和硫酸铝铵（也可用硫酸铝钾），用玻璃棒轻轻搅动使硫酸铝铵彻底溶解。最后加入柠檬酸和水合氯醛，此时染液呈淡紫红色，过滤于小口砂塞瓶内，放置 4℃的冰箱可保存 1～2 年，用前取出恢复至室

温时使用。

4. 0.5%的伊红水溶液

伊红Y,水溶性	1g
蒸馏水	200ml
冰醋酸	1滴

在200ml伊红染液里加冰醋酸1滴,是为了促进染液的染色力和选染性,染色时间2～5分钟,所加冰醋酸的量要恰当。伊红水溶液在使用过程中常有真菌生长,以致污染组织。在每200ml伊红水溶液中加入浓甲醛液数滴,可防止真菌生长。伊红液需要定期过滤,以除去真菌和沉淀物质。

5. 甲基绿染液

甲基绿	1g
蒸馏水	100ml

抽提方法是将甲基绿溶于蒸馏水,加入分液漏斗,加入与甲基绿水溶液体积相当的三氯甲烷(也可相应多些)充分摇荡混合。甲紫和结晶紫溶于三氯甲烷中而呈紫蓝紫红色,甲基绿不溶于三氯甲烷。因三氯甲烷的比重大,连带溶解其中的甲紫和结晶紫下沉于分液漏斗底部。旋动分液漏斗下部的砂塞,慢慢把下沉带紫红色的三氯甲烷移去,再加入新的三氯甲烷,如此反复更换三氯甲烷,直到三氯甲烷无紫红色为止,再次移去三氯甲烷即可得到提纯的甲基绿液,于4℃的冰箱保存。

甲基绿复染细胞核,颜色鲜艳,特别适用于显微照相,但容易褪色。

6. 核固红染液

核固红	0.1g
硫酸铝	5g
蒸馏水	100ml
麝香草酚	50mg

取洁净三角烧瓶两只,一只盛蒸馏水30ml,稍加热至约50℃,加入核固红,用玻璃棒轻轻搅动使其溶解。另一只盛蒸馏水70ml,加入硫酸铝,待完全溶解后与核固红液混合,待恢复至室温后过滤,再加入麝香草酚。室温保存,如存放太久出现沉淀,可过滤后使用。

7. EA36染液

0.5%的淡绿乙醇液	45ml
0.5%的伊红Y乙醇液	5ml
0.5%的俾斯麦棕乙醇液	10ml
磷钨酸	0.2g

各种试剂依次混合均匀,为了防止过于酸化,最后应在混合染液中加入1小滴碳酸锂饱和液,用以调节染色的pH。

三、促 蓝 液

1. Scott促蓝液

碳酸氢钠	0.2g
无水硫酸镁	1g
蒸馏水	100ml

| 麝香草酚 | 50mg |

2.碳酸锂水溶液

| 碳酸锂 | 1g |
| 蒸馏水 | 100ml |

四、缓　冲　液

1．0.01mol/L PBS（pH 7.0～7.2）

磷酸氢二钠·12H$_2$O	4.6g
磷酸二氢钠·2H$_2$O	0.26g
氯化钠	8.5g
蒸馏水	加至1000ml

配制时要注意磷酸盐试剂所含的结晶水，结晶水含量不同，所需重量就不同。各种试剂称量准确，充分溶解，必要时，可用0.1mol/L NaOH水溶液或0.1mol/L HCl水溶液调整pH。

2．0.5mol/L 碳酸盐缓冲液（pH 9.0）

碳酸钠	0.53g
碳酸氢钠	3.78g
蒸馏水	加至100ml

必要时用0.1mol/L HCl或0.1mol/L NaOH调至pH 9.0。

3．1/15mol/L 磷酸盐缓冲液（pH 5.59～7.73）

A液：1/15mol/L 磷酸氢二钠

| 无水磷酸氢二钠 | 0.946g |
| 蒸馏水 | 加至100ml |

B液：1/15mol/L 磷酸二氢钾

| 无水磷酸二氢钾 | 0.454g |
| 蒸馏水 | 加至100ml |

pH	5.59	5.91	6.42	6.47	6.64	6.81	6.98	7.17	7.38	7.73
A液（ml）	5	10	20	30	40	50	60	70	80	90
B液（ml）	95	90	80	70	60	50	40	30	20	10

4．0.1mol/L 磷酸盐缓冲液（pH 5.8～7.4）

A液：0.2mol/L 磷酸氢二钠

| 磷酸氢二钠·2H$_2$O | 3.561g |
| 蒸馏水 | 加至100ml |

B液：0.2mol/L 磷酸二氢钠

| 磷酸二氢钠·2H$_2$O | 3.121g |
| 蒸馏水 | 加至100ml |

pH	5.8	6.0	6.2	6.4	6.6	6.8	7.0	7.2	7.4
A液（ml）	8.0	12.3	18.5	26.5	37.5	49.0	61.0	72.0	81.0
B液（ml）	92.0	87.7	81.5	73.5	62.5	51.0	39.0	28.0	19.0
H$_2$O（ml）	100	100	100	100	100	100	100	100	100

5. 0.2mol/L 醋酸盐缓冲液（pH 3.6～5.8）

A 液：冰醋酸	1.16ml
蒸馏水加至	100ml
B 液：醋酸钠·3H$_2$O	2.72g
蒸馏水	加至 100ml

pH	3.8	4.0	4.2	4.4	4.6	4.8	5.0	5.2	5.4	5.6	5.8
A 液(ml)	88.0	82.0	73.5	63.0	51.0	41.0	30.0	21.0	14.0	9.0	6.0
B 液(ml)	12.0	18.0	26.5	37.0	49.0	59.0	70.0	79.0	86.0	91.0	94.0

6. Michaelis 巴比妥醋酸盐缓冲液（pH 4.93～9.16）

A 液：1/7mol/L 巴比妥钠醋酸盐水溶液

醋酸钠	1.943g
巴比妥钠	2.945g
蒸馏水	加至 100ml

B 液：0.1mol/L 盐酸

| 盐酸 | 0.84ml |
| 蒸馏水 | 加至 100ml |

pH	4.93	5.32	6.12	6.75	6.99	7.25	7.42	7.66	8.18	9.16
A 液(ml)	5.0	5.0	5.0	5.0	5.0	5.0	5.0	5.0	5.0	5.0
B 液(ml)	9.0	8.0	7.0	6.5	6.0	5.5	5.0	4.0	2.0	0.25
H$_2$O(ml)	9.0	10.0	11.0	11.5	12.0	12.5	13.0	14.0	16.0	17.75

7. 0.1mol/L 三羟甲基氨基甲烷 / 失水苹果酸缓冲液（pH 5.70～8.15）

A 液：1mol/L 三羟甲基氨基甲烷液

| 三羟甲基氨基甲烷（Tris） | 12.114g |
| 蒸馏水 | 加至 100ml |

B 液：1mol/L 失水苹果酸液

| 失水苹果酸 | 11.607g |
| 蒸馏水 | 加至 100ml |

C 液：0.5mol/L 氢氧化钠液

| 氢氧化钠 | 2g |
| 蒸馏水 | 加至 100ml |

pH	5.70	5.88	6.05	6.27	6.50	6.86	7.20	7.50	7.75	7.97	8.15
A 液(ml)	10	10	10	10	10	10	10	10	10	10	10
B 液(ml)	10	10	10	10	10	10	10	10	10	10	10
C 液(ml)	8	10	12	14	16	18	20	22	24	26	28
H$_2$O(ml)	72	70	68	66	64	62	60	58	56	54	52

8. 0.05mol/L Tris-HCl 缓冲液（pH 7.19～8.32）

A 液：0.2mol/L 三羟甲基氨基甲烷

三羟甲基氨基甲烷（Tris）　2.423g
蒸馏水　加至100ml

B液：0.1mol/L盐酸
　盐酸　0.84ml
　蒸馏水　加至100ml

pH	7.19	7.36	7.54	7.66	7.77	7.87	7.96	8.05	8.14	8.23	8.32
A液(ml)	25.0	25.0	25.0	25.0	25.0	25.0	25.0	25.0	25.0	25.0	25.0
B液(ml)	45.0	42.5	40.0	37.5	35.0	32.5	30.0	27.5	25.0	22.5	20.0
H_2O(ml)	30.0	32.5	35.0	37.5	40.0	42.5	45.0	47.5	50.0	52.5	55.0

9. 0.01mol/L柠檬酸缓冲液（pH 6.0）
　柠檬酸（$C_6H_8O_7 \cdot H_2O$）　0.38g
　柠檬酸钠（$Na_3C_6H_5O_7 \cdot 2H_2O$）　2.41ml
　蒸馏水　加至1000ml

必要时可用0.01mol/L柠檬酸水溶液或0.01mol/L柠檬酸钠水溶液调pH至6.0。

10. Tris-EDTA液（pH 8.0）
A：1mol/L Tris-HCl缓冲液（pH 8.0）
　Tris　121.14g
　蒸馏水　990ml
用约4.2ml浓盐酸调pH至8.0，最后用蒸馏水补足1000ml。
B：0.5mol/L EDTA（pH 8.0）
　EDTA　18.61g
　蒸馏水　90ml
用1mol/L NaOH调pH至8.0，最后用蒸馏水补足100ml。
C：EDTA储备液
　1mol/L Tris-HCl缓冲液（pH 8.0）　100ml
　0.5mol/L EDTA（pH 8.0）　20ml
　蒸馏水　880ml
D：Tris-EDTA液（pH 8.0）
　EDTA储备液　1份
　蒸馏水　9份

五、封　片　剂

1. 甘油明胶配制方法
　明胶（gelatine）　10g
　苯酚（phenol）　0.5ml
　蒸馏水　50ml
　甘油（glycerin）　50ml

先将明胶加入到蒸馏水，于37℃的温箱或水浴箱加热使明胶完全溶解，加入甘油，最后加入经加热溶解为液体的苯酚，充分混合后4℃保存，用前加热溶解后使用。

2. 缓冲甘油

0.5mol/L 碳酸盐缓冲液（pH 9.0）	1份
甘油	9份

用于免疫荧光染色封片。

参考文献

1. 芮菊生，杜懋琴，陈海明. 组织切片技术. 上海：上海人民教育出版社，1980

2. 卡林. 组织病理学与组织化学技术. 孔庆雷，译. 北京：科学出版社，1982

3. 陈啸梅，周文郁，彭俊云. 组织化学手册. 北京：人民卫生出版社，1982

4. 刘介眉，严庆汉，路英杰. 病理组织染色的理论方法和应用. 北京：人民卫生出版社，1983

5. 凌启波. 实用病理特殊染色和组化技术. 广州：广东高等教育出版社，1989

6. 凌启波，梁英杰，孔伟贞. 快速神经髓鞘染色法. 中华病理学杂志，1987，16（4）：257-259

7. 凌启波，梁英杰. 淀粉样蛋白染色的探讨. 中华病理学杂志，1994，23（2）：103

8. 凌启波，梁英杰. HE 制片质控要求. 临床与实验病理学杂志，2000，16（4）：333-334

9. 凌启波，梁英杰. 常见真菌的形态学特征和常用染色方法. 临床与实验病理学杂志，2003，19（5）：554-557

10. Bancroft J D, Stevens A.Theory and practice of histological techniques.Churchill Livingstone, Edinburgh, London and New York, 1977

11. Lillie R D, H J Conn's.Biological stains.9th ed.Baltimore: The Williams & Wilkins company, 1977

12. Lojda Z, Gassrau R, Schiebler T H. Enzyme histochemistry.A Laboratory manual, Berlin: Springer-Verlag, 1979

13. Drury R A B, Wallington E A. Carleton's histological technique.5th ed. New York: Oxford university press, Oxford, Toronto, 1980

14. Sheehan D C, Hrapchak B B. Theory and practice of histotechnology.2nd ed.St louis: The C.V.Mosby company, Toronto, London, 1980

15. Troyer H. Principles and techniques of histochemistry. Boston: Little, Brown and company, 1980

16. Kiernan J A.Histological and histochemical methods.Theory and practice. Oxford: Pergamon press, New York, Toronto, 1981

17. Bancroft J D, Cook H C.Manual of histological techniques. New York: Churchill Livingstone, 1984

18. Spicer S S.Histochemistry in pathologic diagnosis. New York: Marcel Dekker Inc., 1987

19. 陈杰，李甘地. 病理学. 北京：人民卫生出版社，2005

20. 中华医学会. 临床技术操作规范病理学分册. 北京：人民军医出版社，2003

21. 蔡文琴，王伯沄. 实用免疫细胞化学与核酸分子杂交技术. 成都：四川科学技术出版社，1994

22. Shi S R, Key M E, Kalra K L.Antigen retrieval in formalin-fixed, paraffin-embedding tissue: an enhancement method for immunohistochemical staining based on microwave oven heating of tissue sections. J Histochem Cytochem, 1991, 39: 741-748

23. 梁英杰，杨念生，穆威. 微波处理在多重免疫酶组织化学染色中的应用. 中华病理学杂志，1996，

25（6）：376

24. 乳腺癌 HER2 检测指南（2009 版）编写组. 乳腺癌 HER2 检测指南（2009 版）. 中华病理学杂志，2009，38（12）：836

25. 马正中，阚秀，刘树范. 诊断细胞病理学. 郑州：科学技术出版社，2000

26. 舒仪经，阚秀. 细针吸取细胞病理学. 北京：人民卫生出版社，2000

27. 李天潢，黄受方. 实用细针吸取细胞学. 北京：科学技术出版社，2000

28. 傅新文. 临床细胞学头颈部病变. 南昌：科学技术出版社，2004